DICTIONNAIRE
DE MÉDECINE.

Depuis la publication du onzième volume, le *Dictionnaire de Médecine* a perdu l'un de ses auteurs les plus recommandables. Le professeur Béclard a été enlevé prématurément, au milieu d'une carrière brillante, à la science et à l'humanité qui en attendaient de plus longs et de plus nombreux services. Chargé dans le *Dictionnaire de Médecine* des articles d'*anatomie*, il a laissé un vide difficile à remplir. Nous avons été long-temps embarrassés sur les moyens de réparer une perte qui a été si vivement sentie. M. le professeur Marjolin, notre collaborateur, qui, pendant un grand nombre d'années s'est livré avec succès à l'enseignement de l'anatomie et qui a publié un ouvrage estimé sur cette science, a bien voulu accéder à nos instances, et remplacer M. Béclard dans la tâche qu'il avait si bien commencée.

Ce choix est un sûr garant que les articles d'anatomie ne seront pas traités avec moins de talent dans les derniers volumes que dans les premiers.

A PARIS. — DE L'IMPRIMERIE DE RIGNOUX,
Imprimeur de l'Académie royale de Médecine,
rue des Francs-Bourgeois-S.-Michel, n° 8.

DICTIONNAIRE

DE MÉDECINE,

PAR MM. ADELON, BÉCLARD, BIETT, BRESCHET, CHOMEL, H. CLOQUET, J. CLOQUET, COUTANCEAU, DESORMEAUX, FERRUS, GEORGET, GUERSENT, LAGNEAU, LANDRÉ-BEAUVAIS, MARC, MARJOLIN, MURAT, ORFILA, PELLETIER, RAIGE-DELORME, RAYER, RICHARD, ROCHOUX, ROSTAN, ROUX, ET RULLIER.

TOME DOUZIÈME.

I–LAMP.

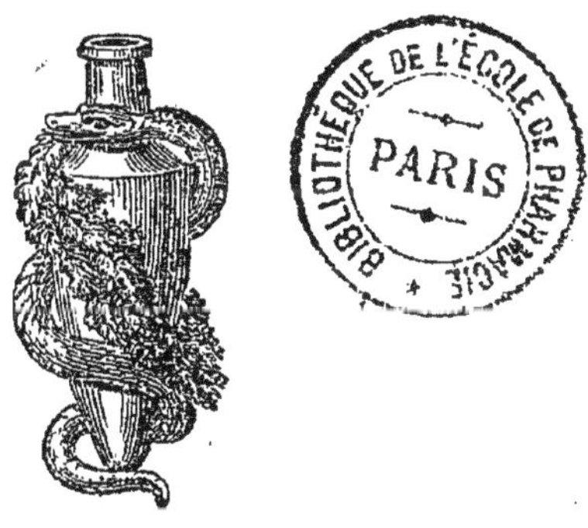

A PARIS,
CHEZ BÉCHET JEUNE,
LIBRAIRE DE L'ACADÉMIE ROYALE DE MÉDECINE,
place de l'École de Médecine, nº 4.

MAI 1825.

DICTIONNAIRE DE MÉDECINE.

IAT.

IATRALEPTIQUE, s. f., *iatraleptrice*, ἰατραλειπτική, de ἰατρὸς, médecin, et de ἀλείφω, frotter, oindre ; méthode thérapeutique qui consiste en onctions ou en frictions simples ou médicamenteuses. Cette méthode, employée pour guérir les maladies ou comme moyen hygiénique, et usitée surtout dans ce dernier cas immédiatement après le bain, fut inventée, au rapport de Pline, par Prodicus, disciple d'Esculape. Les médecins qui la prescrivaient exclusivement dans le traitement des maladies, ou qui présidaient, dans les thermes, aux diverses opérations dont elle se compose, étaient nommés *iatraleiptes* (ἰατραλείπτης).

Le mot *iatraleptique* est aussi employé adjectivement pour indiquer ce qui se rapporte aux frictions ; c'est ainsi qu'on dit : méthode *iatraleptique*. *Voyez* FRICTION.

IATRIQUE, adj., *iatricus*, ἰατρικὸς, médical, qui se rapporte à la médecine. Peu usité.

IATROMATHÉMATIQUE, IATROMÉCANIQUE, adj., *iatromathematicus*, *iatromecanicus* ; dénomination appliquée à une école ou à une secte de médecins qui, assimilant le corps humain à une simple machine, expliquaient les phénomènes de l'économie animale d'après les lois de la statique et de l'hydraulique, et prétendaient soumettre ces phénomènes à la rigueur du calcul. Quoiqu'on puisse remonter beaucoup plus haut pour trouver l'origine des explications mécaniques des fonctions animales, la fondation du système iatromathématique est généralement attribuée à Borelli, qui professait à Pise et à Florence vers le milieu du dix-septième siècle, et que l'influence toute récente de Galilée, jointe à un penchant et à un talent naturel, porta à l'étude de la physique expérimentale et des sciences mathématiques. L'heureuse et nouvelle application que

Borelli avait faite des principes de la statique à la théorie du mouvement des animaux, lui suggéra l'idée d'expliquer toutes les autres fonctions par les lois de la mécanique. Déjà, comme le remarque Sprengel, on se trouvait préparé à cette application des sciences physiques et mathématiques par la doctrine de la circulation du sang calculée de la même manière que dans une machine hydraulique, par les recherches antérieures de Sanctorius qui avait essayé de déterminer avec précision la quantité de la transpiration cutanée, par la propagation de la philosophie de Descartes qui expliquait tous les changemens et phénomènes du corps au moyen de la figure et du mouvement des atomes, enfin par le goût général qui se manifesta pour les sciences naturelles et pour la physique expérimentale après ces temps stériles dans lesquels toutes les connaissances positives avaient disparu sous les formes et les subtilités de la scolastique.

L'Italie, qui fut la première contrée où s'opéra la régénération des sciences exactes, vit aussi naître la secte des médecins iatromathématiciens. Borelli démontra le premier que les os des animaux sont de véritables léviers mis en mouvement par des puissances qui sont les muscles, autour des articulations qu'on doit considérer comme les points d'appui. Il exposa les circonstances défavorables à l'action des muscles, et qui font que ces organes doivent déployer une force supérieure à celle qui, dans les conditions ordinaires, serait nécessaire pour produire le mouvement obtenu, qui, en d'autres termes, font que leur force effective est supérieure à leur force efficace. Mais Borelli voulut encore calculer d'une manière précise la force musculaire, et ici, comme dans ses autres applications de la statique à la physiologie et à la pathologie, il tomba dans des erreurs inévitables. Après avoir démontré, le premier, de concert avec Sténon, la structure musculaire du cœur, et assimilé ses mouvemens à ceux des autres muscles, il évalua, d'après des données arbitraires, la force de cet organe à une quantité énorme. Il donna du mécanisme de la respiration l'idée la plus convenable qui en ait été présentée jusqu'à lui, et regarda les poumons comme passifs dans les mouvemens qu'ils subissent. La digestion est, suivant lui, tout-à-fait physique. Il compare l'estomac de l'homme à celui des oiseaux. La force triturante de ce viscère est évaluée à un poids de treize cent cinquante livres. Le diamètre des vaisseaux lui sert à se rendre compte des sécrétions. Mais il a recours à la chimie pour expliquer diverses actions vitales et la génération des maladies. L'effervescence du fluide nerveux avec le sang, d'où résulte le gonflement du muscle, est la cause prochaine du mouvement musculaire. La fièvre provient de l'âcreté du fluide nerveux qui irrite le cœur.

C'est Bellini, disciple et successeur de Borelli, qui développa surtout la partie systématique, et par conséquent fausse, des principes iatromathématiciens. Il étudia particulièrement le mécanisme des sécrétions. Ces fonctions furent expliquées par la différence de diamètre des vaisseaux, par la courbure, la plicature des vaisseaux sécrétoires, par la variété des angles sous lesquels ils se séparent des artères. La stagnation du sang et son épaississement dans les vaisseaux capillaires, dus à l'irrégularité de son mouvement, devinrent pour lui les causes des fièvres et des inflammations. Bellini se servait encore des principes de l'école chémiatrique pour expliquer les fonctions du corps humain. Quelques autres médecins italiens, après lui, adoptèrent et étendirent ses principes. Les uns considérèrent les globules du sang comme autant de corps solides dont on peut calculer le choc, soit entre eux, soit contre les parois des vaisseaux. La circulation fut rapportée à l'ascension des liquides dans les tubes capillaires par Gulielmini. D'autres, entremêlant les principes de Descartes et ceux des iatromathématiciens, expliquèrent l'action des médicamens par la figure de leurs atomes ou de leurs émanations; etc., etc.

Je n'entrerai pas dans de plus grands détails sur la doctrine des premiers iatromathématiciens, qui d'ailleurs ne s'accordaient pas parfaitement entre eux, comme il est facile de le concevoir, et qui tous combinèrent avec leurs idées mécaniques les erreurs dominantes de la chémiatrie. Cette doctrine toute physique, qui semblait mettre une sorte de précision dans la médecine, se propagea dans d'autres contrés que l'Italie. Elle ne fut que faiblement accueillie en France où l'humorisme de Sylvius régnait de la manière la plus absolue; car on ne doit pas compter au nombre des fauteurs du système iatromécanicien, proprement dit, ceux qui, à l'exemple de Borelli dans ses premiers travaux, dirigèrent seulement leurs recherches sur les phénomènes de l'économie qui présentent des résultats évidens et appréciables des lois physiques, comme les mouvemens des animaux, qu'étudia Claude Perrault, la théorie de la voix, qu'éclairèrent ce même Perrault, Dodart, Ferrein et Bertin. Mais Boissier de Sauvages adopta réellement une partie des principes mécaniciens qu'il allia à l'animisme de Stahl. Les principes iatromathématiciens trouvèrent un accès plus facile dans les autres contrées de l'Europe, dans lesquelles des hommes influens par leur réputation et leur position contribuèrent à les répandre. Hoffmann, sans se livrer à l'application stérile du calcul aux phénomènes de l'organisme animal, admit quelques-unes des idées des médecins mécaniciens. Mais elles n'entraient dans son système que pour une part très-légère. Quoique partout il soutienne, dit Sprengel, que le corps humain est une machine, parce que tous ses effets se rapportent au mouvement, et que ses parties sont combinées avec tant d'art que toutes tendent vers un but commun, cependant il avouait que le mécanisme seul ne saurait expliquer tout; mais qu'un principe supérieur atteste la puissante influence qu'il exerce sur toutes les fonctions du corps; principe qui agit d'après les lois de la haute mécanique qui n'ont pas encore été découvertes. Boerhaave surtout contribua, par l'ascendant de son nom, et par la séduction d'un système lié dans toutes ses parties avec un art infini, à propager les explications mécaniques. Le célèbre professeur de Leyde combina les théories humorales de Sylvius avec les idées des anciens méthodistes et avec celles des médecins iatromathématiciens, puisées particulièrement dans les leçons de son maître Pitcarn.

Comme la doctrine de Boerhaave a joui pendant long-temps d'une grande faveur, et qu'elle n'est exposée dans aucun endroit de cet ouvrage, parce que, formée de divers systèmes, elle n'est point désignée par un nom particulier, nous croyons devoir en tracer ici une légère esquisse, du moins pour ce qui a rapport à la partie mécanique, telle qu'on peut en prendre connaissance dans les Aphorismes commentés par Van Swieten. L'autre partie, qui a trait à l'altération des humeurs, a été indiquée au mot *acrimonie*. — La fibre simple, qui compose tous les organes, est douée d'une force particulière de cohésion qui la rend apte à céder dans une mesure convenable à l'impulsion des liquides et à réagir sur eux. A la conservation de cette force est lié le maintien de la santé. Son augmentation ou sa diminution donne lieu à un état morbide. Il y a, dans ce dernier cas, faiblesse ou bien relâchement de la fibre, et rigidité de cette même fibre dans le premier. La faiblesse de la fibre est cet état dans lequel celle-ci se rompt ne pouvant résister aux efforts des liquides dont elle reçoit le choc pendant l'exercice naturel des fonctions, ou lorsque le mouvement vital est un peu augmenté, ce qui arrive souvent sans que la santé en soit communément dérangée. Cette faiblesse détermine la dilatation, la rupture des vaisseaux, le défaut de réaction de ces vaisseaux sur les fluides, la stagnation et l'extravasation de ceux-ci, etc. Le relâchement de la fibre n'est qu'un genre spécial de la débilité, un défaut d'élasticité qui lui permet de s'allonger sans se rompre par une impulsion quelconque, de céder comme un métal très-malléable qu'on étend facilement. L'état opposé est la rigidité de la fibre, d'où proviennent le rétrécissement des vaisseaux, leur résistance trop considérable, et les obstacles à la circulation. Les vaisseaux qui sont formés par la fibre simple, les organes qui se composent de vaisseaux, présentent des états morbides analogues aux altérations de la fibre constituante. A ces différens états se rapportent un grand nombre de maladies connues. (L'alcalinité et l'acidité des humeurs en comprennent d'autres ; l'altération des solides et celle des humeurs deviennent alternativement cause et effet de l'une ou l'autre altération.) Mais le point le plus curieux à connaître dans la doctrine de Boerhaave est sa théorie de l'inflammation par *obstruction et erreur de lieu* basée principalement sur la supposition de vaisseaux décroissans. L'augmentation du mouvement du sang détermine un choc plus considérable sur les parois des vaisseaux, une réaction plus grande de ceux-ci sur le sang, une compression plus forte des molécules du fluide entre elles ; de là provient un accroissement de chaleur, le dégagement des parties aqueuses du sang, l'épaississement et la concrescibilité inflammatoire de cette humeur, la dilatation des troncs vasculaires forcés d'en recevoir une plus grande quantité, l'afflux d'un liquide plus épais dans les vaisseaux capillaires, l'introduction de globules rouges dans des vaisseaux qui n'admettent communément que des particules séreuses, enfin l'obstruction et la destruction de ces vaisseaux, qui donnent lieu à des inflammations, à la suppuration, à la gangrène, au squirrhe. L'obstruction dépend du rétrécissement du vaisseau ou de l'augmentation de volume des molécules fluides qui y abordent, ou de ces deux causes à la fois. La rigidité de la fibre, entre autres causes, peut donner lieu au rétrécissement des vaisseaux. Le volume des molécules est augmenté par une viscosité trop forte du fluide qui ne se divise pas aussi facilement qu'auparavant pour pénétrer dans des vaisseaux très-petits. Ce volume est encore relativement trop considérable, lorsque des molécules pénètrent dans des vaisseaux qui ne les admettent pas ordinairement, et qui sont trop étroits pour que le fluide y circule librement. Les liquides peuvent aussi former obstruction, parce que leurs globules, ayant changé de figure, ou plusieurs molécules s'étant réunies, n'ont plus les dimensions adaptées à l'ouverture du vaisseau qu'ils doivent traverser, ou s'y présentent dans la dimension la moins favorable.

On peut reconnaître dans cette doctrine mécanique la source d'idées physiologiques et pathologiques qui régnèrent dans beaucoup d'écoles, et dont quelques-unes se sont conservées dans la théorie médicale du vulgaire.

On commençait à se lasser de l'application du calcul aux phénomènes de l'organisme, de nouveaux systèmes semblaient imprimer une autre direction aux idées, lorsque le célèbre Bernouilli renouvela les tentatives des médecins iatromathématiciens. Il renchérit même sur ses prédécesseurs : ce n'est plus la géométrie élémentaire qu'il applique à la physiologie, c'est le calcul différentiel et intégral et la théorie des courbes qu'il avait découverte. Il explique à l'aide de ces moyens trop savans les fonctions du corps humain.

Quelque temps après, le système de l'attraction dont Newton venait de fixer les lois fut introduit dans les théories médicales. Déjà plusieurs médecins célèbres d'Angleterre avaient adopté et étendu les principes iatromathématiques. On doit citer Pitcarn qui fut, comme il a été dit plus haut, le maître de Boerhaave, et Cole qui détermina, avec plus de précision qu'on ne l'avait fait, le rapport du diamètre des troncs aux branches des vaisseaux. Suivant ce dernier, le système nerveux comprend toutes les parties musculeuses et membraneuses du corps, et le fluide nerveux se meut d'après les lois de la mécanique et d'après le rapport des particules. Keill allie au système iatromathématique la théorie de l'attraction, l'analyse et le calcul des logarithmes. L'attraction et les divers degrés de vitesse du sang lui servent à se rendre compte des sécrétions qui, plus tard et d'après le même principe, furent expliquées par l'attraction spécifique des organes sécrétoires sur certaines parties constituantes des humeurs. Il déduit, comme Pitcarn et Cole, la diminution du mouvement circulatoire des lois de l'hydrodynamique, et il évalue mathématiquement les rapports de vélocité du sang d'après ceux du diamètre des troncs et des branches. il calcule la force du cœur et la trouve équivalente à quelques onces seulement, tandis que Borelli l'avait regardée comme égale à plusieurs milliers de livres. Il répète enfin les expériences de Sanctorius sur la transpiration, et corrige l'inexactitude de plusieurs aphorismes de ce dernier; il trouve que la quantité des alimens et des boissons est à celle de la matière de la transpiration comme 2,2 sont à 1. Il porte la masse totale de la transpiration pendant vingt-quatre heures à trente-une onces; et ce qui était bien plus important, comme le remarque Sprengel, il prouve que la suppression de cette fonction n'entraîne souvent aucun danger, ou du moins ne peut pas être considérée comme la cause générale des maladies qu'on en faisait ordinairement provenir. Un grand nombre de médecins anglais suivirent les erremens de Keill, s'abusant sur l'influence des grandes découvertes de Newton, et pensant même pouvoir donner à la médecine une certitude égale à celle des sciences physico-mathématiques. Tels furent, parmi les plus célèbres, A. Thomson; H. Pamberton; G. Cheyne et N. Robinson, qui attribuèrent les sensations aux mouvemens oscillatoires des nerfs regardés comme des cordes vibrantes; explication mécanique reproduite dans ces derniers temps sous une forme spécieuse dans un ouvrage célèbre; Jurin qui réfuta les calculs de Keill sur la force du cœur et en présenta d'autres d'après lesquels cet organe poussait le sang avec une force égale à celle qui élèverait un poids de trois livres à un pouce dans l'espace d'une minute; G. Martine qui trouva dans le frottement des globules sanguins contre les vaisseaux la cause de la chaleur animale; Richard Mead qui expliqua l'action des poisons d'une manière mécanique. En Allemagne, Hamberger, Schreiber, Brendel, Kruger, continuèrent et diversifièrent les recherches iatromathématiques, suivant leur génie particulier; car malgré la précision que tous les médecins mathématiciens ou mécaniciens prétendaient imposer à la science de l'homme, chacun d'eux variait dans ses principes et ses résultats, parce qu'ils manquaient de base commune et solide.

Enfin il s'est formé dans ces derniers temps et dans toutes les contrées où la science de l'homme est cultivée, une classe de médecins physiologistes qu'on pourrait appeler iatromécaniciens, si cette dernière dénomination ne devait pas être réservée pour ceux qui firent une application fausse ou abusive des principes mécaniques. Les médecins dont je parle, suivant l'impulsion donnée et continuée si honorablement par M. Magendie, soumettent toutes les fonctions à l'expérience, étudient les conditions organiques des phénomènes vitaux, recherchent jusqu'à quel point ces derniers se rapprochent de certains phénomènes que présentent les corps inorganiques, et s'efforcent de transformer en vérité démontrée cette opinion qui n'est encore que probable, que les lois générales de la matière président aux actions les plus intimes des corps organisés. Cette manière rigoureuse de procéder a produit des travaux et des résultats importans, et en fait espérer de plus grands encore; c'est ainsi qu'on a dirigé son attention sur l'action nerveuse, sur le mouvement musculaire, sur l'exhalation et l'absorption, etc. Ces travaux récens sont exposés à chacun des articles qui concernent les diverses fonctions. Je ne dois pas m'en occuper ici; et c'est aussi dans d'autres articles qu'on appréciera les applications à faire des lois de la physique aux actions dites vitales. *Voyez* PHYSIQUE, PHYSIOLOGIE.

Je n'ai point rapporté les corollaires et les démonstrations mathématiques sur lesquels reposent les calculs dont les mouvemens organiques ont été l'objet, parce que depuis long-temps on est convaincu de leur inutilité et de leur inexactitude. D'ailleurs une même réfutation leur est commune. Il n'est point douteux que l'économie animale ne soit subordonnée, dans les mouvemens qu'exécutent les solides et les fluides, aux lois de la statique et de l'hydraulique; mais les élémens du problème mathématique sont si multipliés et si divers, le principe moteur varie tellement d'intensité sous l'influence de causes non calculables, qu'il est impossible de soumettre jamais les actions vitales, les plus physiques même en apparence, à la rigueur du calcul. La différence des résultats auxquels sont parvenus les médecins iatromathématiciens qui ont cherché à déterminer d'une manière précise la force des muscles locomoteurs et celle du cœur, suffirait pour condamner leurs tentatives, lors même qu'on ne reconnaîtrait pas évidemment que chacun d'eux s'est appuyé sur des bases hypothétiques ou arbitraires. S'il en est ainsi des mouvemens perçus distinctement par l'œil, combien n'en faut-il pas dire davantage de l'application du calcul à des mouvemens et à des dispositions anatomiques qu'on imaginait, qu'on créait en quelque sorte de toutes pièces, et par lesquels on croyait pouvoir expliquer les fonctions les plus cachées. Quant à ceux qui, sans employer le calcul, attribuèrent, comme Frédéric Hoffmann et Boerhaave, etc., les actions vitales à l'impulsion du cœur, au choc des fluides circulant, à des attractions et répulsions, à des mouvemens des fibres analogues à ceux qui ont lieu dans les corps élastiques, et qui trouvèrent dans l'altération de ces mouvemens ou de ces propriétés physiques la cause des maladies, qui ne voit que ce sont des suppositions non plus admissibles que les fermentations chimiques de Sylvius, que l'acidité et l'alcalinité des humeurs.

Si nous considérons maintenant l'influence du système iatromécanicien sur la pratique de la médecine et sur la science en général, nous ne pourrons nous empêcher de reconnaître que les diverses théories qui s'y rapportent, sont, de toutes les théories médicales, celles qui ont été le moins nuisibles à l'humanité, et qu'elles ont eu plusieurs résultats avantageux. En effet ce système a fourni peu d'indications à la thérapeutique, ce qui faisait établir par la plupart de ses partisans une distinction contradictoire entre la pratique et la théorie. Baglivi, qui expliquait tous les phénomènes de l'organisme par les lois de la mécanique, suivait dans sa pratique les mêmes règles que l'école d'Hippocrate, c'est-à-dire les règles dictées par l'observation et l'expérience. D'un autre côté, les explications mécaniques ont servi utilement la science, en contribuant à faire oublier les théories humorales qu'on ne peut pas excuser par le même motif d'innocuité, en dirigeant l'attention sur la composition des solides et des fluides, et sur l'étude de phénomènes organiques peu ou mal connus, enfin en nous mettant sur la voie d'une judicieuse application des sciences physiques à la médecine. (RAIGE DELORME.)

ICHOR, s. m., *ichor*, ἰχώρ, sanie, sang corrompu. Mot grec qui a passé dans les langues latine et française pour désigner une humeur ténue, roussâtre, ordinairement fétide et âcre, mêlée souvent de sang et de pus, qui s'écoule des parties ulcérées. *Voyez* PHLEGMASIE, ULCÈRE, etc.

ICHOREUX, adj., *ichorosus*, *ichoroïdes*, qui est de la nature de l'ichor, qui a rapport à l'ichor.

ICHTHYOCOLLE, s. f., de ἰχθὺς, poisson, et de κόλλα, colle (*colle de poisson*); nom donné à la membrane interne de la vessie natatoire de plusieurs poissons lorsqu'elle a été lavée et desséchée. Certains esturgeons, quelques baleines et presque tous les poissons sans écailles en fournissent. Pour l'obtenir, il suffit de laver la vessie aérienne des esturgeons, de la séparer d'avec son enveloppe brune qui la recouvre extérieurement, de la fendre suivant sa longueur, de la rouler sous la forme de cylindres, et de la faire dessécher à une douce chaleur. La gélatine de poisson, ainsi obtenue, est incolore, demi-transparente, sèche, inodore, insipide, moins soluble dans l'eau que la colle-forte. Elle est très-usitée dans les arts pour donner de l'apprêt à la soie, pour préparer des taffetas gommés, des tablettes gélatineuses, pour clarifier des liqueurs, etc. *Voyez* GÉLATINE. (ORFILA.)

ICHTHYOSE, s. f., *ichthyosis*, de ἰχθὺς, poisson; affection caractérisée par un épaississement plus ou moins considérable de l'épiderme, fort variable dans son étendue.

Bien que des caractères tranchés et on ne peut plus faciles à saisir dussent la faire distinguer de toute autre maladie cutanée, l'ichthyose a cependant été assimilée à la pélagre dont, suivant nous, elle diffère beaucoup. Elle a aussi été divisée en deux variétés ou espèces: ichthyose nacrée et ichthyose cornée (Alibert); *ichthyiosis simplex* et *ichthyosis cornea* (Bateman). Comme tout ce qui a trait à la seconde espèce d'ichthyose a été exposé à l'article CORNÉ (tissu), je dois y renvoyer le lecteur, et ne m'occuper ici que de l'ichthyose simple ou nacrée.

Toujours identique dans sa nature, elle s'offre néanmoins sous des aspects extérieurs différens, suivant les degrés d'intensité auxquels elle est parvenue. Tantôt, en effet, l'altération de l'épiderme est si légère que la peau, seulement un peu terne et farineuse, présente au toucher une rudesse qui ne s'écarte pas beaucoup de l'état normal. Dans d'autres cas, elle est couverte de larges *plaques squameuses*, luisantes, inégalement arrondies, qui la rendent âpre et rude comme le chagrin; ou bien enfin elle se recouvre d'écailles assez comparables à celles des serpens. En général petites, fort irrégulières, jamais imbriquées, n'ayant pas plus d'une à trois lignes de surface; plus larges à leur base qu'à leur sommet qui se termine quelquefois en pointe assez marquée; d'autant plus larges qu'elles sont plus minces, ces écailles affectent la figure des aires tracées par les sillons naturels de l'épiderme, et possèdent toutes les qualités physiques et chimiques de cette membrane dont elles ne sont que des couches superposées en plus ou moins grand nombre. Leur couleur, ordinairement d'un gris terne ou terreux, est, dans quelques cas très-rares, luisante et comme nacrée; bien plus souvent on la trouve d'un brun presque noir, ce qui m'a paru tenir à la malpropreté. Tantôt l'ichthyose n'attaque que la peau d'un membre, d'une partie de la poitrine ou de l'abdomen; d'autres fois elle est beaucoup plus étendue et affecte presque tout le corps. C'est toujours aux endroits où le tissu cutané est naturellement plus épais et l'épiderme plus rude, comme à la partie antérieure et externe des membres inférieurs, autour de la rotule, aux environs de l'olécrâne, etc., que les écailles acquièrent le plus d'épaisseur. Partout ailleurs elles sont plus minces, forment ce que j'ai appelé des plaques squameuses, et enfin manquent entièrement sur les portions du corps, dont la peau, comme celle du prépuce, des paupières, des aines ou des aisselles, est naturellement douce ou assouplie par une sécrétion sébacée. On n'en voit pas non plus à la paume des mains et à la plante des pieds, sans doute à cause de la texture particulière du tissu dermoïde de ces parties.

L'ichthyose se développe avec lenteur. Elle commence ordinairement à s'annoncer, dès les premiers mois de la naissance, par une couleur terne de la peau qui en même temps devient rude et comme farineuse. Peu à peu cet état se prononce davantage; et, quand le mal est susceptible de faire de grands progrès, on le voit, après avoir passé par tous les degrés intermédiaires, finir, au bout de six, huit ou dix ans, par la production des écailles dures et épaisses dont il vient d'être parlé. A mesure que le frottement les use, ou qu'une cause plus puissante les fait tomber, l'exsudation épidermique qui s'opère continuellement à leur base les renouvelle sans cesse et les rend ordinairement permanentes. Cependant il n'est pas très-rare de les voir tomber en totalité ou en grande partie, chez certains individus, au commencement de l'automne, par une sorte de mue, après laquelle elles reparaissent de nouveau; mais, soit que leur chute ait lieu spontanément ou qu'elle soit provoquée par l'art, on n'observe aucune inflammation ou altération appréciable de la couche la plus extérieure du réseau muqueux qui sécrète l'épiderme. Néanmoins ce tissu inorganique est produit d'une manière surabondante, et c'est uniquement en cela que consiste l'affection qui nous occupe. On ne doit donc pas s'étonner de la rencontrer chez des sujets jouissant d'une santé parfaite et des plus robustes à tous égards.

Le climat, le régime, le tempérament n'ont pas d'action suffisamment appréciée sur la production de l'ichthyose, qu'on rencontre dans tous les pays, sur toute espèce de sujets, quels que soient leur condition sociale ou l'état de leur santé. Les femmes paraissent en général moins exposées à cette affection que les hommes, mais elles n'en sont pas pour cela exemptes. Sa cause la mieux connue jusqu'ici est l'hérédité, par l'influence de laquelle on l'a vue se transmettre durant plusieurs générations successives, comme l'histoire des frères Lambert, recueillie très-fidèlement par Jean Machin, Tilesius et M. Alibert nous en offrent un exemple remarquable.

L'ignorance dans laquelle nous sommes sur les causes productrices de l'ichthyose nous met dans l'impossibilité d'employer un traitement efficace pour la prévenir : nous ne sommes guère plus avancés à l'égard de sa thérapeutique. Nous savons seulement qu'un grand nombre de médicamens préconisés avec confiance par plusieurs médecins sont parfaitement inefficaces : voilà tout. C'est ainsi que M. Alibert a fait justice d'une foule de prétendus procédés curatifs, sans pouvoir leur rien substituer de beaucoup plus utile. Cela n'a pourtant pas empêché Willan de conseiller, comme un excellent remède contre l'ichthyose, la poix administrée pendant long-temps, à la dose de 60 grains à demi-once par jour. De cette manière il assure être parvenu non-seulement à faire tomber les écailles, mais à donner à la peau une douceur et une souplesse qui s'opposaient à leur retour ultérieur. Je laisse aux lecteurs à décider quelle confiance on doit accorder aux assertions du médecin anglais. Je terminerai en disant que les applications émollientes long-temps continuées, les lotions répétées avec des substances mucilagineuses adoucissantes, avec le lait, etc.; les bains tièdes de longue durée et fréquemment renouvelés, à la suite desquels on pratique de douces frictions pour détacher et emporter les écailles, sont encore les moyens qu'on a reconnus les plus propres à combattre une affection fort heureusement aussi rare qu'elle est dégoûtante dans son aspect et difficile à guérir. (ROCHOUX.)

ICTÈRE, s. m., *icterus*, *ictericia*. Ce nom et ceux d'*ictéricie*, de *jaunisse*, *etc.*, désignent un ensemble de phénomènes dont le principal est la coloration jaune de la peau, et qui tous se lient, dans le plus grand nombre des cas, à une altération organique de l'un des points de l'appareil biliaire. D'après cette opinion, qui est celle de presque tous les pathologistes modernes, et entre autres du professeur Pinel, la jaunisse serait plutôt un symptôme de maladie qu'une maladie elle-même.

L'existence très-commune d'une maladie du foie avec l'ictère, et sans doute encore l'analogie de la teinte ictérique avec celle que donne la bile aux tissus animaux, ont dû conduire de tout temps à attribuer à ce liquide, ou du moins à quelques-uns de ces principes, la coloration insolite dont il est ici question. Aussi, dans l'exposé des théories les plus répandues qui ont été créées sur ce point de la science, on verra bientôt que presque toutes tendent à admettre une anomalie de la sécrétion ou de la circulation du fluide biliaire.

La plupart des médecins des siècles antérieurs ont avancé que, dans l'ictère, la bile se mêlait au sang et circulait avec lui sans indiquer qu'elle pouvait être la cause de ce mélange. Plus tard, l'anatomie pathologique ayant fait quelques progrès, on apprit que l'ictère existait souvent avec un obstacle à l'excrétion de la bile, et dès lors ces deux phénomènes furent regardés comme inséparables. Partant de cette supposition, on ajoute que le fluide biliaire s'accumule au-dessus de l'oblitération du canal excréteur, et que, l'action du foie ne cessant pas, il gorge peu à peu les canaux hépatique et cystique, puis enfin la vésicule biliaire elle-même. Par son séjour, dit-on dans un ouvrage moderne, ce liquide devient un stimulant pour les réservoirs qui le contiennent; l'irritation se communique de proche en proche jusqu'aux derniers ramuscules des vaisseaux biliaires. Sous ce nouveau stimulus, le foie devient le centre d'une irritation qui ne tarde pas à se communiquer aux absorbans nombreux qui entrent dans sa composition, et dont l'action va s'exercer sur la bile. Enfin en dernier terme, le liquide arrive au réservoir de Pecquet, etc., Mais combien doit être grande la quantité de bile absorbée pour faire ainsi le tour de toutes les voies circulatoires? Comment le fluide biliaire, dont les propriétés âcres sont si marquées, peut-il circuler impunément dans les vaisseaux sanguins où l'introduction des substances les moins actives produit toujours des phénomènes très-graves? M. Magendie n'a-t-il pas fait connaître que sept grammes de bile injectés dans les veines font périr un animal de volume moyen, sans colorer en jaune ni la peau, ni la conjonctive, ni aucun tissu. Comment, en dernier lieu, faire cadrer avec cette théorie les jaunisses sans obstacle à l'écoulement de la bile, celles où le foie est resté parfaitement sain.

Voici une autre opinion sur l'ictéricie qui diffère beaucoup de la précédente. Suivant un petit nombre de pathologistes, dans ce phénomène morbide il y a dissociation des élémens du sang et épanchement de quelques-uns d'entre eux entre les lames du tissu cellulaire. Les idées de Stoll et des médecins qui ont dirigé leurs études sur ses traces, se rapprochent en quelques points de ces dernières. Au dire de ces auteurs, le mode de sensibilité du tissu cellulaire peut changer de telle manière que, dans certains cas, il sépare du sang un liquide particulier, analogue à la bile seulement sous le rapport de sa coloration. Cette théorie paraît plus généralement abandonnée que ne l'est encore celle qui la précède. Il en est une autre au moins aussi peu fondée, mais elle est plus nouvelle, et c'est peut-être la raison pour laquelle ses adhérens sont moins rares. D'après cette opinion on professe que l'ictère est l'effet d'une anomalie non caractérisée de la circulation dermique, et l'on compare ce phénomène à la teinte jaunâtre que prend la peau dans quelques circonstances où elle éprouve une sorte de spasme qui se manifeste par ce qu'on appelle communément *chair de poule*. Les partisans de cette explication ne manquent pas de faire remarquer que cet état spasmodique de la peau cesse avec la vie, et qu'en effet aussi la teinte ictérique disparaît quelquefois après la mort. Mais a-t-on jamais vu le spasme accidentel de la peau le plus violent s'accompagner d'une coloration jaune aussi intense que l'est celle qui reçoit communément le nom d'*ictère*? En second lieu, n'est-il pas beaucoup plus ordinaire de voir la jaunisse persister après la vie que de la voir cesser avec elle? Enfin, en adoptant cette hypothèse, quel rapport trouvera-t-on entre l'ictère et les maladies du foie qui s'y lient si fréquemment?

Les recherches faites, depuis plusieurs années déjà, par les chimistes les plus habiles sur le sang et les humeurs excrémentitielles de malades affectés de jaunisse, ne permettent plus de douter que ce phénomène ne soit dû, sinon à la bile proprement dite, du moins à quelques-uns de ses principes immédiats répandus dans les voies circulatoires. En effet, MM. Orfila, Clarion, etc., disent avoir reconnu d'une manière incontestable la présence de la bile ou du moins de la matière résineuse dans toutes les analyses qu'ils ont faites, soit du sang, soit de l'urine des ictériques. Aujourd'hui de nouveaux travaux en chimie ont jeté un plus grand intérêt encore sur ce point de la science. M. Chevreul a répété les mêmes analyses, et il a constaté dans le sang d'individus qui n'offraient aucun des symptômes ictériques, la présence de quelques principes immédiats de la bile. Ce chimiste habile nous a communiqué la note suivante: « Le sang des enfans ictériques et le sang des adultes également ictériques m'ont présenté deux principes colorans que j'ai retrouvés dans la bile de ces mêmes enfans et dans celle des hommes bien portans. Si, d'après cela, l'on ne peut mettre en doute l'existence des principes colorans de la bile dans le sang des ictériques, il reste à y démontrer 1° la présence de la cholestérine, des acides oléique et margarique, qui, avec les principes colorans précités, constituent, comme je l'ai prouvé ailleurs, la matière qu'on a appelée *matière grasse*, *matière résineuse*, *résine de la bile humaine*; 2° la présence des matières qu'on a appelées *mucus*, *picromel*. Ce n'est qu'après avoir trouvé toutes ces substances dans le sang des ictériques, qu'on sera fondé à dire que *la bile existe dans ce fluide*.

« Si l'on examine la probabilité de cette opinion, dans l'état actuel de la science, on trouvera plus de raisons pour croire qu'elle est fondée que pour la rejeter absolument : car le plus grand nombre des principes immédiats des sécrétions ont été retrouvés dans le sang; tels sont la fibrine, base des muscles; l'albumine, base d'un très-grand nombre de liquides animaux; les phosphates insolubles, base des os; l'urée, un des principes caractéristiques de l'urine, qui a été découvert dans le sang par MM. Prevost et Dumas; enfin la matière grasse cérébrale, plusieurs principes odorans, etc., que j'y ai aussi reconnus. Si l'opinion qui me paraît aujourd'hui très-probable est démontrée quelque jour, il faudra alors considérer le sang des ictériques comme différant principalement du sang normal par une proportion plus forte *des principes colorans* de la bile. Les travaux qui ont conduit à établir cette opinion auront en même temps fait connaître si le sang des ictériques ne diffère pas encore du sang normal par une proportion plus forte des autres principes immédiats de la bile. »

Si quelques-uns des principes immédiats et surtout les principes colorans de la bile sont contenus dans le sang, l'ictère peut se manifester toutes les fois que la séparation ou l'excrétion de la bile ne se font point ou ne se font qu'imparfaitement, soit que ces troubles de fonctions tiennent à une altération profonde du parenchyme du foie, à l'oblitération de la vésicule ou des canaux biliaires, soit qu'ils tiennent à une perversion passagère de la sensibilité propre à ces différens organes, comme il semble arriver dans les douleurs physiques ou morales très-vives. Peut-être pourra-t-on encore avancer que la jaunisse est quelquefois aussi due à une abondance insolite des élémens biliaires dans le sang; suivant cette théorie on s'étonnerait peu de rencontrer la jaunisse avec l'intégrité des voies biliaires. Dans ces diverses conditions, les composans de la bile restent mêlés au sang, et chaque jour leur quantité est augmentée. Le fluide circulatoire qui, dans l'état sain, porte aux nombreux organes de l'économie les matériaux qui leur sont propres, conserve ici ceux que devait recevoir le foie. Cependant les principes biliaires plus concentrés dans le sang, dont la masse est limitée, ne tardent pas à se déceler par quelqu'un de leurs caractères; la peau est colorée en jaune; les sueurs et les urines sont aussi évidemment bilieuses. Remarquons que ces deux issues que prennent d'abord les principes biliaires amassés dans le sang sont aussi les voies excrémentitielles qui souffrent le moins des altérations de nature que peuvent offrir les fluides qui les traversent. Ainsi, tant que la jaunisse se borne à la peau, c'est une affection peu grave; elle l'est bien davantage quand, la sécrétion biliaire ne se rétablissant pas, la bile pénètre les organes profonds, ceux auxquels sont confiées les principales fonctions de la vie.

En commençant cet article, nous avons dit que l'ictère, dans le plus grand nombre des cas, s'alliait à une maladie de l'un des points de l'appareil hépatique; sous ce rapport on pourrait en reconnaître quatre *variétés :* 1° la sécrétion biliaire est suspendue par une altération du parenchyme même de cet organe. *Ictère symptomatique* de l'hépatite aiguë ou chronique, des abcès, des dégénérescences du tissu propre du foie. 2° La sécrétion biliaire est momentanément interrompue par le spasme des voies hépatiques en particulier ou par le spasme général de l'individu, *ictère spasmodique*, *ictère* dit *des femmes grosses*, *etc.* 3° Le parenchyme du foie est sain et la sécrétion de la bile peut s'opérer, mais l'écoulement de ce liquide est empêché par l'oblitération des conduits excréteurs, *ictère par compression des canaux hépatique et cholédoque*, *ictère calculeux* ou résultant de l'occlusion des voies excrétoires par des concrétions biliaires. 4° Si, comme on a lieu de le penser, plusieurs principes immédiats de la bile sont contenus dans le sang normal, on peut concevoir que l'ictère doit être quelquefois le résultat d'un défaut d'équilibre entre la nutrition qui crée ces principes et l'action du foie qui les sépare du sang. Le peu d'énergie du foie ou la surabondance insolite des élémens de la bile pourraient donc devenir causes de jaunisse. Ce serait celle que quelques auteurs ont attribuée à la *pléthore bilieuse*.

A. L'ictéricie se lie ordinairement à l'hépatite aiguë ou chronique, quand celle-ci attaque la face concave du foie et les voies biliaires; elle décroît avec elle ou se prolonge avec les diverses affections qui peuvent en être la suite. Cette cause de l'ictère est peut-être la plus fréquente. En effet le gonflement inflammatoire de la membrane muqueuse qui revêt les canaux hépatique et cholédoque est une affection bien moins rare qu'on ne pense généralement; si c'était ici le lieu, nous en rapporterions plusieurs exemples, et entre autres ceux recueillis sous les yeux de M. Lerminier, à l'hôpital de la Charité, et récemment publiés par M. Andral. Dans les cas où la jaunisse a paru succéder à un exanthême répercuté, à la suppression d'un exutoire ancien, elle était encore probablement liée à une inflammation du foie. Il faut en dire autant de l'ictère suite d'un coup, d'une chute sur l'hypocondre droit, etc.

B. Les auteurs appellent *ictère spasmodique* et quelquefois *ictère essentiel* celui qui se développe sans altération organique durable de l'appareil biliaire. Il se montre chez les individus très-irritables, à la suite d'un trouble profond du système nerveux; il est également produit par une douleur physique intense et par une affection morale très-vive. C'est ainsi qu'il s'observe souvent à la suite d'une opération chirurgicale longue et douloureuse; qu'il accompagne les accidens d'une hernie étranglée, d'une plaie d'armes à feu, d'une plaie par déchirement, d'une entorse, etc. De toutes les émotions vives la colère est celle qui est le plus souvent suivie de la jaunisse. Les exemples de ce fait sont nombreux, mais toute passion triste, violente et soudaine peut avoir le même résultat. La frayeur, comme nous venons déjà de le faire pressentir, est nombre de fois aussi instantanément suivie de la coloration ictérique. Enfin le désespoir, causé par une nouvelle qui blesse des intérêts chers, fait naître encore ce singulier phénomène. « Des criminels ont eu la jaunisse la plus intense dès qu'on leur a prononcé leur arrêt de mort; d'autres personnes sont devenues très-jaunes en apprenant la perte d'un procès, la mort inattendue de quelqu'un tendrement aimé. » (Portal.)

Les passions tristes long-temps prolongées ont quelquefois aussi été regardées comme cause de l'ictéricie; mais nous croyons qu'elles sont liées d'abord, dans le plus grand nombre des cas, à une affection chronique des voies digestives, et les symptômes *bilieux* ne sont qu'une conséquence de celle-ci. Enfin nous ne terminerons pas ce paragraphe sans dire que quelques auteurs ont avancé que les passions gaies, qu'une joie excessive, pouvaient, comme les émotions opposées, favoriser le développement de l'ictère nerveux. On cite encore des individus dont la peau s'est subitement colorée en jaune après un excès vénérien, après l'immersion subite du corps dans de l'eau très-froide, après l'ingestion d'un verre d'eau à la glace, après la morsure de quelques insectes, etc. : ce sont certainement les variétés de l'ictéricie qui méritent le mieux l'épithète de *spasmodiques*.

L'ictère se manifeste quelquefois pendant la grossesse, et l'on conçoit facilement que le développement de la matrice chez une femme dont les cavités thoracique et abdominale sont d'un petit diamètre, puisse apporter une gêne considérable à la sécrétion de la bile; cependant, comme ce phénomène disparaît quelquefois avant l'accouchement, quelques pathologistes ont mieux aimé l'attribuer, dans ce cas, à un nouveau mode d'action de tous les viscères abdominaux, à une sorte de spasme qui correspond à celui qu'éprouve l'utérus pendant les premiers mois de la gestation. Ces deux opinions, sans doute, seraient justes et pourraient se concilier si elles n'étaient point exclusives, car l'ictère des femmes grosses, suivant l'époque de son apparition, peut être dû tantôt au spasme, tantôt à la compression des voies biliaires.

C. L'ictère produit par un obstacle mécanique à l'excrétion de la bile est très-commun ; cet obstacle est dû, dans le plus grand nombre des cas, à la compression exercée par une tumeur développée dans le foie lui-même, et souvent encore par la présence de kystes, de masses squirrheuses dans la portion des organes de l'abdomen qui touchent les canaux biliaires. Ainsi une tumeur squirrheuse ou de toute autre nature, ayant son siége à l'extrémité pylorique de l'estomac ou dans les parois de l'intestin duodénum, a souvent été reconnue la cause de la jaunisse. « Un notaire, dit M. Portal, est affecté d'une maladie du testicule qui nécessite l'ablation de cet organe; elle fut faite par un chirurgien très-habile. Peu de jours après le malade présente une teinte ictérique des plus intenses; il se plaint de coliques, de nausées, de vomissemens, et enfin d'une diarrhée qui le met au tombeau. A l'ouverture du corps on découvrit qu'il y avait dans le duodénum une tumeur squirrheuse qui comprimait le canal cholédoque. » Le même auteur rapporte plusieurs observations dans lesquelles la jaunisse était due à une maladie du colon, ou de l'épiploon, ou de la rate, ou du mésentère; enfin, chez deux individus, elle reconnut pour cause un engorgement squirrheux du pancréas.

La présence des calculs dans les voies biliaires est généralement admise comme une cause de jaunisse. Mais c'est particulièrement l'oblitération des canaux hépatique et cholédoque qui peut entraîner ce phénomène. En effet, dans les observations recueillies par M. le docteur Olivier sur l'atrophie de la vésicule biliaire et du canal cystique, nulle part il n'est dit que les malades eussent été ictériques. Les signes auxquels on peut reconnaître que la jaunisse est due à la présence d'un calcul dans les conduits hépatique ou cholédoque sont : des douleurs intermittentes dans la région de l'intestin duodénum, avec un sentiment de tenaillement, l'évacuation de concrétions biliaires, enfin, suivant les auteurs, un flux de bile par la bouche ou le dernier intestin, lequel flux termine la maladie presque incontinent. Les rechutes sont fréquentes dans cette variété de l'ictéricie.

D. Nous ne pouvons, dans l'état actuel de la science, donner aucun développement à la variété de l'ictéricie que nous avons supposé pouvoir être le résultat de la surabondance des élémens de la bile dans le sang. Nous passerons donc de suite à l'exposé des symptômes qui sont, dans tous les cas, à peu près les mêmes.

L'ordre d'apparition des symptômes ictériques est assez constant. Les conjonctives sont ordinairement les premières parties où l'on reconnaît la couleur de la bile. Presque en même temps on découvre des plaques ou des lignes jaunes autour des lèvres et sur les tempes; ces taches correspondent toujours aux lieux où la perspiration cutanée paraît le plus abondante; les lèvres, quoi qu'en aient dit quelques auteurs, ne changent guère de coloration dans la jaunisse, elles deviennent à peine d'un rouge plus sombre. Les parties supérieures du corps sont toujours les premières et les plus vivement colorées; nous faisons observer que ce sont aussi celles où la transpiration est plus considérable. Les interstices des doigts, la partie antérieure du tronc, la face antérieure et interne des membres, enfin tous les points très-perméables de l'organe cutané sont encore ceux où la jaunisse est le plus intense. Si l'apparition de la teinte ictérique présente communément cette marche, il est cependant une foule de cas exceptionnels dont quelques-uns sont des plus curieux. Il y a des jaunisses locales, d'une petite étendue, et quelquefois sur des surfaces qui sont le moins colorées dans l'ictéricie franche. Chez une femme de la Salpêtrière, qui a succombé il y a quelque temps à une double pneumonie, la plupart des solides, à l'exception de la peau, furent trouvés d'une teinte ictérique très-intense. Le tissu sous-arachnoïdien et le tissu adipeux de tout le corps étaient infiltrés d'une sérosité de couleur jaune safranée. Le foie était gros et gorgé de sang; mais aucun obstacle apparent ne s'opposait à l'excrétion de la bile. La vésicule en contenait une grande quantité d'une teinte foncée, la moindre pression la faisait couler dans le duodénum.

Les éphémérides des Curieux de la Nature citent l'observation d'un homme qui avait le côté gauche du corps jaune tandis que le côté droit était noir et le visage vert. Chez d'autres sujets, la face était seule colorée en jaune. Une fille qui était tourmentée depuis un mois par une démangeaison des tégumens des mamelles, eut, aussitôt après l'emploi des purgatifs, les mêmes parties frappées d'ictéricie. On doit à Bartholin une observation analogue. Nous ne voulons pas ici attaquer la vérité de ces faits merveilleux, mais nous demandons seulement si ce n'est pas trop abuser des mots que d'appeler, avec Sauvages et quelques autres, ictère rouge, vert, noir, etc.; diverses affections cutanées très-différentes, telles que le pourpre, la chlorose, etc.

Les symptômes généraux qui peuvent accompagner l'ictère appartiennent, pour la plupart, à la maladie concomitante des voies biliaires : ainsi il peut y avoir douleur vive de l'hypocondre droit, nausées, vomissemens, fièvre, etc. Mais l'ictéricie dite spasmodique parcourt ordinairement ses périodes sans troubler, d'une manière sensible, les premières fonctions de la vie. La respiration, la circulation, restent dans une intégrité parfaite; chez quelques sujets même les organes digestifs ont aussi conservé toute leur activité. D'autres éprouvent un peu de dégoût, d'anorexie; la langue est couverte d'un enduit jaunâtre qui s'étend quelquefois aux dents, aux gencives et à toute la membrane muqueuse buccale. Ces malades se plaignent quelquefois encore d'avoir un goût de bile dans la bouche et de trouver amer tout ce qu'ils prennent, alimens et boissons; ils ont des rapports de gaz acerbes, etc. Dans les cas les plus communs d'ictère, les déjections alvines sont décolorées, grisâtres, presque blanches; d'autres fois cependant elles conservent leur coloration naturelle. Les urines, durant les premiers jours de l'apparition de la couleur jaune de la peau, si elles éprouvent quelque changement, deviennent plus limpides; à une époque plus avancée elles sont d'un jaune intense qui rappelle la couleur de la bile : on dit alors, par une comparaison assez exacte, qu'elles sont safranées. Enfin lorsque l'ictère commence à décroître, il n'est pas rare de les voir troublées par un sédiment rougeâtre extrêmement ténu qui se dépose très-lentement; c'est encore vers cette période qu'elles présentent quelquefois à leur superficie une couche comme huileuse qui donne des reflets assez vifs, et, pour ainsi dire, métalliques. Ce caractère d'ailleurs n'est point propre à l'ictéricie, il se remarque toutes les fois que les urines se décomposent à l'air libre, il est seulement ici moins tardif.

La durée de l'ictère, comme on le prévoit facilement, varie suivant la cause à laquelle est due cette affection symptomatique. Sans doute celle qui dépend d'une altération profonde des voies biliaires persiste plus long-temps que celle qui a été l'effet d'une émotion morale instantanée. Les symptômes de l'ictère qui ont paru les derniers sont ceux qui décroissent les premiers; la face et les yeux sont encore jaunes, que depuis long-temps le reste du corps a repris sa coloration naturelle. La disparition de la teinte ictérique de la peau s'accompagne ordinairement d'un prurit, d'une démangeaison remarquable; dans quelques cas même il y a éruption de boutons très-petits qui sont suivis d'une desquamation plus ou moins étendue.

Y a-t-il un traitement propre à l'ictère? nous ne le croyons pas. Ceux que conseillent quelques auteurs nous semblent évidemment appartenir à la maladie déterminante ou du moins concomitante de ce symptôme. C'est ainsi que les sangsues à l'anus, à l'épigastre, et même la saignée générale, ont souvent été utiles dans l'ictère avec phlegmasie de l'estomac, du duodénum ou enfin du foie et de ses annexes. Quand ce phénomène s'est présenté avec la simple tuméfaction du foie ou avec les engorgemens hépatiques indolens, les laxatifs ont paru de même hâter sa disparition. Ces mêmes moyens sont aussi quelquefois utiles dans l'ictère qui a pour cause l'oblitération des canaux excréteurs du foie par une concrétion biliaire. Dans ce cas, comme dans le précédent, ils diminuent l'afflux du sang vers l'organe malade; mais pour essayer cette sorte de dérivation, il faut être bien certain de l'intégrité des voies digestives. Les émétiques n'ont guère d'autres avantages que les purgatifs, bien que quelques médecins les croient encore efficaces dans les cas de calculs, par les secousses qu'ils impriment, disent-ils, au canal oblitéré. Mais si l'on pouvait compter sur cet effet, un exercice modéré ne le produirait-il pas avec plus de facilité et moins d'inconvéniens? Nous ne pouvons, à ce sujet, passer tout-à-fait sous silence le remède trop préconisé de Whitt et de Durande. Il consiste en un mélange de deux parties d'éther et d'une partie d'essence de térébenthine en suspension dans des jaunes d'œuf. On donne matin et soir, au malade, quelques gouttes de cette mixtion étendue dans un véhicule. Elle a la propriété, dit-on, de dissoudre les concrétions bilieuses, ou du moins de rendre leur émission plus facile. Nous ne connaissons aucun fait à l'appui de cette assertion. S'il existe une pléthore bilieuse et si elle peut déterminer la jaunisse, on ne saurait encore lui opposer que le régime végétal et une grande sobriété. Dans l'ictère qui se manifeste durant la grossesse, dans celui qui suit une douleur très-vive ou quelques émotions de l'âme, les bains tièdes peuvent avoir l'avantage de calmer l'irritation de la peau et aussi de diminuer le spasme général auxquels on a attribué, dans ces cas, les phénomènes ictériques. Enfin si l'on conseille quelquefois encore dans l'ictéricie spasmodique autre chose que la diète, les bains, les boissons délayantes, c'est dans le but de hâter, de favoriser le mouvement intersticiel de décomposition dans tous les organes, et par conséquent de rendre plus prompt le départ des molécules colorées; mais où la médecine expectante peut-elle être mieux recommandée que dans une affection qui n'attaque, à vrai dire, que la couleur de la peau. (G. FERRUS.)

ICTÈRE DES ENFANS NOUVEAU-NÉS. — On voit chez la plupart des enfans nouveau-nés la peau et la conjonctive prendre une teinte jaune plus ou moins foncée vers le troisième ou le quatrième jour après la naissance. Cette coloration dure deux ou trois jours, s'affaiblit, disparaît, et laisse ordinairement la teinte de la peau plus claire, plus animée qu'elle n'était auparavant. Pendant cette ictéricie, les fonctions ne sont pas dérangées. Les garde-malades et les nourrices regardent même cette coloration comme un signe de vigueur et de bonne santé. Cette espèce d'ictère paraît n'être qu'un des phénomènes physiologiques qui se font remarquer chez le fœtus à son passage de la vie intra-utérine à la vie extra-utérine; et son histoire se rattachant à l'exposition de ces phénomènes, j'y dois renvoyer le lecteur. (*Voyez* NOUVEAU-NÉ.) D'un autre côté, l'enfant, peu après sa naissance, est susceptible d'un véritable ictère semblable à celui qu'on observe chez les adultes. Chez un enfant de quatre à cinq jours j'ai observé un ictère de couleur orangée, qui était le symptôme d'une hépatite bien caractérisée, et qui céda à l'application des cataplasmes sur la région du foie et à l'usage du petit-lait et surtout du lait de la mère. Dans une dissertation de M. Bidault (Paris, an XII), on trouve l'observation d'un enfant, né d'une mère ictérique, qui vint lui-même au monde avec un ictère qui augmenta après la naissance. Cet enfant mourut au bout de quatre semaines. A l'ouverture de son cadavre on trouva le canal cholédoque obstrué par une matière visqueuse, jaunâtre; le foie avait contracté quelques adhérences par son lobe gauche. J'ai vu aussi un enfant très-faible naître ictérique; l'eau de l'amnios était fortement teinte d'un jaune verdâtre. Cet enfant est mort à un an, en nourrice, des accidens de la dentition. La dissertation que je viens de citer contient aussi quelques exemples d'ictère survenus dans les premiers jours après la naissance, et qui étaient manifestement le symptôme d'entérites plus ou moins graves. Les ictères véritablement morbides sont rares à cette époque de la vie; mais ils peuvent dépendre de presque toutes les causes qui produisent ce symptôme dans le reste de la vie. Entrer dans le détail de ces causes, de leur diagnostic et de leur traitement, ce serait répéter ce qui a été dit précédemment à l'article ICTÈRE. L'examen attentif de la manière dont s'exécutent toutes les fonctions montrera clairement au médecin si le fait qui lui est présenté appartient à cette dernière classe, et lui fera reconnaître l'affection dont l'ictère est le symptôme. Pendant bien long-temps on a confondu les deux espèces d'ictère dont je viens de parler, et cette confusion a jeté beaucoup d'obscurité sur l'histoire de cette affection. Dans ces derniers temps cependant quelques médecins ont commencé à les distinguer. *Voyez* ICTÈRE, NOUVEAU-NÉ. (DESORMEAUX.)

ICTÉRIQUE, adj., *ictericus;* qui est affecté d'ictère, ou qui a rapport à l'ictère.

IDIOPATHIE, *idiopathia*, ἰδιοπάθεια, de ἴδιος, propre, et de πάθος, maladie. On dit communément qu'il y a idiopathie, qu'une maladie est idiopathique, lorsque cette maladie ne dépend pas de l'existence d'une autre affection. Le mot *idiopathique*, synonyme de *protopathique*, *essentiel*, *primitif*, *secondaire* ou *symptomatique*, est opposé aux expressions *sympathique*, *deutéropathique*. Ainsi un érysipèle déterminé par l'insolation, par une brûlure, etc., est une affection idiopathique, tandis que celui qui survient si souvent lorsqu'il existe un état morbide des organes gastriques, est symptomatique et cède principalement au traitement dirigé contre l'affection dont il dépend. *Voy.* MALADIE, PATHOGÉNIE.

IDIOPATHIQUE, adj., *idiopathicus;* épithète donnée aux maladies qui ne sont liées à l'existence d'aucune autre affection.

IDIOSYNCRASIE, s. f., *idiosyncrasis*, ἰδιοσυγκρασία, de ἴδιος, propre, σὺν, avec, et κρᾶσις, mélange, tempérament. Galien définit ainsi l'idiosyncrasie: *Corporum proprietas et convenientia et cujuslibet peculiaris temperatura.* Les modernes, donnant à peu près la même acception à ce mot, l'ont employé pour désigner une disposition particulière qui détermine chez quelques individus, soit dans l'exercice de quelqu'une de leurs fonctions, soit dans l'impression produite par les agens extérieurs, des phénomènes différens par leur intensité ou leur nature de ceux qui ont lieu chez la plupart des hommes. C'est ainsi que certaines odeurs, une position particulière, déterminent la syncope; que certains alimens donnent lieu à des indigestions, à des éruptions cutanées, tandis que des alimens analogues ou communément indigestes ne donnent pas lieu au même effet; que l'ingestion de certains médicamens n'ont pas les résultats qu'ils produisent ordinairement, ou qu'une dose médiocre a des effets extraordinaires, etc. On peut encore rapporter à l'idiosyncrasie cette disposition qui fait que certains individus ne sont point atteints de maladies contagieuses, quoiqu'ils soient autant et même plus que tous les autres exposés aux circonstances qui favorisent la contagion. Ces diverses propriétés, innées ou acquises, de l'économie animale, dépendent sans nul doute d'un état particulier de l'organisation; mais dans l'état actuel de la science, il est impossible d'en spécifier la nature; il est même douteux qu'on puisse jamais la déterminer. L'effet seul nous est connu. Il est important de connaître les idiosyncrasies des personnes qui réclament les secours de la médecine, pour ne pas s'exposer à des erreurs relatives aux diagnostic et pronostic de leurs maladies, et pour diriger convenablement le traitement.

IDIOTISME, s. m., et IDIOTIE, s. f.; *idiotismus*. M. Pinel fait de l'idiotisme le quatrième genre de l'aliénation mentale; il le définit: « une sorte de stupidité plus ou moins prononcée, un cercle très-borné d'idées et une nullité de caractère.» Ce genre comprend et les idiots dont l'intelligence ne s'est jamais développée, et les individus chez qui l'oblitération de l'intelligence est postérieure à sa manifestation complète. M. Esquirol ne conserve le nom d'*idiotie* (qu'il préfère à *idiotisme*), qu'à cet état dans lequel les facultés intellectuelles ne se sont jamais développées; il renvoie à la démence les cas de perte accidentelle de la pensée. Cette distinction nous a paru fondée, et nous l'avons adoptée. (*Voyez* FOLIE.) Ces deux sortes d'affections ont, en effet, des caractères qui leur sont propres.

Les idiots sont des êtres privés plus ou moins complétement, depuis l'enfance, de l'usage des facultés de l'entendement. Ils forment une famille très-nombreuse, en ce sens que depuis l'absence entière de l'intelligence et de l'action des sens extérieurs jusqu'au degré qui représente l'état ordinaire de ces fonctions, on observe une foule de degrés et de variétés. Ainsi on voit des idiots qui ont une existence presque végétative : paraissant étrangers à toute espèce de sensations, ils ne sentent ni le froid, ni la faim, ni aucune espèce de douleur; on leur met des alimens dans la bouche, et ils les avalent; s'ils ouvrent les yeux, c'est en quelque sorte sans apercevoir les objets. M. Esquirol parle d'une petite idiote de onze ans, sourde, muette et aveugle, qu'on avait trouvée presque sans vie à côté de sa mère qui n'existait plus depuis quelques jours. D'autres font voir qu'ils éprouvent quelques sensations; ils reconnaissent les alimens qu'on leur apporte, les saisissent et les mangent; ils voient les objets et savent les éviter; ils se tournent du côté où ils entendent du bruit; si on les pince ils cherchent à se soustraire à la douleur, ils se mettent même en colère si on les contrarie; mais ils ne savent point faire usage des objets extérieurs, ils ne peuvent se vêtir, ils restent exposés au froid, et ne songent à manger que lorsqu'ils voient de la nourriture; chez eux quelques cris et quelques gestes fort simples forment toute l'expression du langage. On commence à rencontrer des vestiges de l'intelligence chez ceux qui occupent un degré un peu plus élevé; leur attention est quelquefois arrêtée par les impressions faites sur leurs sens; ils paraissent regarder certains objets avec un sentiment de plaisir mêlé de curiosité; ils se portent vers des alimens qu'ils aperçoivent et s'en emparent; ils reconnaissent les personnes qui les soignent habituellement; ils indiquent parfois, à l'aide de cris ou de gestes, les objets de leurs désirs; ils manifestent la joie ou la peine qu'ils éprouvent. Cependant il faut les vêtir, les coucher, les placer où l'on veut qu'ils soient; ils sont incapables de satisfaire leurs besoins; on peut tout au plus leur faire retenir un ou deux mots à force de les leur faire répéter dans des circonstances données. J'ai pourtant vu une petite fille idiote, âgée de sept ans, et placée dans cette classe, qui écoutait des airs avec attention, les retenait et les chantait assez bien, quoiqu'elle ne les eût entendus qu'un petit nombre de fois. Viennent ensuite les idiots qui reconnaissent les différentes personnes avec lesquelles ils vivent, et auxquelles ils témoignent de l'affection s'ils ont à s'en louer; qui aident à se vêtir, comprennent quelques questions, vont chercher leur nourriture, articulent mal plusieurs mots; ils sont cependant incapables d'aucun travail, et restent tout le jour assis, couchés, ou à se promener.

J'ai vu des jeunes filles de cette classe être très-portées aux plaisirs de l'amour, très-bien distinguer les sexes, montrer beaucoup de satisfaction en voyant des individus d'un sexe opposé, mettre de la recherche dans leur mise, et affecter un certain air de coquetterie dans leurs manières. M. Esquirol a compris sous le nom d'*imbéciles* les idiots dont les facultés intellectuelles sont développées jusqu'à un certain point. Nous adoptons cette division; nous ne nommerons *idiots* que les individus privés plus ou moins complétement d'intelligence, et nous appellerons *imbéciles* ces êtres chez qui on observe quelques idées, un usage borné de la parole, un peu de mémoire, et certaines actions raisonnables. Les imbéciles nous présenteraient, comme les idiots, plusieurs classes, suivant le degré de développement de leurs facultés; mais nous pouvons nous dispenser d'entrer dans de longs détails à ce sujet. Les imbéciles sont employés dans les hospices à des occupations faciles, à des travaux grossiers. Il ne faut exiger d'eux ni des calculs compliqués, ni beaucoup de raisonnemens étendus, ni des idées abstraites, ni de la prévoyance pour l'avenir; leur langage se compose d'un petit nombre de mots qu'ils prononcent souvent fort mal; ils ne font le calcul le plus simple qu'au moyen d'objets sensibles; ils connaissent la valeur de l'argent et savent en faire usage; ils recherchent la réunion des sexes; ils savent se vêtir, pourvoir à leurs besoins. Mais on ne peut leur apprendre à lire, à écrire, et les connaissances des arts mécaniques sont au-dessus de leurs moyens. Plusieurs sont enclins au vol et très-rusés, ce qui fait qu'on leur suppose beaucoup plus d'intelligence qu'ils n'en possèdent réellement. Si nous sortions des hospices, nous trouverions dans le monde des individus qui se rapprochent plus ou moins des imbéciles par un développement médiocre de l'entendement, qui ont besoin d'une grande surveillance lorsqu'ils sont appelés à remplir les devoirs de la vie civile, qui sont incapables de se livrer aux combinaisons qu'exigent la plupart des professions, et qui ont besoin d'être traités avec indulgence pour les fautes qu'ils commettent. Nous devrions peut-être parler ici de ces inégalités de l'entendement chez les hommes doués de la dose ordinaire de raison, de ces *idioties partielles* dont M. Gall a su si bien tirer parti en faveur de la pluralité des facultés intellectuelles et affectives; mais ces phénomènes font en général partie de l'état normal, et nous ne nous occupons ici que de l'étude d'un état opposé.

Considérés d'une manière générale, les idiots et les imbéciles présentent plusieurs caractères importans. Chez eux les fonctions encéphaliques sont seules oblitérées; la nutrition et la génération se font avec régularité; la digestion, la circulation, la respiration, les sécrétions, la menstruation, la fécondation, la gestation et l'accouchement n'éprouvent pas plus d'obstacles que dans les autres classes d'individus. Les appareils extérieurs des sens sont ordinairement en bon état; l'œil, la langue, l'oreille, le nez, la peau, ne sont guère plus souvent lésés chez les idiots que chez les individus doués d'intelligence; et si l'action des sens est faible ou nulle, cela doit tenir à l'imperfection du centre de perception. Les idiots sont d'une malpropreté dégoûtante, ils se livrent souvent à la masturbation avec fureur. Des idiots et des imbéciles sont sujets à des accès de colère et même de fureur dangereux, et pour lesquels on est obligé de faire usage de la camisole et de la réclusion. La plupart des idiots sont d'une petite stature. Quelques-uns sont hémiplégiques, paraplégiques, avec ou sans atrophie des membres affectés; sur cent, observés à la Salpêtrière, cinq présentent une hémiplégie simple, cinq sont hémiplégiques avec atrophie et contracture des membres, dix sont paraplégiques ou présentent un affaiblissement des extrémités inférieures. (Belhomme, *Thèse*, Paris 1824.) Le plus souvent, dans ces cas mêmes, les mouvemens ne sont pas complétement abolis. La tête présente presque constamment des vices de conformation: sur les cent individus dont nous venons de parler, quatorze seulement ont une bonne conformation du crâne, et ce sont des imbéciles. (Belhomme.) M. Pinel a fait graver la tête de deux idiots remarquables par la petitesse du crâne, le rétrécissement et l'aplatissement du front. L'une, mesurée dans sa hauteur, formait $\frac{1}{10}$ de la stature, tandis que dans l'Apollon sa stature est 7 fois la hauteur de la tête + 3 parties $\frac{1}{4}$. L'autre appartenait à une petite idiote de onze ans; elle était longue de 1 décim. 3 cent., large de 9 cent., haute de 1 décim. 3 cent.: tandis que la tête d'un enfant de sept ans était longue de 1 décim. 8 cent., large de 1 décim. 3 cent., haute de 1 décim. 6 cent. Suivant M. Esquirol, le crâne des idiots et des imbéciles offre presque toujours des vices de conformation; ses formes les plus générales sont la petitesse du crâne; l'étendue disproportionnée du diamètre fronto-occipital, l'aplatissement des pariétaux vers la suture temporale, ce qui rend quelquefois le front presque pointu; l'aplatissement de l'occipital ou du coronal, l'inégalité des deux portions droite et gauche du crâne. M. Gall a fait dessiner des têtes d'idiots dont le crâne est extrêmement petit. Ce médecin dit en avoir vu plusieurs qui n'avaient que treize à quatorze pouces de circonférence. Voici les formes de tête qui nous ont paru les plus remarquables : 1° quelques imbéciles et même des idiots ont la tête bien conformée; c'est le petit nombre. 2° Quelques-uns sont hydrocéphales ; le crâne est bombé supérieurement, et peut offrir de vingt-deux à trente-six pouces de circonférence (*voyez* HYDROCÉPHALE CHRONIQUE). 3° La plupart ont le crâne moins volumineux que dans l'état ordinaire; tantôt cette partie est rétrécie généralement, et tantôt c'est partiellement; dans ce dernier cas, c'est ordinairement le front dont la conformation est vicieuse. Dans l'un et l'autre cas, le front est déprimé transversalement; au lieu de s'élever au-dessus de la racine du nez, d'être bombé, il est aplati, fuyant, très-oblique et souvent presque horizontal, comme chez beaucoup d'animaux. J'ai mesuré des crânes, séparés de la peau, qui n'avaient pas plus de seize, dix-sept, dix-huit pouces de circonférence. 4° Quelquefois les parties postérieures de la tête sont très-fortes relativement à la partie antérieure. 5° On voit des têtes absolument rondes et qui s'élèvent en pain de sucre un peu obliquement d'avant en arrière. 6° M. Esquirol possède un crâne d'idiote dont le diamètre transversal a plus d'étendue que l'antéro-postérieur; le front a six pouces de large. 7° Un vice de conformation assez fréquent, c'est un front élevé, renfoncé inférieurement, bombé supérieurement, et s'avançant de manière à ce que l'angle facial ait une ouverture de plus de quatre-vingt-dix degrés. La physionomie des idiots et des imbéciles annonce la stupidité, la nullité d'idées; le rire est niais; tantôt les traits sont gros, et quelquefois la figure est comme effilée. Ici la mine n'est pas trompeuse; la physionomie annonce au moins clairvoyant l'absence ou la mutilation de l'intelligence.

Les causes éloignées de la maladie qui nous occupe ne sont pas toujours faciles à saisir. Une disposition héréditaire inconnue paraît exister dans certaines familles; plusieurs frères ou sœurs sont affectés d'idiotie. M. Esquirol a observé deux frères idiots, et trois enfans, dont deux sœurs et un frère, dans le même cas. Ce fait est fort commun dans les pays de crétins. Des affections morales vives et pénibles durant la grossesse paraissent être quelquefois la cause de l'idiotie; les violences exercées sur la tête de l'enfant dans l'accouchement, les coups et les chutes sur la tête, la frayeur, une phlegmasie du cerveau, une affection convulsive aiguë, l'épilepsie, peuvent aussi être suivies de l'oblitération de l'intelligence. Le plus souvent on ne sait pas précisément à quelle cause rapporter cette maladie. Nous avons parlé, à l'article CRÉTINISME, des causes locales présumées de cette variété de l'idiotie.

Tantôt cette maladie a pris naissance dans le sein de la mère, et tantôt sa cause a agi postérieurement à la naissance. Dans le premier cas, les parens s'aperçoivent que l'enfant, arrivé à l'âge où il devrait être sensible aux premières impressions, y reste indifférent; on ne peut éveiller ses sens ni fixer son attention; il n'apprend point à parler. Les parens ne commencent à s'inquiéter que dix-huit à vingt mois après la naissance, et souvent ne reconnaissent bien l'infirmité de l'enfant que beaucoup plus tard. Lorsque les enfans ne deviennent idiots que lorsque l'intelligence a commencé à se développer, les parens restent ordinairement quelque temps avant de s'apercevoir de l'état de l'enfant; ils cherchent à expliquer par toute autre cause son indifférence, l'absence de sa curiosité, de sa vivacité, de ses sentimens si vifs de peine et de plaisir, de ses faibles connaissances, etc. Mais enfin le mal fait des progrès, l'intelligence s'obscurcit et s'éteint.

Les idiots et les imbéciles restent dans cet état toute leur vie. Chez les imbéciles, l'éducation peut quelquefois développer jusqu'à un certain point les facultés intellectuelles; ils se perfectionnent par l'habitude du travail et par leurs rapports avec les individus au milieu desquels ils vivent; quelques idiots acquièrent aussi un petit nombre de connaissances. On cite quelques exemples d'enfans très-bornés jusqu'à dix ou douze ans, et dont les facultés se développèrent ensuite. M. Gall rapporte plusieurs cas de ce genre. Peut-être parviendrait-on à guérir quelques enfans dont la tête est bien conformée, si l'on était appelé peu de temps après l'action de la cause qui a déterminé la maladie du cerveau. En général les idiots ne vivent pas long-temps; la plupart meurent avant trente ans dans les hospices. Les imbéciles vivent plus long-temps que les idiots. Ceux-ci sont plus souvent scrofuleux, épileptiques, paralytiques, rachitiques; ils restent davantage exposés aux intempéries des saisons. L'état de la sensibilité physique et l'absence de l'intelligence rendent très-obscures les maladies accidentelles qui surviennent chez eux ; ils ne souffrent point, ou s'ils souffrent, ils ne savent point rendre compte de leurs sensations; et chez eux les maladies développent à peine les symptômes généraux ou symptomatiques. On est quelquefois étonné de rencontrer après la mort des altérations profondes de presque tous les organes thoraciques et abdominaux sur des individus qui n'avaient paru malades que peu de jours avant de mourir.

L'examen des cadavres a montré différentes altérations dans la tête des idiots et des imbéciles. Nous avons dejà parlé des vices de conformation et du volume général ou partiel des crânes. Nous ajouterons, à ce sujet, que l'on trouve quelquefois les os de la voûte du crâne épais de trois à six lignes. Le volume de l'encéphale et de ses différentes parties est donné par la forme et l'étendue de la cavité de la tête. L'hydrocéphale chronique (*voyez* ce mot) est assez rare; ce n'est pas ici le lieu de faire connaître cette affection. Lorsque l'encéphale est petit, les circonvolutions des hémisphères cérébraux sont moins épaisses, moins profondes, et souvent moins nombreuses. Cette disposition est surtout remarquable sur les lobes antérieurs lorsque la région frontale est rétrécie, aplatie, et diminuée encore par la saillie des voûtes orbitaires. Une altération qui n'est pas très-rare, c'est l'endurcissement de la substance médullaire des hémisphères cérébraux. Cette substance paraît ferme au toucher, est difficile à déchirer, résiste et crie quelquefois sous le scalpel qui la divise; elle n'a point changé de couleur. Cette altération est ordinairement partielle. M. Esquirol a recueilli sept ou huit cas d'atrophie d'un hémisphère du cerveau chez des idiots hémiplégiques, et dont les membres paralysés étaient atrophiés. La partie affectée était réduite d'un ou deux tiers; les circonvolutions étaient amalgries, serrées les unes contre les autres, quelques-unes étaient détruites; la substance cérébrale était ramollie en divers points, endurcie au centre. Le cerveau d'une idiote sourde et muette, était frappé presque généralement de cette désorganisation. On ne trouve pas des altérations dans tous les cerveaux. Ceux mêmes qui pèchent sous le rapport du volume peuvent être très-sains, du moins en apparence. Mais il faut avouer que les recherches faites jusqu'à ce jour ne sont pas nombreuses;

la structure du cerveau étant mieux connue aujourd'hui, on doit espérer des résultats plus satisfaisans des recherches ultérieures. Il serait important de s'assurer par des expériences faciles à faire, du volume et de la pesanteur des différentes parties de l'encéphale. M. Belhomme a rapporté dans sa Thèse l'ouverture d'une idiote hydrocéphale, dont voici un extrait : arachnoïde du cervelet épaissie, infiltrée de pus ; substance corticale des hémisphères ramollie, surtout à la partie antérieure et gauche; circonvolutions presque entièrement effacées de ce côté, formant une membrane très-mince; ventricules énormément dilatés, surtout le gauche, contenant environ deux livres de sérosité, ne présentant plus ni couche optique, ni corps strié à gauche, ni septum médian; substance corticale du lobe gauche du cervelet d'un gris ardoisé et ramollie; substance médullaire du lobe gauche endurcie; protubérance annulaire saine; prolongement spinal d'une couleur verdâtre. Cette idiote était paralysée des deux membres inférieurs et du bras droit; les mouvemens étaient moins faibles dans la jambe gauche; les membres droits étaient en outre atrophiés et rétractés. Ainsi le côté droit du corps était plus affecté, et c'était le côté gauche des hémisphères cérébraux qui était plus altéré. En examinant, M. Pinel fils et moi, le cadavre d'une idiote dont les membres droits étaient paralysés et atrophiés, nous fumes étonnés de trouver les nerfs de ces membres manifestement injectés de sang, et plus volumineux d'un tiers que ceux des membres sains.

La nature de l'idiotie ou sa cause immédiate n'est pas toujours la même. Il y a compression de l'organe de l'intelligence dans l'hydrocéphale chronique; cet organe est trop petit ou mal conformé dans sa totalité ou dans quelques-unes de ses parties chez la plupart des idiots; il est lésé dans son organisation lorsque sa substance est endurcie, ou ramollie, ou atrophiée. Enfin, dans quelques cas, il offre dans son volume, sa conformation et sa structure, les apparences de l'état sain, quoiqu'on ne puisse et même qu'on ne doive pas affirmer qu'il n'existe réellement aucune lésion dans ces cas; des fonctions oblitérées annoncent assez une lésion de l'organe qui en est chargé. On fera voir ailleurs comment l'évolution des parties est arrêtée, déviée ou accrue (*voyez* MONSTRUOSITÉ); il est très-probable que certaines altérations du cerveau sont le résultat d'une phlegmasie.

On demande s'il est possible d'établir des rapports, chez les idiots et les imbéciles, entre le degré d'oblitération ou de développement des facultés intellectuelles et le volume, les vices de conformation et les altérations de l'encéphale. Cette question est très-compliquée, et sa solution nous conduirait hors des limites de notre sujet. Nous nous contenterons de faire observer, 1° que presque tous ces individus présentent des vices dans le volume ou la forme du crâne et de ses différentes parties; 2° que chez eux les altérations du cerveau sont très-fréquentes; tantôt l'évolution de cet organe est incomplète, et tantôt son organisation est lésée. Les nains ont une petite tête, mais chez eux cette partie est régulière et proportionnelle au volume du reste du corps. D'ailleurs les nains ont ordinairement une intelligence médiocre, lorsqu'ils ne sont pas imbéciles.

Nous insisterons peu sur la distinction à établir entre l'idiotie et l'espèce d'aliénation mentale appelée *démence*. Les idiots et les imbéciles ont l'intelligence oblitérée dès l'enfance : ils n'ont rien perdu, puisqu'ils n'avaient rien acquis; presque tous présentent des vices dans le volume et la forme générale ou partielle du crâne; leur physionomie a quelque chose de particulier dans son expression de stupidité qui ne trompe point l'observateur; on voit que la physionomie n'a jamais été animée par les rayons de l'intelligence. La folie est rare avant dix ou douze ans; les aliénés ne présentent point de vices de conformation du crâne, et la physionomie de ceux dont l'intelligence est oblitérée conserve des traces de son ancienne expression. Cependant, si l'on était appelé à décider, à la simple inspection, si un individu est idiot ou en démence complète, il est probable que l'on se tromperait dans quelques cas.

Les idiots et les imbéciles sont susceptibles d'être interdits. Quelques-uns sont méchans, et même dangereux; ils doivent être surveillés : s'ils sont pauvres on les fait enfermer dans les hospices. On a des exemples d'imbéciles qui ont servi d'instrument à des actes répréhensibles, et même à des crimes. Quant à ces esprits bornés que l'on souffre dans la société, quelques-uns sont incapables de gérer leurs affaires, et il est indispensable de leur faire nommer un conseil judiciaire, si l'on veut qu'ils ne nuisent point à leurs intérêts par leur incapacité pour les affaires. Ces êtres disgrâciés de la nature qui ne peuvent s'élever à la connaissance des vérités morales sur lesquelles reposent les devoirs de l'homme en société, ou dont la faible raison est dominée par des passions impérieuses, méritent souvent d'être traités avec indulgence lorsqu'ils sont traduits devant les tribunaux pour des délits ou des crimes.

Nous n'avons que peu de choses à dire sur le traitement de l'idiotie. Lorsque la maladie existe avec un vice de conformation du crâne, ou avec une paralysie des membres qui annonce une lésion organique du cerveau, il n'y a aucun remède à mettre en usage. Ce n'est que lorsque la tête est bien conformée, surtout si l'affaiblissement de l'intelligence a commencé après la naissance, s'il existe depuis peu et sans paralysie, que l'on peut tenter l'emploi des dérivatifs dirigés sur le canal intestinal, sur la peau de la tête et sur le rachis; si une phlegmasie aiguë antérieure faisait soupçonner une inflammation chronique, des ventouses scarifiées, promenées successivement sur toute la surface du crâne et du rachis, suivies de l'application de vésicatoires volans au même endroit, pourraient produire de bons effets. Nous ne croyons pas à l'utilité des stimulans donnés pour remédier à la *faiblesse* de l'intelligence et des mouvemens; en effet cet état est consécutif à des altérations de l'encéphale, et n'est point *essentiel*, comme on le dit. On pourra faire usage des bains tièdes ou froids, des affusions froides sur la tête, d'un séton à la nuque; on risque peu de faire des essais. Il faut exercer une surveillance particulière sur les malades pour les empêcher de se livrer à la masturbation. On a proposé, pour combattre l'hydrocéphale chronique, divers moyens qui sont exposés à l'article consacré à cette maladie.

L'éducation bien dirigée de quelques idiots, et surtout des imbéciles, des conceptions difficiles et des esprits bornés, peut avoir des résultats avantageux. On oublie trop souvent que les études doivent être proportionnées aux forces de l'intelligence; que tel individu, par exemple, qui aurait pu acquérir les connaissances nécessaires au commerce de la société, est devenu stupide parce qu'on a exigé de lui une application dont il n'était pas susceptible; que tel autre, qui est resté imbécile parce que, appartenant à une famille riche, il a été, pour ainsi dire, abandonné de ses parens, rébuté par eux, aurait pu devenir un artisan utile, s'il eût appartenu à une famille pauvre. On pourra apprendre à beaucoup d'idiots à être propres, obéissans, à indiquer leurs besoins, à éviter les extrêmes de la température, à manger, etc. Les imbéciles peuvent être instruits à divers travaux faciles et à plusieurs des devoirs sociaux; l'on peut, jusqu'à un certain point, multiplier leurs connaissances et perfectionner leur langage. Enfin bornez à l'étude des choses positives dont la connaissance est indispensable à l'existence de l'homme en société, les individus qui ne conçoivent rien à l'étude des sciences abstraites, et dont l'esprit ne peut se meubler d'un grand nombre d'idées. (GEORGET.)

IF, s. m., *taxus baccata;* arbre très-rameux, de moyenne taille, de la Diœcie monadelphie et de la famille naturelle des Conifères, qui croît particulièrement dans les pays montueux, dans les lieux froids et ombragés. Il porte, pour fruit, une petite noix ovoïde, enveloppée de toutes parts par une cupule monophylle formée par l'écaille la plus intérieure de l'involucre, qui, après la fécondation, prend un accroissement considérable, devient charnue, épaisse et d'un rouge de cerise. Les baies de l'if sont très-visqueuses; elles ont une saveur sucrée et assez agréable; c'est à tort qu'on les a considérées comme délétères, parce qu'on leur attribuait des propriétés qui n'appartiennent qu'à d'autres parties de l'arbre. En effet les feuilles, l'écorce et le bois de l'if paraissent être doués de propriétés narcotiques qu'on a cependant beaucoup exagérées. Il est généralement répandu que le repos et le sommeil à l'ombre de cet arbre sont pernicieux, que la mort peut même en être la conséquence. Mais l'effet paraît se réduire à une légère céphalalgie qui ne tarde pas à se dissiper. L'extrait ou la poudre de l'écorce et des feuilles de l'if produisent, à forte dose, un narcotisme marqué. Ce végétal n'est plus employé; il mériterait qu'on fît des recherches plus précises sur ses propriétés.

ILÉO-COECAL, adj., *ileo-cœcalis.* Cette épithète désigne une valvule placée à la réunion de l'iléum avec le cœcum. *Voyez* INTESTIN. (A. B.)

ILÉO-COLIQUE, adj., *ileo-colicus.* La valvule iléo-cœcale a aussi reçu ce nom parce qu'elle répond en partie à l'intestin colon. (A. B.)

ILES, s. m., pl., *ilia.* Ce nom désigne les parties latérales inférieures de l'*abdomen*, ou les côtés de la région hypogastrique.

ILES (os des). *Voyez* HANCHE (os de la). (A. B.)

ILÉUM et ILÉON, s. m., *ileum*, de εἰλειν, entourer; nom que l'on donne à la dernière portion de l'intestin grêle. *Voyez* INTESTIN. (A. B.)

ILÉUS, PASSION ILIAQUE. *Voyez* VOLVULUS.

ILIAQUE, adj., *iliacus;* qui appartient aux îles ou à l'os des iles : *os iliaque, région iliaque, crête iliaque, épines iliaques, fosses iliaques, etc.*

ILIAQUE (aponévrose). On la connaît encore sous le nom de *fascia iliaca :* c'est une aponévrose d'enveloppe qui recouvre les muscles iliaque et grand psoas, au niveau de la fosse iliaque. Elle s'attache, en dehors et en dedans, au bord de cette fosse, formé dans le premier sens par la crête iliaque, dans le second par le détroit supérieur du bassin; en haut, où elle est plus mince, elle se perd dans le tissu cellulaire qui entoure le grand psoas; en bas elle se fixe à l'arcade *crurale*, s'unit au *fascia transversalis*, et se continue d'autre part à la cuisse, par-dessous l'arcade crurale, avec le feuillet profond du *fascia lata.* (*Voyez* CRURALE, arcade.) Le muscle petit psoas, quand il existe, est continu à cette aponévrose par les deux bords de son tendon, et constitue son muscle tenseur. Les vaisseaux iliaques externes la rencontrent en dedans, et sont embrassés par des feuillets minces qui s'en détachent; les vaisseaux spermatiques et quelques filets nerveux la traversent.

L'aponévrose iliaque sert à contenir les muscles qu'elle embrasse, et à fermer l'arcade crurale dans sa moitié externe.

ILIAQUE (muscle) ou ILIACO-TROCHANTINIEN, *musculus iliacus;* muscle large, situé dans la fosse iliaque et à la partie supérieure de la cuisse. Large en haut, où ses fibres s'implantent immédiatement à presque toute l'étendue de la fosse et de la crête iliaques, et aux tubercules antérieurs de l'ilium, ainsi qu'au ligament ilio-lombaire, ce muscle se rétrécit en bas, où ses fibres se terminent successivement sur le tendon du muscle grand psoas, qui les fixe au petit trochanter; les plus inférieures s'attachent quelquefois directement à cette éminence. Les fibres internes et les superficielles sont les plus longues; toutes convergent vers l'attache inférieure, en sorte que le corps charnu est mince en haut et épais en bas. Au-dessous de la fosse iliaque, le muscle est logé dans la coulisse qui est entre l'épine iliaque antérieure et inférieure et l'éminence ilio-pubienne, et plus bas il recouvre la capsule de l'articulation coxo-fémorale : une capsule synoviale, qui lui est commune avec le grand psoas, le sépare de ces parties.

Le muscle iliaque sert à la flexion de la cuisse et à la rotation de ce membre en dehors.

ILIAQUE (os). *Voyez* HANCHE (os de la).

ILIAQUES (artères). On donne ce nom à plusieurs branches artérielles considérables qui avoisinent l'os ilium. Ce sont les artères iliaques primitives, les iliaques externes et internes, et les iliaques antérieures et postérieures.

Les *iliaques primitives* ou *communes* sont la terminaison de l'aorte, qui se bifurque, pour les produire, sur le côté gauche du corps de la quatrième ou de la cinquième vertèbre des lombes, à peu près au niveau de l'ombilic. De là ces artères s'écartent l'une de l'autre en formant un angle un peu aigu, plus ouvert dans la femme, à cause de la plus grande largeur du bassin; elles gagnent les côtés du sacrum en descendant un peu obliquement en arrière et en dehors, au côté interne des muscles psoas, recouvertes par le péritoine, et se divisent plus ou moins près des symphyses *sacro-iliaques* en iliaques externe et interne. M. Meckel a vu l'artère du côté droit se bifurquer tellement près de son origine, qu'elle était trois fois plus courte que la gauche. Ces artères ne fournissent avant leur terminaison que de très-petits rameaux pour le péritoine, les uretères, le tissu graisseux, leurs propres parois et celles des veines iliaques.

L'*iliaque externe* est la première portion du tronc *crural;* elle semble, pour la direction, la continuation de l'iliaque primitive. Elle continue en effet à descendre obliquement en dehors le long du psoas et de la partie latérale du détroit supérieur du bassin au devant du muscle iliaque, en se courbant un peu d'arrière en avant et de dehors en dedans, recouverte par le péritoine, l'uretère et les vaisseaux spermatiques, et simplement entourées par du tissu cellulaire et des glandes lymphatiques au-dessus du cul-de-sac que forme le péritoine à la partie inférieure de l'abdomen. Arrivée au point de jonction des parois antérieure et postérieure de cette cavité, elle s'engage sous l'arcade crurale, et prend le nom d'*artère fémorale*. (*Voyez* ce mot.) Cette artère ne donne d'abord que des ramuscules fort ténues; mais elle fournit immédiatement au-dessus de l'arcade crurale, deux rameaux considérables, qui sont l'*iliaque antérieure* et l'*épigastrique*. L'iliaque externe, ordinairement presque droite, offre quelquefois plusieurs courbures remarquables.

L'*iliaque antérieure* est aussi nommée *circonflexe de l'ilium.* Née du côté externe de la précédente, elle remonte en dehors le long de la partie externe de l'arcade crurale, s'engage entre le muscle iliaque et son aponévrose, gagne l'épine et la crête iliaques, en donnant, dans ce trajet, des rameaux au péritoine, aux muscles iliaque et transverse de l'abdomen, et se termine par deux branches, dont l'une se jette aussitôt dans les muscles de l'abdomen, et l'autre continue d'abord de suivre la crête iliaque et se perd ensuite dans ces mêmes muscles.

L'artère *épigastrique* se sépare en dedans de l'iliaque externe, ordinairement un peu plus haut que la circonflexe iliaque, quelquefois au niveau de celle-ci, ou même plus bas. Elle descend en dedans, se recourbe au-dessous des vaisseaux spermatiques, et remonte à leur côté interne derrière la paroi antérieure de l'abdomen, entre le péritoine et le *fascia transversalis*, à l'endroit où celui-ci forme la paroi postérieure du canal inguinal, de sorte qu'elle correspond à l'intervalle des deux orifices de ce canal; elle continue ensuite de monter vers le muscle droit, derrière lequel elle prend une direction verticale, et s'étend jusque peu au-dessus de l'ombilic, où elle s'anastomose par plusieurs rameaux avec une branche de la mammaire interne. Ses rameaux se distribuent au péritoine, au cordon spermatique, au muscle droit, et aux autres muscles larges de l'abdomen; un d'eux sort avec le cordon par l'anneau inguinal et se rend aux enveloppes du testicule; et, dans la femme, où il accompagne le ligament rond, au pénil et aux lèvres de la vulve.

L'iliaque antérieure et l'épigastrique s'anastomosent, dans la paroi antérieure de l'abdomen, entre elles et avec la mammaire interne, les lombaires et les intercostales inférieures; la première communique, en outre, avec l'ilio-lombaire, et la seconde, avec la spermatique et l'obturatrice, à laquelle elle est unie par un rameau particulier qui s'enfonce dans le bassin. Par-là l'iliaque externe a des communications avec l'iliaque interne, l'aorte et la sous-clavière.

L'*iliaque interne* ou *hypogastrique*, est encore appelée *pelvienne*, à raison de sa distribution. Un peu moins grosse que l'iliaque externe, elle forme avec celle-ci un angle assez aigu, et s'enfonce dans l'excavation du bassin, en se recourbant au devant de la symphyse sacro-iliaque, plongée dans un tissu abondant, et embrassée par quelques lames fibreuses provenant de l'aponévrose pelvienne. Elle se termine au niveau de la grande échancrure sacro-sciatique, par un grand nombre de branches qui se ramifient sur les parois du bassin, ou dans les viscères qu'il contient, ou qui sortent de cette cavité et se portent à la fesse, à la cuisse et aux organes génitaux. Les branches destinées aux parois de la cavité sont l'ilio-lombaire et la sacrée latérale ; l'hémorrhoïdale moyenne, les vésicales, l'ombilicale, et, dans la femme, l'utérine, la vaginale, appartiennent aux viscères ; l'obturatrice, l'iliaque postérieure ou fessière, l'ischiatique, la honteuse interne ou sous-pelvienne, sont les branches qui sortent du bassin. Ces branches naissent souvent par deux troncs communs, de la terminaison de l'iliaque interne, au lieu de se séparer successivement de cette dernière. Quand cela a lieu, le tronc antérieur se termine en se bifurquant pour donner naissance aux artères ischiatique et sous-pelvienne, et le postérieur devient à sa terminaison l'artère fessière. Nous ne nous occuperons ici que des branches qui appartiennent au bassin. *Voyez*, pour les autres, FESSIER, ISCHIATIQUE, OBTURATEUR, SOUS-PELVIENNE (artère).

L'artère *ilio-lombaire*, née, en arrière, de la partie supérieure de l'hypogastrique ou du tronc commun postérieur, quelquefois double et provenant à la fois de ces deux points, remonte obliquement vers la base du sacrum, où elle se divise en deux branches. L'une continue de monter sur le côté de la colonne vertébrale, et se ramifie dans les muscles psoas, carré des lombes, iliaque, et dans le périoste, en envoyant, à travers l'un des derniers trous intervertébraux, un rameau destiné à la dure-mère et aux derniers nerfs rachidiens, et communiquant avec le rameau semblable du côté opposé, et les autres artères du canal vertébral. L'autre branche se porte dans la fosse iliaque, et se distribue par des rameaux superficiels et profonds au muscle et au périoste de cette fosse, en fournissant à l'os iliaque un rameau nourricier assez considérable. L'ilio-lombaire communique par sa branche ascendante avec l'une des dernières artères lombaires, et par sa branche iliaque, avec la circonflexe de l'ilium ; ce qui établit une chaîne anastomotique entre l'aorte abdominale et la partie inférieure de l'iliaque externe.

L'artère *sacrée-latérale*, souvent double, naît un peu au-dessous de l'ilio-lombaire, ou par un tronc qui lui est commun avec cette dernière. Elle gagne le côté de la face antérieure du sacrum, et répand sur cette face des rameaux internes qui vont au périoste, aux nerfs sacrés, aux attaches du muscle pyramidal, et qui s'anastomosent avec les rameaux de la sacrée moyenne, et par en haut avec ceux de la dernière artère lombaire. Elle envoie, en outre, dans les trous sacrés des rameaux postérieurs, qui se bifurquent dans le canal sacré, de manière à ce que l'un des rameaux secondaires, marchant derrière le corps des vertèbres du sacrum, se distribue à cet os, à la dure-mère et aux nerfs sacrés, en s'anastomosant avec l'artère spinale antérieure, tandis que l'autre, sortant par le trou sacré postérieur, va se perdre dans les muscles qui remplissent les gouttières vertébrales. La dernière extrémité de cette artère donne des rameaux au coccyx, et s'anastomose avec la sacrée moyenne et l'artère du côté opposé. Quelquefois la sacrée latérale finit beaucoup plus haut, en s'engageant dans l'un des trous sacrés antérieurs.

L'artère *hémorrhoïdale moyenne* n'existe pas toujours, surtout chez l'homme ; son origine est très-variable : elle provient, en effet, soit de l'hypogastrique elle-même, soit du tronc commun antérieur, ou de quelqu'une de ses autres branches, comme de l'ischiatique ou de la honteuse interne. Dans tous les cas, elle se porte vers le rectum, au milieu du tissu cellulaire du bassin, descend entre cet intestin et le bas fond de la vessie, et chez la femme, entre lui et le vagin, se ramifie dans l'épaisseur de ces viscères, ainsi que dans les vésicules séminales, la prostate et le commencement de l'urètre, et s'anastomose avec la mésentérique inférieure et les hémorrhoïdales inférieures, dont les rameaux la remplacent lorsqu'elle n'existe pas.

Les artères *vésicales* peuvent être distinguées en supérieures et en inférieure. Les premières, plus petites en nombre variable, sont, dans l'adulte, la continuation de l'ombilicale, qui n'est pas perméable au sang au delà du point où elle les fournit ; elles gagnent, à travers le tissu graisseux, la partie latérale de la vessie, et se perdent dans ses parois. La vésicale inférieure, *vesico-prostatique* de quelques-uns, est plus grosse que les précédentes, et naît, tantôt de la partie inférieure de l'hypogastrique ou du tronc commun antérieur, tantôt de la honteuse interne ; elle descend en avant, va se distribuer à la partie latérale et inférieure de la vessie, ainsi qu'aux parties qui l'avoisinent, comme la prostate, dans l'homme, et le vagin chez la femme.

L'artère *ombilicale* n'existe réellement que dans le fœtus, où son volume est tel, qu'elle représente alors, avec l'iliaque interne, la continuation de l'iliaque primitive. (*Voyez* OEUF HUMAIN.) Dans l'adulte, ce n'est plus qu'un cordon ligamenteux, excepté à son commencement, qui forme une branche peu considérable, naissant de la partie antérieure de l'hypogastrique, ou du tronc commun antérieur, remontant sur le côté de la vessie, et fournissant les rameaux vésicaux décrits plus haut, et, dans certains cas, quelques branches qui viennent ordinairement de l'hypogastrique.

L'artère *utérine*, beaucoup plus volumineuse pendant la grossesse que dans l'état de vacuité de l'utérus, se sépare de la partie inférieure du tronc hypogastrique ou de sa branche antérieure, et quelquefois de l'une des branches de cette dernière, particulièrement de celles qui la terminent inférieurement. Elle marche de dehors en dedans dans le fond de l'excavation pelvienne, et, arrivée à la partie supérieure du vagin, remonte en serpentant le long de la partie latérale de l'utérus. Ses premiers rameaux vont au vagin et à la vessie; ceux qu'elle donne à l'utérus sont très-flexueux et placés transversalement sur les deux faces de l'organe ou ils s'anastomosent avec ceux du côté opposé. Quelques rameaux se dirigent du côté de l'ovaire, et s'anastomosent avec ceux de l'artère spermatique.

L'artère *vaginale* manque quelquefois; dans d'autres cas, elle est double. Elle provient ordinairement de la partie inférieure de l'hypogastrique, près de l'utérine; mais elle peut offrir les mêmes variétés d'origine que celle-ci. Elle descend le long de la partie latérale antérieure du vagin, lui donne de nombreux rameaux, ainsi qu'à la vessie, et s'étend jusqu'à la vulve où elle communique avec les artères honteuses.

ILIAQUES (glandes ou ganglions). Ce sont des glandes lymphatiques qui entourent les vaisseaux iliaques. On distingue ces ganglions en iliaques externes et en iliaques internes ou hypogastriques. Les premiers, au nombre de huit ou dix environ, sont répandus sur les côtés et au devant des vaisseaux iliaques externes; il en existe aussi quelques-uns sur le trajet des vaisseaux iliaques primitifs. Les glandes iliaques internes entourent, au nombre de dix à douze, les vaisseaux hypogastriques; quelques-unes d'elles avoisinent le méso-rectum, et ont des connexions avec les glandes qu'il contient. Les glandes iliaques reçoivent les vaisseaux lymphatiques qui acccompagnent les vaisseaux iliaques et leurs branches. *Voyez* LYMPHATIQUE.

ILIAQUES (veines). Elles sont en même nombre et portent le même nom que les artères iliaques. La veine *iliaque externe* est la première qui se présente, si l'on a égard au sens dans lequel se fait la circulation. Cette veine, continuation de la fémorale, commence au-dessous de l'arcade crurale, où elle est située en dedans et en arrière de l'artère iliaque externe, et monte de là le long de cette dernière, en conservant le même rapport avec elle; elle se termine en se jetant dans la veine iliaque primitive, après avoir passé derrière l'artère hypogastrique. Chez l'homme, elle reçoit à son origine une veine qui provient des enveloppes du testicule, et qui passe par l'anneau inguinal avec le cordon spermatique, pour se rendre derrière l'arcade crurale. Dans l'un et l'autre sexe, les veines iliaque antérieure et épigastrique qui accompagnent les artères du même nom, et qui n'en diffèrent qu'en ce qu'elles sont presque toujours doubles, soit dans toute leur étendue, soit jusque auprès de la veine iliaque externe, s'abouchent dans celle-ci un peu au-dessus de l'arcade crurale. La veine iliaque antérieure passe derrière l'artère iliaque externe pour se rendre dans la veine du même nom.

La veine *iliaque interne* ou *hypogastrique* est située derrière l'artère de ce nom, et s'unit à la précédente vers la symphyse sacro-iliaque, un peu au-dessous de la division de l'artère iliaque primitive, pour former la veine qui correspond à cette dernière. Elle reçoit des branches analogues à celles de l'artère iliaque interne : seulement il n'y en a point qui représente l'artère ombilicale. Parmi ces branches, la sacrée latérale diffère de l'artère du même nom, en ce que ses rameaux communiquent avec les sinus vertébraux, et forment plusieurs veines s'ouvrant isolément dans l'hypogastrique, au lieu de se réunir en un tronc unique. La veine ilio-lombaire a aussi des anastomoses avec les sinus vertébraux. Les veines destinées aux viscères du bassin ont en général des rameaux beaucoup plus multipliés et plus amples que ceux des artères, et forment par leurs nombreuses anastomoses de véritables plexus : cela peut s'appliquer surtout aux veines VÉSICALES. *Voyez* ce mot.

Les veines iliaques primitives sont placées au côté interne des artères correspondantes, et s'unissent sur le côté droit de la colonne vertébrale, un peu au-dessous de la division de l'aorte, pour former la veine-cave inférieure, après avoir passé l'une et l'autre derrière l'artère iliaque primitive droite : la gauche est par là plus longue que la droite. (A. BÉCLARD.)

ILIO-FÉMORALE (articulation). On donne ce nom à l'articulation de la hanche, formée par la jonction de l'os iliaque et du fémur. *Voyez* HANCHE. (A. B.)

ILIO-LOMBAIRE, adj., que l'on écrit à tort *iléo-lombaire*. Cette épithète s'applique, 1° à un ligament qui unit l'ilium à la dernière vertèbre lombaire; 2° à une artère et à une veine que fournissent les vaisseaux iliaques internes. *Voyez* BASSIN, ILIAQUE. (A. B.)

ILIO-PECTINÉ, adj. de *ilium*, ilium, et *pecten*, pubis. On donne ce nom à une éminence de l'os de la *hanche* placée à la jonction de l'ilium et du pubis. (A. B.)

ILIUM et ILION, s. m.; partie supérieure de l'os coxal, formant un os distinct dans le fœtus, et ainsi nommée à cause de sa situation dans le voisinage des îles. Cette pièce osseuse comprend toute la fosse, la crête, les épines iliaques, ainsi que la surface par laquelle l'os se joint au sacrum, une partie de la grande échancrure sciatique, de la cavité cotyloïde, de l'éminence ilio-pectinée, et de la surface quadrilatère qui est au-dessous du détroit supérieur du bassin; elle se joint au pubis et à l'ischium par deux surfaces rugueuses. *V.* HANCHE (os de la). (A. B.)

ILLÉGITIME, adj., *spurius, illegitimus*, qui est contre les règles. On caractérisait jadis, par cette expression tout-à-fait impropre, les fièvres dont l'aspect présentait quelque anomalie.

IMAGINAIRE, adj., *imaginarius*. On désigne ainsi les maux que l'on croit éprouver, mais qui n'existent réellement pas, ou qui n'existent, comme on le dit, que dans l'imagination. Si la personne qui se plaint de certaines maladies, qui croit en éprouver les symptômes, n'en est pas réellement atteinte, c'est à tort qu'on voudrait s'obstiner à ne pas la regarder comme malade; son erreur est un effet d'une maladie du cerveau dont les suites peuvent être fort graves. (*Voyez* HYPOCHONDRIE.) Le mot *imaginaire* est donc impropre lorsqu'on l'applique à un malade attaqué de maux imaginaires. (R. D.)

IMAGINATION, s. f., *imaginatio*. C'est, suivant quelques philosophes, une des facultés primitives de l'entendement, qui fait qu'on se retrace des idées, qu'on se représente les objets comme s'ils étaient présens; suivant d'autres l'imagination n'est point une faculté primitive et doit se rapporter au jugement et à la mémoire ou au raisonnement. Prise dans un sens plus étendu et moins philosophique, l'imagination serait cette propriété de l'esprit qui, réunissant dans un seul et même objet des idées éparses dans plusieurs, ou qui, s'appuyant sur l'opposition et les contrastes, forme des idées nouvelles qui n'ont pas de type dans la nature. Dans ce sens cette belle propriété est le plus haut degré des facultés qui donnent naissance à la poésie, à la peinture, à la musique, etc.

Sous le nom spécial d'*imaginations* on a désigné, en pathologie, la perception de corps de diverses formes rapportée à l'organe de la vision, quoique aucun corps n'ait fait impression sur cet organe. *Voyez* BERLUE. (R. D.)

IMBÉCILLITÉ, s. f., *imbecillitas, fatuitas;* faiblesse d'esprit. *Voyez* FOLIE, IDIOTIE.

IMMERSION, s. f., *immersio*, de *emergere*, plonger; action de plonger le corps entier ou en partie dans un liquide quelconque. Le liquide dans lequel se fait l'immersion peut être à divers degrés de température; il peut aussi contenir différentes substances médicamenteuses; telles sont les eaux minérales. Mais communément l'eau employée à cet effet est pure et plus ou moins froide, l'instantanéité de l'opération s'opposant à ce que d'autres propriétés du fluide agissent sur les parties du corps qu'on tient plongées subitement et pendant un très-court espace de temps. On doit cependant excepter l'eau de mer dont on fait assez souvent usage; mais elle ne peut avoir d'autre action dans ce cas que par l'impression réfrigérante qu'elle produit. Comme moyen hygiénique, l'immersion dans l'eau froide a été considérée comme propre à fortifier la constitution; c'est dans ce but que certains peuples emploient l'immersion pour les enfans nouveau-nés, et qu'on a voulu répandre cette pratique parmi nous. Cette opération a de tels dangers, et les effets qu'on lui attribue peuvent si bien être obtenus par des moyens moins hasardeux, qu'il serait absurde de la conseiller encore dans nos climats, et dans l'état particulier que notre civilisation a imprimé à nos constitutions. (Voyez *Éducation physique des enfans.*) Chez les enfans d'un âge plus avancé et chez les adultes, l'immersion, employée avec les précautions convenables, peut avoir des effets avantageux qui se rapprochent d'ailleurs de ceux des bains frais ou froids. *Voyez* BAINS.

Mais c'est surtout comme moyen thérapeutique que l'immersion a été recommandée. Il est peu de maladies, même celles que le raisonnement devrait faire exclure, dans le traitement desquelles ce moyen n'ait été mis en usage. Les effets de l'immersion étant tout-à-fait analogues à ceux de l'affusion, nous renvoyons à ce dernier article qui a été traité avec développement. *Voyez* AFFUSION. (R. D.)

IMPÉRATOIRE, s. f., *imperatoria astruthium ;* plante de la Pentandrie digynie, de la famille naturelle des Ombellifères, qui a le même port et le même caractère essentiel que l'angélique, et qui croît sur la plupart des parties montagneuses de l'Europe tempérée, dans le midi de la France, en Suisse, en Italie et dans l'Allemagne méridionale. Toutes les parties de cette plante, mais surtout la racine et les semences, ont une odeur forte et aromatique. La racine, qui est la seule partie dont on fasse usage, est noueuse, grosse comme le doigt à peu près. Dans l'état frais, elle a une saveur âcre, amère et désagréable ; il en découle, lorsqu'on l'incise, un fluide lactescent, d'un blanc jaunâtre, amer et très-âcre. Cette racine, qui nous est apportée dans l'état de siccité, est brune et très-rugueuse à l'intérieur, d'une texture fibreuse et d'une couleur jaune verdâtre à l'intérieur. Elle donne de l'huile volatile à la distillation. La racine qui a été conservée trop long-temps perd une grande partie de ses propriétés.

L'impératoire est après l'angélique celle des ombellifères indigènes qui possède la propriété stimulante à un plus haut degré. A ce titre elle a été recommandée par un grand nombre de médecins comme carminative, tonique, apéritive, diurétique, expectorante, etc., et employée dans les diverses affections où l'on croyait devoir recourir à l'usage d'un excitant. Suivant Lange, on en a fait usage avec succès dans le traitement des fièvres intermittentes. Les médecins-vétérinaires l'ont également employée comme un puissant cordial. Mais malgré ses propriétés très-prononcées la racine d'impératoire est tout-à-fait négligée, soit parce que l'angélique dont elle partage les vertus est plus facilement obtenue et a un goût plus agréable, soit parce qu'il existe un grand nombre d'autres plantes dont les propriétés sont analogues. Dans les cas où l'on voudrait l'administrer, on pourrait prescrire la poudre à la dose de vingt-quatre grains à un gros. L'infusion serait préparée avec une dose double.

IMPERFORATION, s. f., *imperforatio, atresia.* On a désigné sous ce nom l'occlusion permanente d'ouvertures ou de canaux qui naturellement doivent être libres. Tantôt les imperforations dépendent de vices de conformation des organes, et les enfans les apportent en venant au monde; tantôt elles sont le résultat d'autres maladies, de plaies, d'inflammation, d'ulcérations, d'altérations organiques, etc. Dans le premier cas, elles sont dites *congéniales*, et dans le second, *accidentelles*. C'est seulement au premier genre de ces maladies qu'on devrait conserver le nom d'*imperforation*, tandis que celles du second seraient appelées des *oblitérations*.

Les imperforations s'opposent à l'exercice des fonctions des organes qui en sont le siége, en mettant un obstacle mécanique au passage des corps qui doivent traverser ces parties, soit pour sortir du corps, soit pour y entrer. Lorsqu'elles affectent les organes des sens, elles empêchent seulement les sensations; quand elles portent sur les organes de la vie nutritive, elles peuvent déterminer les accidens les plus graves et produire la mort.

Les indications thérapeutiques que réclament les imperforations sont essentiellement du ressort de la chirurgie. Elles consistent à rétablir d'une manière permanente l'ouverture des organes qui en sont affectés; et quand la chose est jugée impossible, à ouvrir une route artificielle au passage des fluides ou des liquides qui devaient les traverser. Les moyens qu'on emploie dans ce double but, varient suivant les espèces et les variétés de la maladie. Le plus grand nombre des imperforations sont curables; d'autres sont entièrement au-dessus des ressources de l'art, comme nous allons le voir en examinant chacune de ces maladies en particulier.

1° *Imperforation des paupières. Voyez* ANKYLOBLIPHARON.

2° *Imperforation de l'iris. Voyez* SYNÉZIZIS.

3° *Imperforation des narines.* — Cette maladie est rarement congénitale. Le plus ordinairement elle résulte de l'agglutination accidentelle de l'ouverture des narines, à la suite de brûlure, d'ulcération variolique, vénérienne, etc. Le plus ordinairement les deux narines sont bouchées; quelquefois il n'y en a qu'une. Dans de certains cas la lèvre supérieure est relevée, adhérente au nez dans toute sa largeur, et semble confondue avec lui.

Les inconvéniens qui résultent de l'oblitération ou de l'imperforation des narines, sont la perte plus ou moins complète de l'odorat, une altération particulière de la voix, qui porte spécialement sur la prononciation de certains mots; une gêne dans la respiration, qui se fait entièrement par la bouche; une difformité plus ou moins considérable.

Le diagnostic de la maladie est facile; l'inspection suffit pour faire reconnaître l'absence des narines, remplacées par une cicatrice, si l'oblitération est accidentelle, et par une membrane d'une épaisseur variable, si elle est congénitale.

Lorsque le nez est le siége de maladies qui peuvent être suivies de l'oblitération des narines, comme de brûlure, d'ulcérations, on doit prévenir l'agglutination des bords de ces ouvertures en les tenant écartés au moyen de corps dilatans, de canules de gomme élastique fixées à demeure, afin que leur cicatrice se fasse isolément. Si l'oblitération existe, il faut rétablir les narines en faisant une ouverture à l'endroit qu'elles occupent naturellement. Comme les chances de succès de l'opération sont en raison inverse de la profondeur de l'oblitération, on doit s'assurer exactement, avant d'opérer, de l'état des parties malades. On engage le malade à faire une expiration forte et soutenue, la bouche étant fermée. Si l'oblitération ne porte que sur le bord des narines, le nez se gonfle légèrement, s'arrondit, et en le palpant, on s'assure assez aisément que les côtés de cet organe ne sont pas agglutinés à la cloison. Si, au contraire, le nez est fort rétréci, s'il n'éprouve aucun changement pendant cette épreuve, et si, en le pinçant, ses côtés ne s'enfoncent pas en se rapprochant de la cloison, on doit présumer que l'oblitération s'étend profondément, et il ne reste que peu d'espoir de guérison. Une circonstance qui influe aussi très-puissamment sur les succès de l'opération, est l'état dans lequel se trouvent les fibro-cartilages des narines. Quand ces organes ont été en grande partie détruits ou qu'il sont altérés, ramollis, presque constamment l'opération est infructueuse; les bords des narines n'étant pas soutenus par l'élasticité de leurs fibro-cartilages, se rapprochent et s'agglutinent dès qu'on cesse l'usage des corps dilatans.

Lorsque, d'après ce qui précède, on se décide à opérer, on fait asseoir le malade sur une chaise, devant une croisée bien éclairée; un aide renverse la tête en arrière et la fixe contre sa poitrine; le chirurgien, armé d'un bistouri à lame étroite, qu'il tient comme une plume à écrire, le tranchant dirigé en haut, engage le malade à faire une expiration soutenue en fermant la bouche, afin d'écarter les côtés du nez de la cloison. Il enfonce alors en haut et en arrière la pointe de l'instrument à la partie postérieure de la base du nez, à égale distance à peu près de la sous-cloison et de l'aile; dès que le défaut de résistance et la sortie de quelques bulles d'air mêlées au sang lui ont indiqué qu'il a pénétré dans les fosses nasales, il ramène l'instrument, et fait, d'arrière on avant, une incision qu'il termine à quelque distance du lobe du nez. Il pratique une seconde incision de l'autre côté, et lorsque avec une sonde de femme il s'est bien assuré que les narines sont suffisamment ouvertes, qu'il ne reste aucune bride ni portion d'adhérence à inciser, il introduit dans l'une et l'autre ouverture une grosse et courte canule de gomme élastique enduite de cérat; ces canules sont retenues au dehors au moyen de fils, qu'on a soin d'y attacher avant de les placer; on peut se servir également de canules d'argent. On retire ces canules de temps à autres pour les nettoyer et les changer, et l'on ne cesse leur usage qu'après la parfaite cicatrisation des plaies, cicatrisation qui est presque toujours fort longue.

Si la lèvre inférieure est réunie au nez, il faut commencer par l'isoler exactement avec le bistouri, et la retenir abaissée avec une longue bandelette agglutinative, après quoi on procède à l'ouverture des narines. J'ai vu pratiquer cette opération avec un plein succès par M. Richerand, sur un soldat qui, depuis la campagne de Moscou, avait la lèvre unie au nez, à la suite d'un ulcère vénérien.

Quand l'oblitération des narines est profonde, on ne peut espérer aucun succès de l'opération; il faut s'en abstenir. On a proposé, dans ce cas, de faire une ouverture arrondie de chaque côté du nez, afin de suppléer aux narines. La difformité qui doit résulter d'une semblable opération suffit pour la faire rejeter.

Imperforation du conduit auditif. — Le plus ordinairement cette maladie est congénitale : si elle existe des deux côtés à la fois, elle rend sourds et par conséquent muets les individus qui en sont affectés.

Le conduit auditif est-il simplement bouché par une membrane extérieure, le diagnostic de la maladie est facile, et le traitement simple; si, au contraire, la membrane accidentelle est profondément située dans ce conduit, près de celle du tympan, le diagnostic est plus difficile et le traitement incertain.

Quand la cloison est extérieure ou peu profonde, il faut, avec un bistouri à lame étroite, la diviser par une incision cruciale, exciser les petits lambeaux, introduire une tente dans le conduit auditif, jusqu'à ce que la plaie soit cicatrisée.

Quand la membrane est profondément placée, on ne reconnaît ordinairement son existence qu'à l'âge où les enfans commencent à parler, parce qu'alors on s'aperçoit de leur surdité, et qu'en recherchant les causes de cette infirmité, on examine avec soin le conduit auditif. Pour faire cet examen, il faut diriger l'oreille vers le jour et faire tomber les rayons du soleil dans le conduit auditif, soit directement, soit en les réfléchissant au moyen d'un petit miroir. On doit aussi avoir soin d'effacer autant que possible la courbure de la portion cartilagineuse, en tirant en haut et en arrière le pavillon de l'oreille. Quand le conduit a été bien nettoyé avant d'être examiné, il devient facile de reconnaître la présence de la membrane accidentelle, quelque profondément qu'elle soit située.

Quand la cloison accidentelle n'est pas très-épaisse et confondue avec la membrane du tympan, on peut tenter la guérison avec quelque espoir de succès. Selon Leschevin, la profondeur plus ou moins grande de la membrane doit guider l'opérateur dans le choix des moyens à employer pour la détruire. Si elle est peu profonde, on en fait l'excision comme il a été indiqué. Quand elle est très-rapprochée du fond du conduit auditif, il est préférable d'avoir recours à la cautérisation ; pour cela, on touche la membrane avec le nitrate d'argent jusqu'à ce qu'on l'aït complétement détruite. Dans les intervalles de l'application du caustique, on se contente d'introduire dans l'oreille une petite tente de charpie, pour absorber le pus qui s'écoule.

Mais, dans les cas où le conduit auditif lui-même manque en tout ou en partie, dans ceux où ses parois sont agglutinées dans une grande étendue, les moyens précédemment indiqués seraient sans doute insuffisans. Dans ces cas, beaucoup plus graves que les précédens, Leschevin propose d'employer un trois-quarts pour détruire l'obstacle au passage des rayons sonores ; il ne conseille cette opération, qu'il regarde comme fort incertaine, que lorsque la maladie affecte les deux oreilles, et que la surdité est complète. Pour pratiquer cette perforation du conduit auditif, le même chirurgien pense que le trois-quarts est l'instrument le plus convenable. Celui qu'il propose est court, et sa pointe ne dépasse que très-peu la canule. Il conseille de l'enfoncer dans l'endroit où existe ordinairement le conduit auditif, en suivant la direction naturelle de ce conduit, jusqu'à ce qu'on trouve un défaut de résistance qui indique un espace vide; de retirer l'instrument en laissant la canule en place afin de s'assurer si le malade entend; de remplacer la canule par une tente ou une bougie, et de conduire la plaie à la cicatrisation par l'emploi des moyens ordinaires. Il recommande, comme une chose fort importante, de maintenir l'ouverture dilatée long-temps après sa cicatrisation, sans quoi on pourrait la voir se fermer, et se trouver obligé d'avoir recours à une seconde opération.

Si l'oblitération du conduit auditif s'étendait jusqu'à la membrane du tympan, l'opération serait tout-à-fait inutile; mais comme on ne peut déterminer cette circonstance avant d'opérer, le chirurgien doit tenter l'opération avant d'abandonner le malade comme incurable.

Imperforation de la bouche. — Ce vice de conformation s'observe principalement chez les fœtus acéphales. (*Voyez* ce mot.) Si la maladie consistait dans une simple agglutination des lèvres, et que l'enfant fût du reste bien conformé, il faudrait séparer celles-ci par une incision transversale, et s'opposer à leur agglutination, en introduisant de temps à autre l'extrémité du doigt entre les bords de la plaie.

Imperforation de l'anus. — Il n'est point rare de voir des enfans venir au monde avec divers vices de conformation du rectum et de l'anus, qui mettent leur vie en danger en s'opposant à l'evacuation du méconium. Les imperforations de l'extrémité inférieure des organes de la digestion offrent des différences qu'il est essentiel de bien connaître, parce qu'elles rendent le pronostic de la maladie plus ou moins grave, et font varier les moyens qu'on doit employer pour y remédier. Voici les principales variétés qu'elles présentent :

1° L'anus est quelquefois bouché par une membrane qui n'est qu'un simple prolongement de la peau, ou bien qui renferme dans son épaisseur un tissu fibro-celluleux et des fibres charnues. Dans ce dernier cas, le muscle sphincter forme un plan continu, sans ouverture. La membrane qui ferme l'anus, suivant qu'elle est plus ou moins épaisse, fait varier la distance qui existe entre l'extrémité inférieure du rectum et la surface des tégumens. Ce premier genre d'imperforation est ordinairement facile à reconnaître; on rencontre à l'endroit de l'anus une légère dépression, d'autres fois un petit tubercule. Dans quelques cas la peau est lisse et n'offre aucune différence d'avec celle des parties voisines. L'enfant refuse de prendre le sein de sa nourrice, il ne rend pas de méconium, et fait pour l'expulser d'inutiles efforts, qui, plus tard, sont suivis de mouvemens convulsifs et de vomissemens. Son visage est d'un rouge livide; ses yeux deviennent saillans, les veines de son cou gonflées; l'enfant est dans un état d'agitation et de souffrances continuelles qui paraissent augmenter pendant les efforts qu'il fait. Ces symptômes appartiennent à tous les genres d'atrétismes congénitaux de l'anus. Dans celui qui nous occupe, on trouve, à l'endroit où cette ouverture devrait être placée, une membrane à travers laquelle on peut distinguer la couleur du méconium. Cette membrane s'élève et forme une tumeur molle, plus ou moins saillante pendant les efforts que fait le petit malade. En appuyant le doigt sur la tumeur, on y sent la fluctuation de la matière retenue. Si on ne remédie promptement à ce vice de conformation, les enfans périssent d'engorgemens au cerveau et aux poumons, ou d'épanchement du méconium dans la cavité du ventre, après la rupture du canal intestinal.

Quand on a reconnu la nature de la maladie, la première indication qui se présente est de procurer l'issue du méconium le plus tôt possible, en pratiquant une ouverture qui passe par le centre du sphincter, afin que ce muscle puisse, suivant le besoin, permettre ou empêcher l'expulsion des matières fécales. Il faut faire une incision cruciale sur le milieu de la membrane qui bouche l'anus, en ayant la précaution d'exciser les angles des lambeaux pour s'opposer à leur recollement. Cette incision n'est point dangereuse, et a réussi dans tous les cas où elle a été pratiquée à temps. On trouve des observations de ce cas rapportées par Fabrice d'Aquapendente, Fabrice de Hilden, Saviard, Alix, etc. L'opération faite, on abandonne les enfans à la nature, sans craindre que l'ouverture ne se referme, parce que le passage continuel des matières s'y oppose. Quelques auteurs avaient conseillé de déchirer la membrane avec le doigt; d'autres de la percer avec un fer rouge, afin d'obtenir une perte de substance, ou bien d'y plonger un gros trois-quarts. Ces procédés ont été abandonnés à cause de leurs inconvéniens.

Lorsque la membrane est fort épaisse, doublée par des fibres musculaires, et que rien n'indique le lieu où doit répondre l'intestin, il faut reconnaître l'endroit où il existe, en examinant avec attention la région malade pendant les efforts que fait l'enfant; on pratique, avec un bistouri à lame étroite, une incision plus profonde que dans le cas précédent, sur le lieu où la peau est legèrement soulevée, en ayant soin de la rapprocher de la direction connue du rectum; le célèbre J.-L. Petit a pratiqué cette opération, mais sans succès sur plusieurs enfans. Chez un de ces enfans, il survint, à l'endroit de l'ouverture qu'il avait faite, une tumeur mollasse et noirâtre de la grosseur du pouce. L'autopsie fit voir que cette tumeur était formée par la partie postérieure du rectum, qui, poussée par les matières fécales, dans le temps que l'enfant faisait des efforts pour les rendre, s'était introduite dans l'incision où se trouvait moins de résistance qu'ailleurs. J.-L. Petit observe que les enfans qui sont dans ce cas ont la partie du *boyau* qui doit former l'anus, beaucoup plus éloignée du coccyx que les adultes, non-seulement parce que le rectum, gonflé de matières fécales, repousse l'anus et l'éloigne du coccyx, mais encore parce que, dans l'état naturel, les enfans nouveau-nés ont l'anus plus éloigné du coccyx que les adultes, ou du moins il paraît l'être, parce qu'il y a une grande portion du coccyx qui, n'étant pas encore ossifiée, est molle et obéissante au toucher; ce qui fait que l'anus, ou ce qui doit l'être, est plus éloigné de la partie osseuse du coccyx dans les enfans que dans les adultes. Bien que J.-L. Petit ait été malheureux dans cette opération, cependant elle a réussi sur un assez grand nombre d'enfans. On trouve, dans les *Éphémérides des curieux de la nature*, l'histoire d'un enfant dont l'anus était obstrué par une portion de chair et par la peau. L'incision cruciale ayant été pratiquée, on fit sortir les excrémens, et on plaça dans l'ouverture une canule d'argent. L'enfant se rétablit. Hoger cite l'observation d'un enfant dont l'anus était bouché par une portion musculaire. Il introduisit une lancette et trouva que l'obstacle s'étendait dans le rectum de la longueur de la deuxième phalange du pouce. En continuant son incision plus avant, il fit sortir les matières fécales et l'enfant guérit. La même opération a été pratiquée avec succès dans des cas semblables par Stadtlender et par un chirurgien qui opéra sous les yeux du docteur Péan.

2° Chez quelques enfans l'anus n'est point imperforé, mais il offre une ouverture trop étroite pour l'issue du méconium; ce rétrécissement est borné à l'anus, ou bien il s'étend plus ou moins loin dans l'intestin rectum. Dans ce dernier cas, la maladie est beaucoup plus grave, et rarement l'opération est-elle suivie de succès. Il arrive presque toujours, d'après les observations de M. le professeur Dubois, que le rétrécissement raparaît ensuite et que la plupart des enfans finissent par succomber. L'incision que l'on pratique est plus profonde et porte sur des parties dont la blessure peut être dangereuse; les bords ont beaucoup plus de disposition à se rapprocher et à se réunir, de sorte qu'on est obligé de mettre un suppositoire pour entretenir la dilatation jusqu'à ce que la plaie soit cicatrisée. Cependant l'opération que l'on fait en introduisant une sonde cannelée dans l'anus et en l'incisant en arrière vers le coccyx, n'a pas laissé de réussir dans plusieurs cas; ainsi Ronhuis incisa avec succès, sur un enfant de quatre mois, l'anus qui s'était tellement rétréci qu'il ne sortait plus aucune matière; Vier a, par le moyen d'une incision, sauvé la vie d'un enfant dont l'extrémité du rectum était trop rétrécie pour laisser passer autre chose que des matières liquides. Le docteur Sérrand de Saint-Malo eut aussi occasion de faire cette opération sur un enfant nouveau-né d'une fermière des environs de Tiverton, en Angleterre. Le rétrécissement s'étendait à un pouce et demi au-dessus de l'anus, et était tel qu'on ne pouvait introduire qu'un stylet ordinaire. M. Serand essaya de dilater d'abord cette ouverture avec l'éponge préparée; ce moyen n'ayant eu aucun succès, il introduisit dans le rectum une petite sonde cannelée à la profondeur de deux pouces; un bistouri à lame étroite fut ensuite conduit dans la cannelure jusqu'au cul-de-sac de la sonde; l'incision commencée d'avânt en arrière, en introduisant le bistouri, fut complétée en retirant les deux instrumens ensemble; le méconium sortit en grande quantité; un morceau d'éponge préparé, long d'un pouce et demi, fut introduit dans l'anus, et l'enfant se rétablit. Il avait huit mois quand le docteur Serand quitta Tiverton. Dans cette opération, la totalité du sphincter n'ayant pas été divisée, l'enfant ne fut point sujet à la sortie involontaire des excrémens, maladie grave et incurable, observée par Sabatier sur un enfant qu'il avait opéré et qui mourut d'une autre maladie quelques mois après l'opération.

3° *Oblitération du rectum par une cloison membraneuse intérieure.* — Cette espèce d'imperforation est fort dangereuse sous plusieurs rapports, et spécialement parce qu'étant cachée, et l'anus offrant la conformation ordinaire, elle échappe longtemps aux personnes qui prennent soin de l'enfant, et qui ne réclament les secours des gens de l'art que lorsqu'il est épuisé et sur le point de succomber. On reconnaît la maladie 1° à ce que l'enfant présente les symptômes généraux de l'occlusion du canal intestinal, et qu'il ne rend pas le méconium; 2° le petit doigt ou bien une sonde de femme introduite par l'anus instruisent de la profondeur de l'obstacle qui s'oppose à la sortie des excrémens. Le danger de l'opération est toujours relatif à la profondeur de l'oblitération de l'intestin et à la nature de la maladie. Quand il y a une simple membrane, en introduisant le doigt ou une grosse sonde dans l'anus, on sent, lorsque l'enfant fait des efforts, une répulsion produite par les matières contenues dans l'intestin. Si l'oblitération est située très-près de l'anus, on porte sur le petit doigt ou sur une sonde cannelée un bistouri avec lequel on incise la membrane d'avant en arrière.

Lorsque l'oblitération est profondément située et que le doigt ne peut être introduit, on a proposé de se servir d'un trois-quarts dont la canule soit cannelée sur sa longueur, pour qu'elle puisse servir de guide au bistouri; cette opération est très-dangereuse et fort incertaine. Si le rectum est rempli de méconium et fort distendu, il arrive parfois que la partie qui se présente à l'instrument n'est point celle qui aboutit au fond du cul-de-sac sur lequel on opère, de sorte que, se rétrécissant et reprenant sa position après que le méconium est écoulé, la plaie qu'on y a faite ne répond plus à l'ouverture de la plaie extérieure, et il se fait des infiltrations mortelles dans le bassin ou dans le péritoine; un enfant opéré par Sabatier est mort le lendemain, offrant cette disposition. Engerrand a aussi rencontré un cas de la même espèce. La même opération pratiquée par plusieurs autres chirurgiens n'a pas mieux réussi. Cependant J.-L. Petit a été plus heureux. Le canal qui répondait à l'extrémité du rectum avait un pouce de long; ce canal était si étroit qu'on ne pouvait y introduire que le petit doigt. Petit porta le bistouri seul sur la membrane qui le terminait; il le dirigea le mieux qu'il lui fut possible, et parvint à donner issue aux matières fécales, qui sortirent pendant deux mois que l'enfant vécut; cet enfant mourut d'une maladie étrangère à l'opération et à l'affection pour laquelle elle avait été pratiquée.

Courtial fit aussi la même opération sur un enfant nouveau-né qui rendait ses excrémens par la bouche, quoique l'anus fût bien conformé. Il introduisit dans cette ouverture un stylet qui fut arrêté à un travers de doigt par une membrane fort dure. Il passa dans l'anus une canule de plomb, le long de laquelle il porta un scalpel dans l'intestin. Le méconium s'echappa, et l'enfant fut guéri.

Si le rectum est oblitéré ou changé en un cordon fibreux dans une certaine portion de son étendue, on sent dans l'anus un corps dur qui ne cède point à l'impulsion des matières fécales pendant les efforts de l'enfant. Dans ce cas la perforation de l'intestin par l'anus est tout-à-fait inutile; il faut avoir recours à l'opération que nécessitent l'atrétisme suivant et quelques autres espèces.

4° L'anus et le rectum peuvent ne point exister; rien dans la région périnéale n'indique le lieu où doit correspondre l'extrémité inférieure du rectum. D'ailleurs, comme l'observe Sabatier, cette extrémité peut être si éloignée, qu'il soit impossible d'y atteindre; on l'a vue répondre à la partie supérieure du sacrum depuis laquelle l'intestin manquait entièrement. Assez souvent, en effet, les gros intestins manquent en partie ou même en totalité, de sorte que l'extrémité inférieure du tube digestif se termine en un cul-de-sac flottant dans la cavité abdominale. On possède un nombre considérable d'observations de ce genre rapportées par Binninger, Ruysch, Heister, Hubert, Lassus; par MM. Voisin, Jamieson, Serrand, etc.

Dans ces cas comment oserait-on porter au hasard l'instrument tranchant à une grande profondeur par le détroit inférieur du bassin? ne s'exposerait-on pas à blesser les organes les plus importans, à ouvrir des vaisseaux dont la lésion serait promptement mortelle? et d'ailleurs, supposé qu'on parvînt à ouvrir l'intestin et à donner issue au méconium, à travers quelle épaisseur de parties cette matière ne serait-elle pas obligée de passer avant de s'échapper au-dehors? ne donnerait-elle pas lieu à des épanchemens mortels? le trajet de la plaie, véritable fistule stercorale, n'aurait-elle pas une tendance continuelle à se refermer? Dans les cas de cette espèce où l'on a pratiqué l'opération, les enfans ont constamment succombé; mais l'art doit-il rester inactif dans ces cas, et les enfans sont-ils infailliblement voués à la mort?

Littre pense que, dans ces cas, on pourrait faire une ouverture au ventre, près une des aines, aller chercher une portion de l'intestin, l'ouvrir, la fixer à l'incision par quelques points de suture, établir enfin un anus contre nature à l'endroit de la plaie. Cette opération a été pratiquée plusieurs fois avec des succès divers, dans des cas où le rectum manquait ou était imperforé dans une grande partie de son étendue.

M. Dubois la pratiqua en 1783, et l'enfant mourut dix jours après l'opération. Desault la fit et ne fut pas plus heureux ; son malade ne vécut que quatre jours après qu'il eut été opéré. M. Duret de Brest pratiqua l'opération de l'anus artificiel avec un plein succès. Un enfant, nommé Drevez, né avec une imperforation du rectum, fut présenté trente-six heures après sa naissance à M. Duret. Ce praticien justement célèbre résolut, avec plusieurs de ses collègues, de plonger un bistouri dans l'endroit où l'extrémité inférieure du rectum devait répondre ; mais on ne put y parvenir, et on reconnut que cet intestin manquait à sa partie inférieure. L'enfant parut sans ressource; son ventre était fort élevé; il avait des vomissemens fréquens, ses extrémités étaient froides; cependant il vivait encore vingt-quatre heures après. M. Duret ouvrit le ventre au bas de la région iliaque gauche, alla chercher l'S iliaque du colon, tira cet intestin à travers la plaie, l'ouvrit et l'assujétit par deux fils cirés qu'il passa derrière et qu'il fixa aux bords de la plaie. L'ouverture, faite suivant la longueur du colon, donna issue à une grande quantité de vents et de méconium, et la plaie fut pansée de la manière la plus simple. L'état de l'enfant s'améliora peu à peu, et le septième jour il fut remis à ses parens. Drevez était, en 1811, âgé de vingt-un ans; il jouissait de la force physique ordinaire, et se livrait avec facilité à toute espèce d'exercices.

La même opération a été pratiquée avec succès, suivant M. Duret, par un chirurgien de Lyon, et en 1813 par le docteur Serrand sur une petite fille dont il rapporte l'observation dans son intéressante dissertation sur les vices de conformation de l'anus. MM. Pilor de Rouen, Voisin de Versailles et Legris de Brest, eurent aussi occasion de l'exécuter, mais les enfans ne survécurent que peu de jours.

Au lieu de faire une ouverture au ventre au-dessus de l'aîne, Callisen de Copenhague a proposé d'aller chercher la partie gauche du colon dans son trajet le long de la région lombaire, endroit où elle est en arrière dépourvue du péritoine. Il veut que l'on incise entre le bord des fausses côtes et la crête des os des îles, parallèlement au bord antérieur du muscle carré des lombes; il pense que l'anus contre nature qui résulte de cette opération est moins incommode que placé dans l'aîne, parce que le malade peut se garnir plus facilement, et que son infirmité est plus éloignée des organes de la génération. Cette opération est plus difficile à pratiquer que celle de Littre; ses résultats en sont plus incertains; aussi n'a-t-elle jamais été pratiquée, à ma connaissance, que sur des enfans morts.

L'anus et le rectum présentent encore différens vices de conformation qui peuvent réclamer quelque opération chirurgicale, et que je vais faire connaître brièvement.

Le rectum, chez des enfans qui ont l'anus imperforé, peut s'ouvrir dans le vagin, la vessie ou le canal de l'urètre. Les exemples d'imperforation de l'anus avec ouverture du rectum dans le vagin ne sont pas fort rares; on en trouve des exemples dans l'*Encyclopédie de Médecine;* Meïbomius, Morgagni, Daubenton, Van Swieten, Benivius, Jussieu, MM. Duret, Pean, etc., en citent d'autres. Les filles chez lesquelles on observe le vice de conformation dont il est question, peuvent vivre très-longtemps avec cette infirmité qui est nécessairement accompagnée d'une incontinence de matières stercorales, puisqu'il n'existe pas de muscle sphincter autour de l'ouverture de communication de l'intestin et du vagin.

Le plus souvent ce vice de conformation est au-dessus des ressources de l'art. Cependant si le méconium accumulé formait une tumeur fluctuante à l'endroit où doit exister l'anus, l'opération pourrait être pratiquée avec succès, comme semblent autoriser à le penser plusieurs faits rapportés par Morgagni, Zacutus Lusitanus et Desault. L'opération qui conviendrait dans un cas de cette espèce consisterait à introduire dans le rectum, par l'ouverture du vagin, une sonde d'argent recourbée que l'on ferait saillir à travers les tégumens, vers le coccyx, pour servir de guide au bistouri. On ferait sur la sonde une incision cruciale dont on exciserait les lambeaux afin de rendre l'ouverture artificielle plus grande et plus favorable à la sortie des excrémens. L'organisation de la membrane muqueuse qui tapisse l'ouverture de communication de l'intestin avec le vagin, serait probablement une circonstance fâcheuse qui apporterait les plus grands obstacles à l'oblitération de cet orifice.

Le rectum s'ouvre quelquefois dans la vessie, de sorte que ce dernier organe forme une sorte de cloaque ou de cavité commune aux urines et aux matières fécales, comme cela est naturel à certaines espèces d'animaux. Ce vice de conformation est plus fréquent chez les garçons que chez les filles à raison du voisinage du rectum et de la vessie chez l'homme; il est toujours fort grave dans les deux sexes, mais davantage chez les enfans mâles, parce que le canal de l'urètre est chez eux beaucoup plus étroit que dans les femelles. Dans presque tous les cas observés, les enfans sont morts peu de temps après la naissance; dans quelques-uns parce qu'il s'était présenté à l'urètre des corps étrangers qui avaient donné lieu à la rétention des matières fécales et aux accidens qu'elle occasione. On avait proposé pour ce vice de conformation, de pratiquer aux enfans l'opération de la taille, afin d'ouvrir une voie plus large aux matières fécales; il vaudrait mieux faire, comme le conseille le docteur Serrand, l'opération de Littre, surtout s'il n'y avait aucune trace de rectum à la région anale.

Quelquefois le rectum s'ouvre dans le canal de l'urètre. La maladie, le plus souvent mortelle chez les garçons à cause de l'étroitesse de l'urètre, n'offre pas le même degré de gravité chez les filles; chez elles en effet ce canal est plus court, plus large, et susceptible de dilatation pour permettre la sortie des excrémens. Cependant on a quelques exemples d'enfans mâles qui ont vécu avec ce vice de conformation. Poultier de la Salle a vu un enfant, âgé de trois ans et demi, qui n'avait point d'anus, et chez lequel les matières fécales sortaient par la verge: il avait l'inconvénient d'éprouver de violentes coliques lorsque les excrémens prenaient certaine consistance. Zacutus Lusitanus rapporte qu'un enfant dont l'anus était fermé par une membrane, rendait les matières fécalès par le canal de l'urètre; mais la perforation de l'anus ayant eu lieu au bout de trois mois, les matières reprirent leur cours par la voie naturelle, et l'ouverture de la vessie s'oblitéra par la suite, les matières fécales trouvant une issue plus libre par l'anus : cette observation semble prouver la possibilité de l'opération proposée.

En 1813, M. Legris de Brest, dans un cas semblable, pratiqua l'opération de Littre; mais l'enfant ne survécut que dix-sept jours. L'ouverture du cadavre fit voir qu'une portion d'intestin grêle s'était étranglée près de l'angle supérieur de l'anus artificiel, et qu'une péritonite, à laquelle les parens avaient donné lieu par des actes d'imprudence, avaient causé cette terminaison funeste. Dans un autre cas, une fille morte à l'âge de trois ans, avait continuellement rendu les excrémens par l'urètre. L'autopsie fit voir que le rectum, recourbé sous la vessie, communiquait avec l'urètre; une fève de marais arrêtée au lieu de cette communication, détermina les accidens qui produisirent la mort.

M. Briate a rapporté l'observation d'un enfant chez lequel le rectum s'ouvrait dans l'urètre, à trois lignes du col de la vessie, et qui mourut le dixième jour après la naissance.

L'usage des alimens liquides et de fréquentes injections sont les moyens palliatifs que l'on peut employer pour prévenir les accidens de la rétention des matières fécales, chez les enfans affectés de ce vice de conformation.

Quelquefois, lorsque l'anus est oblitéré, la nature semble avoir voulu remplacer cette ouverture, en faisant ouvrir le canal intestinal sur un autre point de la cavité abdominale, en établissant un anus anomal congénial. Littre rapporte l'histoire de deux enfans dans lesquels l'ombilic formait au-dessus du niveau des tégumens du ventre une espèce de bourrelet, auquel se terminait l'intestin colon, par une petite ouverture qui servait d'anus. Ces deux enfans moururent peu de temps après leur naissance. M. Petit a communiqué l'histoire d'un fœtus monstrueux venu à terme sans apparence d'anus. L'ouverture du cadavre fit voir que l'iléon se terminait au côté gauche du ventre en forme d'anus.

On a vu le rectum se terminer par deux ouvertures, dont une répondait à l'anus, et l'autre dans la vessie, le canal de l'urètre ou le vagin. Dans ces cas il faut tenter de faire passer les matières par la voie naturelle en la dilatant fortement. Lafaye a rapporté l'observation de deux enfans nouveau-nés dont l'anus n'était point fermé. Dans chacun l'os sacrum avait dans son milieu une ouverture ronde assez grande pour y introduire le doigt. Dans l'un, une portion d'intestin passait par cette ouverture et formait une espèce de hernie; dans l'autre les matières sortaient par une semblable ouverture de l'os sacrum; l'intestin percé dans cet endroit faisait fonction d'anus.

Imperforation du vagin. — Il n'est point rare de voir les filles naître avec diverses espèces d'imperforation du vagin. Quelquefois ce vice de conformation consiste dans la membrane hymen qui représente une cloison complète, au lieu d'offrir une ouverture vers sa partie centrale, comme cela s'observe dans l'état naturel. Alors presque toujours cette membrane est plus épaisse et plus dense qu'elle ne devrait l'être, elle peut n'être percée que d'une très-petite ouverture, suffisante cependant pour livrer passage aux mucosités de la matrice et du vagin et aux règles; dans ce cas, si la membrane est mince et molle, presque toujours l'acte du mariage en la dilacérant fait disparaître les inconvéniens qui pourraient résulter de cette disposition. Si, au contraire, elle est épaisse, très-solide, elle peut bien ne point s'opposer à l'imprégnation, mais apporter un obstacle plus ou moins considérable à la délivrance de la femme lors de l'accouchement. Quelquefois l'imperforation est produite par une autre membrane placée plus profondément que l'hymen. Ainsi Ruysch rapporte l'observation d'une femme qui était en travail depuis trois jours et chez laquelle l'accouchement ne pouvait point se terminer. La tête de l'enfant se présentait au passage, mais était couverte et retenue par une membrane qui bouchait le vagin et présentait une grande densité. Ruysch incisa d'abord l'hymen, mais sans résultat; il fut obligé de diviser la seconde membrane qui était placée plus profondément, et aussitôt l'accouchement se termina heureusement.

J'ai vu un cas dans lequel l'imperforation dépendait d'une membrane accidentelle qui réunissait les grandes lèvres et ne laissait que deux très-petits trous, l'un en avant et l'autre en arrière de la vulve; les urines, en sortant du méat urinaire, distendaient cette membrane et sortaient par les deux ouvertures précédentes. Une simple incision suffit pour faire disparaître cette incommodité, et la malade, qui était une petite fille de sept ou huit ans, fut complétement guérie au bout de quelques jours.

Lorsque l'hymen est imperforé, il arrive presque toujours à l'époque de la menstruation des accidens plus ou moins graves, en proportion de la quantité de sang retenue dans la matrice et la partie supérieure du vagin. Quelquefois même on a vu des malades succomber, parce qu'on n'avait point reconnu la cause de l'affection, ou qu'on ne s'en était aperçu que lorsqu'il n'était plus temps d'y apporter remède. Presque toujours les symptômes qui surviennent dans ces cas ont beaucoup de ressemblance avec les phénomènes qui se montrent pendant la grossesse, comme les nausées, les vomissemens, la perte ou la perversion de l'appétit, des coliques accompagnées de borborygmes, des spasmes, des convulsions, la tuméfaction des mamelles, etc. Aussi plusieurs fois a-t-on regardé comme enceintes des jeunes filles chez lesquelles l'imprégnation eût été impossible, et chez lesquelles ces accidens étaient le résultat de la rétention du sang menstruel.

Lorsque l'imperforation est occasionée par la présence d'une cloison membraneuse qui ferme complétement l'orifice du vagin, il faut, avec un bistouri à lame étroite, pratiquer une incision cruciale au centre de la membrane. Le sang et les matières muqueuses retenues s'écoulent aussitôt, et les malades ne tardent pas à être soulagées, surtout si l'opération a été pratiquée à temps. On s'oppose à l'agglutination des bords de la plaie en maintenant à demeure dans le vagin une grosse tente de charpie qu'on renouvelle de temps à autres; on peut aussi, pour entraîner les caillots qui restent dans la matrice et pour calmer l'inflammation qui résulte du séjour prolongé du sang altéré dans cet organe, faire des injections émollientes avec une seringue munie d'un tube de gomme élastique. S'il se manifeste des symptômes de métrite ou d'inflammation abdominale, on devra avoir recours aux saignées générales ou locales, aux bains, aux fomentations émollientes, etc. On trouve dans les auteurs un grand nombre d'observations où l'opération a été pratiquée avec un plein succès. Fabrice d'Aquapendente rapporte l'histoire d'une jeune fille qui avait le vagin fermé par une membrane, et chez laquelle les accidens ne se manifestèrent qu'à l'époque de la menstruation. Elle commença à éprouver de vives douleurs dans les lombes, la région inférieure de l'abdomen et la partie supérieure des cuisses. On crut qu'elle avait une douleur sciatique et on la traita sans succès dans cette supposition. A la fin elle perdit l'appétit, tomba dans le marasme, perdit le repos et fut attaquée de delire. Une tumeur s'éleva dans l'hypogastre, et les douleurs devinrent plus fortes, chaque mois, aux époques où les règles auraient dû s'écouler. Elle était dans le danger le plus imminent, lorsque Fabrice d'Aquapendente fut consulté. Il reconnut la cause de la maladie, incisa la membrane qui s'opposait à l'écoulement des menstrues; une énorme quantité de sang s'écoula aussitôt; les accidens disparurent peu à peu, et la malade fut bientôt rendue à la santé.

Quelquefois la maladie est produite par la réunion des parois mêmes du vagin, de sorte que ce canal paraît formé, dans le point de l'adhérence, par un cordon plein plus ou moins long. Dans ce cas l'affection est beaucoup plus grave et les chances de l'opération sont bien moins certaines, parce qu'on ne peut arriver à l'endroit où le sang est retenu, sans être obligé de traverser une épaisseur plus ou moins grande de parties molles, et qu'on est exposé à blesser la vessie ou le rectum. Dehaen rapporte une observation intéressante de ce genre dans la 6me partie de son ouvrage intitulé *Ratio medendi*. Une demoiselle de vingt-quatre ans, après avoir éprouvé sans succès, depuis huit ans, les remèdes les plus propres à provoquer l'écoulement des menstrues, avait le ventre extrêmement gonflé et dur, et une espèce de zone étendue d'un côté à l'autre à la hauteur de l'ombilic. On s'aperçut enfin que l'imperforation du vagin était la seule cause de ces accidens et de tous ceux que la malade n'avait cessé d'éprouver depuis long-temps. On lui fit une incision qui permit de porter le doigt dans un grand vide, et qui fut suivie d'un écoulement de sang assez abondant. On croyait avoir pénétré dans le vagin, mais la malade étant morte trois jours après, on s'aperçut, à l'ouverture de son corps, qu'on s'était trompé. La cavité dans laquelle on avait introduit le doigt était la vessie. Le vagin était terminé inférieurement par un corps d'un pouce de diamètre et d'un demi-pouce d'épaisseur. La partie supérieure de ce conduit, la matrice et les trompes, étaient excessivement dilatées et remplies d'une sanie de couleur brune, noirâtre; une pareille humeur était répandue dans le ventre, et l'on vit qu'elle venait d'une crevasse qui s'était faite aux trompes. Les ovaires étaient dans leur état naturel. Dehaen pense que dans ce cas, pour éviter l'ouverture du rectum et de la vessie, il faudrait suivre le conseil donné par Job à Méeckren, qui est de faire une seule incision oblique à la membrane qui ferme le vagin.

Imperforation de l'urètre et *du prépuce.* — Quelques enfans mâles viennent au monde avec une imperforation du prépuce, l'urètre étant bien conformé. On ne tarde pas à s'apercevoir de la nature de l'affection aux efforts infructueux que les petits malades font pour rendre leur urine, à la distension du prépuce qui représente une tumeur oblongue, molle, demi-transparente, offrant une fluctuation sensible. Il faut, dans ce cas, faire une incision à l'endroit où existe naturellement l'ouverture du prépuce, ou mieux encore exciser avec des ciseaux une portion de cette membrane pour éviter le phimosis qui pourrait par la suite résulter du resserrement de l'ouverture. L'urine s'écoule aussitôt après l'opération, et les accidens ne tardent pas à se calmer.

L'imperforation de l'urètre est rare chez les enfans mâles. Sabatier l'a observée une fois. L'extrémité de l'urètre paraissait disposée comme à l'ordinaire, mais les bords de l'ouverture étaient collés l'un à l'autre. On s'aperçut de ce vice de conformation parce que l'enfant n'était pas mouillé et parce qu'il faisait des efforts continuels comme pour aller à la selle, quoique le méconium s'écoulât avec facilité. Sabatier ouvrit l'urètre avec la pointe d'une lancette, et ne mit rien pour empêcher les parties incisées de se réunir, dans la persuasion où il était que la sortie de l'urine aurait cet effet. Son attente ne fut pas trompée, et l'enfant cessa sur-le-champ de paraître incommodé. J'ai vu un enfant nouveau-né chez lequel l'urètre était fermé vers sa partie moyenne dans l'étendue d'un pouce. On essaya, mais en vain, avec une sonde aiguë, de rétablir le canal. L'enfant succomba le second jour sans avoir pu rendre son urine. Dans les cas de ce dernier genre, ne pourrait-on pas, après avoir inutilement cherché à rétablir le cours naturel de l'urine, lui ouvrir une route artificielle en faisant la ponction de vessie avec un petit trois-quarts porté au-dessus des pubis, et en établissant une fistule urinaire? Je pense que ce serait le seul moyen d'arracher les enfans à une mort certaine, et qu'on ne devrait pas hésiter à employer ce moyen. Quelquefois l'imperforation de l'urètre dépend des vices de conformation nommés *hypospadias* et *épispadias*. *Voyez* ces mots.

L'imperforation de l'urètre est aussi rare chez les enfans du sexe féminin que chez les enfans mâles. On s'en aperçoit parce que l'enfant ne rend pas son urine, et à la distension du ventre par la vessie, qui forme une tumeur aux régions hypogastrique et ombilicale. Si le seul obstacle à l'émission de l'urine est une membrane mince tendue par le liquide qui cherche à s'échapper, il faut y remédier en la perçant avec la pointe d'un bistouri. Quelquefois, l'ombilic reste ouvert et l'urine s'échappe par cet endroit au moyen de l'ouraque qui reste creux et représente leur canal de décharge. Cabrole dit avoir donné des soins à une demoiselle de dix-huit à vingt ans qui avait toujours rendu son urine par le nombril. Cette partie était allongée en manière de crète de coq. Cabrole, avant de rien entreprendre, voulut connaître la disposition de l'urètre, et, l'ayant trouvé fermé par une membrane assez épaisse, il commença par l'ouvrir et par y placer une canule pour ramener l'urine par en bas et pour lui procurer une issue convenable. Il fit ensuite une forte ligature autour de l'excroissance du nombril, et guérit ainsi la malade en treize ou quatorze jours. Littre a communiqué à l'Académie des sciences l'observation d'une fille qui avait presque toujours rendu son urine par le nombril, parce que le col de la vessie se trouvait bouché par une chair fongueuse. On trouve encore plusieurs observations de ce genre dans les auteurs. (J. CLOQUET.)

IMPETIGO. Cette dénomination, toute latine et employée pour désigner des affections éruptives de la peau, a été prise dans des acceptions très-variées. Il serait très-difficile de déterminer les affections auxquelles tous les auteurs anciens et même modernes ont imposé ce nom, et peut-être n'en retirerait-on pas une grande utilité lors même qu'on espérerait y parvenir, tant est grande la confusion qui a régné jusqu'à présent dans la description des affections cutanées. Suivant Serenus elle dérive du mot *impetus*, effort, violence; expression qui rappelle une hypothèse émise sur la production des maladies cutanées et qui n'est guère applicable aux affections chroniques indiquées ordinairement par le nom d'*impetigo*. Celse, celui des auteurs latins qui fait le plus autorité, a décrit quatre espèces d'*impetigo*. La première variété est une maladie pustuleuse qui paraît correspondre à l'*impetigo*, dans la classification de Willan. Les autres variétés semblent renfermer quelques-unes des formes les plus violentes du *psoriase* et de la *lèpre*, dans la même classification. S'il est difficile de reconnaître les maladies que Celse désigne sous le nom d'*impetigo*, on ignore complétement le sens précis que Pline attachait à la même expression qu'il emploie comme synonyme de *lichen* (λειχὴν); dénomination qui ne se trouve pas dans Celse et dont les Grecs paraissent s'être servis spécialement pour désigner les affections papuleuses de la peau. Plus tard le mot *impetigo* a été employé comme terme générique par quelques auteurs et dans un sens plus vague encore que le mot *dartre*. Ainsi, Sauvages a fait sous le titre *impetigines* le cinquième ordre de sa classe des cachexies, et a rassemblé certaines maladies qui ont, suivant ce nosologiste, pour caractères d'avoir leur siége à la peau, d'être chroniques, le plus souvent contagieuses ou virulentes; telles que la syphilis, le scorbut, l'éléphantiasis, la lèpre, la gale et la teigne.—P. Frank a décrit sous le même titre, 1° les taches, qui comprennent les éphélides, le chloasma, l'ecchymose, l'érythème, le vitiligo, et l'alopécie; 2° les maladies impétigineuses rongeantes auxquelles sont rapportés le porrigo, les dartres, l'hydroa, la gale, le psydracia, la teigne et la lèpre. Les caractères de ces maladies consistent dans des taches, des aspérités, des pustules, des vésicules, des écailles épidermiques, des fissures, des croûtes, enfin des ulcérations spontanées de la peau et diverses excroissances, qui coexistent rarement avec la fièvre, à moins que celle-ci ne soit secondaire, et qui s'accompagnent souvent d'un état cachectique. —Jos. Frank désigne collectivement sous le nom d'*impetigines* toutes les maladies chroniques de la peau, et sous celui d'*exanthemata* les maladies aiguës de cette membrane. — Suivant Plenck l'impetigo est une maladie dans laquelle un grand nombre de taches rouges, dures, sèches, âpres, prurigineuses, nées sur la face et sur le cou, se propagent sur les autres parties du corps et se dissipent sous la forme d'une poussière furfuracée ou de légères écailles. — Chiarugi emploie le mot *impetigo* dans le même sens que Plenck, et le définit: une éruption de très-petites papules non suppurantes, rassemblées sous forme de taches rudes, peu élevées, prurigineuses, qui se couvrent d'écailles minces, furfuracées, qui se détachent, sont promptement remplacées : il y rapporte la dartre en jarretière, la dartre volante de Sauvages, etc.

Le mot *impetigo* ayant été appliqué à des maladies cutanées mal définies, à des affections papuleuses, pustuleuses, squameuse, etc., il ne restait plus qu'à l'abandonner ou à lui assigner un sens précis et rigoureux dans une bonne classification. C'est ce qu'ont fait Willan et Bateman. Ils ont donc désigné sous ce nom un des genres de maladies pustuleuses qui forment le cinquième ordre de leur classification. Quoique cette classification, la plus méthodique de toutes celles qui ont été présentées sur les maladies de la peau soit suivie presque entièrement dans cet ouvrage, nous ne donnerons qu'un simple extrait de la description de l'impetigo, par Bateman, parce que les affections qui s'y rapportent ont été décrites avec quelque développement au mot *dartre*, qu'un ancien usage a consacré en France.

Bateman définit l'impetigo : éruption de pustules psydraciées, apyrétique, non contagieuse et affectant principalement les membres. L'impetigo paraît correspondre à quelques-unes des variétés de la dartre crustacée et de la dartre squameuse, des pathologistes français.

Bateman décrit cinq variétés de l'impetigo sous les noms suivans : I. *figurata;* I. *sparsa;* I. *erysipelatodes;* I. *scabida*, et I. *rodens*.

1° *Impetigo figurata.* — Cette variété, nommée ainsi à cause de la forme circonscrite sous laquelle elle se présente, paraît se rapporter à la variété décrite par d'autres auteurs sous le nom de *dartre humide*. Un grand nombre de petites pustules jaunes, enflammées à leur base, aplaties, donnent naissance en s'agglomérant à des taches de forme et de grandeur variables, ordinairement circulaires et peu étendues sur les membres thoraciques, larges, ovales et irrégulières sur les membres abdominaux. Après quelques jours, les pustules se rompent; le fluide qu'elles contiennent s'écoule. La surface devient rouge, luisante; elle est le siége d'une vive démangeaison, de chaleur et de cuisson; elle s'excorie et verse un liquide ichoreux très-abondant, qui se concrète et forme une croûte mince jaune ou verdâtre, humectée par l'ichor qui est sécrété au-dessous et qui suinte continuellement. Au bout de trois ou quatre semaines, les croûtes se dessèchent et tombent en commençant au centre de la tache; la surface qu'elles laissent à découvert est rouge, rude, sujette à s'excorier. L'écoulement ichoreux se reproduit facilement, et la maladie se prolonge souvent par cette cause. Quelquefois il renaît des pustules semblables à celles qui ont été observées dans l'origine de l'affection; celle-ci parcourt de nouveau les mêmes périodes.

L'*impetigo figurata* ne suit pas toujours une marche aussi régulière et n'a pas des caractères aussi tranchés. Quelquefois les taches s'agrandissent extrêmement par le développement de pustules qui forment successivement des bords au delà des premiers, tandis que ceux-ci se dessèchent. Dans certains cas, l'éruption impétigineuse a commencé par être papuleuse ou vésiculeuse; elle a d'abord présenté les caractères du *lichen agrius* ou de l'*eczema;* ou bien elle se réunit avec l'une ou l'autre de ces dernières éruptions. *Voyez* LICHEN et ECZEMA.

2° *Impetigo sparsa.* — Dans cette variété, les pustules psydraciées ne sont pas agglomérées comme dans la précédente, et ne forment pas des taches circonscrites; elles sont irrégulièrement distribuées le long des membres, quelquefois aux environs du cou et des épaules, et même sur la face, les oreilles et le cuir chevelu. Du reste, elles présentent les mêmes phénomènes que celles de l'impetigo figurata; toutefois elles surviennent plus souvent que les dernières sur les membres inférieurs, où elles se montrent plus fâcheuses que sur tout autre partie. L'*impetigo sparsa* s'observe non très-rarement chez les jeunes enfans, chez lesquels il peut être difficile de le distinguer de la teigne muqueuse ou *porrigo larvalis*. *Voyez* PORRIGO.

3° *Impetigo erysipelatodes.* — L'affection commence par la rougeur, le gonflement des parties supérieures de la face, avec fièvre légère pendant deux ou trois jours. La surface enflammée se couvre d'un grand nombre de pustules psydraciées qui paraissent d'abord sur les paupières inférieures, puis sur les autres régions de la face, et s'étendent quelquefois sur le cou et la poitrine. Elles occasionent une sensation très-vive de chaleur et de cuisson. Le liquide âcre qui s'écoule de ces pustules augmente l'irritation et l'excoriation. Après dix ou quinze jours, l'écoulement ichoreux diminue; il se forme de légères croûtes jaunes. Mais de nouvelles pustules, en se développant dans l'intervalle des croûtes, donnent lieu aux mêmes phénomènes que ceux qui viennent d'être décrits; et la maladie peut ainsi se prolonger pendant un, deux ou trois mois.

4° *Impetigo scabida* (âpre, rugueux). — Cette variété est assez rare et très-grave; elle a été désignée sous les noms de *dartre encroûtée, lèpre dartreuse.* (Sauvages.) Un ou deux des membres sont couverts d'une croûte épaisse, jaunâtre, semblable à l'écorce d'un arbre, avec chaleur et démangeaison considérables, difficulté et douleur dans les mouvemens. Ces croûtes se sont formées, comme dans les variétés précédentes, par l'écoulement d'un liquide ichoreux contenu dans des pustules psydraciées. Elles couvrent tout l'avant-bras depuis le coude jusqu'au poignet, ou la jambe depuis le genou jusqu'à la malléole; quelquefois l'incrustation s'étend jusqu'aux doigts et aux orteils, dont les ongles sont détruits. Il se forme de larges crevasses d'où suinte un ichor ténu qui donne naissance à de nouvelles croûtes. L'*impetigo scabida* qui a son siége aux membres inférieurs est plus difficile à guérir que celui qui attaque les membres supérieurs; il finit par se compliquer d'engorgement œdémateux qui détermine de vastes ulcérations.

5° *Impetigo rodens.* — Cette variété de l'impetigo, que Bateman dit n'avoir jamais vu guérir, a ordinairement son siége primitif sur les parties latérales du tronc. Il se développe d'abord des pustules unies à des vésicules, qui se rompent et versent un liquide âcre, ichoreux. Des croûtes se forment; l'ichor est sécrété au-dessous. La peau et le tissu cellulaire se corrodent lentement et profondément. De vives douleurs accompagnent cette ulcération qui fait de continuels progrès. L'*impetigo rodens*, si l'on en excepte son origine, se rapproche par beaucoup de caractères, surtout par sa nature probablement cancéreuse, du *lupus* ou dartre rongeante.

L'impetigo est souvent le résultat d'une irritation locale : on doit dans quelques cas rapporter à ce genre l'éruption dite *gale des épiciers*, *des maçons*, et qui se manifeste sur les mains et les doigts de ces individus qui manient le sucre ou le plâtre et la chaux; dans d'autres cas cette éruption est vésiculeuse, sans être jamais contagieuse, comme son nom porterait à le faire croire. Les substances âcres, irritantes qu'on applique sur certaines parties de la peau dans un but thérapeutique, telles que les cantharides, la pommade stibiée, etc., donnent aussi lieu quelquefois à une éruption impétigineuse. Mais le plus souvent on ne voit pas la cause directe qui a déterminé le développement de l'impetigo. Bateman dit que cette affection, fréquemment précédée d'un dérangement dans les fonctions des organes digestifs, se montre principalement chez les personnes d'un tempérament sanguin, qui ont la peau délicate et dont la constitution est molle, ou chez celles d'un tempérament sanguin-mélancolique, qui ont des formes grêles et une peau mince mais rude. Certaines saisons paraissent avoir une influence marquée sur le développement de cette affection cutanée. L'*impetigo sparsa*, surtout celui des membres inférieurs, a de la tendance à se reproduire régulièrement à la fin de l'automne et à durer tout l'hiver, mais il disparaît pendant les chaleurs. Au contraire, l'*impetigo figurata*, qui attaque principalement les membres thoraciques, peut se manifester au printemps. En général l'impetigo s'observe rarement chez les enfans.

Nous ne nous étendrons pas sur le diagnostic de l'impetigo. Les caractères qui lui ont été assignés précédemment le distinguent assez des autres affections cutanées. Mais d'autres fois ces caractères ne sont pas aussi tranchés et se confondent avec ceux de genres voisins. *Voyez* ECZEMA, GALE, LICHEN, LÈPRE, PORRIGO, PSORIASE.

Le traitement de l'impetigo n'offre rien de spécial après celui qui a été indiqué pour les dartres crustacée et squameuse. Nous devons y renvoyer. *Voy.* DARTRE CRUSTACÉE et DARTRE SQUAMEUSE.

IMPRÉGNATION, s. f., *impræegnatio*. Cette expression, synonyme d'*imbibition*, désigne, en physiologie, l'action par laquelle le germe est vivifié dans le sein de la femme par la liqueur spermatique. *Voyez* GÉNÉRATION.

IMPRESSION, s. f., *impressio*; on nomme ainsi figurément, en anatomie, les légers enfoncemens de la surface des os, ayant la même apparence que s'ils résultaient d'une pression extérieure : ex., *impressions digitales* du crâne. (A. B.)

IMPRESSIONNABILITÉ, s. f.; faculté de recevoir ou d'éprouver une impression : mot générique par lequel, à l'exemple de Hallé, nous avons depuis long-temps désigné l'ensemble des forces dites *sensitives* départies aux corps vivans. Tous ceux-ci, sans aucune exception, éprouvent, en effet, des *impressions* diverses, soit de la part des agens du dehors, soit par les fluides qui les parcourent et qui en sont les stimulans internes. Mais, de ces impressions, les unes, comme particulières aux animaux, affectant le *moi*, sont perçues et dérivent de la *sensibilité*, force distincte de laquelle nous nous occuperons en son lieu avec l'étendue convenable; les autres, *non perçues*, appartiennent à l'impressionnabilité sans conscience, à l'impressionnabilité proprement dite. C'est de cette dernière que nous devons uniquement nous occuper dans cet article.

L'impressionnabilité ne produisant dans l'économie et dans

l'homme en particulier aucun phénomène qui tombe sous les sens, ne peut être admise qu'à l'aide du raisonnement et de l'analogie. C'est en effet ainsi que le plus grand nombre de nos impressions perçues étant suivies plus ou moins immédiatement d'actions et de mouvemens, il a paru tout naturel qu'en d'autres cas, observant des mouvemens consécutifs à diverses impressions, on supposât que ceux-ci trouvaient encore leur cause dans le sentiment même de la partie mise en action. C'est ainsi que le cœur, l'estomac ou la vessie, réagissant immédiatement sur le sang, les alimens et l'urine avec lesquels ils sont en contact, paraissent n'entrer en action que par le fait de la stimulation qu'ils ont *ressentie*. Une autre remarque confirme encore ce premier raisonnement : c'est que presque toujours les mouvemens dont il s'agit se *proportionnent*, dans chaque organe, à l'énergie et à l'activité des causes impressionnantes, s'accroissent ou se ralentissent précisément dans la mesure de leur intensité. En prenant le cœur et l'estomac pour exemple, on observe, en effet, que le premier de ces organes précipite tout à coup son action sous l'abord d'une quantité de sang plus considérable, ou chargée de quelques principes insolites, comme le vin, l'alcohol ou le café; et que le second repousse aussitôt avec violence l'aliment insalubre ou nauséeux introduit dans sa cavité. C'est donc à notre insu que ces organes ont alors comme une sorte de *sens* de la diversité de qualités de leurs stimulans : or ce sont ces raisons et ces faits qui paraissent suffisamment motiver l'admission de l'impressionnabilité. La revue de ses caractères et de ses principaux phénomènes en révèle d'ailleurs toute l'importance.

Cette force universelle de l'organisme appartient à tous les êtres vivans, animaux et végétaux. Continuellement en exercice, elle anime indistinctement toutes leurs parties, et soumise à de simples modifications, elle s'y montre partout le principe de leur tacite réaction sur les agens d'excitation qui y entretiennent la vie intérieure ou nutritive : seule, l'impressionnabilité motive exclusivement dans les végétaux et dans les animaux les plus simples et les plus inférieurs les divers mouvemens des solides sur les fluides, et dans les animaux pourvus de nerfs, elle se montre encore la cause de tous les mouvemens nommés *organiques* ou soustraits à la volonté et à l'influence immédiate du cerveau. C'est ainsi, qu'entre autres phénomènes, l'on rapporte à cette force le trajet des substances alimentaires dans la presque universalité des voies digestives, celui du sang au travers des cavités du cœur, la circulation de ce fluide dans les vaisseaux capillaires, les petites artères et les veines, et celui des liquides inhalés, exhalés et sécrétés dans leurs vaisseaux respectifs. Mais c'est, à notre sens, probablement là que se bornent les actions qui dérivent de l'impressionnabilité : l'on ne saurait, en effet, y rapporter, avec Bichat et ceux qui l'ont aveuglément suivi, toute la série des fonctions *altérantes*, telles que la digestion, l'absorption, la respiration, les sécrétions et la nutrition. Pour concevoir les changemens de nature ou de composition de matériaux qui forment successivement ainsi le chyme, le chyle, le sang artériel, les produits variés des sécrétions et la substance nutritive des organes, on a gratuitement créé l'hypothèse de la *sensibilité élective*, à l'aide de laquelle, non-seulement on n'explique rien, mais encore on établit une supposition contraire aux faits. Pour que cette prétendue sensibilité élective unie à l'action tonique des grains glanduleux, des bouches absorbantes, des extrémités perspiratoires des vaisseaux, du parenchyme de nutrition des organes, pût donner lieu à la formation de ces diverses humeurs par une simple élimination de leurs principes constituans, il faudrait avoir démontré que tous ceux-ci existent déjà avant l'action élaboratrice digestive, absorbante, sécrétoire, nutritive, destinée à les séparer : or, loin que cette démonstration ait jamais été faite, l'on sait que c'est le plus souvent de toutes pièces et par une véritable combinaison vitale que se forment le chyme, le chyle, le sang rouge, la bile, le lait, et, de plus, que s'organise, s'assimile et s'incorpore à chaque organe la matière de sa réparation et de son accroissement.

Mais si l'impressionnabilité ne paraît pas capable de donner aux organes absorbans, sécrétoires et nutritifs le privilége de *choix* et d'*élimination* que Bichat leur avait accordé, cette force, en pénétrant toutes les parties, n'y paraît pas toutefois partout identique : c'est en effet ainsi que, comme on le remarque à l'égard de la sensibilité cérébrale dont les variétés dans chaque sens, par exemple, comportent autant d'excitans spéciaux, l'impressionnabilité, par ses *différens modes*, adapte chaque organe à la nature particulière de l'excitant qui lui est destiné : c'est, en effet, ainsi que, tandis que le cœur agit sur le sang, le poumon sur l'air, l'estomac sur l'aliment, les intestins sur le chyme et la matière stercorale, la vessie sur l'urine, etc., etc., non-seulement aucun de ces organes n'entre en action sous l'influence d'un autre excitant, mais on voit, au contraire, les désordres les plus graves résulter de l'application à l'un d'eux de l'excitant naturel d'un autre. Qui ne sait, à ce sujet, qu'une seule goutte de boisson, la plus légère parcelle d'alimens, échappées du pharynx, déterminent le soulèvement complet des voies aériennes; que l'air suspend l'action du cœur, et que la bile, le chyme, l'urine, enflamment et gangrènent tout ce qui n'est pas spécialement destiné à les contenir et à en assurer le trajet. L'impressionnabilité a donc dans chaque organe ce qu'on peut nommer un *mode spécial* ou une manière d'être qui l'approprie réellement aux qualités d'un excitant déterminé. Les agens thérapeutiques dont un si grand nombre s'adressent spécialement, comme on sait, à telle ou telle partie, ainsi que le montrent respectivement l'émétique, les purgatifs, les diurétiques, les opiacés, pour l'estomac, le gros intestin, les reins et le cerveau, en offrent sans doute encore une preuve nouvelle et incontestable.

L'impressionnabilité, examinée dans ses rapports avec les autres forces, se montre d'abord inséparable des deux modes de contractilité organique (irritabilité et tonicité), avec lesquels elle se manifeste en effet constamment. Toutefois la pensée établit entre elles une distinction qui, pour être toute rationelle, n'en est pas moins rigoureuse. Il suffit en effet d'envisager isolément, comme étant *distincts*, dans le phénomène unique des mouvemens suscités par impression, le fait secondaire de *motilité* de celui de *stimulation* qui le précède et s'en montre la cause.

Mais, en reconnaissant que l'impressionnabilité se distingue réellement par sa nature des forces *motrices* organiques, Bichat et ceux qui l'ont suivi, comparant d'ailleurs la même force, sous le nom de *sensibilité organique*, avec la sensibilité cérébrale, ont remarqué que les grandes différences qui existaient entre elles motivaient de reste la séparation qu'on en a généralement faite. Cependant, en se fondant sur quelques faits de leur histoire qui semblent les rapprocher, Bichat a paru penser qu'elles tenaient à une source commune, et, qu'au fond de même nature, elles pouvaient bien, dès lors, ne différer entre elles que par le plus ou le moins, l'impressionnabilité représentant le minimum d'une faculté dont la sensibilité ne serait elle-même que le point le plus élevé; mais voyons sur quoi repose cette idée. Si, disent ses partisans, une cause insolite d'excitation, telle, par exemple, que l'introduction d'une sonde ou d'un corps étranger dans l'urètre, l'œsophage ou la trachée-artère, vient à agir sur ces parties, naturellement douées de l'impressionnabilité, celle-ci qui s'exhalte, se change par-là même aussitôt en sensibilité animale, comme le prouve la conscience que nous avons alors de la présence de ces agens. Mais, ajoutent-ils, si les mêmes causes continuent d'agir sur les mêmes parties, la sensibilité animale qu'elles ont acquise, bientôt amoindrie par l'habitude d'un même contact, changeant à son tour, redescend insensiblement au type de l'impressionnabilité. C'est encore ainsi que, lorsqu'un muscle, un os, un cartilage, qui n'ont en partage que l'impressionnabilité, viennent à s'enflammer, ils revêtent aussitôt la sensibilité animale, qu'y décèle une douleur plus ou moins vive, tandis que l'état d'irritation ou d'inflammation ayant cessé, la sensibilité diminue, s'éteint, et l'impressionnabilité seule la remplace : dans ces différens exemples on suit donc alternativement une double mutation inverse, de l'impressionnabilité en sensibilité cérébrale, et de cette dernière en impressionnabilité. Mais une pareille conclusion dérive-t-elle rigoureusement des faits sur lesquels on l'établit? Nous ne le pensons pas. Pour que l'impressionnabilité se convertît en sensibilité animale, il faudrait en effet qu'elle cessât d'exister elle-même et que l'on ne retrouvât plus les phénomènes qui s'y rattachent; mais loin de là; on peut observer dans les exemples cités que tous les mouvemens organiques qui en dépendent sont toujours plus ou moins manifestement accrus. L'impressionnabilité n'a donc pas disparu. Elle s'est au contraire accrue. Aucune mutation de forces n'a donc lieu, et tout ce qu'on a dit pour l'appuyer ne constate autre chose que le développement et la disparition alternatifs de la sensibilité animale dans des parties qui n'en jouissent pas ordinairement, et rien de plus. L'impressionnabilité persiste donc dès lors comme une force d'une nature spéciale, ce que prouverait d'ailleurs encore au besoin 1° l'indépendance directe dans laquelle elle se trouve des nerfs et du cerveau dans les animaux pourvus de système nerveux; 2° la continuité non interrompue de ses phénomènes soustraits à toute loi d'intermittence; 3° son universalité, enfin, non-seulement dans toutes les parties de l'organisation, mais encore dans l'ensemble des êtres organisés, animaux et végétaux.

Le mot *impressionnabilité*, d'une formation nouvelle, et par lequel nous avons cru devoir désigner la force qui nous occupe, paraîtra peut-être racheter sa longueur et peut-être sa dureté par la précision qu'il nous semble devoir apporter dans le langage. C'est avec raison sans doute que nous le substituons à la dénomination si impropre de *sensibilité* organique, puisqu'il désigne précisément une négation de conscience et de sensibilité. Nous avons préféré d'ailleurs ce mot, d'une signification claire, et vierge, en quelque sorte, à ceux d'*excitabilité* et d'*incitabilité* déjà usités ou proposés par quelques-uns, parce que le sens qu'on leur a donné est loin d'être précis, et que, variable dans les théories médicales, il aurait par-là même nécessairement entraîné de la confusion dans les idées, inconvénient que ne peut avoir la dénomination que nous avons consacrée. (BULLIER.)

IMPUBÈRE, s. m., *impuber;* qui n'a point encore atteint l'âge de puberté. *Voyez* AGE.

IMPUISSANCE, s. f., *impotentia*. On désigne communément par cette expression l'incapacité d'un homme ou d'une femme à exercer le coït; mais souvent on la confond dans son acception avec le mot *stérilité*. Pour nous entendre sur ce point, nous donnerons, avec quelques auteurs, le nom d'*impuissance* à l'inaptitude à opérer une copulation fécondante, par un défaut de conditions physiques qui s'oppose à la consommation régulière de cet acte dans l'un et l'autre sexe. Nous réserverons le nom de *stérilité* à l'incapacité d'un homme ou d'une femme à procréer, à féconder ou à être fécondée, quoiqu'ils présentent l'un et l'autre toutes les conditions apparentes pour exercer un coït fécondant. Si l'on a égard à la nature des choses, cette distinction ne paraîtra pas fondée, car il est plus que probable que la stérilité, comme l'impuissance, tient à un état organique ou à des circonstances physiques que nos sens n'ont pu jusqu'à présent ou ne peuvent pas apprécier; toutefois elle nous paraît utile dans le but d'étude que nous nous proposons. Nous devons considérer séparément l'impuissance chez l'homme et chez la femme, supposant connues les diverses actions dont se compose la génération, et qui d'ailleurs ont été décrites dans l'article consacré à ce sujet.

De l'impuissance chez l'homme.— Cet état peut tenir : 1° à l'absence, à l'imperfection ou à l'altération morbide des organes génitaux extérieurs ; 2° à l'empêchement ou à quelque irrégularité de l'émission du sperme ; 3° au défaut de faculté érectile du pénis.

1° L'absence congéniale ou accidentelle du pénis entraîne communément l'impuissance. Cependant si cet organe était remplacé, comme l'a vu M. Fodéré, par un mamelon à la surface duquel s'ouvre l'urètre, il se pourrait que la fécondation eût encore lieu. Plusieurs faits tendent à démontrer qu'il suffit que la liqueur spermatique soit déposée à l'entrée des parties sexuelles de la femme pour que la conception s'opère. Mais les chances de ce résultat sont très-peu nombreuses, les faits dont je viens de parler étant tout-à-fait exceptionnels. D'après cela il résulte que, dans les cas où par suite d'une maladie ou d'une opération le pénis aurait perdu une partie de sa longueur, la faculté d'exercer un coït fécondant serait d'autant moins diminuée que l'organe aurait subi une réduction moins grande. La petitesse naturelle du pénis ne peut donc pas non plus être rangée parmi les causes d'impuissance. Mais lorsque cet organe est en quelque sorte effacé par quelque tumeur voisine, comme une hernie, l'hydrocèle, le sarcocèle, etc., l'impuissance dure aussi long-temps que la maladie empêche le pénis d'exercer sa fonction. Le pronostic et le traitement de l'impuissance sont alors les mêmes que ceux de l'affection dont elle dépend.

La grosseur et la longueur excessive du pénis sont, dans certains cas, susceptibles de s'opposer à la génération. Mais cet obstacle, qui n'est d'ailleurs souvent que relatif, peut disparaître à l'aide de précautions très-simples et par la dilatation du conduit vulvo-utérin chez la femme.

La direction vicieuse du pénis en haut, en bas ou latéralement, pendant l'érection, gêne, et dans quelques circonstances empêche la copulation; cette déviation anomale résulte d'une dilatation anévrysmatique, de quelque tumeur du corps caverneux, et plus fréquemment de la longueur du frein. Albinus rapporte l'observation d'un homme dont le pénis offrait au moment de l'érection une tumeur si volumineuse que le coït devenait impossible. La rupture ou l'affaiblissement de la gaîne fibreuse du corps caverneux avait été la suite d'une torsion violente de l'organe. Du reste, les inconvéniens de cette affection, qui est extrêmement rare, pourraient être diminués, sinon détruits, par des moyens compressifs appropriés. Des tumeurs de diverse nature en se développant sur le pénis peuvent produire le même effet. La guérison est subordonnée à la possibilité d'enlever ou de résoudre ces tumeurs. Quant à la longueur excessive du frein, une incision fait disparaître le tiraillement incommode qui en résulte.

La bifurcation ou duplicité du pénis n'est une cause absolue d'impuissance que lorsque aucune division du membre ne peut être introduite dans le vagin.

L'imperfection du pénis avec exstrophie de la vessie entraîne nécessairement une impuissance incurable. Dans ce cas il existe au-dessus du pubis une tumeur rouge, molle, plus ou moins considérable, inégale, bosselée lorsqu'elle est petite, lisse et comme bilobée lorsqu'elle est plus considérable, laissant suinter continuellement l'urine par deux petites ouvertures qui sont celles des uretères. Une certaine portion de la paroi antérieure de l'abdomen manque, ainsi que celle de la vessie, et la paroi postérieure de celle-ci se présente au dehors. En même temps le pénis est court, sans urètre, non perforé; souvent les testicules sont restés dans l'abdomen. Dans le cas où le pénis offre une ouverture, celle-ci n'aboutit à aucune cavité.

L'épispadias et l'hypospadias doivent être regardés comme une cause absolue d'impuissance, seulement lorsque l'ouverture de l'urètre est tellement rapprochée du pubis que le sperme ne peut pas être déposé dans les parties sexuelles de la femme. Plusieurs auteurs, entre autre Zacchias, Eschenbach, Hebeinstreit, etc., refusent en général aux hypospades la faculté d'engendrer; mais d'autres auteurs en aussi grand nombre ont nié cette assertion; et des faits multipliés peuvent être cités à l'appui de l'opinion de ces derniers. Morgagni (*Lett.* 46me, § 8), a observé un cas très-remarquable d'hypospadias qui ne s'est point opposé à la génération. Quoique l'ouverture de l'urètre se trouvât à la partie supérieure d'une fente formée par la division incomplète du scrotum, cet auteur explique comment le jeune homme qui présentait ce vice d'organisation avait pu féconder une femme. M. Marc rapporte, d'après M. le docteur Kopp, l'exemple d'un homme chez lequel le pénis, d'une dimension ordinaire, était imperforé à son extrémité. L'orifice de l'urètre était situé inférieurement, à une distance de onze lignes et demie de l'extrémité du grand. Cet hypospade, âgé de trente-sept ans, d'une constitution forte, a déclaré s'acquitter parfaitement du devoir conjugal. A l'époque où l'observation a été faite, il était marié depuis onze ans, avait procréé cinq enfans dont les mâles lui ressemblaient beaucoup, et sa femme était enceinte du sixième. Je pourrais citer un fait analogue. La personne qui en est le sujet avait eu un grand nombre d'enfans dans les premières années de son mariage.

Le phimosis et le paraphimosis, congénitaux ou accidentels, ne sont que des causes momentanées d'impuissance, puisque l'art possède les moyens de faire disparaître ces vices organiques.

Les testicules, organes sécréteurs du fluide fécondant, peuvent ne point exister, soit par un vice originel, ce qui est extrêmement rare, soit parce que ces organes ont été extirpés ou détruits par quelque maladie. Quelquefois des affections incurables, telles que l'atrophie, la dégénérescence cancéreuse, les empêchent pour toujours de remplir leur fonction. L'impuissance en est le résultat nécessaire. Cependant les désirs ne sont pas toujours éteints ; le pénis est susceptible d'érection ; la copulation s'effectue avec presque toutes les circonstances apparentes qui produisent la fécondation. L'absence des testicules dans le scrotum ne devrait pas faire conclure que les hommes qui offrent cette particularité en soient privés ; car ces organes peuvent n'être pas descendus dans leur enveloppe extérieure, et séjourner dans l'abdomen derrière et dans le canal inguinal. Les sujets présentent alors tous les signes de la virilité; on a même prétendu que cette position des glandes spermatiques rendait les hommes plus enclins et plus propres aux plaisirs de l'amour. Toutefois on a aussi remarqué que quelques crypsorchides avaient plusieurs des caractères de l'eunuque, quoique moins prononcés que dans le cas d'absence totale des testicules. Ces organes se sont probablement en partie atrophiés, soit à cause d'une continence prolongée, soit plutôt à cause des adhérences qu'ils ont contractées à l'anneau, et de la compression que cette ouverture exerce sur eux. Lorsque les testicules ont été extirpés ou détruits avant la puberté, le scrotum est contracté et porte les traces d'une cicatrice ; le pénis s'est arrêté dans son développement; on observe les caractères physiques et moraux de l'eunuque. Mais si la perte des testicules est postérieure à l'âge de la puberté, le plus souvent la plupart des caractères virils persistent; quelquefois cependant ils s'altèrent, et ceux de l'eunuchisme se manifestent, quoiqu'à un degré moins marqué. *Voyez* l'article EUNUQUE.

Le cancer qui attaque à la fois les deux testicules est, comme je l'ai dit, une cause irrémédiable d'impuissance. Mais il faudrait se garder de confondre une affection du scrotum avec un engorgement squirrheux des glandes qu'il renferme. La possibilité de cette erreur explique la fécondation opérée par des hommes qui, dit-on, étaient atteints d'un double sarcocèle.

L'engorgement squirrheux du cordon spermatique, le cirsocèle qui comprime ce cordon et s'étend au point de désorganiser le testicule, affectent rarement les deux côtés à la fois; ce qui serait nécessaire pour entraîner l'inaptitude à la génération.

2° Plusieurs causes peuvent empêcher l'émission régulière du sperme et s'opposer, par conséquent, à la génération. Quelquefois la cavité de l'urètre est tellement diminuée par la violence de l'érection, que la liqueur séminale ne peut pas être excrétée. Elle sort seulement lorsque la turgescence érectile du pénis a cessé. Un régime adoucissant, des bains généraux et locaux, seront les moyens propres à diminuer cette vigueur importune. Un rétrécissement de l'urètre occasioné par une coarctation ou un engorgement des parois de ce conduit, par la compression qu'exercent des tumeurs voisines, peut produire le même effet. Le sperme, au lieu d'être lancé au dehors, reste dans le canal, s'écoule après la disparition de l'érection, ou s'introduit dans la vessie et sort avec l'urine, comme Petit en donne plusieurs exemples dans un Mémoire inséré parmi ceux de l'Académie de Chirurgie. On connaît aussi le cas de dyspermatisme rapporté par de Lapeyronie, et qui ne doit pas être bien commun. Après une ulcération gonorrhéique, une cicatrice s'était formée dans le point de l'urètre où s'ouvrent les canaux éjaculateurs, de manière à changer la direction de l'orifice de ces canaux. La liqueur séminale était portée vers le col de la vessie. Morgagni, dans ses 40, 44 et 46mes *Lettres*, cite des cas où les orifices des conduits éjaculateurs étaient oblitérés ou bien rétrécis à la suite de gonorrhées. Ces altérations, dans le cas même où l'on pourrait les soupçonner pendant la vie de l'individu, seraient au-dessus des ressources de l'art. Il n'en est pas de même des causes précédentes de dyspermatisme: celui-ci disparaîtra avec le rétrécissement de l'urètre traité par les moyens appropriés. On a encore parlé de la compression, de l'obstruction, de la dégénérescence des conduits spermatiques dans le bassin et dans l'intérieur de la prostate, comme des causes de dyspermatisme. Mais l'anatomie pathologique n'a pas confirmé toutes ces assertions. Toutefois des tumeurs de la prostate, des concrétions calculeuses situées dans cette glande, ont pu dans quelques cas s'opposer à l'émission du sperme, inconvénient qui d'ailleurs est le moins grave de tous ceux qu'occasionent les affections de la prostate.

Dans certains cas, quoique l'érection s'opère encore, le sperme sort en bavant, au lieu d'être dardé plus ou moins loin, parce que les muscles releveur de l'anus, transverse du périnée, ischio et bulbo-caverneux, ne sont plus susceptibles de cette contraction spasmodique nécessaire à la projection de la liqueur fécondante. L'avancement de l'âge, des causes générales et locales d'épuisement produisent cette sorte de paralysie des muscles du périnée, qui, portée à son plus haut degré, constitue souvent le principal obstacle à l'érection du pénis, comme je l'indiquerai plus bas. L'affaiblissement musculaire et la paralysie complète réclament le même genre de traitement.

3° Le défaut d'érectilité du pénis ou l'impuissance nerveuse tient, soit à ce que l'encéphale ou la partie de l'encéphale qui préside au besoin du rapprochement sexuel n'éprouve pas la modification nécessaire à la production de ce besoin, et ne transmet pas l'influence stimulante aux parties chargées du phénomène de l'érection; soit à ce que ces dernières parties ont perdu la faculté de ressentir la stimulation vénérienne émanée du cerveau. Les deux causes peuvent exister à la fois, dans la vieillesse et l'épuisement, par exemple, où l'inertie des organes génitaux se joint communément, mais non toujours, à l'extinction de penchans amoureux, et dans le cours de maladies qui portent sur l'économie tout entière. Souvent aussi il est difficile de déterminer auquel des deux appareils organiques doit être principalement rapportée l'impuissance nerveuse, à cause des sympathies étroites qui les unissent.

L'anaphrodisie ou absence de désirs vénériens peut être naturellement amenée par l'âge, ou produite accidentellement par différentes causes; elle est durable ou momentanée, relative ou absolue. Le besoin de la reproduction se fait sentir à des degrés divers chez les divers individus et persiste jusqu'à un âge qu'il est impossible de déterminer : il n'est pas très-rare en effet de voir des hommes conserver leur faculté génératrice dans une vieillesse assez avancée. Mais il est des personnes qui n'éprouvent jamais ce besoin, quoique leurs organes génitaux paraissent conformés régulièrement. Il en est de même pour les femmes, chez lesquelles cette anomalie morale s'observe peut-être plus souvent que chez les hommes, parce qu'elles sont communément moins ardentes aux plaisirs de l'amour. Cette absence de désirs va même jusqu'à l'antipathie pour le sexe opposé. M. Gall, qui place dans le cervelet le siége de l'instinct de la propagation, attribue ces effets au peu de développement naturel de cet organe. Mais l'indifférence sexuelle provient le plus fréquemment, chez l'homme, de l'absence ou de l'atrophie des testicules qui, d'après des faits rapportés par le célèbre auteur cité plus haut, entraînent une sorte d'atrophie ou du moins un rapetissement du cervelet. Par la même raison, des commotions et d'autres affections de cette partie de l'encéphale, produites par des coups, des blessures à la nuque, ont occasioné une impuissance qui tantôt est restée incurable, et tantôt s'est dissipée après un certain temps. On connaît l'assertion d'Hippocrate relative aux Scythes, dont il attribuait l'impuissance assez commune à l'habitude de monter à cheval et à des saignées abondantes faites à la veine auriculaire postérieure. Mais, outre que le froissement des testicules, à raison d'un mode particulier d'équitation, aurait pu produire cet effet, nous manquons de documens suffisans pour juger la part que doivent avoir eu dans la production de l'impuissance les saignées faites à la région du cervelet. Cette opinion a d'ailleurs été réfutée par Cabanis, qui a prétendu trouver la cause de l'impuissance des Scythes dans l'épuisement occasioné par les fatigues de leur vie errante et par les excès de plaisir auxquels ils se livraient.

L'habitude de méditations profondes, de la solitude, un régime austère, diminuent quelquefois tellement l'activité cérébrale relative à l'instinct reproducteur, que toute ardeur vénérienne est détruite, ou qu'elle n'est point assez durable pour permettre l'accomplissement de l'acte auquel elle doit présider.

Un grand nombre d'impressions morales produisent le même effet. Mais l'impuissance n'est le plus souvent alors que momentanée ou relative. Chez l'homme, l'amour s'accompagne d'une foule de sentimens moraux capables de nuire par une prédominance extraordinaire à l'expression du besoin physique. Tel est quelquefois le résultat d'une amitié, d'un attachement qui domine exclusivement les sens à l'égard d'une seule femme; d'autres fois par un sentiment exclusif opposé cette personne aimée est la seule qui puisse rendre sensible à l'attrait du plaisir : on a vu aussi l'orgueil d'une victoire glorieuse, les transports qu'excite la possession de l'objet des désirs les plus ardens, enlever tout à coup la puissance de les satisfaire. D'un autre côté, un amour timide, respectueux, la crainte de mal s'acquitter du devoir conjugal, peuvent avoir la même influence. On connaît les effets d'une imagination fortement frappée dans ces temps de superstition où les simples paroles de prétendus sorciers suffisaient pour ôter ou rendre à volonté la puissance de l'homme le plus robuste, pour nouer ou dénouer l'aiguillette, comme on le disait. On a vu aussi les désirs s'éteindre pour toujours en découvrant inopinément chez une femme qui les avait le plus excités, quelque défaut physique ou moral, même léger.

Le désir et la faculté de la copulation n'existent pas durant la plupart des maladies aiguës accompagnées d'un mouvement fébrile, pendant les convalescences surtout à la suite d'affections dans lesquelles il y a eu d'abondantes évacuations, et dans le cours d'un grand nombre de maladies chroniques. Toutefois il est quelques-unes de ces dernières qui semblent augmenter le besoin du rapprochement sexuel. C'est ce qu'on a remarqué chez les individus atteints de phthisie pulmonaire. Les maladies qui affectent directement le cerveau, comme l'apoplexie, le narcotisme, l'ivresse profonde, etc., entraînent l'impuissance; mais il n'en est pas ainsi de l'ivresse légère, qui, déterminée par des liqueurs alcoholiques, ou par l'opium chez les Orientaux, produit fréquemment un effet opposé.

L'inertie des organes génitaux, le défaut d'érectilité du pénis, l'affaiblissement ou la paralysie totale des muscles dont l'action est nécessaire pour maintenir et compléter l'érection, s'observent, malgré la persistance des désirs, à un âge plus ou moins avancé, suivant l'abus qu'on a fait de ses facultés génératrices dans les âges précédens. Des jouissances anticipées ou excessives, l'habitude de la masturbation, font quelquefois disparaître pour toujours les attributs que l'homme conserve ordinairement pendant une assez longue période de sa vie. Une continence absolue peut avoir les mêmes effets. Dans ces diverses circonstances, les désirs survivent souvent à la faculté de les satisfaire. Mais souvent aussi ils ont cédé, et il ne reste que le regret d'une impuissance qui rend inhabile à remplir les devoirs de la société et à en sentir les charmes.

De l'impuissance chez la femme. — Le rôle presque passif départi à la femme dans l'acte de la génération fait que chez elle il existe un moins grand nombre de causes d'impuissance que chez l'homme. Quoique la participation aux transports de celui dont elle reçoit les embrassemens soit une condition favorable à la fécondation, cette dernière action, purement organique, peut s'opérer au milieu de la froideur, de l'indifférence, et même de l'aversion et de l'horreur. L'absence de désirs vénériens ne sera donc pas considérée chez la femme comme un motif d'impuissance, d'après l'acception que nous avons donnée à ce mot. Il ne reste qu'à examiner les conditions qui empêchent le fluide fécondant d'être porté dans les organes qui doivent le recevoir ou en ressentir l'impression, de manière à ce que la fécondation ait lieu. Les unes sont faciles à constater parce qu'elles existent dans les parties les plus extérieures de la génération. Il est plus ou moins difficile ou même tout-à-fait impossible de reconnaître, du vivant de l'individu, les autres qui ont leur siége dans les parties les plus intérieures.

Parmi les premières on doit ranger : l'absence du conduit vulvo-utérin ; — l'oblitération plus ou moins complète de ce conduit par l'adhésion des grandes et des petites lèvres, des caroncules myrtiformes ou de quelques portions de ses parois, par la persistance et la dureté de l'hymen, par la présence d'une autre membrane située au-dessus de cette dernière; ces obstacles n'empêchent pas toujours la conception. On l'a observée dans des cas où le vagin était resté imperméable dans une partie plus ou moins étendue à tout autre corps qu'au fluide séminal, à cause de l'occlusion presque complète de ce conduit par l'hymen ou par une membrane accidentelle qui avait résisté aux efforts du coït; — l'imperfection de ce même conduit, dont la partie inférieure et antérieure manque, tandis que la supérieure communique avec le rectum, ou vient s'ouvrir à la paroi antérieure de l'abdomen : on a vu quelquefois dans ces cas la fécondation s'opérer, mais le mode inusité ou dégoûtant de copulation qu'ils nécessitent doit les faire considérer comme des causes probables, sinon absolues, d'impuissance ; — le resserrement excessif du vagin, dépendant soit d'une disposition anormale des parties molles ou des os du bassin, soit de la présence de brides, de tumeurs, etc.; disposition qui disparaît naturellement dans certains cas, et qui peut céder dans quelques autres à des moyens de dilatation graduelle, ou à l'excision des brides, des tumeurs qui obstruent la cavité vaginale ; — l'ampleur considérable de ce conduit résultant d'une communication avec l'anus par la rupture du périnée, une semblable disposition devant éloigner un époux de l'acte de la copulation, quoique cet acte puisse être suivi de la fécondation ; — le prolapsus du vagin et de l'utérus, lorsque ces organes forment tumeur au delà de l'orifice vulvaire ; — une obliquité considérable de l'utérus, le col ne correspondant plus à la cavité vaginale ; quelquefois même, à la suite d'une inflammation ou d'une ulcération, ce même col adhère à l'une des parois de cette cavité ; — l'absence de l'utérus, vice organique qui a été observé plusieurs fois et que l'on peut constater en introduisant le doigt indicateur dans le rectum et une algalie dans la vessie ; — une désorganisation profonde de l'utérus par le cancer : quoiqu'un certain nombre de faits paraissent prouver que la fécondation et l'accouchement aient eu lieu chez des femmes parvenues au dernier degré de cette affection incurable, on n'en est pas moins en droit d'affirmer que cet état amène l'impuissance dans la plupart des cas, soit à cause de l'altération même de l'organe par lequel le fluide fécondant se transmet aux ovaires, soit par le dégoût qu'une telle infirmité ne peut manquer d'inspirer à un époux : toutefois l'impuissance n'est point absolue ; — la présence d'un corps fibreux ou polype dans l'utérus ; — une sensation douloureuse produite par le coït, quelquefois assez vive pour rendre la femme rebelle aux devoirs du mariage : cet effet peut résulter d'une disproportion entre les parties sexuelles, de la présence de tumeurs hémorrhoïdales, etc. — On a aussi considéré le développement excessif du clitoris et des nymphes comme devant s'opposer à la copulation. Mais ce vice organique, susceptible d'ailleurs de guérison par l'excision des parties exubérantes, ne peut que gêner dans certains cas l'acte de la copulation, sans être un obstacle à la fécondation.

Plusieurs des causes d'impuissance de la femme ne sont que momentanées, et peuvent disparaître par la guérison des maladies qui la rendent inapte à la génération. D'autres sont irrémédiables. Le pronostic de l'impuissance suit dans ces cas celui des maladies dont elle dépend.

Les autres causes, qu'il est plus difficile ou impossible d'apprécier du vivant de l'individu, tiennent aux dispositions suivantes : l'occlusion de l'orifice de l'utérus, soit par l'adhésion des parois du col, soit par la présence d'une membrane ; — l'absence de toute cavité de l'utérus ; — l'absence des deux ovaires ;

— la dégénérescence simultanée de ces organes ; — l'oblitération des deux trompes. Je ne fais qu'indiquer ces vices de conformation, qui la plupart ne sont marqués par aucun signe qui puisse même les faire soupçonner.

Je ne placerai pas au nombre des causes d'impuissance chez la femme divers états des organes génitaux, qui sont bien des circonstances défavorables à la fécondation, mais qui ne s'y opposent pas absolument : ce serait plutôt des causes de stérilité dans le sens que j'ai donné à ce mot : tels sont la leucorrhée, l'habitude de règles extrêmement abondantes, et le défaut de menstruation.

Traitement de l'impuissance. — L'impuissance n'étant le plus souvent que le symptôme d'une maladie, je n'ai que peu de choses à dire sur le traitement dans ces sortes de cas. Les indications curatives sont tracées par l'exposé des causes qui rendent l'homme ou la femme inaptes à la génération. Je me bornerai à quelques considérations sur le traitement de l'impuissance nerveuse, et sur les moyens désignés par les noms d'*aphrodisiaques* et de *spermatopées*, m'abstenant d'une foule de détails sur lesquels se sont arrêtés trop complaisamment quelques médecins qui ont traité ce sujet d'une manière peu médicale.

Si le désir et le besoin de l'acte reproducteur a véritablement son siége dans l'encéphale, il est également vrai que certains états organiques des parties sexuelles déterminent la production du phénomène cérébral. C'est sur cette double considération que doit reposer le choix des moyens empruntés à l'hygiène et à la thérapeutique, soit qu'il existe anaphrodisie complète, soit qu'il y ait seulement inertie des organes de la génération.

Dans un temps où l'on faisait jouer aux humeurs le principal rôle dans l'organisme, le sperme était considéré comme la condition excitatrice de la puissance vénérienne. La sécrétion de ce fluide, et par conséquent la production des matériaux qui le forment, était le but qu'on se proposait lorsqu'on voulait réveiller les désirs et combattre l'impuissance. De là le nom de *spermatopées* donné à certaines substances qui paraissaient avoir ce résultat. Mais on ne voyait pas que l'excitation de l'encéphale et des organes génitaux n'est liée que très-faiblement à la sécrétion du sperme, sécrétion que cette excitation détermine au contraire. Ainsi la femme, quoique privée de liqueur spermatique, n'en manifeste pas moins un état organique analogue à celui de l'homme qui ressent le besoin du coït. Ainsi le sperme paraît surabonder chez certains individus qui ont observé une continence trop sévère ou se sont livrés à des jouissances immodérées : ce fluide s'écoule au moindre attouchement ou au plus léger désir. Cependant cette surabondance de liqueur séminale n'est souvent accompagnée que de désirs et de facultés génératrices peu intenses, ou coïncide même avec l'impuissance. Du reste la sécrétion du sperme n'est, comme toutes les autres sécrétions, provoquée que par l'excitation directe ou sympathique de l'organe qui en est chargé. Rien ne prouve que certaines substances fournissent spécialement les matériaux nécessaires à cette sécrétion. La chair de poisson, qui a joui long-temps et jouit encore de la réputation de spermatopée et d'aphrodisiaque ne doit peut-être cette propriété, si elle est réelle, qu'aux divers apprêts qu'on fait subir à cet aliment et qui le rendent souvent très-excitant.

L'impuissance amenée naturellement par l'âge doit être regardée comme au-dessus des ressources de l'art; ce n'est pas sans danger que des vieillards ont quelquefois cherché, par une excitation réellement morbide, à recouvrer momentanément des facultés qui ont abandonné leurs organes flétris. Il en est souvent de même des hommes qui, par un abus extrême de ces facultés, les ont perdues prématurément.

Dans le cas d'épuisement général et local par suite d'un régime débilitant, de jouissances vénériennes anticipées ou excessives, on doit éloigner pendant un certain temps tout ce qui pourrait provoquer les désirs et exciter les organes génitaux. On combattra tous les points d'irritation qui, existant dans quelqu'un des principaux organes, entretiendraient la débilité et le marasme; puis l'individu sera soumis à un régime pharmaceutique et hygiénique propre à fortifier l'économie animale tout entière. C'est parce qu'on a employé particulièrement dans ces circonstances des substances analeptiques, comme les œufs, le chocolat, le salep, etc., qu'on leur a attribué des vertus aphrodisiaques, qu'elles partagent avec toutes les matières très-nutritives susceptibles de développer une riche hématose. Plus tard on rendra l'alimentation excitante par l'addition de quelques condimens, comme les épices, la vanille, par l'usage de végétaux aromatiques ou contenant des principes âcres. C'est sous ce rapport que l'artichaut, le céleri, les champignons, les truffes, etc., ont pu devenir aphrodisiaques. Ce ne sera qu'avec prudence et lorsque l'économie aura recouvré l'apparence de forces qui lui est naturelle, qu'on passera à l'usage de moyens capables d'exciter directement ou indirectement l'action des organes génitaux. Toutes les substances spiritueuses et fortement aromatiques qui en thérapeutique forment la classe des stimulans fixes et diffusibles, peuvent être employés pour ranimer les facultés génératrices affaiblies. Celles que l'on a particulièrement préconisées sont les diverses espèces de menthe, la vanille, le safran, le ginseng, qui a perdu sa réputation usurpée à cet égard, l'ambre gris, le musc, l'opium, qui, pur ou mêlé à divers aromates, est si en usage chez les Orientaux, les feuilles d'une espèce de chanvre (*cannabis indica*), qui constitue le principal ingrédient du *bangi* ou *bangué* des Indiens et du *malasc* des Turcs. Mais les deux substances qui paraissent jouir de la propriété aphrodisiaque la plus prononcée, sont la poudre de cantharides et le phosphore. La première substance agit en irritant ou en enflammant les organes urinaires, particulièrement le col de la vessie. L'irritation se communique aux corps caverneux. L'emploi inconsidéré des cantharides a quelquefois déterminé des priapismes violens, des dysuries, des hématuries et des inflammations vésicales mortelles. On ne manque pas d'exemples de vieillards ou de libertins usés qui ont trouvé la mort au milieu des jouissances forcées que ce médicament leur avait procurées. Cette substance entre comme partie essentielle dans la plupart des compositions aphrodisiaques à l'usage de la débauche, dans les célèbres diablotins d'Italie, dans les pastilles de Venise, et dans celles auxquelles le ginseng a donné son nom. Le phosphore, médicament encore plus dangereux que le précédent, paraît également posséder la propriété d'exciter aux plaisirs vénériens et d'occasioner le priapisme lorsqu'il est administré à une dose un peu forte. Diverses expériences et observations ont permis de constater cette propriété. M. Alphonse Leroy rapporte avoir éprouvé une incommodité de ce genre très-prononcée pendant deux heures, et avoir ressenti des désirs vénériens long-temps encore après, pour avoir pris trois grains de phosphore dans de la thériaque. Le même médecin dit avoir guéri l'impuissance dans plusieurs cas à l'aide de cette substance. Le phosphore paraît agir en excitant principalement la partie de l'encéphale qui préside au besoin de la reproduction. Quant à l'administration des deux médicamens aphrodisiaques que je viens d'indiquer, je dois renvoyer aux articles spéciaux qui leur sont consacrés.

Divers autres moyens sont employés pour combattre plus ou moins directement l'inertie des organes génitaux; tels sont : des demi-bains frais et froids; des vapeurs aromatiques d'oliban, de genièvre, dirigées vers les parties génitales; des onctions sur ces mêmes parties avec des linimens dans lesquels entrent le musc, l'ambre; l'immersion du pénis dans une décoction de graines de moutarde, immersion qui, continuée pendant quelque temps, rendit, d'après une observation rapportée par Sauvages, la faculté génératrice à un jeune homme qui en était privé depuis plusieurs années; des irritations plus ou moins fortes déterminées sur les régions de la peau voisines des organes génitaux (frictions excitantes avec des linimens spiritueux, ammoniacaux, cantharidés, vésicatoires volans sur les lombes, les cuisses, le périnée). On connaît l'abus que la débauche a fait quelquefois de moyens qui ont un effet analogue aux précédens: je veux parler de la flagellation et de l'urtication.

L'électricité et le galvanisme pourraient aussi être mis en usage. Le premier moyen a été quelquefois employé avec succès, d'après Mauduit. Cet auteur rapporte que plusieurs sujets tombés dans l'épuisement et l'anéantissement des forces viriles ont été guéris par l'électricité qui leur fut appliquée par M. Mazard. On tirait des étincelles du périnée, de la moelle épinière, le long du sacrum; on faisait des frictions électriques sur ces mêmes parties; l'on dirigeait encore, à travers leur texture, le fluide électrique par le moyen d'un conducteur et d'une pointe. (*Encycl. méthodique. — Médecine.* Art. *Électricité.*)

Enfin, suivant M. Gall, qui, comme nous l'avons vu précédemment, fait émaner du cervelet le principe qui excite les organes générateurs, des irritans appliqués à la nuque, tels que des vésicatoires, des sétons, des frictions faites avec des substances volatiles et spiritueuses, provoquent souvent une violente irritation dans les parties génitales, et guérissent l'impuissance provenant de causes débilitantes, bien mieux que tous les moyens que l'on a coutume de faire agir sur les parties sexuelles. (Ouvr. de M. Gall, in-8°, tome III, page 375.)

Lorsque l'impuissance dépend d'un état naturel de la constitution, de préoccupations intellectuelles, d'affections morales, il est facile de déterminer le traitement qui doit lui être opposé.

Il se compose de moyens qui agissent principalement sur le moral : ainsi ce sont ceux qui sont propres à allumer les désirs, d'un côté; de l'autre, c'est le soin d'éloigner de l'imagination tout ce qui pourrait dériver en quelque sorte l'action cérébrale d'où naît le besoin de l'acte reproducteur. On peut aussi, dans quelques cas, joindre avec prudence quelques-uns des remèdes aphrodisiaques qui ont été indiqués plus haut.

De l'impuissance sous le rapport médico-légal. — Le médecin peut être appelé à prononcer sur l'état d'impuissance, 1° dans le cas d'une demande en nullité de mariage; 2° dans une accusation de défloration ou de viol; 3° dans une imputation ou un déni de paternité et de maternité.

Je ne dirai rien ici sur les deux premiers cas. Les applications qu'on a à faire, dans l'une ou l'autre occasion, de ce qui a été dit précédemment sur l'impuissance se trouveront mieux placées aux articles *mariage* et *viol*, et se lient naturellement aux considérations dont ces deux articles seront l'objet. Quant au troisième cas, celui où il s'agit de constater l'impuissance qui démontre que la paternité ou la maternité n'ont pu avoir lieu, je me bornerai aux réflexions suivantes : l'impuissance congénitale est absolue et incurable lorsqu'il y a, par exemple, absence des organes nécessaires à la copulation et à la fécondation. Ici la paternité ou la maternité sont inadmissibles. La même espèce d'impuissance peut être accidentelle, comme lorsque, par suite de maladie ou d'opération, les testicules ont été détruits ou enlevés. Il s'agit alors de constater l'époque de l'événement qui a amené l'impuissance. L'inaptitude absolue à la génération, congénitale ou accidentelle, peut-elle céder aux secours de l'art? L'on doit examiner si la lésion dont elle dépend existe encore; ou à quelle époque elle a été guérie. Dans ce dernier cas, il faudrait prouver, par des attestations de médecins, qu'il y avait affection entraînant nécessairement l'impuissance à l'époque présumée du coït. La même marche serait applicable au cas où l'on arguerait d'une impuissance relative qui existe encore ou qui a été dissipée. L'impuissance peut être plus ou moins probable sans être absolue. Ainsi l'on ne pourrait pas affirmer qu'un individu dont le pénis est remplacé par un simple mamelon susceptible d'érection et de verser le sperme dans les parties génitales les plus extérieures de la femme, est absolument inhabile à se reproduire; il en serait de même d'une femme dont le vagin, extrêmement imparfait, s'ouvrirait dans le rectum ou sur la région pubienne, etc., quoique dans ces circonstances, la copulation, qui s'exerce d'une manière irrégulière, soit rarement suivie de fécondation. Enfin, l'on ne pourrait fonder un désaveu de paternité sur l'impuissance nerveuse, que dans les cas où une affection aiguë grave aurait entraîné nécessairement l'inaptitude à l'acte de la reproduction. Il serait difficile, sinon impossible, de déterminer, relativement à une femme dont les organes génitaux présenteraient les conditions favorables à la fécondation, les états morbides généraux qui la rendent incapable de concevoir, puisque plusieurs faits démontrent que la conception a eu lieu au milieu de l'ivresse la plus profonde et du narcotisme même occasioné par l'opium. Le médecin légiste ne peut alors répondre que par l'aveu du doute où il se trouve, et l'exposé des probabilités plus ou moins nombreuses qui le portent vers l'une des deux opinions opposées. (RAIGE DELORME.)

INANITION, s. f., *inanitio*, du verbe latin *inanire*, vider: s'entend vulgairement de la faiblesse ou du manque de force dû au défaut de nourriture. C'est, en effet, ainsi que l'on dit se mourir, tomber, s'en aller d'*inanition*, lorsqu'on ne peut satisfaire à la faim devenue trop pressante. Mais dans le langage de la science, on réserve le mot *inanition* pour désigner l'affection générale et profonde de l'économie, l'altération sensible des solides et des fluides, produite par l'insuffisance ou le manque absolu de nourriture, plus ou moins prolongés.

Prise dans le sens vulgaire, l'inanition n'est qu'apparente, c'est plutôt la faim extrême et devenue insupportable : elle consiste alors dans une sorte de cri de l'estomac dont l'état de souffrance irradie sympathiquement sur toute l'économie : réellement indépendante du besoin de réparation des organes, on la voit cesser à l'instant même, dès que l'estomac reçoit le moindre aliment ou quelque peu de liqueur excitante.

Quant à l'inanition réelle, elle se présente sous deux états distincts, suivant sa marche aiguë ou chronique. Résulte-t-elle, en effet, de la privation absolue d'alimens et de boissons, telle que de malheureuses circonstances en ont offert divers exemples, c'est avec la rapidité d'une fièvre pestilentielle qu'elle enlève ses victimes ; tient-elle, au contraire, à l'insuffisance ou à la mauvaise nature des alimens, ce n'est que lentement que se manifestent les phénomènes destructeurs qui la caractérisent.

Ces deux modifications de l'inanition ayant déjà été traitées à l'article consacré à l'*abstinence*, qui en est en effet la cause, nous nous contenterons d'y renvoyer. Les détails que réclame d'ailleurs la faiblesse et l'émaciation du corps qui résultent de la disette, et de toutes les causes qui nuisent à la nutrition, appartenant encore aux articles *atrophie* et *marasme*, c'est à ces deux mots qu'il conviendra de recourir. *Voyez* ATROPHIE et MARASME. (RULLIER.)

INAPPÉTENCE, s. f., *inappetentia*, *anorexia*; défaut d'appétit. *Voyez* ANOREXIE.

INCARNATIF, adj., *incarnativus*; de *caro*, *carnis*, chair. On désignait ainsi les moyens médicamenteux auxquels on attribuait la propriété de favoriser l'incarnation ou la prétendue régénération des chairs dans le traitement des plaies et ulcères. Ces moyens étaient seulement propres à amener la cicatrisation, puisqu'il est démontré depuis les travaux de Fabre qu'on s'en était laissé imposer sur la reproduction de parties charnues. Or, comme des médications tout-à-fait opposées peuvent être indiquées pour conduire les plaies et ulcères à la cicatrisation, il est évident que le mot *incarnatif* ne peut pas être pris dans un sens absolu. Sous ce double rapport il doit être exclu du langage de la thérapeutique. (R. D.)

INCARNATION, s. f., *incarnatio*. État ou période prétendu par lequel passaient les plaies et ulcères pour arriver à la cicatrisation, et pendant lequel on croyait qu'il s'opérait une régénération des chairs. *Voyez* CICATRISATION, PLAIE, ULCÈRE.

INCISIF, adj., *incisivus*; de *incidere*, couper. Cette épithète s'applique aux dents antérieures, que leur forme rend propres à trancher les alimens, au conduit palatin antérieur ou incisif, à la fossette myrtiforme ou incisive, à quelques muscles, et notamment au releveur du menton ou incisif inférieur, parties qui avoisinent les dents incisives. *Voyez* DENT, etc. (A. B.)

En thérapeutique, on a donné le nom d'*incisifs* aux médicamens que, dans leur théorie humorale et mécanique, les anciens médecins croyaient propres à diviser les molécules des humeurs supposées épaissies, coagulées et obstruant les vaisseaux capillaires. L'expression d'*incisif* appliquée aux médicamens est maintenant rejetée avec les théories qui lui ont donné naissance. (R. D.)

INCISION, s. f., *incisio*, de *incidere*, couper. Ce mot est consacré, en anatomie et en pathologie chirurgicale, pour exprimer la division des parties molles faite au moyen d'un instrument tranchant. Je ne considèrerai ici l'incision que sous le rapport chirurgical.

Les cas qui nécessitent ce mode de solution de continuité sont tellement nombreux, qu'il serait assez difficile de les déterminer. Je me bornerai à dire qu'on pratique des incisions pour donner issue à du pus contenu dans un dépôt, pour agrandir certaines plaies, pour extraire des corps étrangers introduits ou développés dans l'intérieur de nos organes; pour retrancher quelque membre, pour séparer ce qui est uni contre le vœu de la nature; pour mettre à découvert certains organes sur lesquels on veut agir, ou des tumeurs qu'on se propose d'extraire, pour faciliter la réduction de quelques parties déplacées, etc., etc.

Les incisions diffèrent par leur étendue, par leur profondeur, par leur situation, par leur direction, et par la nature des tissus qu'on divise.

L'incision qui a peu d'étendue se rapproche de la piqûre; telle est, dans l'opération de la saignée, l'ouverture faite à la peau et à une veine superficielle. Les petites incisions qu'on pratique sur la peau dans l'application des ventouses scarifiées, ou celles qu'on fait sur des parties œdémateuses pour donner issue au liquide infiltré dans le tissu cellulaire, se nomment *mouchetures*, *scarifications*. On donne le nom de *taillades* aux incisions profondes : on incise profondément les parties affectées de gangrène, la langue trop tuméfiée, etc., etc.

Les incisions se font de dehors en dedans, de dedans en dehors, de gauche à droite, de droite à gauche, devant soi, contre soi; les unes sont longitudinales, les autres transversales, quelquefois obliques. On est obligé de leur donner une forme tantôt triangulaire, tantôt cruciale, quelquefois elliptique. Les incisions ont, dans quelques cas, la forme d'un T, d'un V, etc., etc.

En pratiquant des incisions, il faut toujours chercher à éviter les gros vaisseaux, les nerfs principaux, les tendons; elles doivent avoir une étendue proportionnée au but qu'on se propose; on leur donne autant que possible une direction relative à la structure des parties. On doit inciser suivant la direction des fibres musculaires, toutes les fois qu'on veut obtenir une cicatrisation prompte et complète. Lorsqu'on se propose de faire une incision sur la tête, il faut choisir un instrument tranchant qui présente un certain degré de résistance, à cause de la densité des tégumens. Les incisions à la face et au cou doivent être faites avec ménagement, spécialement chez les femmes, à cause des traces que laissent les cicatrices. Les incisions que l'on pratique sur les parois du bas-ventre ne doivent avoir que l'étendue indispensable, afin d'éviter les hernies consécutives.

Une douleur plus ou moins vive accompagne presque toujours l'incision que l'on pratique sur les parties vivantes. Le désir de soustraire les malades à la douleur a fait recourir à la ligature des membres, à l'emploi de divers topiques. Un chirurgien allemand a proposé de tremper l'instrument dans de l'huile avant l'opération. M. Richerand veut qu'on le plonge dans de l'eau chaude. La plupart des chirurgiens négligent ces précautions. Persuadés que la douleur dure pendant tout le temps que les fibres sont tiraillées, et qu'elle cesse dès que leur rupture est consommée, ils cherchent à abréger la douleur; en faisant choix d'abord d'un bon instrument : car plus le fil du tranchant est fin, moins il cause de douleur; et en lui faisant exécuter d'un seul trait la division qu'on s'est proposé d'opérer : en effet, il faut, en général, que l'incision soit faite hardiment et d'un seul coup, excepté toutefois dans quelques cas particuliers où la prudence commande de ne couper que peu à peu.

Les instrumens destinés à inciser les parties molles sont aussi nombreux que leur forme est variée; mais de tous ces instrumens tranchans, le bistouri étant celui dont on fait le plus d'usage et avec lequel on pratique la plupart des opérations, je ne m'occuperai ici que des incisions qui se font avec ce petit instrument. Les ciseaux étant aussi employés quelquefois, je déterminerai les cas où on peut s'en servir.

Pour faire agir le premier de ces instrumens, il faut presser et tirer à soi. L'art d'inciser consiste à savoir ménager et modifier à propos ce double mouvement. Lorsque les tissus que l'on veut inciser sont denses et tendus, la pression doit être médiocre; il n'en est pas de même lorsqu'ils offrent un certain degré de mollesse. Dans les grandes incisions, il faut, en général, se servir de bistouris à lames larges, afin de couper d'un seul trait, si cela est possible, toutes les parties qui doivent être divisées.

J'ai déjà dit que les incisions se font de dehors en dedans ou de dedans en dehors. Lorsqu'on incise de dehors en dedans, tantôt on laisse les tégumens appliqués sur les organes qu'ils recouvrent, tantôt on soulève préalablement la peau et on y fait un pli. Si on suit le premier mode, il est presque toujours nécessaire de tendre en sens opposé à la direction de l'incision, avec le pouce et le doigt indicateur de la main gauche, les parties qui vont être divisées. La main droite du chirurgien tient le bistouri de la manière suivante : le pouce et le doigt du milieu sont placés à l'union de la lame avec le manche, l'extrémité de l'indicateur s'applique vers le milieu du dos de la lame, l'annulaire et le petit doigt fléchis fixent l'extrémité du manche contre le côté interne de l'éminence thénar. On plonge le plus souvent cet instrument à une profondeur plus ou moins considérable ; on l'incline ensuite dans le sens où l'incision doit être continuée, et en tirant l'instrument à soi, on opère la division qu'on juge nécessaire. Lorsqu'on est sur le point de terminer l'incision, on doit avoir le soin de ramener le bistouri dans une direction verticale. En agissant ainsi, les commissures de l'incision sont divisées autant en dedans qu'en dehors. Lorsqu'il y a au-dessous de la peau des parties à ménager, on porte perpendiculairement le tranchant du bistouri sur les tégumens, et on les divise peu à peu jusqu'à ce qu'on soit parvenu au tissu cellulaire.

Si on se propose de mettre à découvert des organes qu'il serait dangereux de blesser, on soulève la peau, et on forme un pli en la pinçant avec le pouce et le doigt indicateur de chaque main. La direction de ce pli doit être perpendiculaire à la longueur de l'incision, et sa largeur relative à l'étendue de cette même incision. Un aide saisit une des extrémités du pli pour rendre au chirurgien la liberté de la main avec laquelle il doit tenir le bistouri. Celui-ci porte le talon de la lame sur le milieu du pli, et en tirant l'instrument à soi, il le divise dans toute sa hauteur. Si cette première incision n'a pas assez d'étendue, on peut l'agrandir en pinçant un des bords de l'incision vers l'un de ses angles, avec le pouce et le doigt indicateur de la main gauche. Un aide saisit de la même manière le bord opposé; on divise ainsi la peau soulevée, en ayant l'attention de porter le bistouri dans l'angle de l'incision.

Les incisions de dedans en dehors se font ordinairement pour changer en plaies simples les trajets fistuleux et les clapiers qui communiquent à l'extérieur par une ou plusieurs ouvertures. La manière de tenir le bistouri est relative à la direction qu'on se propose de donner à l'incision. On sait qu'on peut inciser devant soi, contre soi, de droite à gauche et de gauche à droite.

Pour couper devant soi et de droite à gauche, on doit tourner le tranchant de l'instrument en haut, appliquer le pouce et le doigt indicateur sur les côtés de l'union de la lame avec le manche, dont l'extrémité est appuyée contre la paume de la main et est fixée au moyen des trois derniers doigts, qu'on a soin de fléchir. Pour inciser contre soi et de gauche à droite, on tient le bistouri comme une plume à écrire, et on l'incline de manière à diriger le tranchant vers la paume de la main. Dans les incisions de dedans en dehors, on se sert quelquefois du bistouri seul; d'autres fois on est obligé d'emprunter le secours d'un conducteur. Dans le premier cas on plonge le bistouri plus ou moins profondément, et, en le poussant et le relevant plus ou moins obliquement, on donne à l'incision l'étendue qu'on désire. Dans le second cas, on se sert du doigt ou d'une sonde canelée. On doit donner la préférance au doigt lorsque l'ouverture est grande; mais il faut se servir alors d'un bistouri boutonné, pour le mettre à l'abri de toute atteinte. Si on fait usage d'une sonde, on l'introduit par l'ouverture extérieure sous les parties qui doivent être divisées, et on fait pénétrer cet instrument jusqu'à l'endroit où on veut terminer l'incision. On place l'indicateur et le doigt du milieu au-dessous de la plaque, et le pouce au-dessus. La sonde ainsi tenue est appliquée contre les parties que l'on veut diviser de manière à ne laisser entre elles que le vide de la canelure. On fait glisser dans celle-ci un bistouri droit. Lorsque sa pointe est parvenue au cul-de-sac de la sonde, on le relève peu à peu, et on lui donne enfin une direction verticale, afin que toutes les parties qu'on a intention de diviser soient incisées d'une manière uniforme.

Lorsqu'on a à couper des parties membraneuses minces, sans ressort, dépourvues de point d'appui, des escarres gangréneuses, des lambeaux de peau désorganisés, une portion d'épiploon ou d'intestin gangrenés, les ciseaux doivent être préférés au bistouri : il en est de même quand on veut diviser un tendon, un ligament, une bride aponévrotique. On sait que J.-L. Petit débridait avec des ciseaux l'anneau sus-pubien dans l'opération de la hernie étranglée; c'est avec ce même instrument que Scarpa détruit les brides filamenteuses qui unissent quelquefois l'intestin au sac herniaire. Les ciseaux sont plus commodes que le bistouri pour faire l'amputation de la luette et opérer l'avivement des bords du bec-de-lièvre; pour couper le frein de la langue ou celui du prépuce, exciser les parois d'une tumeur enkystée et retrancher la tunique vaginale dans l'opération de l'hydrocèle par excision. Pour obtenir une section prompte, complète et régulière, il faut, autant que possible, mettre dans un certain degré de tension les parties qu'on va soumettre à l'action des ciseaux. (MURAT.)

INCITABILITÉ, s. f., INCITATION, s. f., INCITANT, adj.; expressions employées par Brown et qui sont synonymes des mots *excitabilité, excitation, excitant. Voyez* ces mots et l'article BROWNISME.

INCISURE, s. f., *incisura.* On a donné ce nom, en anatomie, à certaines fentes étroites des os.

INCONTINENCE, s. f., *incontinentia;* disposition morale, et quelquefois éminemment physique, qui porte à abuser des plaisirs de l'amour. *Voyez* COÏT, PASSION.

En médecine, ce mot sert aussi à désigner l'état dans lequel un organe quelconque se montre incapable de retenir des matières qu'il ne devrait laisser échapper qu'avec le concours de la volonté; mais il s'applique plus particulièrement à l'émission involontaire du liquide contenu dans la vessie.

INCONTINENCE D'URINE. — Écoulement involontaire et ordinairement non douloureux des urines par le canal de l'urètre. Un grand nombre de maladies et d'états purement physiologiques peuvent donner lieu à cette incommodité; et, pour être à même de bien juger de son mécanisme, il est nécessaire d'entrer dans quelques détails concernant la structure anatomique et les fonctions des organes qui sont le siége du désordre.

Les urines, dans l'état de santé, ne s'échappent pas de la vessie au fur et à mesure qu'elles y sont apportées par les uretères. Retenues pendant plus ou moins long-temps par l'élasticité du col de ce viscère, par la contraction du sphincter qui l'entoure, par celle des fibres antérieures du releveur de l'anus, ainsi que par la résistance qu'oppose la glande prostate, chez l'homme, et la direction du canal de l'urètre vers son extrémité postérieure, elles ne sont expulsées que lorsque leur accumulation, donnant lieu à une vive excitation de la muqueuse vésicale, provoque irrésistiblement la contraction de la tunique musculeuse. Pour l'ordinaire, cet effort surmonte aisement l'obstacle que présente le col de la vessie; l'expulsion étant d'ailleurs encore favorisée par l'action volontaire du diaphragme et des muscles de l'abdomen.

D'après ce qui se passe dans l'état normal, on conçoit facilement que si, par une cause quelconque, le sphincter et le col de la vessie sont paralysés, ou tout au moins considérablement affaiblis, la contractilité du corps de l'organe, n'étant plus contre-balancée par la résistance accoutumée, les urines doivent s'écouler à l'insu du malade, goutte à goutte, et sans faire aucun séjour dans leur réservoir. Le même phénomène s'observe lorsque le col de la vessie, et les muscles dont il vient d'être parlé, conservant toute leur énergie, le corps de ce viscère a morbifiquement acquis un excès de sensibilité et de force contractile.

Il est une autre espèce d'incontinence dans laquelle la sortie des urines a également lieu d'une manière continue, mais par une cause tout-à-fait contraire. Elle s'observe chez les vieillards affectés de rétention d'urine par suite de paralysie de la vesssie, état auquel le col et le sphincter participent assez ordinairement. Dans ce cas, le liquide sécrété, après avoir distendu l'organe autant qu'il en est susceptible, sort par regorgement, et sans que les malades s'en aperçoivent. Le médecin attentif ne confondra pas cet état, purement symptomatique, avec l'incontinence. L'exploration de l'hypogastre, où la vessie fait alors une saillie plus ou moins considérable, et surtout le cathétérisme, suffiraient pour dissiper tous les doutes qui pourraient s'élever à cet égard.

Les femmes sont assez sujettes à l'incontinence d'urine lorsqu'elles approchent du terme de la grossesse, et pendant le travail de l'enfantement, par la compression qu'éprouve alors la vessie. (*Voyez* GROSSESSE et ACCOUCHEMENT.) Semblable affection survient encore quelquefois lorsque le col de la vessie a été contus par la tête de l'enfant, pendant un accouchement laborieux, ou par toute autre cause analogue. On l'observe aussi, quand bien même il n'y a pas eu de froissement très-marqué des parties, chez certaines femmes qui ont eu un grand nombre d'enfans. Le mal, dans ce cas particulier, s'accompagne assez souvent d'incontinence des fèces, par suite de l'inertie du sphincter de l'anus. *Voyez* RECTUM (maladie du).

L'incontinence d'urine peut, en outre, être déterminée par beaucoup d'autres causes, tant morbides que physiologiques, comme l'ivresse, l'apoplexie et ses suites, telles que l'hémiplégie, la paraplégie surtout; une toux violente, la peur, de vifs éclats de rire, particulièrement chez les femmes; la syncope, des accès convulsifs, certaines attaques d'épilepsie, les spasmes réitérés de la vessie, les coups sur le pubis ou la colonne vertébrale, l'abus du coït, provoqué ou non par les aphrodisiaques, la masturbation, l'excès des boissons diurétiques, les inflammations fréquentes du col de la vessie, les lésions organiques du corps de ce viscère, le développement de tumeurs enkystées ou autres dans le bassin, et la dernière période des diverses phlegmasies aiguës, accompagnées de fièvre symptomatique très-intense.

L'incontinence d'urine se distingue en complète et en incomplète. Dans le premier cas, elle est permanente; elle n'est que temporaire dans le second. Celle qu'on nomme *complète* est toujours idiopathique, et dépend de la paralysie du sphincter et de l'inertie du col, ou bien de l'exaltation des propriétés vitale du corps de cet organe, à l'occasion d'un catarrhe vésical chronique, de la présence d'une pierre ou d'une tumeur fongueuse dans la vessie, ou par une susceptibilité congéniale, comme on l'observe chez beaucoup d'enfans. Les vieillards, chez lesquels les organes sont affaiblis par les progrès de l'âge, et quelquefois par l'abus des femmes, sont plus souvent que d'autres attaqués de l'incontinence par paralysie.

Cette affection, qui ne présente rien de dangereux pour celui qui en est atteint, a pourtant le très-grave inconvénient de mouiller continuellement ses vêtemens, qui, par-là, répandent une odeur insupportable. Aussi, ces maladés, lors même qu'ils s'astreignent aux soins de propreté les plus minutieux, consistant en bains, lotions, et renouvellement fréquent de linge, deviennent-ils bientôt à charge à eux-mêmes, et un objet de dégoût pour la société au milieu de laquelle ils vivent. S'ils négligent ces précautions, on voit, de plus, les parties génitales et la région supérieure et interne des cuisses se couvrir d'un érysipèle pustuleux, siége d'une douleur âcre et cuisante, d'excoriations avec gerçures, épaississement et racornissement du scrotum, sur lequel on remarque aussi quelquefois une couche plus ou moins épaisse d'une matière lithique déposée par les urines.

Les mêmes incommodités tourmentent, quoiqu'à un moindre

degré, les personnes affectées d'incontinence d'urine incomplète. Chez elles il reste encore assez de force au col et au sphincter pour s'opposer à ce que le liquide s'écoule goutte à goutte et d'une manière continue, mais pas assez néanmoins pour résister long-temps à l'effort qu'il exerce par son propre poids, ainsi qu'à l'action de la vessie, qui tend continuellement à l'expulser. Il résulte de là que cette évacuation s'opère presque toujours brusquement, avant que le besoin s'en soit fait sentir, et par conséquent sans que le malade ait pu s'y opposer.

Les enfans sont sujets à une incommodité rangée par beaucoup d'auteurs au nombre des maladies asthéniques et qu'on nomme *incontinence nocturne*, parce qu'elle ne les surprend ordinairement que pendant la nuit. Dans ce moment, en effet, l'abondance des urines porte une excitation trop vive sur la vessie, qui, à cet âge, est toujours très-irritable, et l'oblige à se contracter. Elle doit être placée, si l'on veut être plus exact, dans la classe des incontinences d'urine incomplètes avec excès de ton de la vessie. Les autres personnes qui se plaignent de cette maladie, quel que soit leur âge, en sont affectées pendant la nuit et pendant le jour.

En général, les individus qui ont subi l'extraction de la pierre de la vessie, restent souvent assez long-temps dans cet état, à raison de l'atonie du col, occasionée par la distension et les tiraillemens que cette partie a éprouvés pendant l'opération.

A ces diverses causes d'incontinence d'urine il faut aussi joindre les hernies vésicales, celles de la matrice, les calculs engagés dans l'extrémité postérieure de l'urètre, les chancres vénériens qui perforent la paroi antérieure du vagin et pénètrent jusque dans la vessie, ainsi que la perte de substance que la même cloison éprouve parfois après de violentes contusions. Il en est parlé aux mots HERNIE, CHANCRES et FISTULES.

L'incontinence d'urine diffère du diabétès, qu'elle complique quelquefois, en ce que le liquide rejeté n'est pas plus abondant que dans l'état ordinaire, et que sa couleur n'a éprouvé aucun changement remarquable. Elle ne peut être confondue, non plus, avec la dysurie, qui n'est autre chose que l'émission des urines accompagnée de douleurs.

Traitement. — Ainsi qu'on peut le reconnaître d'après ce qui a été dit du nombre et de la variété des causes de la maladie qui fait le sujet de cet article, son traitement doit présenter de grandes différences suivant une infinité de circonstances.

L'incontinence d'urine complète, dépendante de la paralysie du sphincter, est fort difficile à guérir. On peut presque la regarder comme incurable chez les vieillards. Néanmoins il a été obtenu quelquefois de bons effets de l'usage interne du quinquina, des martiaux ou autres fortifians, ainsi que de l'administration prudemment ménagée de la teinture de cantharides, à la dose de quinze à trente gouttes par jour, des toniques employés extérieurement, et surtout des bains froids, de l'application sur le périnée et le pubis de linges trempés dans l'eau à la glace, de douches à la même température, de lotions spiritueuses ou aromatiques, et de lavemens rendus stimulans par le quinquina et le camphre. On a vu aussi l'apposition d'un large vésicatoire à la région du sacrum ou sur le pubis être suivie d'une amélioration marquée. Lorsqu'on n'obtient aucun avantage de l'emploi de ces moyens, il faut, sans fatiguer plus long-temps les malades par de nouveaux remèdes, s'opposer, autant que faire se peut, par des procédés mécaniques, à l'écoulement continuel de l'urine. On y parvient, pour l'ordinaire, en comprimant la verge avec le constricteur à crémaillère d'Heister, ou en portant la compression au-dessous du pubis, par le moyen d'une pelote oblongue, recourbée et fixée à un cercle élastique semblable à celui des bandages herniaires, ainsi que Nuck et Winslow l'ont conseillé les premiers. Si les malades ne peuvent supporter ces instrumens, ils sont réduits à suspendre à la verge, principalement avec le secours d'une ceinture, et quelquefois d'un simple gousset cousu au caleçon, un urinal portatif en métal, en cuir verni, ou en gomme élastique, pour servir de récipient aux urines et empêcher qu'elles n'irritent la peau des bourses. Les femmes, pour lesquelles on a aussi inventé des bandages compressifs de l'urètre, qu'elles supportent en général très-difficilement, parce qu'ils agissent au-dessous du pubis, à travers la paroi antérieure du vagin, sont le plus souvent obligées de les remplacer par des éponges qu'elles renouvellent fréquemment. Il en est pourtant qui supportent très-bien l'usage d'urinaux à diaphragme faits en forme de nacelle fort étroite, lesquels embrassent exactement les parties externes de la génération, et qu'on fixe aussi à une ceinture au moyen de deux boutons placés l'un vis-à-vis du pubis, et l'autre à la hauteur du sacrum.

L'incontinence d'urine qui est due à une paralysie frappant

en même temps la vessie et son col, à la suite d'une chute ou d'un coup à la colonne vertébrale, peut quelquefois être traitée avec succès par l'emploi de la noix vomique, à la dose d'un à douze grains par jour, ainsi que M. le docteur Ribes l'a observé.

L'incontinence d'urine incomplète présente beaucoup plus de chances de guérison par le seul usage des moyens qui viennent d'être énumérés.

L'incontinence nocturne des enfans se passe communément après la seconde dentition, sans qu'on soit obligé de recourir à aucun traitement. Les bains froids, joints à l'attention de faire uriner plusieurs fois pendant la nuit les petits malades, de leur donner peu d'alimens aqueux, et de les priver de boire au moment de se coucher, suffisent le plus ordinairement pour y remédier. Cependant, si le sujet est faible, il peut être utile de lui donner avec cela des toniques amers, de l'oxyde de fer, du vin pur et autres substances de propriétés analogues. Du reste, les enfans qui ont le défaut d'uriner au lit, pouvant se classer, ainsi que l'a fait J.-L. Petit, en dormeurs, que la sensation de ce besoin ne peut éveiller; en rêveurs, qui croient uriner dans le pot ou contre une borne; et en paresseux, qui craignent de se lever aux premières envies qu'ils ressentent; on conçoit que ceux des deux premières catégories ne peuvent être responsables d'un accident qui leur arrive sans qu'ils en aient la conscience. Dès lors il y aurait de l'injustice et de l'inhumanité à leur infliger le moindre châtiment. Les paresseux mériteraient assurément moins d'indulgence; mais, comme la fustigation a aussi ses dangers à cet âge, il suffit de leur imposer des privations, et de leur faire des réprimandes un peu vives en présence des personnes étrangères, enfin de piquer leur amour-propre, pour les guérir de cette dégoûtante habitude. C'est à peu près la seule manière raisonnable d'agir sur le moral si impressionnable des jeunes sujets; car on ne saurait recommander trop de circonspection dans l'emploi, préconisé par différens auteurs, de moyens propres à frapper vivement l'imagination de l'enfant en lui occasionant une grande frayeur, comme celle qu'il éprouve quand on lui fait écraser une souris vivante dans la main, lorsqu'il entend inopinément une violente détonnation, ou qu'on le force à assister aux derniers instans d'un moribond. Il pourrait en résulter, dans nombre de cas, des épilepsies, des chorées, ou toute autre affection convulsive plus ou moins difficile à guérir. Il y aurait aussi quelques inconvéniens à se servir, chez ces petits malades, du constricteur dont il a été parlé plus haut.

Enfin on a quelques exemples d'enfans chez lesquels l'incontinence nocturne a persévéré jusqu'au delà de la puberté. Le tome LV du *Journal de médecine* contient, à la page 72, les observations de trois jeunes personnes qui, étant dans ce cas, ont été complétement guéries par l'usage des cantharides en poudre, prises tous les soirs, pendant plus de deux mois, à la dose d'un quart de grain, incorporé avec douze grains d'extrait de bourrache. Beaucoup d'auteurs rapportent des faits analogues. On a vu aussi d'autres jeunes filles qui ont obtenu ce résultat par la seule excitation produite localement par le mariage.

Je dirai peu de chose de l'incontinence d'urine simulée par quelques enfans, ou par de jeunes militaires, qui pensent que cette apparente infirmité peut les mettre dans le cas d'être réformés du service. La manière la plus simple pour n'être jamais trompé par ces individus consiste à les surprendre la nuit, pendant leur premier sommeil, et à leur passer une sonde dans la vessie. Si l'on y trouve des urines amassées, c'est que l'incontinence est feinte; dans le cas où il n'en sort pas après plusieurs expériences, on peut croire à la réalité de la maladie.

L'incontinence qui dépend de l'augmentation de sensibilité et de contractilité du corps même de la vessie, est toujours incomplète, soit qu'elle se développe spontanément par l'âcreté toujours croissante des urines chez les vieillards, soit qu'on doive l'attribuer à toute autre cause. Les bains, les applications de sangsues à l'anus et au-dessus du pubis, les boissons mucilagineuses et émulsionnées, l'opium à l'intérieur, les lavemens, les topiques émolliens sur l'hypogastre et un régime doux et tempérant, tels sont les moyens que cette affection exige. Peut-elle être attribuée au déplacement d'une phlegmasie cutanée ou musculaire, les rubéfians et les vésicatoires placés sur l'endroit primitivement affecté, les légers diaphorétiques et l'usage de la flanelle sur la peau, doivent être conseillés avec espoir de succès. Lorsque l'irritation de la vessie tient à la présence d'une pierre, d'une balle ou de tout autre corps dans ce viscère, l'opération de la taille, ou tout au moins le brisement du corps étranger par les nouveaux procédés, si l'on peut y parvenir, sont les seules ressources que la médecine puisse offrir aux malades.

Dans le cas où le calcul est engagé dans le col ou au commencement du canal de l'urètre, et que ses côtés présentent une ou plusieurs gouttières par lesquelles les urines filtrent continuellement, il faut tâcher de le saisir et de l'extraire avec la pince de Hunter ; ou bien encore, si l'on ne peut faire différemment, le pousser dans la vessie au moyen d'une algalie; ce à quoi, du reste, on ne parvient pas toujours facilement, et qui présente en outre un danger inévitable, celui de nécessiter plus tard l'opération de la lithotomie.

L'incontinence d'urine qu'occasione la débilité du col de la vessie, suite de l'opération de la taille ou d'une couche très-laborieuse, diminue pour l'ordinaire progressivement, et se guérit enfin d'une manière complète, lorsqu'il s'est écoulé un laps de temps suffisant pour que cette partie ait pu reprendre son ressort primitif. Les personnes âgées, mais surtout les femmes, font plus souvent que d'autres exception à cette règle; et dès lors on peut les regarder comme incurables, particulièrement lorsqu'elles n'ont retiré aucun bénéfice de l'usage des bains froids, de ceux de Barèges, de Bourbonne, de Spa ou de Balaruc, des lotions et injections astringentes, et de quelques autres remèdes équivalens. Celles chez lesquelles l'incommodité est due à la perforation de la cloison qui sépare le vagin de la vessie, effet de la gangrène survenue à la suite d'une couche ou de l'extraction d'un calcul très-volumineux, peuvent, mais seulement quand la perte de substance est peu considérable, espérer d'en être débarrassées, si on les soumet au traitement indiqué pour les fistules vésico-vaginales et vésico-rectales, déterminées par toute autre cause. (*Voyez* FISTULE.) Quant à l'incontinence d'urine occasionée par la présence d'un squirrhe, d'une tumeur enkystée ou de toute autre lésion organique de l'utérus, du rectum ou de la vessie elle-même, on doit la regarder comme d'autant plus fâcheuse que la plupart de ces maladies sont tout-à-fait au-dessus des ressources de la médecine. (L. V. LAGNEAU.)

INCRASSANT, adj., *incrassans, spisssans;* expression par laquelle les anciens humoristes désignaient les substances auxquelles ils attribuaient la propriété d'augmenter la consistance des humeurs devenues trop fluides. Ces médicamens étaient pris parmi les substances huileuses, mucilagineuses, gélatineuses, etc., dont les principes étaient regardés comme s'unissant aux humeurs après la dissipation des parties aqueuses. Il n'est pas besoin de démontrer le vice de cette théorie. Lors même qu'on pourrait apprécier la trop grande fluidité des humeurs et baser sur cet état une indication thérapeutique, ce serait toujours sur les organes solides qui ont amené par leur lésion cette disposition morbide, qu'il faudrait agir. Des médications très-différentes atteindraient ce but. La médication incrassante ne serait donc encore que secondaire. (R. D.)

INCRUSTATION, s. f., *incrustatio*. On appelle ainsi quelquefois les concrétions qui se forment, sur la peau altérée, par l'évaporation des parties les plus ténues des fluides sécrétés sur la surface malade. — On se sert aussi de cette expression pour désigner les plaques osseuses qui se développent accidentellement dans les organes. *Voyez* OSSIFICATION MORBIDE, ACCIDENTELLE.

INCUBATION, s. f., *incubatio*. Ce mot, emprunté à l'histoire naturelle, est employé, en pathologie, pour désigner le temps qui s'écoule entre l'impression des agens morbifiques et le développement de la maladie qu'ils produisent. Cette expression a été surtout appliquée aux maladies que l'on attribue à l'action de causes spéciales appelées *virus*, *miasmes*, telles que la syphilis, la rage, les divers typhus, la variole, la vaccine, les fièvres intermittentes, etc. En effet ces maladies ne manifestent les premiers signes de leur présence qu'après un temps plus ou moins long et quelquefois déterminé, depuis que le corps a été exposé à la cause spécifique qui les produit. On ignore complétement la nature du travail organique qui s'établit pendant cet intervalle, et qui ne s'oppose en aucune manière à l'intégrité des fonctions. Ce n'est même que dans ce genre de maladies qu'on peut admettre une véritable incubation. Dans presque toutes les autres il existe toujours quelque symptôme qui annonce le premier degré de lésion qu'a déterminé la cause morbifique. (R. D.)

INCURABILITÉ, s. f., *insanabilitas*; caractère des maladies qui ne sont pas susceptibles de guérison. *Voyez* TERMINAISON DES MALADIES.

INDEX, et INDICATEUR, adj., s. m., *index*; nom donné au second doigt, parce qu'il sert à indiquer les objets. *Voyez* MAIN. (A. B.)

INDICATION, s. f., *indicatio*. On désigne ainsi, en thérapeutique, l'induction que fournissent le caractère d'une maladie et les circonstances diverses auxquelles le malade se trouve ou s'est trouvé exposé, relativement au mode de traitement propre à amener la guérison. Dans le style scolastique l'ensemble des circonstances sur lesquelles se base l'indication est l'*indiquant*; et le moyen propre à remplir l'indication est l'*indiqué*. *Voy.* THÉRAPEUTIQUE, TRAITEMENT DES MALADIES. (R. D.)

INDIGESTE, adj., *indigestus*, *crudus*; qui est difficile à digérer; se dit des substances alimentaires qui exigent de la part de l'estomac une action plus forte, plus longue, pour être convertie en chyme. *Voyez* ALIMENT, INDIGESTION.

INDIGESTION, s. f., *ἀπεψία*, *indigestio*, *incoctus*, *prava coctio*, *etc.* Suivant ici l'acception commune donnée à ce mot, nous désignerons ainsi un trouble subit et passager dans l'acte de la digestion, annoncé par les phénomènes morbides propres aux divers degrés de l'irritation de la membrane muqueuse gastro-intestinale. Cette définition suffit pour distinguer l'indigestion de la dyspepsie, expression qui, d'après le sens généralement adopté, entraîne l'idée d'une affection d'une certaine durée.

Le mécanisme de l'indigestion est facile à concevoir lorsqu'on fait abstraction de la cause prochaine, immédiate, qui fait que la digestion n'a pas lieu; car il faudrait, pour connaître cette cause intime, ne pas ignorer celle qui fait que la digestion s'opère. Il nous suffit d'apprécier les circonstances et conditions organiques qui empêchent ou troublent cette fonction. Or si, par une cause quelconque, l'estomac est privé de la faculté d'altérer convenablement les alimens introduits dans sa cavité, ceux-ci deviennent, en quelque sorte, des corps étrangers irritant par leur contact les organes qui les contiennent.

D'après cela, on voit que l'inaptitude passagère de l'estomac à digérer, quel que soit l'état morbide qui y prédispose ou l'occasione, peut être considérée indépendamment de l'irritation gastro-intestinale qui est la conséquence du défaut d'élaboration des substances alimentaires. L'indigestion, telle qu'on la conçoit communément, est donc un phénomène compliqué qui ne pouvait trouver place dans un cadre nosologique régulier; et si on limite la signification de ce mot au trouble accidentel de la chymification, l'indigestion doit être regardée plutôt comme une cause de maladie qu'une maladie elle-même. Toutefois, comme cette cause détermine des modifications particulières dans l'affection gastro-intestinale qu'elle produit et dans le traitement de cette affection, nous devons lui consacrer un article, et considérer les circonstances qui y donnent lieu et les phénomènes qui en sont la suite. Il doit en être pour cette cause spéciale de même que pour l'empoisonnement, dont se rapproche sous quelques rapports l'indigestion.

L'indigestion s'observe ou chez des individus qui, jouissant avant cet accident de l'intégrité de leurs fonctions, suivaient le régime de vie approprié à leur constitution, ou chez des personnes qu'une affection quelconque astreint à une régime particulier, comme pendant la convalescence, durant le cours d'une maladie où l'estomac est le siége d'une affection directe ou sympathique. Dans le dernier cas, l'on est prédisposé fortement à l'indigestion. Le plus léger écart du régime imposé peut l'occasioner. C'est ce qu'on remarque surtout lorsqu'il existe une gastrite chronique ou une dégénérescence squirrheuse de l'estomac. Mais chez les premiers sujets, certains états permanens ou accidentels de l'estomac forment également une condition prédisposant à l'indigestion. Ce phénomène est déterminé alors par des causes dont l'efficacité est relative, qui n'auraient aucune action chez la plupart des sujets placés dans les conditions physiologiques ordinaires. Ainsi, il existe quelquefois une idiosyncrasie qui fait que l'estomac ne peut digérer une masse d'alimens qui surpasse telle ou telle quantité, ou en vertu de laquelle certaines substances ne peuvent être altérées par l'action digestive. Une irritabilité de la membrane muqueuse gastrique, supérieure à celle qui lui est ordinaire, et produite par des excès de table habituels ou accidentels, par la violation d'habitudes dans l'heure des repas ou la nature des alimens et des boissons, par un jeûne trop long; une affection morale qui dure depuis quelque temps ou qui survient tout à coup avant le repas, des travaux intellectuels très-forts ou insolites, l'exposition du corps à une chaleur atmosphérique intense ou à un froid rigoureux, un exercice violent, etc., constituent ou amènent une disposition organique de l'estomac contraire à l'action que ce viscère doit exercer sur les alimens. Une partie de ces causes, qui agissent primitivement ou secondairement sur l'encéphale, paraissent entraver ou troubler l'innervation de l'estomac : des expériences nombreuses ont démontré l'influence de la section ou de la ligature des nerfs pneumo-gastriques sur la digestion. Mais l'effet de plusieurs d'entre elles, comme du froid, de la chaleur, d'un exercice violent, etc., se conçoit plutôt encore, en pensant que l'irritation du cerveau ou de quelque autre organe se transmet sympathiquement à l'estomac. L'atonie de ce viscère, qu'il est si difficile de distinguer de sa surexcitation, mais dont l'existence ne peut être niée d'une manière absolue, a probablement lieu surtout dans les cas où l'on suppose l'innervation troublée ou interrompue. Cette atonie d'ailleurs, amène, au bout d'un certain temps, un état d'irritation par un mécanisme analogue, quoique plus lent et moins manifeste, à celui qui détermine l'indigestion.

Diverses causes peuvent produire par elles-mêmes l'indigestion. Quelques circonstances troublent, pendant ou après le repas, l'action de l'estomac qui reçoit ou contient des alimens non indigestes; ou bien les substances alimentaires introduites dans sa cavité n'offrent pas, dans leur quantité ou leurs qualités, les conditions nécessaires à la chymification.

Plusieurs des causes que j'ai indiquées comme prédisposant à l'indigestion par leur action avant le repas, deviennent déterminantes de ce phénomène lorsqu'elles se manifestent pendant ou après le repas; tels sont une affection morale, une méditation profonde qui occupent l'esprit pendant que l'on prend des alimens; un sujet de tristesse ou de joie, ou une douleur physique violente survenant après le repas; des travaux du corps ou de l'esprit repris trop promptement; un état inaccoutumé de sommeil ou de repos, ou bien un exercice opposé aux habitudes; des mouvemens particuliers imprimés au corps, comme ceux que produisent une escarpolette, une voiture, un vaisseau; l'impression subite du froid au moment où la digestion s'opère; l'ingestion d'un liquide froid ou glacé dans l'estomac; une contusion sur l'épigastre; le souvenir ou l'influence actuelle de quelque circonstance dégoûtante; l'inspiration d'odeurs très-fortes ou de gaz délétères. Ces diverses causes agissent directement ou indirectement sur l'estomac.

Les causes qui tiennent à la quantité et à la qualité des alimens agissent, pour produire l'indigestion, d'une manière très-relative. La constitution naturelle, le genre de vie habituel, doivent être consultés pour apprécier ce qui peut être nuisible dans tel ou tel cas; car certains alimens seront indigestes pour une classe d'individus, quoiqu'ils forment la nourriture habituelle d'une autre classe, etc. Ne pouvant entrer dans tous les détails que comporterait ce sujet, il me suffira d'indiquer d'une manière générale, comme cause d'indigestion, l'ingestion d'une quantité surabondante d'alimens et de boissons pris au delà du besoin et sans appétit ou bien même avec dégoût, surtout lorsque ces alimens et ces boissons ont des qualités qui les rendent réfractaires à l'action de l'estomac ou irritans pour ce viscère; ces dernières conditions suffisent souvent même, indépendamment de la quantité, qui occasione la distension de l'organe, pour produire l'indigestion. Les alimens sont, comme on le dit, indigestes, soit par leur nature, soit par les apprêts qu'ils ont subis, soit encore par le défaut de préparation qui leur est nécessaire. Les vins ou autres boissons, falsifiés ou mélangés, sont souvent cause du trouble de la digestion chez les personnes qui n'en ont pas l'usage. D'autres fois les alimens sont salubres, mais ils deviennent indigestes parce qu'ils n'ont pas éprouvé, avant d'arriver à l'estomac, les altérations que doivent leur faire subir la mastication et l'insalivation; c'est ce qui arrive lorsque la perte des dents ou quelque maladie qui s'oppose au mouvement des mâchoires empêchent de broyer suffisamment les alimens; ou lorsque la précipitation de la déglutition empêche le bol alimentaire d'être pénétré convenablement par la salive. Cette dernière circonstance paraît être, avec la surabondance d'alimens, une cause fréquente d'indigestion chez les enfans; et si le trouble assez commun de la digestion chez les vieillards peut être souvent attribué à l'imperfection de la mastication, des causes inhérentes à l'estomac lui-même concourent aussi à produire cet effet. Le défaut d'humectation, de ramollissement des alimens par une quantité suffisante de boissons empêche quelquefois aussi la digestion. Des boissons très-abondantes peuvent également produire une indigestion, surtout lorsqu'elles sont douées de qualités irritantes pour l'estomac et stupéfiantes pour le cerveau, comme les liqueurs alcoholiques. L'ivresse est presque toujours accompagnée d'indigestion.

Les causes que je viens d'énumérer peuvent, comme je l'ai dit, déterminer par elles-mêmes l'indigestion, surtout quand plusieurs d'entre elles réunissent leur influence, comme lorsqu'une vive affection morale survient pendant que l'estomac contient en surabondance des alimens difficiles à digérer. Mais, dans la plupart des cas, l'indigestion n'a lieu que parce qu'il existe une prédisposition qui diminue la puissance d'action chymifiante de l'estomac. L'on est souvent forcé d'admettre, quoiqu'on ne puisse pas l'apprécier d'avance, cette prédisposition, due probablement à l'action lente ou peu manifeste de quelques-unes des causes que nous avons indiquées comme susceptibles de produire un état organique contraire à la chymification ; car souvent, malgré l'abondance et les qualités indigestes des alimens ingérés, et malgré l'influence des circonstances défavorables à la digestion, cette fonction est à peine troublée, tandis qu'une violente indigestion se manifeste dans des cas où les causes appréciables semblent beaucoup moins puissantes ou ne sont même nullement en rapport avec l'effet observé.

Il existe un grand nombre de degrés et de variétés dans les phénomènes de l'indigestion, suivant l'intensité de la cause perturbatrice de la digestion et l'époque où cette cause survient, suivant l'état d'irritabilité où se trouve la membrane muqueuse gastro-intestinale, suivant la promptitude plus ou moins grande avec laquelle l'estomac ou l'intestin se débarrasse des matières irritantes, suivant enfin le nombre et l'importance des organes qui répondent sympathiquement à l'affection des viscères gastriques. Je ne pourrai qu'indiquer quelques-unes des nuances les plus marquées parmi toutes celles que tendent à produire tant de circonstances extérieures, tant de dispositions organiques individuelles.

L'indigestion ne se manifeste ordinairement que quelques heures après le repas. On éprouve un malaise général, un sentiment de chaleur, de plénitude et de pesanteur à l'épigastre, déterminé, non-seulement dans le cas où une quantité surabondante d'alimens a été ingérée dans l'estomac, mais encore dans tout autre cas, à cause de l'exhalation insolite de gaz. Il y a du dégoût, des nausées, des borborygmes, des hoquets, des éructations de gaz aigres et plus ou moins fétides. Cet état dure quelque temps; puis surviennent des efforts de vomissemens, et enfin des vomissemens plus ou moins copieux, plus ou moins répétés. Ce dernier phénomène est quelquefois précédé ou suivi, surtout chez les femmes et les individus nerveux, de syncopes et de légers mouvemens spasmodiques. Les matières vomies sont formées par des alimens peu altérés, d'une odeur aigre ou fade et nauséeuse, ce qui varie d'ailleurs selon la nature des alimens ingérés. Quelquefois il se joint à ces symptômes des évacuations alvines répétées et accompagnées de coliques. Pendant cet état d'irritation de l'estomac, il existe ordinairement en même temps de la céphalalgie, un sentiment de brisement dans les membres, et les divers troubles de la respiration et de la circulation qui accompagnent les nausées, les efforts de vomissemens et les vomissemens eux-mêmes. Telle est une des formes les plus communes de l'indigestion. Chez les enfans, qui jouissent d'une très-grande facilité à vomir, les indigestions, causées presque toujours par la surabondance d'alimens, se bornent à des vomissemens, au moyen desquels les matières qui irritent l'estomac sont promptement expulsées de la cavité digestive.

D'autres fois on ne ressent à l'estomac qu'un léger degré de gêne. Les alimens, non convenablement élaborés dans ce viscère, passent dans l'intestin, où ils occasionent des borborygmes, des coliques. Il se dégage par l'anus une quantité considérable de gaz fétides; puis surviennent des évacuations plus ou moins répétées de matières âcres, fétides, presque fluides, après la sortie des matières solides contenues dans le gros intestin. D'autres fois encore, l'indigestion n'est marquée que par le dégagement de gaz fétides par l'anus, par des borborygmes et des coliques; ces symptômes se dissipent peu à peu sans qu'il se manifeste ni vomissement ni évacuations alvines, surtout si la cause qui a déterminé le trouble de la digestion stomacale ou intestinale, comme le froid, une douleur physique ou morale, a cessé d'agir. Dans la plupart des cas, la digestion stomacale a été troublée primitivement quoique les alimens n'aient pas déterminé le vomissement et soient passés dans l'intestin. Quelquefois cependant les causes perturbatrices de la digestion n'agissent que sur l'intestin même.

Dans quelques cas plus graves, et que l'on observe lorsque les causes perturbatrices de la digestion sont très fortes, ou lorsqu'il existe une disposition organique spéciale, l'indigestion s'accompagne d'une congestion de l'encéphale. Cette congestion, déterminée soit par la distension extrême de l'estomac et l'embarras de la circulation veineuse, soit par une irritation sympathique, ou bien par ces deux causes à la fois, masque en partie les symptômes gastriques, et serait considérée souvent comme l'affection principale, si la connaissance des circonstances antérieures n'éclairait sur le véritable point de départ des accidens. C'est ainsi qu'on a quelquefois observé les symptômes suivans: assoupissement, perte de connaissance, mouvemens convulsifs, face vultueuse, yeux rouges et larmoyans, chaleur considérable, excepté aux extrémités qui sont froides, pouls développé, dur, quelquefois petit et serré, tantôt fréquent, tantôt lent et même intermittent, respiration gênée, stertoreuse suivant quelques auteurs. En même temps la région de l'estomac est élevée, tendue, brûlante, la langue est rouge, il y a salivation, constriction de la gorge; le malade pousse des cris plaintifs; il éprouve un sentiment de gêne, une anxiété qui le porte à repousser tout ce qui couvre l'épigastre et la poitrine. L'ensemble de ces symptômes a pu en imposer pour une attaque d'apoplexie, et a même été désigné improprement sous le nom *d'apoplexie gastrique*. D'autres fois, les organes de la respiration paraissent principalement affectés. Il existe une angoisse extraordinaire, la respiration est pénible, précipitée, bruyante, une douleur violente est ressentie dans la poitrine.

Les signes de l'irritation de la membrane gastro-intestinale ou des autres organes qui ont participé à l'affection de cette membrane se dissipent souvent aussitôt après que les viscères gastriques se sont débarrassés des matières qui les irritaient, au point même que l'on semble, quelques minutes après, n'avoir éprouvé aucune indisposition. Mais il reste communément, pendant un ou deux jours, un état de fatigue générale, une irritabilité de l'estomac et des autres organes secondairement affectés, qui empêche qu'on puisse revenir entièrement à son régime ordinaire. Quelquefois l'irritation persiste à un degré assez marqué pour entraîner un état fébrile pendant douze ou vingt-quatre heures. C'est surtout lorsque l'indigestion survient pendant la convalescence, ou dans le cours de maladies qui exigent un régime plus ou moins sévère, que cet accident a des conséquences plus graves. On peut concevoir facilement quelle doit être dans ces cas l'influence d'une irritation plus ou moins forte de la membrane digestive. Pendant la convalescence, les organes qui ont été le siége de la maladie et l'estomac lui-même, quoiqu'il n'ait pas été principalement malade, conservent une irritabilité qui les rend faciles à être affectés de nouveau; de là, les rechutes si nombreuses par cause d'indigestion. Dans le cours des maladies, l'augmentation de la lésion qui les constitue, et surtout la complication d'une gastro-entérite sont les résultats assez ordinaires de l'indigestion. Quelquefois cette cause d'irritation de l'estomac entrave, par une sorte de dérivation, le travail qui effectue la guérison d'une partie malade. On connaît généralement l'effet d'une indigestion sur la marche des plaies et des ulcères. La surface suppurante pâlit, se boursoufle, se dessèche, n'avance plus dans la cicatrisation. Mais c'est plus souvent encore par l'accroissement que par la diminution du degré d'inflammation nécessaire à la guérison, que l'indigestion agit d'une manière fâcheuse sur les plaies et ulcères. Leur surface devient rouge, sèche, douloureuse, ne secrète qu'un pus séreux, sanguinolent, la cicatrice presque formée est détruite, etc. Je n'ai dû indiquer que très-succinctement les conséquences de l'indigestion; c'est dans d'autres articles que sont exposés, avec détail, les effets locaux et généraux de l'irritation gastro-intestinale. *Voyez* ESTOMAC (pathologie), GASTRITE et GASTRO-ENTÉRITE.

L'influence de l'indigestion sur la production d'un grand nombre de maladies a été singulièrement exagérée. Il n'est pas douteux que l'irritation qui en est la suite, que le trouble porté dans la respiration et la circulation par la distension de l'estomac et par les vomissemens, ne puissent devenir causes déterminantes de gastro-entérites, d'apoplexies, etc. Mais ce résultat ne s'observe le plus souvent que parce qu'il existait une prédisposition marquée à l'une de ces maladies. Il ne faut pas attribuer toujours à l'indigestion le développement des maladies qui ont suivi cet accident; ce serait prendre l'effet pour la cause. Fréquemment le trouble de la digestion a lieu parce que l'estomac est déjà affecté par la lésion qui va se manifester dans son tissu, ou parce que ce viscère reçoit l'influence des lésions qui commencent à se développer dans d'autres organes.

L'indigestion se termine ordinairement d'une manière heureuse. Mais dans les cas où elle a une influence funeste, la mort n'a lieu que par la lésion d'organes importans, tels que le poumon et surtout le cerveau. La rougeur que l'on découvre quelquefois alors sur des portions étendues de la membrane muqueuse de l'estomac, démontrerait la nature de l'affection gastrique que produit la présence d'alimens non digérés, lors même que les symptômes n'en seraient pas un indice suffisant. D'après les limites peu précises que l'on pose entre l'état d'irritation et l'état inflammatoire, il n'y aura, suivant les uns, qu'une simple irritation, tandis que d'autres admettront une inflammation. Quoi qu'il en soit, l'affection de l'estomac, par suite d'indigestion, tend à disparaître aussitôt après que la cause d'irritation a été enlevée. C'est une affection irritative, d'après la doctrine des médecins italiens, qui opposent, avec quelque apparence de fondement, cet état à l'affection diathésique.

L'énumération des causes qui déterminent l'indigestion suffit pour indiquer les précautions propres à faire éviter cet accident. Mais, lorsque, par une cause quelconque, on sent que l'indigestion est imminente, que les alimens occasionent de la gêne, de la pesanteur à l'estomac, on rétablit quelquefois la régularité de la digestion en prenant une certaine quantité d'un liquide agréable, tel que de l'eau sucrée et aromatisée avec quelques gouttes d'eau de fleurs d'oranger ou une légère infusion de thé; ce liquide paraît diminuer l'irritatation produite sur l'estomac par les alimens, ou, en se mêlant à ceux-ci et en diminuant leur consistance et leurs qualités irritantes, les rendre plus faciles à élaborer. Dans quelques cas, surtout lorsque les alimens ingérés sont peu excitans, quelque stimulant, tel qu'une infusion de café, une légère dose de liqueur spiritueuse, etc., facilite la digestion en augmentant l'action chymifiante de l'estomac.

Lorsque l'indigestion est déclarée, on doit prescrire un mode de traitement approprié à la marche que suit l'affection. La première indication est de provoquer l'évacuation des matières qui irritent par leur présence les organes digestifs; la seconde, de combattre l'irritation de ces organes et de ceux qui ont été secondairement affectés. L'estomac et l'intestin se débarrassent ordinairement d'eux-mêmes des matières qui les surchargent; une boisson délayante, une légère diète suffisent pour les ramener à leur état de santé. Quelquefois il faut favoriser ou provoquer cette évacuation par l'ingestion d'une certaine quantité d'eau tiède ou d'une infusion de thé, par des doses convenables de tartre stibié, d'ipécacuanha, et mieux encore par la titillation de la luette et du gosier, en même temps qu'on exerce des frictions circulaires sur l'épigastre. On emploie ces divers moyens successivement ou réunis, suivant la difficulté qu'on éprouve à déterminer le vomissement. Mais on doit être réservé sur l'usage du tartre stibié dans les cas où l'estomac est primitivement altéré. Lorsque le malade n'éprouve plus de sensation qui indique que l'estomac soit surchargé de substances nuisibles, lorsque celles-ci ayant passé dans l'intestin y déterminent des coliques, on se borne aux boissons délayantes et adoucisssantes, et aux lavemens simplement aqueux ou rendus émolliens. La continuation de ces moyens pendant quelques jours et un régime léger font disparaître l'irritation gastro-intestinale, contre laquelle on dirigerait d'ailleurs un traitement plus actif si elle persistait à un degré plus fort. (*Voyez* GASTRO-ENTÉRITE.) Les émétiques et les lavemens purgatifs ne seraient de quelque utilité que dans les cas où des signes indiqueraient la présence de quelques restes d'alimens non élaborés dans l'estomac et l'intestin; ce qui arrive rarement.

L'indigestion est-elle accompagnée d'une congestion cérébrale, l'indication ne change pas. Le point essentiel est de détruire la cause d'où proviennent les accidens. C'est dans ces circonstances qu'on a agité la question de savoir s'il n'était pas toujours nécessaire de prescrire la saignée. Plusieurs faits démontrent que ce moyen a été utile, en dégorgeant immédiatement le cerveau menacé d'une lésion plus grave qu'une simple congestion, et en déterminant des vomissemens spontanés que l'on n'avait pu obtenir auparavant par l'administration du tartre stibié. Mais on cite aussi quelques faits où cette pratique a été funeste. Le plus souvent il n'est pas besoin de recourir à la saignée, et des vomissemens provoqués par les moyens ordinaires font disparaître l'affection cérébrale avec la cause dont elle dépend. J'ai pu observer, dans deux cas analogues où la congestion cérébrale semblait être le phénomène principal, la facilité avec laquelle peut être produit le vomissement. Dans l'un, une simple ingestion d'eau tiède suffit pour faire rejeter une énorme quantité d'alimens. Dans l'autre cas, qui était plus grave et qui se présentait chez un individu robuste et très-pléthorique, l'administration d'un grain de tartre stibié dans trois onces d'eau tiède eut le même résultat. Après quelques jours il n'existait plus aucune trace de cette indisposition qui s'était montrée avec des caractères si graves en apparence. Cependant si l'on n'avait pu obtenir de vomissemens par les moyens ordinaires, ou si, considérant l'influence des efforts produits par ce phénomène, l'on redoutait un épanchement sanguin, la saignée serait indiquée. *Voyez* APOPLEXIE, COUP DE SANG.

Je ne m'étendrai pas sur les modifications que doivent apporter diverses circonstances dans le traitement de l'indigestion et de ses suites, dans les cas, par exemple, où cet accident survient pendant la convalescence, durant le cours d'une maladie, ou lorsqu'il occasione un trouble plus ou moins fort et plus ou moins durable de quelque fonction. Je ne devais, dans cet article, qu'indiquer les moyens de combattre une cause morbifique particulière. Les affections qu'elle a déterminées sont soumises aux principes de traitement exposés dans les articles consacrés à chacune d'elles. (RAIGE DELORME.)

INDISPOSITION, s. f., *mala dispositio;* se dit vulgairement d'une maladie qui ne détermine qu'un trouble léger et peu durable dans les fonctions.

INDOLENT, adj., *indolens;* qui n'est le siége d'aucune douleur : *tumeur indolente.*

INDURATION, s. f., *induratio.* Ce mot, à peu près synonyme d'endurcissement, est employé pour désigner un état dans lequel nos organes se présentent avec une densité, une dureté notablement supérieure à celle qui leur appartient naturellement, sans offrir aucune autre altération appréciable de texture. Ainsi l'induration ne saurait être rangée parmi les dégénérations organiques, quoiqu'elle s'en rapproche à quelques égards. Elle n'entraîne pas non plus les mêmes accidens; mais elle peut, suivant les parties qu'elle affecte, gêner plus ou moins l'exercice de leurs fonctions.

Presque tous les organes éprouvent à peu près simultanément, par les progrès de l'âge, une induration remarquable qui néanmoins ne peut être considérée comme un état pathologique tant qu'elle reste dans certaines limites. Il n'en est pas de même lorsque, par l'effet d'un dérangement, inconnu dans sa nature, des lois de la nutrition, quelques parties se trouvent seules, au milieu des autres, affectées d'induration. On observe quelquefois alors des symptômes assez prononcés et susceptibles d'indiquer le genre d'altération qui leur donne naissance, quoique dans la plupart des cas, il faut bien l'avouer, rien de semblable n'ait lieu; de sorte que c'est presque toujours l'examen anatomique seul, qui nous fait connaître un état morbide dont l'existence n'avait pas même pu être soupçonnée pendant la vie.

La plupart des tissus organiques peuvent être partiellement affectés d'induration. Les os sont assez sujets à l'éprouver, et c'est ce qui constitue l'affection connue sous le nom d'*éburnation.* Les muscles, surtout ceux de la vie organique, en sont aussi fréquemment atteints, et dans beaucoup de cas d'hypertrophie du cœur, les fibres de cet organe présentent une dureté remarquable. J'ai vu une fois la membrane musculaire de tous les gros intestins triplée de volume, et d'une dureté presque fibro-cartilagineuse, mais n'ayant rien perdu de ses autres qualités apparentes. Des exemples analogues ont été observés sur les autres portions du canal alimentaire. Le tissu nerveux, malgré sa mollesse habituelle, n'échappe pas toujours pour cela à l'induration. Morgagni a trouvé le cerveau très-dur sur des maniaques, ce qui l'a porté à croire que leur délire tenait en partie à cette altération. M. Portal parle également, dans son *Anatomie médicale*, de cerveaux dont il compare la dureté à celle d'un cuir épais; comparaison qu'un exemple assez remarquable du même genre m'a montrée être l'expression presque rigoureusement vraie de faits sur lesquels les recherches de M. Pinel fils et la thèse de M. Delaye doivent certainement attirer l'attention des médecins les moins empressés à suivre les progrès de l'anatomie pathologique. Enfin il serait très-facile de trouver, dans les auteurs, des cas de simple induration du foie, de la rate, de l'utérus, des séreuses, des muqueuses, etc. Cependant on a souvent donné comme tels des faits d'une nature différente. C'est ainsi que l'on désigne communément, sous le nom d'*induration du poumon*, un état d'hépatisation rouge dense, que M. Laennec a fait très-bien connaître, et qui tient en grande partie à la fixation du sang dans le tissu pulmonaire. Il en est de même de l'induration du tissu cellulaire à laquelle les nouveau-nés sont particulièrement exposés. La grande densité qu'acquiert chez eux ce tissu tient plus, comme nous le verrons, à la surabondance et à la nature particulière du liquide qu'il contient dans ses aréoles, qu'à l'augmentation de dureté des fibrilles, des lamelles et autres parties solides dont il est formé.

INDURATION DU TISSU CELLULAIRE DES NOUVEAU-NÉS. — Plusieurs des noms imposés à la maladie qui va nous occuper, tels que ceux d'œdème concret, d'œdématie concrète, d'œdème compacte, donnent à entendre que la dureté tient à une solidification particulière de l'humeur ordinairement liquide qui remplit les mailles du tissu cellulaire sous-cutané, tandis que d'autres se bornent à signaler le phénomène de l'induration, sans indiquer la cause qui le produit, comme, par exemple, le nom vulgaire d'endurcissement du tissu cellulaire, celui de sclérème et de squirrhosarque.

L'induration du tissu cellulaire a sans doute existé de tout temps. Il n'en est pas moins certain qu'on ne trouve aucune description qui puisse lui convenir dans les écrits d'Hippocrate et des anciens médecins. Elle n'a vraiment été signalée à l'attention du public médical que dans des temps fort rapprochés de nous. Pour la première fois, Umbezius publia, en 1718, l'histoire d'un enfant venu au monde à huit mois, lequel, assure-t-il, était si froid et si dur, qu'on l'aurait pris pour un morceau de glace. (*Eph. nat. curios.*, cap. IX, obs. 30, page. 62.) De 1780 à 1785, Denman et Underwood, en Angleterre, Doublet, en France, observèrent et décrivirent avec assez de soin l'induration du tissu cellulaire. Mais le premier travail de quelque importance à cet égard fut un Mémoire d'Andry, que suivirent bientôt le Mémoire d'Auvity et celui de Hulme. Ces travaux répandirent beaucoup de lumière sur un sujet dont s'occupèrent aussi Naudeau et M. Bard de Baune. En Allemagne, Went, Henke, Goelis, etc., en firent l'objet de leurs recherches, de même qu'en Italie, Liberali et Palletta. Enfin, tout récemment, MM. Trocon, Leger et Denis y ont trouvé la matière de leurs dissertations inaugurales, et M. Breschet l'occasion de découvrir des faits d'une haute importance. Telles sont les sources auxquelles nous puiserons presque tout ce que nous avons à dire sur l'induration du tissu cellulaire des nouveau-nés.

Cette maladie qui, suivant la remarque de MM. Reydellet et Denis, date souvent du sein de la mère, attaque ordinairement les enfans depuis le premier jusqu'au huitième ou dixième jour de leur naissance, plus rarement après le quinzième jour. Quelques auteurs, entre autres MM. Bard et Reydellet, assurent qu'elle peut encore se montrer au bout d'un mois, et même d'un an; mais tout porte à croire, comme le pense M. Leger, que dans ces cas de maladie tardivement développée, on a pris pour l'endurcisement du tissu cellulaire, qui paraît appartenir exclusivement aux premiers âges de la vie, une affection de nature différente, par exemple, l'anasarque active, observée par M. Jadelot sur des sujets déjà sortis de la première enfance. On remarque aussi que ce sont les enfans faibles, peu développés ou nés avant terme qui en sont affectés de préférence. Le refus de téter, des cris qui ont un caractère tout particulier, une agitation presque toujours exempte de mouvemens convulsifs, nonobstant l'opinion opposée de plusieurs médecins; une sécheresse de la peau jointe à l'abaissement de sa température, principalement sur les parties que le mal doit atteindre, annoncent son développement. Le plus habituellement la maladie commence par les extrémités abdominales, moins souvent par les membres supérieurs ; les joues s'affectent assez ordinairement en même temps ; et quand elle est de nature à marcher avec rapidité, elle a bientôt atteint l'abdomen et la poitrine. Aux membres, le gonflement, toujours plus considérable, se distingue encore par une plus grande dureté. Il affecte surtout la partie externe des jambes, et est fréquemment porté au point de faire croire au premier coup d'œil, qu'elles sont courbées, ou même fracturées. La peau qui recouvre les parties atteintes d'induration est d'un rose léger, ou bien d'une couleur plus foncée, pourpre, violette, livide. Si on la comprime avec le bout du doigt, la couleur rouge disparaît et laisse voir constamment une teinte jaune plus ou moins foncée. On produit en même temps une dépression d'autant plus lente à s'effacer que le mal est porté à un plus haut degré. Lorsque sa marche est très-aiguë, la calorification ne s'exerce presque plus, la température du corps entier s'abaisse promptement, il s'échauffe et se refroidit à la manière des masses inertes ; le pouls se laisse à peine sentir. Bientôt les cris deviennent plus faibles ; le froid des membres, leur rigidité et leur dureté augmentent ; on observe les mêmes phénomènes sur le tronc, quoique portés ordinairement à un moindre degré d'intensité ; la respiration, déjà très-gênée, s'embarrasse de plus en plus, les cris cessent, la face devient livide, le pouls imperceptible, et les petits malades meurent comme suffoqués, le plus grand nombre du premier au troisième jour de l'invasion, quelques-uns vers le dixième ou douzième, et même, dit-on, jusqu'au vingtième jour.

Quand la maladie est susceptible de guérison, les symptômes marchent avec une certaine lenteur. L'induration du tissu cellulaire offre une densité médiocre et se borne à une petite étendue ; le refroidissement n'est pas non plus très-grand. La voix acquiert un peu de force, la respiration de la facilité à s'exercer ; le pouls se développe ; toute lividité de la peau disparaît en même temps qu'elle reprend de la chaleur, quelquefois accompagnée d'une douce moiteur. Sous la persistance d'un pareil état de choses, la dureté du tissu cellulaire diminue graduellement, et disparaît enfin pour ne plus revenir. Mais ces heureux changemens, qui s'opèrent du quatrième au huitième jour de la durée du mal, sont en général rares ; car le plus grand nombre des enfans devenus durs succombent, au moins dans les hôpitaux de Paris.

L'ouverture des cadavres de ceux qui périssent montre la plupart des lésions que les premiers observateurs, Andry, Auvity, Hulme, etc., avaient déjà signalées. On en observe en outre d'assez importantes qui avaient échappé à leur investigation. Toutes peuvent être rapportées à deux chefs : les unes sont constantes, se trouvent dans tous les cas, et doivent par conséquent être considérées comme des phénomènes directement liés avec l'essence de la maladie; les autres n'ont pas toujours lieu, et, quoique quelquefois assez graves, n'en sont pas moins accidentelles ou de pures complications.

1° *Lésions constantes.*—Les cadavres en général petits, d'un rouge violet sur les membres, et encore plus au visage, qui est quelquefois brunâtre, présentent des plaques jaunes éparses, plus ou moins étendues. D'autres fois ils sont simplement d'une couleur jaune assez uniforme, mais cependant toujours plus foncée au visage et sur les régions supérieures du corps. Les parties qui pendant la vie étaient dures ont acquis une densité plus grande, surtout les joues. Le tissu cellulaire sous-jacent est dense, gorgé de sucs en partie concrets. Quand on l'incise, il ne laisse échapper que peu de sérosité plus ou moins rougeâtre, toujours prompte à se coaguler. Il a un aspect lardacé, et se trouve parsemé de petits grains grisâtres qu'Andry et Auvity comparent à ceux de la graisse des cochons ladres. D'autres fois la sérosité y est plus abondante, et les sucs concrétés en plus petite proportion, ce qui a engagé plusieurs médecins, notamment MM. Dugès et Denis, à admettre deux variétés de la maladie des enfans : l'endurcissement concret ou adipeux, et l'endurcissement séreux ou œdémateux.

Les poumons, ou au moins l'un de ces organes, présentent toujours, surtout dans les parties déclives, un engorgement plus ou moins notable, si analogue à l'hépatisation inflammatoire, que Hulme et M. Trocon l'ont considéré comme en ayant réellement la nature. Mais un phénomène bien plus important, et qui doit être regardé comme la cause principale de la plupart des autres, consiste dans les changemens qu'a subis la composition du sang, dont le sérum, de même que le liquide infiltré dans le tissu cellulaire, a une tendance remarquable à se concréter, se moule promptement sur la forme des vases dans lesquels on le met, et contient, comme M. Chevreul s'en est assuré par des analyses fort exactes, une quantité très-notable de matière colorante jaune-verte, ce qui tout à la fois nous fait connaître la cause de la jaunisse généralement répandue dans tout le corps, et celle de l'endurcissement qui affecte certaine portion du tissu cellulaire. Nul doute encore que la nature particulière du sang, en rendant sa circulation plus difficile, ne le force à s'accumuler dans le système veineux. Aussi les vaisseaux des membranes du cerveau, et quelquefois ceux de sa propre substance en sont-ils habituellement très-gorgés, mais non pas au point de se déchirer, bien qu'Auvity soit d'une opinion opposée. Il se trouve également en grande quantité dans les grosses veines et dans les cavités droites du cœur, où il forme souvent des concrétions gélatiniformes, toutes choses qui contribuent sans doute à empêcher l'occlusion du trou Botal, que l'on trouve très-fréquemment ouvert, quoique cela n'ait pas lieu constamment, comme l'assure M. Breschet. Le foie ne présente pas des traces moins évidentes de la stase sanguine. Suivant Palletta, il est toujours d'un rouge brun, et verse du sang en abondance quand on l'incise profondément. Cependant sa propre substance ne paraît pas altérée dans sa texture ; on peut même dire qu'elle est saine. Peut-être n'en est-il pas toujours de même de la vésicule biliaire. Il est assez probable que sa membrane interne et celle des canaux hépatiques sont constamment le siége d'une sorte d'affection inflammatoire, altération qui n'est pas sans rapport avec la couleur ordinairement d'un vert foncé, brunâtre même, de la bile, et sa viscosité ordinairement très-grande, quoique, dans certains cas assez rares, on puisse trouver cette humeur décolorée, grisâtre, glaireuse ou mucilagineuse. La rate est ordinairement remplie de beaucoup de sang.

Doit-on ranger au nombre des phénomènes constans le peu de développement du canal intestinal, qui, suivant M. Leger, aurait, terme moyen, environ trois pieds de moins en longueur chez les enfans durets que chez les autres ? Je n'ose rien affirmer à cet égard. Mais il ne faut pas balancer à ranger parmi les lésions constantes l'engorgement ou plutôt l'infiltration séro-gélatineuse de l'épiglotte et de la glotte, cause évidente de l'altération de la voix pendant la vie ; la rougeur toujours notable de la membrane muqueuse de la trachée-artère et des premières divisions des bronches, et peut-être aussi, le peu de développement de ces organes.

2° *Lésions accidentelles ou de complication.* — On doit incontestablement classer parmi ces lésions les altérations variées que présente l'intérieur des voies digestives, comme la rougeur de simple engorgement ou bien un état inflammatoire évident, caractérisé par l'épaississement de portions plus ou moins considérables de leur membrane muqueuse, et la fixation du sang dans son tissu; le ramollissement de quelques points de sa surface, le développement d'éruptions de nature diverse, la présence d'ulcérations, etc., désordres que l'on trouve principalement chez les sujets peu *indurés*, et dont la maladie a marché avec lenteur; qui manquent très-fréquemment chez ceux qui sont promptement enlevés par l'induration du tissu cellulaire, et ne peuvent par conséquent, quoi qu'en disent quelques médecins physiologistes, en être considérés comme la cause. Nous rangeons sur la même ligne l'engorgement des ganglions lymphatiques du mésentère, qui, de même que leur ramollissement, se rencontre assez fréquemment; l'éruption de petits boutons sur les plèvres, la production de sérosité floconneuse et les fausses membranes qu'occasione quelquefois leur inflammation. Quant à la sérosité épanchée sans état inflammatoire, on la trouve presque toujours en quantité assez remarquable dans les plèvres, dans le péricarde, dans les ventricules du cerveau. La même chose a lieu pour le péritoine, ce qui n'empêche pas que les autres organes de l'abdomen, dont nous n'avons rien dit, les reins et toutes les dépendances des voies urinaires, ne soient ordinairement dans l'état le plus sain.

Si maintenant nous cherchons, en appréciant à leur juste valeur les lésions qui viennent d'être décrites, à nous faire une idée exacte de la maladie dans laquelle on n'a d'abord vu qu'une affection du tissu cellulaire, nous trouverons que, très-compliquée par le nombre et l'enchaînement des désordres qu'elle produit, elle consiste primitivement et essentiellement, 1° dans l'altération des qualités chimiques du sang; 2° dans un état inflammatoire d'une portion plus ou moins considérable du parenchyme pulmonaire; 3° et très-probablement dans le développement imparfait du canal intestinal. Or il suffit des deux premières conditions morbides pour s'opposer au libre exercice de la circulation et de la respiration, pour produire l'ictère, déterminer la stase du sang dans les veines, et par suite la persistance du trou Botal; occasioner le refroidissement du corps, et enfin accumuler dans le tissu cellulaire un liquide très-concressible. Il en résulte que le phénomène de l'induration qui le premier a fixé l'attention des observateurs, loin de constituer l'essence de la maladie, en est lui-même un des effets assez éloignés, ce qui ne l'empêche pas à son tour, par les obstacles qu'il apporte à la circulation, d'augmenter l'intensité d'action des causes auxquelles il doit son origine.

M. Allard a cru trouver de l'analogie entre l'endurcissement du tissu cellulaire des nouveau-nés et la maladie des Barbades. Mais en admettant que, dans les deux cas, le mode d'affection du tissu sous-cutané soit le même, ce qui me semble loin d'être démontré, il est certain que dans la première affection la peau n'est que peu ou pas du tout altérée dans sa texture organique, tandis que dans la seconde, c'est par la peau que commence la désorganisation. De plus, il y a entre elles deux toutes les différences qui distinguent une maladie générale d'une maladie locale. Quant à quelques autres maladies que, je ne sais par quelle raison, les médecins ont confondues avec l'induration du tissu cellulaire, telles que la rose ou l'érésypèle des nouveau-nés, l'ictère, auquel ils n'échappent jamais, je ne les signale que pour ne pas paraître les avoir oubliées : elles ne ressemblent nullement à l'induration aux yeux d'un praticien tant soit peu exercé. Il en est de même de certaines affections de nature œdémato-phlegmoneuse dont les enfans d'un âge déjà assez avancé sont quelquefois atteints, et que M. Bard, avons-nous dit, n'a pas toujours su distinguer de la maladie qui nous occupe.

Les premiers observateurs ayant principalement rencontré l'induration du tissu cellulaire pendant l'hiver, ne virent dans la maladie qu'une *congélation* des sucs adipeux occasionée par le froid, et attribuèrent presque exclusivement à l'action de cet agent le développement de tous les phénomènes morbides. Telle fut l'opinion d'Andry et d'Auvity, qu'adoptèrent ensuite sans discussion un grand nombre de médecins, entre autres, Went, Henke, Goelis, etc. Mais il n'est pas possible d'admettre une manière de voir les choses aussi bornée, lorsque l'on sait qu'aussitôt après leur naissance, les enfans des Lapons sont frottés avec de la neige sans le moindre inconvénient, et quand il est constaté qu'en France il y a des enfans atteints de l'endurcissement du tissu cellulaire dans toutes les saisons de l'année. Je me contenterai de citer à l'appui de ce dernier fait M. Leger, qui s'est assuré que sur quarante-quatre enfans morts à l'hôpital des Enfans-Trouvés dans le courant de juin 1823, vingt-un ont succombé à l'œdème compacte. Le même médecin a également constaté que la température des salles est à peu près sans influence sur la marche d'une maladie qui, cependant, paraît être bien plus fréquente en hiver qu'en été. Mais c'est principalement son apparition si ordinaire dès les premiers instans de la naissance, qui nous oblige à chercher ses causes ailleurs que dans la température atmosphérique. Lorsqu'en effet on voit que ce sont presque toujours des enfans faibles, peu développés, ou nés avant terme, dont les mères, en proie aux chagrins, à la misère et aux besoins les plus pressans, ont eu une grossesse pénible, qui, dans les hôpitaux, deviennent habituellement victimes de l'induration, il est impossible de se refuser à reconnaître dans la répétition constante des mêmes faits l'existence de causes dont l'action long-temps prolongée a fini par détériorer l'organisme des nouveau-nés; causes parmi lesquelles nous ne rangeons certainement pas, à l'exemple de Lefebvre de Ville-Brune, les prétendues propriétés tannantes des eaux de l'amnios. Nous croyons devoir également rejeter l'influence des affections syphilitiques que les mères auraient pu éprouver pendant la gestation; car, bien qu'elles soient susceptibles d'amener un véritable endurcissement du tissu cellulaire, comme l'avaient déjà remarqué Doublet et plusieurs médecins allemands, cet endurcissement ne ressemble pas, suivant l'opinion, à mon sens bien fondée, de M. Leger, à celui que produisent les causes qui, sans exercer d'action spécifique, n'en finissent pas moins, après avoir dépravé les sucs réparateurs de la mère, par porter les mêmes vices dans les humeurs du fœtus. Ce fait une fois bien constaté, il devient facile de se rendre raison du développement imparfait de ses organes, et d'expliquer la production de la phlegmasie pulmonaire, qui ne peut manquer de contribuer puissamment aux progrès ultérieurs du mal, bien qu'elle ne suffise pas pour le produire à elle seule, comme l'ont pensé Hulme et M. Trocon. S'il en est ainsi, il serait ridicule d'attribuer une grande influence à la difficulté que la dentition éprouve à se faire, ce qui d'ailleurs ne saurait avoir lieu qu'à une époque où les enfans n'ont plus à craindre l'induration du tissu cellulaire; et de tenir beaucoup de compte d'une foule d'autres accidens vraiment insignifians auxquels plusieurs auteurs ont fait jouer un grand rôle dans la production de cette maladie.

Ce que nous venons de voir, par rapport à ses causes, nous apprend d'avance que son traitement curatif doit être rarement suivi de succès, et nous autorise à penser qu'il serait facile, en soumettant pendant leur grossesse les mères à un régime sagement ordonné, d'obtenir des résultats avantageux pour la santé des enfans. Mais il est par malheur si souvent impossible d'exécuter ce que l'on sait devoir être utile, que les médecins en seront sans doute toujours réduits à s'occuper de guérir un mal qu'on ne leur aura pas permis de prévenir. Jusqu'ici on ne lui a guère opposé que des moyens propres à combattre son symptôme le plus formidable, c'est-à-dire la gêne avec laquelle la respiration et la circulation s'exécutent. Peut-être même n'y aura-t-il jamais rien de mieux à faire tant qu'on ne possèdera pas un remède capable de rendre au sang sa fluidité naturelle. En effet il paraît jusqu'à présent prouvé par l'expérience que, si l'on parvient à entretenir pendant quelque temps son mouvement circulatoire, il se dépouille peu à peu de ses qualités nuisibles et en acquiert de compatibles avec l'entretien de la vie. Nous conseillerons donc, avec Andry, Auvity et le plus grand nombre des auteurs, l'usage des boissons délayantes, les bains chauds aromatiques, les frictions sèches avec des flanelles chaudes sur la peau, les applications de sable chaud autour des membres, une sorte de massage fait avec ménagement, et même l'application de sinapismes et de vésicatoires, dont Andry, Auvity et M. Bertin assurent avoir obtenu de bons effets. Il ne faut pourtant pas taire qu'il paraît y avoir un procédé plus énergique pour faciliter la circulation. Ce n'est pas, il est vrai, l'administration de violens émétiques préconisés par Hulme avec une confiance puérile, ni l'emploi intérieur du kermès, qui cependant a d'abord réussi assez bien entre les mains de Palletta; mais les sangsues que le même médecin faisait appliquer aux jambes de ses petits malades, auxquels il prescrivait simultanément l'usage des bains chauds. De cette manière, il assure être parvenu à guérir quarante-deux malades sur quarante-trois. (*Arch. génér. de méd.*, mai 1824, page 113.) Un tel succès passe toute espérance.

Il ressemble si peu à ce que nous voyons en France, qu'avant d'y croire il est bon de soumettre le nouveau mode de traitement à l'épreuve de l'expérience. Que si l'efficacité venait à en être confirmée, la thérapeutique de l'induration du tissu cellulaire des nouveau-nés offrirait des résultats au moins aussi satisfaisans que ceux auxquels nous sommes arrivés par rapport à l'anatomie pathologique de cette affection. (ROCHOUX.)

INÉGAL, adj., *inæqualis*. On caractérise ainsi le pouls lorsque les pulsations artérielles n'ont pas la même force. *Voyez* POULS.

INERTIE DE MATRICE, s. f., *inertia uteri*. On entend par cette expression l'affaiblissement de la contractilité de l'utérus. Cet affaiblissement n'est sensible qu'aux époques où la contractilité de l'organe est en action et doit produire son effet, c'est-à-dire pendant l'accouchement, et immédiatement après. C'est par une extension abusive qu'on a voulu désigner sous le non d'inertie l'*atonie* ou l'*asthénie* de l'utérus, qu'on a admise dans certains cas comme cause de la lésion des fonctions de cet organe, de l'aménorrhée, de la leucorrhée, et même de la chlorose et de la stérilité.

L'inertie de l'utérus se manifeste dès le commencement du travail de l'enfantement, pendant son cours, ou seulement à l'époque de la délivrance. Dans le premier cas, souvent on ne peut l'attribuer à d'autres causes qu'à la constitution faible, molle et lymphatique de l'individu, à son affaiblissement par des maladies, à l'influence du climat, des passions déprimantes; plus souvent elle est manifestement due à l'excessive distension des parois utérines par suite de la présence de plusieurs fœtus, d'une hydropisie de l'amnios ou d'une tumeur volumineuse. Aux articles ACCOUCHEMENT, DYSTOCIE et HYDROMÈTRE, j'ai exposé ce que ces causes présentent de spécial en elles-mêmes et dans leurs effets, et les soins qu'elles exigent. Quand l'inertie survient pendant le cours du travail de l'enfantement, elle reconnaît ordinairement des causes évidentes: la fatigue des fibres utérines, dont les contractions long-temps répétées ont en vain lutté contre un obstacle qu'elles n'ont pu vaincre; la rupture prématurée des membranes, qui permet l'écoulement d'une certaine quantité d'eau de l'amnios, tandis que le reste de ce liquide, retenu par la tête du fœtus qui fait l'office de tampon à l'orifice de l'utérus, et ne s'écoulant que peu à peu à chaque douleur, n'oppose aux contractions utérines qu'une résistance imcomplète et incapable d'éveiller leur énergie; l'hémorrhagie, qui prive les fibres de l'utérus du sang, leur stimulant naturel, et qui, lorsqu'elle est interne, agit en outre comme cause de distension extrême de ces fibres. Lors de la délivrance, l'inertie peut être produite par toutes ces causes, et de plus par la déplétion subite de l'utérus, lorsque l'accouchement se fait avec trop de rapidité. Mais ces causes agissent d'autant plus efficacement qu'il existe déjà une prédisposition que l'on ne peut le plus souvent reconnaître qu'à ses effets, et qui quelquefois paraît agir seule; car on voit l'inertie se manifester aussi sans cause occasionelle appréciable.

La lenteur, l'éloignement, la faiblesse des contractions utérines, quelquefois leur suspension totale, caractérisent l'inertie de l'utérus. Si on tente d'introduire la main dans cet organe, on n'éprouve aucune résistance, ses parois molles ne sont pas appliquées sur le corps du fœtus, et si le fœtus est déjà sorti, on trouve l'utérus flottant dans l'abdomen, comme une bourse lâche et sans élasticité. Après la mort des femmes, on a vu ses parois minces, non contractées, être affaissées sur elles-mêmes et flasques comme une peau mouillée, surtout quand l'hémorrhagie, effet de l'inertie, a été la cause immédiate de la mort. Quand on palpe l'abdomen, on ne sent pas l'utérus dur et arrondi comme il doit être; souvent il est si flasque, qu'on ne peut le distinguer de la masse des intestins grêles.

Les effets de l'inertie par rapport à l'accouchement et à la délivrance ont été appréciés dans les articles déjà cités. Je me bornerai à en présenter ici le tableau abrégé. La lenteur du travail épuise les forces de la femme, la jette dans un affaiblissement que l'on a vu quelquefois produire la mort, soit pendant l'accouchement, soit peu après, sans qu'on ait pu attribuer cette issue funeste à d'autres causes, ni relever les forces par les soins les mieux entendus. L'enfant lui-même est souvent la victime de la prolongation du trouble que les phénomènes de l'accouchement apportent dans l'exécution de ses fonctions. Les fortifians, les toniques et les stimulans empruntés à la diététique et à la pharmacie, ou les agens mécaniques, sont souvent inefficaces pour exciter l'action de l'utérus et ranimer ses forces : quelquefois leur usage peut entraîner de graves inconvéniens. On est souvent alors obligé de terminer l'accouchement, soit au moyen du forceps, soit en allant avec la main chercher les pieds du fœtus. Ces procédés, outre l'avantage qu'ils présentent par rapport à l'issue de l'accouchement, ont encore celui de tirer l'utérus de l'espèce d'engourdissement dans lequel il est plongé. Après l'accouchement, non-seulement la délivrance se trouve retardée indéfiniment, mais encore la femme est exposée au renversement et à l'hémorrhagie de l'utérus. *Voyez* RENVERSEMENT DE L'UTÉRUS et MÉTRORRHAGIE.

Pour ce qui a rapport aux moyens de combattre l'inertie de l'utérus, de prévenir ses effets ou d'y remédier, je dois renvoyer aux articles indiqués dans le cours de celui-ci. J'ai dû n'envisager ici que les considérations générales qu'offre l'étude de l'inertie, qui est plutôt une cause de différens désordres qu'une maladie spéciale. (DESORMEAUX.)

INFANTICIDE (*hygiène publique, médecine légale*), *infanticidium*, de *infans*, enfant, et de *cædo*, je tue; meurtre d'un enfant, comme aussi meurtrier d'un enfant.

Dans l'acception la plus étendue du mot, l'infanticide est le meurtre d'un enfant, depuis l'état d'embryon jusqu'à l'âge de puberté. Cependant on distingue en médecine légale l'embryoctonie ou le fœticide, de l'infanticide, c'est-à-dire que par les deux premières expressions on entend la destruction du fœtus avant son expulsion ou par l'effet de son expulsion violente et prématurée, tandis que la troisième désigne le meurtre d'un enfant plus ou moins de temps après sa naissance. Un langage très-rigoureux exigerait peut-être que l'on adoptât, comme expression générique, le mot fœticide pour désigner la destruction volontaire du fœtus depuis l'époque de sa formation jusqu'après celle de son expulsion; que le mot *embryoctonie* ne servît qu'à exprimer l'action de faire périr dans le sein maternel le fœtus non encore complétement développé, et enfin que le mot *infanticide* ne fût appliqué qu'au meurtre d'un enfant viable. Mais, quelque importance grammaticale qu'on veuille attacher à ces distinctions, il est indispensable de restreindre l'acception du mot infanticide, si l'on veut fixer les limites de la doctrine qui s'y rattache; doctrine qui, sans cela, s'étendrait jusqu'aux détails immenses de tout ce qui est relatif à l'homicide. Ainsi, pour borner notre texte à ses légitimes attributions, nous entendrons ici par infanticide le meurtre d'un fœtus viable, meurtre commis immédiatement ou peu de temps après l'enfantement, ou, pour nous servir des termes de l'article 300 du code pénal, le meurtre d'un enfant nouveau-né.

Dans le vaste domaine de la médecine appliquée à l'économie politique, il est peu d'objets qui aient autant fixé l'attention des médecins et exercé leur plume que l'infanticide. La gravité de ce crime, ses conséquences physiques et morales, les difficultés qui de toutes parts s'élèvent lorsqu'il s'agit d'en établir la réalité, expliquent suffisamment le zèle avec lequel on a recherché les moyens de le prévenir, de le constater, et d'en découvrir chaque fois les circonstances et les auteurs.

Il est résulté de ces travaux et de leurs motifs, que l'infanticide doit être considéré sous deux points de vue généraux : l'un est relatif à tout ce qui peut tendre à empêcher que le crime ne s'exécute; l'autre concerne la doctrine qui expose les moyens de distinguer individuellement sa réalité et son auteur. L'un fait partie de l'hygiène publique, l'autre appartient à la médecine légale.

L'infanticide considéré sous le rapport de l'hygiène publique. — Si nous voulions suivre rigoureusement la marche que nous venons d'indiquer, c'est-à-dire si nous entreprenions d'examiner l'infanticide sous le rapport de l'hygiène publique avant de le traiter sous celui de la médecine légale, nous donnerions inévitablement à notre travail une étendue hors de proportion avec les dimensions de cet ouvrage, qui étant moins destiné aux publicistes qu'aux médecins, ne doit exposer avec les détails nécessaires que les sujets qui intéressent directement ces derniers. Ainsi, en nous bornant à donner un apperçu aphoristique des principaux moyens qui, dans un état, peuvent diminuer la fréquence de l'infanticide ou même le prévenir complétement, nous aurons rempli la première partie de notre tâche, et nous pourrons immédiatement après en aborder la seconde, la doctrine médico-légale relative à ce crime.

Voici donc à quoi se réduisent essentiellement toutes les mesures proposées jusqu'à ce jour comme les plus propres pour prévenir l'infanticide :

Donner à la jeunesse une bonne éducation morale et religieuse;

Faciliter le mariage;

Ne pas punir par des lois trop répressives le rapprochement des sexes hors l'état de mariage;

Ne pas déverser de l'opprobre sur les mères d'enfans naturels;

Prévenir et punir sévèrement les mauvais traitemens qu'on pourrait exercer envers les filles enceintes;

Procurer aux filles enceintes des asiles où elles puissent cacher leur grossesse et accoucher secrètement;

Multiplier les établissemens d'enfans trouvés.

L'infanticide considéré sous le rapport de la médecine légale. — Nous avons étudié avec soin les méthodes adoptées par les auteurs qui jusqu'à ce jour ont écrit sur le sujet dont nous allons nous occuper, et nous croyons pouvoir conclure de cette étude, que l'ordre le plus convenable à suivre pour présenter l'ensemble des faits et des considérations dont se composera notre texte, sera de nous conformer à peu près à la marche des enquêtes judiciaires en matière d'infanticide. En effet, dans l'état actuel de notre législation, les tribunaux ne sauraient accueillir une prévention de ce crime sans l'existence du corps de délit. Ainsi l'instruction d'une procédure d'infanticide ne peut être continuée qu'autant que le corps de l'enfant qui a péri ou que quelques-unes de ses parties pourront être présentées. Alors on débute par examiner l'état extérieur de l'enfant sous le rapport du degré de développement physique nécessaire à la vie extra-utérine et des causes extérieures qui ont pu agir sur lui, soit avant, soit après la mort. Cet examen de l'extérieur terminé, on constate si l'état des organes internes établit qu'il y a eu vie après la naissance, et si les désordres internes, plus ou moins en rapport avec les désordres externes, permettent de conclure qu'il y a eu mort violente, dont il faut ensuite préciser le genre ainsi que les agens. On recherche alors l'auteur de cette mort, et lorsque les soupçons se dirigent sur une femme qu'on croit être la mère de la victime, on examine si l'état physique de cette personne confirme les préventions qui s'élèvent contre elle, et l'on arrive ainsi, à l'aide d'un rapprochement des données obtenues de l'examen de l'enfant et de la mère, à des inductions qui, mises en rapport avec les autres circonstances physiques et morales du procès, procurent à la justice la conviction dont elle a besoin pour condamner ou pour absoudre.

Nous n'ignorons pas que des circonstances extraordinaires ont pu quelquefois intervertir cette marche; mais elle n'en est pas moins applicable à un grand nombre de cas, et si, dans certains d'entre eux, on peut modifier l'ordre de succession de quelques détails, toujours demeure-t-il constant que les recherches sur la femme ne devront jamais être entreprises, du moins malgré elle, sans qu'on ait préalablement acquis la certitude qu'il y a eu suppression de part. L'exemple suivant servira à confirmer ce précepte, conforme d'ailleurs aux lois de la raison et de la morale. Le lit d'une dame âgée est trouvé défait et inondé de sang. Un homme de l'art appelé par le commissaire de police confirme la présomption qu'un accouchement vient d'avoir lieu dans ce lit; les soupçons se dirigent sur une jeune servante que l'on suppose avoir caché sa grossesse; déjà elle est surveillée sans qu'elle s'en doute, déjà on se dispose à la soumettre à une exploration, lorsqu'à notre arrivée nous demandons à examiner le lit. Nous reconnaissons qu'il n'est ensanglanté qu'à l'endroit que touchent ordinairement les jambes, nos recherches nous apprennent en même temps que la servante, retardée par d'autres occupations, a négligé, contre son habitude, de faire le lit, quoique la journée soit déjà avancée. Enfin nous découvrons que le sang répandu résulte de la rupture, inaperçue pendant la nuit, d'une varice à une des jambes de la dame qui avait provoqué l'enquête. Cet exemple n'était que comique; mais combien n'en est-il pas dont les suites ont été tragiques par l'effet qu'une visite indiscrète, alarmant la pudeur, et l'appareil d'une recherche judiciaire, ont plus d'une fois produit sur l'innocence et la vertu.

L'examen auquel nous allons nous livrer aura donc pour objet, 1° les conditions relatives à l'état de l'enfant, qui tendent à admettre ou à exclure la réalité de l'infanticide; 2° les conditions relatives à l'état physique de la mère; 3° les conditions relatives à son état moral; 4° l'ensemble et le rapport entre elles de ces conditions diverses.

Des conditions relatives à l'état de l'enfant, qui tendent à admettre ou à exclure la réalité de l'infanticide. De la viabilité de l'enfant. — L'enfant qui naît à une époque où son imperfection physique exclut la vie extra-utérine, ou, en d'autres termes, l'enfant qui n'est pas viable, peut à la vérité donner lieu à une enquête pour fait d'avortement, mais jamais pour fait d'infanticide; car le meurtre d'un enfant nouveau-né ne peut se concevoir sans que l'enfant ait vécu hors du sein maternel. Dans un petit nombre de cas, il est vrai, l'enfant non-viable peut naître avec quelques signes de vie organique, et quoique alors une morale rigoureuse ne permette pas, relativement à la culpabilité du meurtrier, d'admettre de différence entre cette vie et la vie de relation, il n'en est pas moins vrai qu'aux yeux de la société l'infanticide est un acte bien plus criminel que l'avortement : le premier a pour l'ordre social des conséquences plus graves que l'autre, en ce qu'il atteint un être qui réunit à un plus haut degré que l'avorton les qualités physiques de notre espèce, et d'ailleurs l'exécution de ce forfait suppose plus d'atrocité que le crime d'avortement, parce que, dans l'ordre naturel, nos affections n'acquièrent de l'intensité qu'autant qu'elles sont excitées par nos sens, et que le sentiment maternel devrait se manifester dans toute sa force lorsque l'enfant a franchi les entraves qui le dérobaient aux yeux de sa mère. Aussi l'article 302 du Code pénal punit-il de mort tout coupable d'infanticide, tandis que l'article 317 ne prononce contre le crime d'avortement que la réclusion, lorsque le coupable n'exerce pas une des branches de l'art de guérir, et les travaux forcés à temps dans le cas contraire. Cette énorme différence entre la gravité des peines portées contre l'infanticide et l'avortement suffit donc seule pour appeler toute l'attention du médecin sur les phénomènes qui, sur le cadavre d'un fœtus, dénotent affirmativement ou négativement la viabilité; car dans la supposition même que le corps d'un fœtus offrirait des traces évidentes de violences exercées volontairement sur lui, nous ne pensons pas qu'il soit possible, s'il n'y a pas eu viabilité, d'assimiler à l'infanticide l'acte qui a produit ces traces, ne fût-ce, outre les considérations morales, que par l'impuissance où nous sommes de pouvoir déterminer par l'inspection même la plus exacte du cadavre d'un fœtus non viable, si après son expulsion ce fœtus a eu vie, même vie organique.

Moyens de déterminer la viabilité du fœtus. — Nous pourrions, en prenant la conception pour point de départ, discuter longuement sur l'époque à laquelle le fœtus peut être considéré comme viable; mais outre que ce sujet devra être examiné au mot *viabilité*, il ne peut, selon nous, recevoir dans aucun cas en matière criminelle la même application qu'en matière civile. Nous allons tâcher d'en exposer la raison de la manière la moins abstraite qu'il nous sera possible.

La viabilité, déterminable seulement d'après l'époque de la conception, présente plusieurs anomalies qui sont exposées au mot *viabilité*. Elles ont été si bien prévues par notre Code civil, qu'il fait commencer le droit de succéder avec le moment de la conception, si toutefois l'individu conçu naît viable (art. 725 et 906). D'une autre part, bien que ce même Code autorise l'époux à désavouer la paternité lorsque l'enfant est né avant le cent quatre-vingtième jour du mariage, ce désaveu ne peut être légalement accueilli si l'enfant est déclaré n'être pas viable (art. 314). On voit, d'après ces dispositions légales, qu'en matière civile la viabilité d'un fœtus peut tourner à l'avantage de l'une ou de l'autre des parties, dont les intérêts devront être également respectés. En matière criminelle, au contraire, la démonstration de la viabilité aggravera constamment l'accusation. Ainsi, s'il peut être permis en matière civile d'invoquer ces irrégularités qui sembleraient établir que des fœtus ont pu vivre hors du sein maternel, quoiqu'ils fussent nés le cent cinquantième jour après la conception, de pareilles exceptions, en les supposant réelles, ne devront jamais être admises en matière criminelle, puisqu'elles témoigneraient exclusivement dans l'intérêt de l'accusation, et qu'il serait contraire aux lois de la raison et de l'humanité de fonder des charges contre un accusé sur des phénomènes qui sortent des règles ordinaires de la nature. D'ailleurs quelle différence entre les procédures civiles et criminelles, lorsqu'il s'agit d'une question de viabilité! Dans les premières, l'époque de la conception peut jusqu'à un certain point être déterminée légalement par celle du mariage; dans les secondes, au contraire, tout à cet égard est doute et obscurité.

Concluons donc de ce qui précède, que dans toute investigation relative à une accusation d'infanticide, le médecin appelé pour éclairer la justice devra bien se garder de faire concourir l'époque présumée à laquelle un fœtus aura été conçu au nombre des preuves de la viabilité, et que celle-ci ne devra être uniquement démontrée que par des phénomènes physiques assez matériels pour pouvoir être aisément saisis par nos sens; ou en d'autres mots : dans les procès d'infanticide, la viabilité du fœtus ne doit résulter que des signes qui constituent régulièrement sa maturité, de sorte que *maturité* et *viabilité* auront ici la même acception. Or ces signes de la viabilité ou de la maturité sont, d'une part, l'absence de ceux qui indiquent que le fœtus n'est pas venu à terme, et que nous avons exposés au mot *avortement*; d'une autre part, la présence des caractères qui prouvent que le fœtus est parvenu au degré de développement qui comporte généralement la viabilité. Ces signes de la viabilité peuvent être extérieurs ou intérieurs, et c'est sous ce double rapport que nous allons les exposer. Mais quel que soit le degré d'importance de chacun d'eux, nous ne saurions trop insister sur la nécessité de les juger dans leur ensemble, puisque aucun d'eux, considéré isolément, ne peut, à cause des nombreuses anomalies auxquelles il est sujet, fournir d'induction certaine. Nous ferons en outre remarquer que dans cette énumération nous nous bornerons à ne signaler que les caractères les plus faciles à saisir, puisque leur réunion suffira au but qu'on se propose, et qu'ils pourront être constatés sans entraîner des recherches anatomiques trop minutieuses, et dont la délicatesse pourrait exposer à des erreurs des sens.

Des signes extérieurs de la viabilité. — Volume de l'enfant. — On doit entendre par-là le poids et les dimensions de son corps. On conçoit que l'un et les autres doivent présenter des variations très-sensibles qui peuvent dépendre du degré de nutrition dans le sein maternel, de la constitution des parens, de l'état de la mère pendant la gestation, et de beaucoup d'autres circonstances dont les conditions nous échappent. On a vu, dit M. Orfila (*Leç. de méd. lég.*, t. 1, p. 52), des enfans à terme longs de quinze à seize pouces, tandis que la longueur de quelques autres était de vingt-trois pouces; quelques-uns d'entre eux ne pesaient que deux ou trois livres; d'autres, au contraire, pesaient douze ou quatorze livres.

La moyenne des nombres donnés par les expériences comparatives sur le poids des nouveau-nés est de six livres un quart; mais doit-on conclure de là, d'une manière absolue, que tout fœtus qui a ce poids est né viable? Nous ne le pensons pas, puisqu'on sait qu'un assez grand nombre de nouveau-nés peut peser de neuf à dix livres ou même plus, et qu'alors tel fœtus qui, par exemple, eût pesé dix livres à l'époque de sa maturité, pourrait n'être qu'un avorton, et cependant peser au delà de six livres. Par la même raison, appliquée au cas inverse, les enfans qui pèsent au-dessous de six livres ne devront pas être considérés sous ce seul et unique rapport comme non viables, puisqu'on en a vu beaucoup venir parfaitement à terme, et cependant peser bien moins que six livres.

Mais malgré ces variations extrêmes, désolantes au premier abord pour celui qui cherche la certitude, on ne devra jamais négliger de constater le poids de l'enfant. Outre que cette précaution peut devenir nécessaire, ainsi qu'on le verra plus bas, pour déterminer si la respiration a eu lieu après la naissance, elle peut, en mettant la donnée qu'elle fournira en rapport avec d'autres indices, contribuer puissamment à confirmer ou à infirmer la maturité du fœtus. D'ailleurs lorsque le poids d'un enfant venu à terme est très-au-dessous de ce qu'il devrait être, lorsque, par exemple, l'enfant ne pèse que deux ou trois livres, on trouve constamment chez lui, ainsi que le remarque M. Chaussier (*Considér. médico-lég.*), quelques vices de conformation, ou un état de débilité, d'atrophie qui caractérise une maladie, une affection profonde de toute l'organisation.

Les données qu'on peut obtenir sur la maturité d'un fœtus, par l'appréciation de ses dimensions, sont d'autant moins à négliger que la grandeur ou la longueur des enfans qui naissent au terme ordinaire de la grossesse est moins variable que leur poids, et qu'il est permis d'établir, d'après les recherches de Baudeloque, confirmées par celles de M. Chaussier, que les deux extrêmes de la longueur des enfans venus au neuvième mois de la grossesse sont de 440 millimètres (16 pouces) à 596 et même 650 (22 à 23 pouces). On n'oubliera pas toutefois que le premier de ces termes étant aussi la longueur des fœtus de huit mois, et que les exemples de fœtus de 13 à 15 pouces de long, quoique venus à terme, étant bien avérés, il faudra, ainsi que nous l'avons dit, ne tirer d'induction de la longueur du fœtus, qu'autant qu'on l'aura examinée dans ses rapports avec l'ensemble des phénomènes de viabilite.

Pour constater la longueur du fœtus on devra se servir du *mécomètre* (de *μῆκος longueur, grandeur*, et de *μέτρον mesure*), instrument proposé par M. Chaussier et usité à l'hospice de l Maternité. Il consiste en une règle en bois ou tige carrée, divisée sur deux côtés opposés en décimètres, centimètres et millimètres d'un côté, et en pouces et lignes de l'autre côté. Une lame de cuivre arrêtée à angle droit à une extrémité de cette tige forme un point fixe; et un curseur de même forme, de même métal, qui glisse sur la tige et qu'on peut arrêter au moyen d'une vis, donne la longueur du corps que l'on mesure. C'est, à peu de différence près, l'instrument si connu dont se servent les cordonniers pour connaître la longueur du pied qu'ils doivent chausser.

Outre cette mesure de la longueur totale du corps, il n'est pas inutile d'avoir quelque égard aux dimensions de la tête et aux proportions de forme et de grandeur des parties entre elles. Ainsi chez un enfant à terme, le diamètre occipito-frontal ou longitudinal de la tête est ordinairement de 110 millimètres (à peu près 4 pouces), le diamètre oblique ou occipito-mentonnier est de 150 millimètres (à peu près 5 pouces), et le transversal ou le bi-pariétal est de 85 millimètres (à peu près 3 pouces et demi). Quant aux proportions des parties entre elles, on remarque que le volume de la tête, relativement aux autres parties du corps, est d'autant plus considérable que le fœtus est plus éloigné de l'époque de sa maturité. Cependant « la tête d'un fœtus viable et bien conformé est toujours fort grosse, le crâne est grand, la face petite; le thorax court, arrondi, saillant du côté de l'ombilic, le bassin étroit, peu développé, et les membres, surtout les abdominaux, sont d'autant plus courts que le fœtus est plus éloigné du terme de sa maturité. Si du sommet de la tête aux talons, on mesure un adulte bien conformé, la moitié de la longueur totale répond ou au bord supérieur du pubis, ou un peu au-dessous de l'arcade formée par le pubis. Si on mesure de même le corps d'un fœtus, on trouvera que la moitié de la longueur totale correspond à différens points de l'abdomen, suivant l'âge du fœtus; ainsi dans un fœtus au terme du neuvième mois de grossesse, la moitié de la longueur du corps se trouve un peu au-dessous de l'ombilic; dans le fœtus de huit mois, elle se trouve à 2 ou 3 centimètres au-dessus de l'ombilic; à sept mois, elle est encore plus élevée et plus rapprochée du sternum. » (Lecieux, *Consid. méd.-lég. sur l'infantic.*, édit. de 1819.)

Autres signes extérieurs de la viabilité. — Pour bien apprécier les autres signes extérieurs de la viabilité, il faut une certaine habitude qu'on ne peut acquérir qu'en examinant comparativement un assez grand nombre de fœtus expulsés à divers termes, mais surtout depuis le sixième jusqu'au neuvième mois de la grossesse. Comme nulle part le développement progressif des principaux signes extérieurs de la maturité, depuis le sixième jusqu'au neuvième mois de la vie intra-utérine, n'est mieux décrit que dans l'ouvrage que nous venons de citer, nous allons en emprunter la description : « Au sixième mois, le fœtus a déjà un degré de force et d'énergie qui, si l'on en croit quelques auteurs, le rend susceptible de vivre au moins pendant quelque temps; mais la tête est grosse, molle; les fontanelles sont très-larges; sa peau est très-fine, mince, lisse, d'une couleur pourprée; ce qui est très-remarquable, surtout à la paume des mains, à la plante des pieds, à la face, aux lèvres, aux oreilles, aux mamelles, etc. Dans les mâles, le scrotum est très-petit, d'un rouge vif; dans les femelles, la vulve est saillante, les lèvres sont écartées par la saillie du clitoris; les cheveux sont rares, courts, blancs, ou de couleur argentine; les paupières sont collées, les sourcils et les cils sont peu épais, la pupille est le plus ordinairement fermée par une membrane; les ongles paraissent manquer, ou du moins ils sont minces, courts, mous, et ne paraissent qu'une lame épidermoïde.

« Dans le cours du septième mois, où la vitalité du fœtus devient plus grande, toutes les parties acquièrent plus de consistance, la peau prend une teinte rosée, les follicules sébacés dont elle est parsemée commencent à sécréter un fluide onctueux qui se répand à sa surface, y forme cet enduit graisseux blanchâtre que l'on a désigné sous le nom de *vernix caseosa cutis;* les paupières cessent d'être agglutinées, la membrane pupillaire disparaît; les cheveux sont plus longs, les ongles acquièrent plus de consistance.

« Dans le huitième mois, la peau a plus de consistance, une teinte plus claire; elle se couvre de petits poils courts et très-fins, et la couche sébacée qui en enduit la surface devient plus apparente; les ongles ont plus de fermeté, les cheveux plus de longueur, souvent les mamelles sont saillantes, et on peut en exprimer un flux lactiforme; souvent aussi dans les mâles les testicules sont engagés dans l'anneau sus-pubien; et dans les femelles le vagin et le col de l'utérus sont enduits d'un mucus visqueux et diaphane.

« Au neuvième mois, le fœtus a acquis toute sa maturité: toutes les parties ont encore plus de consistance; la tête est grosse, mais a de la fermeté; les os du crâne, quoique mobiles, se touchent par leurs bords; les fontanelles sont moins larges; les cheveux sont plus longs, plus épais, plus colorés, l'enduit sébacé de la peau y est plus adhérent, plus épais, les petits poils qui la couvrent sont plus apparens; souvent aussi dans les mâles les testicules ont dépassé l'anneau sus-pubien, ou sont même parvenus dans le scrotum; les ongles ont plus d'épaisseur, de fermeté, et se prolongent jusqu'à l'extrémité des doigts; enfin on reconnait à toutes les parties ce caractère de maturité que l'habitude fait saisir bien mieux que les descriptions. »

Des signes internes de la viabilité. — Nous attachons, sous le rapport de la médecine légale pratique, une importance moindre à l'appréciation des signes internes de la viabilité qu'à celle des signes externes; car c'est principalement sur ces derniers qu'on doit fonder la viabilité, lorsqu'ils la démontrent d'une manière distincte, et cette démonstration pourrait à la rigueur suffire sans qu'il fût besoin de recourir à l'examen des signes internes. Cependant ces derniers serviront toujours à compléter la preuve, surtout si on s'attache à constater l'existence des plus caractéristiques d'entre eux. Un des plus importans est sans contredit l'état de la masse cérébrale; car avant le neuvième mois les circonvolutions du cerveau sont d'autant moins marquées que le fœtus est plus éloigné du terme de sa maturité. Au neuvième mois au contraire elles sont nombreuses et très-marquées à la surface du cerveau; enfin on distingue parfaitement dans la pulpe cérébrale une différence de couleur qui en trace la portion corticale, et qui par la suite devra prendre une teinte grisâtre ou cendrée.

On compte encore au nombre des caractères internes de la viabilité, la fermeté plus grande du prolongement rachidien du mésocéphale, la consistance beaucoup plus considérable du cervelet, ainsi que de toute la base du cerveau, spécialement aux endroits qui correspondent à des cordons nerveux, tandis que la masse des lobes du cerveau et toute la surface convexe conservent beaucoup de mollesse et de flexibilité. Mais, il faut en convenir, outre que divers états de maladie dans le sein maternel peuvent, sans laisser d'ailleurs de trace sensible sur le fœtus, faire varier la consistance d'une ou de plusieurs parties du cerveau; ces appréciations comparatives de mollesse et de fermeté sont trop exposées aux influences du tact individuel des observateurs, ou, ce qui revient au même, elles sont trop arbitraires pour que, devant les tribunaux, on doive leur attribuer une valeur réelle. Ce que nous venons de dire peut aussi s'appliquer à certains caractères que présentent d'autres organes internes tels que le cœur et le foie. Ces caractères sont une fermeté et une étendue plus grandes que dans le premier temps de la membrane valvuleuse, qui après la naissance doit boucher le trou de Botal, une densité plus considérable des parois du canal artériel, une consistance plus prononcée du foie, enfin une amertume plus forte de la bile. Nous sommes loin de rejeter d'une manière absolue ces signes de maturité; mais, nous le répétons, les erreurs de nos sens les rendent trop équivoques en matière criminelle. Toutefois la rougeur plus intense des poumons chez le fœtus à terme est un signe plus positif que les précédens, et qu'on saisira aisément pour peu qu'on se soit livré à quelques observations comparatives. Enfin la présence du méconium dans le gros intestin, qui en est rempli chez le fœtus à terme, ainsi que celle de l'urine dans la vessie, sont des caractères internes de viabilité qui ne pourront pas tromper l'œil de l'observateur.

Des vices congéniaux de conformation et des divers états pathologiques qui excluent la viabilité. — Il ne suffit pas que le fœtus ait acquis le degré de maturité qui dans la règle implique chez lui la faculté de vivre hors du sein maternel, il faut encore qu'aucune irrégularité dans sa conformation, qu'aucun phénomène pathologique ne jette de doute sur son aptitude à prolonger indéfiniment sa vie. Cette condition est bien plus rigoureuse encore en procédure criminelle qu'en procédure civile, puisque dans la dernière une opinion hasardée ne compromettrait que des intérêts civils, tandis que dans l'autre elle pourrait porter la tête de l'accusé sur l'échafaud. D'ailleurs, dans le plus grand nombre de cas, la question la plus grave, la question fondamentale en matière d'infanticide, celle de savoir si l'enfant a respiré après sa naissance, ne saurait être résolue lorsque des vices de conformation ou des dégénérescences pathologiques répandent la moindre incertitude sur le degré de facilité avec lequel les poumons ont pu après la naissance exécuter l'acte de la respiration, et défendent en conséquence de tirer des conséquences accusatrices des procédés qu'on aura employés pour constater si cet acte a eu lieu. Ce principe impose donc au médecin la plus sévère obligation de noter dans son rapport jusqu'à la moindre déviation de l'état normal qu'il aura remarqué sur le fœtus soumis à ses recherches; car, quelque légère qu'elle puisse lui paraître d'abord, il n'est pas impossible que dans le cours de l'investigation judiciaire un incident quelconque lui donne une haute importance.

Ce serait ici le lieu d'entrer dans toutes les spécialités des vices congéniaux de conformation, ou autrement dit, des monstruosités, et des maladies congéniales qui peuvent exercer plus ou moins d'influence sur la viabilité du fœtus; mais outre qu'une grande partie de ce travail appartient aux mots DÉVIATION, MORT, MONSTRUOSITÉ, comment spécifier une influence qui comporte tant de degrés, et qu'on ne peut apprécier qu'individuellement? comment, par exemple, en parlant de l'état tuberculeux des poumons, déterminer généralement jusqu'à quel point il peut nuire chez un fœtus à l'exécution de la respiration? Ici donc le médecin devra faire usage de ses connoissances physiologiques et pathologiques; elles seules devront, dans chaque cas individuel, motiver le jugement qu'il aura à porter. En effet, sans s'astreindre à des préceptes qu'il serait impossible de lui tracer pour tous les cas qui peuvent se présenter, il devra d'abord bien examiner le vice de conformation ou bien l'altération morbide, et déterminer sur quelle fonction vitale ce vice ou cette altération doivent principalement exercer une influence fâcheuse, quelle est l'importance de cette fonction vitale, et notamment si sa lésion ou son trouble ont pu s'opposer à la vie extra-utérine. Or, comme c'est surtout la respiration effectuée hors du sein maternel qui fournit la meilleure preuve que l'enfant a vécu après être né, le médecin devra se livrer avec une attention et une exactitude particulières à la recherche et à l'appréciation, soit des vices de conformation, soit des altérations pathologiques qui auront pu exercer une influence quelconque sur cet acte.

Exposition des moyens qui servent à déterminer si le fœtus est mort-né, ou s'il a vécu après sa naissance. — Considérations générales sur l'influence de la putréfaction sur les recherches médico-judiciaires en matière d'infanticide. — Le crime d'infanticide ne pouvant être effectué que sur un enfant vivant, une des premières et des plus importantes tâches dévolues au médecin est de constater si l'enfant a effectivement vécu après sa naissance. Pour résoudre cette question on est obligé de recourir à l'examen interne et externe du cadavre; mais avant de s'y livrer il est important de constater si celui-ci offre les conditions qui rendent cet examen possible, c'est-à-dire si la décomposition putride existe ou n'existe pas, et si dans le premier cas elle n'est pas trop avancée pour permettre qu'on recueille des données concluantes. Il est sans doute aisé de déterminer si un commencement de putréfaction a lieu ou non chez le fœtus; mais il est bien difficile, pour ne pas dire impossible, lorsque la décomposition putride est plus avancée, de déterminer le degré auquel elle n'admet plus les recherches médico-judiciaires. On peut dire, il est vrai, que l'examen cadavérique ne peut conduire à aucun résultat lorsque la putréfaction a tellement altéré ou déformé les organes qu'elle en a rendu les tissus et par conséquent les lésions méconnaissables. Mais combien n'existe-t-il pas de degrés intermédiaires de la décomposition animale avant d'arriver à ce terme; et ne serait-il pas nuisible pour l'ordre social que les médecins judiciairement requis se laissassent trop facilement décourager par les progrès de la putréfaction? Toutefois aucune règle ne peut ici être tracée, et tout dépend de l'espèce comme aussi de la rectitude du jugement de l'expert. Ainsi la putréfaction n'empêcherait pas à la rigueur de reconnaître les fractures et les luxations : ainsi dans un cas d'empoisonnement par une substance métallique et surtout par l'oxyde d'arsenic, la putréfaction peut être parvenue extérieurement à un très-haut degré, et ne pas exclure la possibilité de découvrir l'empoisonnement. M. le docteur Orfila en a récemment donné une preuve dans une cause célèbre où sa conduite lui a fait le plus grand honneur. (*Voy.* ses *Leçons de méd. lég.*, tome 1, page 496.) Lorsqu'il s'agit d'examiner le cadavre d'un enfant nouveau-né, les signes extérieurs de la putréfaction peuvent également être parvenus à un haut degré et néanmoins admettre, ainsi que nous le verrons plus bas, les expériences qui devront être entreprises avec les poumons pour s'assurer si l'enfant a respiré. En conséquence la putréfaction déjà avancée du fœtus ne doit pas toujours nous intimider dans nos recherches relatives à l'infanticide; seulement il faut savoir faire la part aux traces qu'elle a laissées intactes et à celles qu'elle a altérées ou détruites. Il est même deux cas où elle contribue à rendre plus concluantes les données obtenues. L'un est celui-ci : chez un nouveau-né la putréfaction est déjà très-avancée; les poumons soumis à l'épreuve hydrostatique, dont il sera bientôt question, ne surnagent pas : on peut d'autant mieux en conclure que l'enfant n'a pas respiré, que la putréfaction aurait pu développer dans les poumons des substances gazeuses capables de faciliter leur surnatation; le second cas suppose qu'on a la certitude du jour auquel est accouchée la femme soupçonnée d'avoir détruit son enfant. Si alors l'espace de temps qui s'est écoulé entre l'époque de l'accouchement et celui de la découverte du cadavre de l'enfant n'est pas assez considérable pour expliquer l'existence et le degré de la décomposition putride, on peut, après avoir toutefois apprécié les causes qui ont favorisé ou retardé la putréfaction (*voyez* MORT, PUTRÉFACTION), conclure soit que l'enfant était mort plus ou moins de temps avant d'avoir vu le jour, soit que la mère soupçonnée n'est pas celle du fœtus qu'on a trouvé.

De l'examen externe du fœtus pour savoir s'il a respiré après sa naissance. — Comme dans ce moment il doit être question de l'examen du fœtus dans la seule vue d'établir s'il a vécu après sa naissance, nous ne parlerons pas ici des recherches extérieures qui doivent être entreprises pour constater les causes qui auraient pu produire sa mort violente, quoique bien entendu ces recherches extérieures devront être faites en même temps que celles qui sont relatives à l'acte de la respiration. Or, dans ces derniers cas, le médecin devra s'enquérir des trois circonstances suivantes : 1° noter tous les signes extérieurs qui servent à apprécier le degré de maturité du fœtus; 2° déterminer exactement la pesanteur totale de son corps; 3° examiner si dans sa structure, si dans les ouvertures naturelles qui conduisent à la trachée-artère, la bouche, si dans la structure du thorax particulièrement il n'existe aucun obstacle à la respiration, et si la forme extérieure de la poitrine est voûtée, élevée ou aplatie.

Nous nous sommes déjà expliqués sur l'utilité de connaître la première de ces trois circonstances, et nous y reviendrons encore en parlant de la docimasie pulmonaire; ce sera également à cette occasion que nous ferons sentir le degré d'importance des deux autres.

Examen interne du fœtus pour reconnaître s'il a respiré après sa naissance. — Docimasie pulmonaire. Définition. — L'examen interne du fœtus, entrepris pour savoir s'il a respiré après sa naissance, consiste principalement en une suite de recherches et d'expériences auxquelles on soumet les organes de la respiration. On nomme l'ensemble de ces recherches et expériences la *docimasie pulmonaire*, et voici sur quels principes elle se fonde :

Le fœtus renfermé dans le sein maternel ne pouvant respirer, les poumons ne prennent pas plus de part à la circulation sanguine que les autres organes; mais, dès que la communication entre le fœtus et sa mère cesse, la respiration devient pour lui une fonction indispensable, sans laquelle il ne peut commencer ni continuer de vivre isolément. Mais la respiration ne peut s'effectuer sans produire de grands changemens dans les poumons, et c'est l'art de constater si ces changemens ont eu lieu qui constitue la *docimasie pulmonaire*, que peut-être on ferait mieux d'appeler la *docimasie de la respiration*, puisque pour compléter les inductions qu'on tire des changemens produits dans les poumons, il faut, ainsi que nous le verrons bientôt, mettre ces changemens en rapport avec ceux que l'acte de respirer a déterminés dans d'autres organes.

Dans un ouvrage comme celui-ci et pour la classe de lecteurs auxquels il est destiné, nous n'avons pas cru devoir décrire longuement en quoi consistent les modifications que détermine la respiration dans l'économie organique du fœtus. Nous en supposons la connaissance acquise; elles doivent d'ailleurs être spécialement examinées aux mots : CIRCULATION, COEUR, FOETUS et RESPIRATION. Cependant il nous paraît utile de rappeler seulement les principaux changemens que produit la respiration chez le fœtus, puisque c'est sur eux que se fondent les procédés dont nous allons parler.

L'introduction de l'air dans les cellules pulmonaires du fœtus augmente la légèreté spécifique des poumons en même temps que leur pesanteur absolue. Cette augmentation de pesanteur absolue est due à l'accès complet du sang dans les vaisseaux pulmonaires. Par l'effet de l'introduction de l'air et du sang dans les poumons, leur volume, leur situation et leur couleur changent. Flétris, pour ainsi dire, jusque-là, d'une couleur rouge obscure, n'occupant qu'un très-petit espace dans le fond du thorax, ils remplissent, après la respiration, entièrement la cavité thoracique, et recouvrent plus ou moins le péricarde; leur couleur devient plus claire et plus ou moins pâle selon le degré de réplétion sanguine des vaisseaux. Les cellules pulmonaires, remplies d'air, donnent par cela même à la substance pulmonaire, auparavant compacte et semblable à celle de la rate, un aspect emphysémateux. Le sang des vaisseaux pulmonaires devient écumeux. Le thorax, aplati avant la respiration, est plus voûté; le diaphragme ayant été abaissé par les inspirations, son centre tendineux est moins profondément situé dans la cavité thoracique. Ces divers changemens, lorsque la respiration a été complète, s'opèrent dès les premières inspirations, il en est d'autres qui surviennent plus tard : ce sont la clôture du trou ovale, l'oblitération et la flétrissure du canal artériel ou pulmo-aortique, en même temps que celle du canal veineux qui, avant la respiration, rapportait directement une portion de sang de la veine ombilicale à la veine-cave.

L'augmentation de volume, de légèreté spécifique et de pesanteur absolue des poumons, étant les principaux résultats de la respiration sur lesquels on fonde la réalité de cet acte, il en résulte que les divers procédés de docimasie pulmonaire dont il nous reste à parler ont tous pour but essentiel de démontrer l'existence ou l'absence de ces changemens. Nous allons les décrire avant d'en discuter la valeur.

Docimasie hydrostatique. — La docimasie hydrostatique est le plus ancien de ces procédés, puisqu'on en trouve des indices dans les œuvres de Galien. Cependant ce fut seulement vers la fin du dix-septième siècle que J. Schreger en fit la première application pratique à la médecine légale. Pour exécuter cette expérience on retire de la cavité thoracique les poumons avec le cœur, dont on aura préalablement lié les gros troncs vasculaires. La résection de la trachée-artère doit être faite à l'endroit de son insertion dans les poumons, et après avoir essuyé avec une éponge le sang qui peut se trouver extérieurement sur ces viscères, on les place doucement dans un vase rempli d'eau. Ce vase doit être spacieux, et contenir un pied d'eau, afin que la colonne liquide soit proportionnée au volume ainsi qu'au poids des poumons et du cœur, et qu'elle puisse les supporter s'ils sont susceptibles de surnager. Il est indispensable que l'eau soit propre, qu'elle ne soit pas salée, en général qu'elle ne contienne rien qui puisse augmenter sa densité. Aussi l'eau de rivière est-elle préférable à l'eau de puits. Quant à sa température, elle ne doit pas être chaude, parce qu'elle pourrait augmenter la dilatation des poumons et favoriser ainsi leur flottaison, surtout s'il existait déjà une tendance à la putréfaction. Elle ne doit pas non plus, comme le fait observer Brinkmann, être glaciale, parce qu'en contractant les poumons elle pourrait expulser une portion de l'air qu'ils retiennent. En un mot, la température ne doit pas être au-dessus de 10° ni au-dessous de 5° + o de Réaumur.

Les poumons avec le cœur placés, ainsi que nous l'avons dit, sur l'eau, il importe d'observer attentivement s'ils surnagent ou s'ils tombent au fond de l'eau, s'ils y tombent promptement ou lentement, si une partie des poumons paraît couler plus difficilement à fond ou s'ils plongent en entier, s'ils s'arrêtent ou non au milieu du vase.

On sépare ensuite le cœur avec son péricarde des poumons, et l'on réitère la même expérience avec les poumons seulement. Ici il est essentiel d'observer si, en changeant la situation des poumons dans l'eau, ou si en plaçant en dessus la surface qui se trouvait sous l'eau, ils sont submergés plus facilement ou plus difficilement, si une partie nage constamment et n'est entraînée sous l'eau que par le poids des autres. Cette partie devra être exactement désignée.

Chaque lobe des poumons doit ensuite être soumis également à l'expérience, afin de constater si chacun d'eux se comporte de la même manière, ou si un lobe surnage tandis que l'autre coule à fond, et si, comme cela arrive ordinairement, c'est le poumon droit qui surnage. Enfin la même expérience devra être faite avec chaque lobe coupé en plusieurs morceaux, pour connaître s'ils surnagent ou s'il en est qui ne surnagent pas. On conçoit combien il est essentiel de distinguer les fragmens du poumon droit de ceux du poumon gauche, et d'éviter tout ce qui pourrait faire confondre les uns avec les autres. Après avoir soumis les fragmens pulmonaires à l'épreuve hydrostatique, on exprime entre les doigts et sous l'eau chacun d'eux, pour remarquer s'il s'en dégage des bulles d'air, et si après avoir été exprimés ils surnagent encore, ou s'ils tombent au fond de l'eau. Toutefois, en procédant à la division des poumons en plusieurs fragmens, il faut aussi faire attention si en incisant la substance pulmonaire il y a crépitation ou bien si cette substance est compacte, si elle présente un état pathologique quelconque, et si les vaisseau qui la pénètrent contiennent beaucoup ou peu de sang. Nous aurons bientôt l'occasion d'exposer le but de ces précautions.

Expérience de Plouquet par la balance. — Ce procédé, que Plouquet fit connaître il y a quarante ans, est fondé sur le raisonnement suivant : la respiration a pour résultat l'accès complet du sang dans les vaisseaux pulmonaires : ainsi la présenee de ce liquide dans les poumons de l'enfant qui a respiré doit nécessairement changer les rapports de pesanteur entre cet organe et le corps entier. Or il résulte des recherches de Plouquet, que la respiration double la pesanteur des poumons, qu'en conséquence, si leur pesanteur chez un enfant qui n'a pas respiré est :: 1 : 70, il sera chez l'enfant qui a respiré :: 2 : 70, ou 1 : 35. L'expérience dont il s'agit consiste donc à peser le corps de l'enfant avant de procéder à son examen anatomique, et de peser ensuite les poumons seuls, séparés de leurs annexes, afin de comparer leur poids total avec celui du corps.

Expérience de Plouquet par le fil à plomb. — Plouquet regarde cette expérience comme complémentaire de celle qui précède, et veut que l'on mette en rapport les inductions que l'une et l'autre fournissent, afin de déterminer si leur concordance prouve que la respiration a eu ou n'a pas eu lieu. Or cette épreuve repose sur la dépression que la respiration fait éprouver au diaphragme vers l'abdomen; et pour constater cette dépression, Plouquet se sert du fil à plomb qu'il fait partir du sternum pour savoir à quel point du thorax, à quelle côte répond le centre tendineux diaphragmatique. Il veut en outre qu'on essaie si cette cloison musculaire peut ou ne peut pas être refoulée plus avant dans la poitrine, afin de savoir si l'enfant a respiré ou non. (*Voyez* Plouquet, *Commentarius medicus in processus criminales.* Argentorati, 1786.)

Expérience de Daniel. — Cette expérience se fonde sur l'augmentation de la circonférence que le thorax et les poumons acquièrent par la respiration, comme aussi sur l'augmentation de pesanteur de ces derniers par l'effet de cet acte. Daniel propose donc de mesurer avec un cordon la circonférence du thorax, et de la comparer avec la hauteur de la portion dorsale des vertèbres, en observant la distance du sternum à celles-ci. En faisant cette expérience sur des enfans qui ont respiré et sur d'autres qui n'ont pas respiré, on croit qu'on acquerra la connaissance des changemens que la respiration détermine dans les rapports de la circonference et du diamètre du thorax. Une autre partie de l'épreuve de Daniel consiste en un procédé plus compliqué, et que nous avons deja eu occasion de décrire dans un autre ouvrage; mais comme notre description nous paraît moins claire et moins concise que celle qu'on trouve dans la *Médecine légale* relative à l'art des accouchemens, publiée en 1821 par le docteur Capuron, nous préférons cette dernière, et nous allons l'emprunter à l'auteur que nous venons de citer :

« Après avoir retiré les poumons et le cœur du thorax, on en lie les gros vaisseaux pour empêcher l'eau d'y pénétrer. On constate ensuite le poids absolu de ces organes, à l'aide d'un trébuchet très-sensible. Cela fait, on les plonge, sans les retirer de la balance, dans un vase rempli d'eau, et assez profond, afin d'estimer ce qu'ils perdent de leur poids. On réitère l'expérience sur les poumons seuls, et on obtient ainsi le poids du cœur, qu'on déduit du premier résultat. Pour faire plonger les poumons que l'air a distendus, Daniel propose d'en augmenter la pesanteur en les plaçant dans un petit panier en fil d'argent dont le poids est connu et doit être défalqué de celui qu'on a déjà obtenu ; du reste cette sorte de lest ne sert qu'à rendre l'expérience plus exacte. On a soin aussi de fixer à la surface interne et latérale du vase qui doit contenir l'eau, un tube de verre dont l'échelle graduée marque l'élévation du liquide pendant que les poumons y sont plongés.

« Pour peu qu'on soit versé dans la physique, il est facile de se rendre compte de tout ce qui se passe dans cette expérience. D'abord l'échelle graduée, qui marque l'élévation de l'eau, indique nécessairement le volume des poumons; car il est démontré que tout corps solide plongé dans un liquide en déplace une quantité égale à son propre volume. Or les poumons sont plus volumineux après qu'avant la respiration; donc ils doivent déplacer plus d'eau, et la faire monter plus haut dans le premier cas que dans le second; donc l'échelle graduée fera connaître la différence de ces organes, suivant que l'enfant aura respiré ou non avant la mort.

« D'un autre côté, en pesant d'abord les poumons dans l'air, et en les plongeant ensuite dans l'eau, on peut estimer ce qu'ils perdent de leur poids dans ce dernier liquide ; car tout corps solide qui passe d'un milieu plus rare dans un milieu plus dense, y perd d'autant plus de sa pesanteur qu'il est plus volumineux ; or les poumons, encore une fois, ont plus de volume après qu'avant la respiration : donc ils doivent perdre plus de pesanteur, ou être spécifiquement plus légers dans le premier cas que dans le second.

« On conçoit donc comment et pourquoi Daniel peut venir à bout d'estimer avec sa balance le volume et la pesanteur des poumons, et de vérifier si ces organes ont servi ou non à la respiration : il ne s'agit que de faire assez d'essais ou d'épreuves pour établir deux termes de comparaison. Le premier consiste à fixer, d'après les principes ci-dessus, le rapport de volume entre les poumons qui ont respiré et ceux qui n'ont pas respiré. Quand on l'aura obtenu, il suffira de plonger des poumons dans l'eau, pour savoir s'ils contiennent ou non de l'air. Le second terme de comparaison doit servir à vérifier si cet air provient plutôt de la respiration que de l'insufflation, ou de la putréfaction. Il consiste donc à multiplier les esssais jusqu'à ce qu'on ait déterminé d'une manière fixe ce que des poumons perdent en pesanteur dans l'eau quand ils n'ont pas respiré, quand ils ont respiré, quand ils ont reçu de l'air par insufflation, ou qu'ils sont putréfiés. On obtiendra ainsi un rapport ou terme de comparaison qui servira en quelque sorte d'étalon ou de mesure pour constater si le fœtus a respiré ou non avant de mourir. »

Docimasie pulmonaire hydrostatique du docteur Bernt. — Le docteur Bernt, à Vienne, a publié il y a trois ans, en allemand et en latin, une nouvelle Docimasie pulmonaire hydrostatique, que nous allons essayer de décrire. (*Voyez* la brochure intitulée : *Programma quo nova pulmonum docimasia hydrostatica proponitur à Josepho* Bernt. *Viennæ*, 1821.)

Le procédé de M. Bernt a pour but de déterminer le volume ainsi que le poids absolu des poumons non modifiés et modifiés par la respiration; *tam volumen quam pondus pulmonum absolutum imminutum et auctum*, afin de pouvoir constater par les termes que donnent ces modifications rigoureusement constatées, si un enfant a ou n'a pas respiré après sa naissance. Or, pour que la docimasie hydrostatique établisse ces termes, et que par conséquent elle devienne une épreuve aussi certaine qu'elle peut l'être, il faut, selon M. Bernt, employer un vase d'une capacité déterminée et non arbitraire; il faut en outre que l'eau ait les propriétés physiques et chimiques requises pour l'expérience.

On se procurera donc un vase de verre cylindrique dont les parois auront une épaisseur suffisante pour qu'il ne soit pas trop casuel. Ce vase aura 3 pouces de diamètre sur 11 pouces et un quart de profondeur, mesure d'Autriche. (Les différences entre les mesures d'Autriche et les nôtres ne sont pas assez importantes pour que nous nous soyons crus obligés d'indiquer les proportions de l'appareil autrement que l'a fait M. Bernt.) Il devra être placé dans un support dont un des trois pieds pourra, au moyen d'une vis, être haussé ou baissé à volonté, afin que l'appareil puisse être placé parfaitement de niveau. On y introduit deux livres d'eau distillée, et l'on marque avec exactitude par une marque circulaire solidement empreinte, la hauteur à laquelle vient l'eau; car c'est sur les changemens que subit en plus ou en moins cette hauteur, lorsqu'on place les poumons dans le vase, que repose l'expérience. Or ces changemens varieront selon qu'on opèrera, 1° avec les poumons d'un fœtus de sept, huit ou neuf mois; 2° avec les poumons d'un fœtus mâle ou femelle; 3° avec les poumons de fœtus qui n'ont pas respiré, qui ont respiré imparfaitement, ou enfin qui ont respiré parfaitement.

Au moyen de lignes partant verticalement de la ligne circulaire, on tracera trois colonnes que l'on désignera de gauche à droite par les chiffres romains VII, VIII, IX, et dont chacun correspondra aux trois âges ci-dessus indiqués, c'est-à-dire à sept, huit et neuf mois de terme. Chacune des colonnes sera ensuite subdivisée au-dessous des chiffres romains en deux parties égales que l'on marquera toujours de gauche à droite, l'une d'une F pour les fœtus de sexe féminin, l'autre d'une M pour ceux de sexe masculin. Cette distinction à établir entre les sexes est nécessaire dans ce sens qu'elle pourra peut-être par la suite conduire à des données utiles sur les différences hydrostatiques que présenteraient les poumons de chaque sexe. Comme ces colonnes doivent être munies d'une échelle indicative, on l'établira de la manière suivante :

On soumettra alternativement à l'expérience dont il va être parlé les poumons de six fœtus, dont trois de sexe masculin et trois de sexe féminin expulsés au septième, huitième et neuvième mois révolus de gestation. On devra avoir acquis la certitude qu'aucun de ces fœtus n'avait respiré. L'expérience devra être faite de la manière suivante. On placera dans l'eau les poumons sans en avoir séparé le cœur et après avoir fait la ligature des vaisseaux; on marquera par des lignes transversales sur chaque colonne le changement de hauteur que subira la surface du liquide, et ces lignes seront désignées par un *o* afin d'indiquer que la respiration a été nulle. Ainsi la première division transversale sera pour les poumons qui n'ont pas respiré. La même opération devra être faite avec les poumons de six autres fœtus dont trois mâles et trois femelles, venus au terme de sept huit et neuf mois, et chez lesquels la respiration aura été incomplète ; la hauteur de l'eau sera marquée sur chaque colonne comme dans l'expérience précédente, par une petite ligne transversale qu'on désignera par un *i*, pour dire incomplète (respiration). Enfin une troisième expérience sera entreprise avec six fœtus mâles et trois fœtus femelles, venus au terme de sept, huit et neuf mois, et chez lesquels la respiration, après la naissance, aura été complète. La hauteur de l'eau sera indiquée comme il a déjà été dit, et les petites lignes transversales seront accompagnées d'un *c*, pour exprimer que la respiration a été complète.

M. Bernt trace en outre sur le vase une échelle de deux pouces subdivisés en lignes, et qui part de bas en haut du niveau de la nappe d'eau. Cette échelle, sur l'usage de laquelle il ne s'explique pas, sert, selon toute apparence, à indiquer géométriquement les changemens de hauteur de la surface liquide, de manière à pouvoir exprimer jusqu'aux variations les plus légères de la règle générale.

Cet instrument une fois construit pourra servir d'étalon, si on a la précaution de n'employer que des vases exactement calibrés. Toutefois, en le construisant ou en s'en servant par la suite, il ne faut pas négliger, à chaque expérience, d'examiner si l'évaporation ou toute autre cause n'aurait pas diminué le volume d'eau, et constater en conséquence si le liquide atteint exactement la ligne circulaire inférieure.

La précaution de ne pas séparer le cœur des poumons a un but d'utilité fondé sur ce que les poumons sans le cœur déplaceraient un volume de liquide beaucoup moindre, et ne feraient pas monter la colonne d'eau aussi sensiblement qu'avec le cœur. La séparation de ce dernier pourrait d'ailleurs entraîner une diminution de la pesanteur absolue des poumons, en ce qu'une portion de sang aurait pu déjà parvenir des veines pulmonaires dans le cœur gauche; or cette diminution de pesanteur rendrait l'expérience moins rigoureuse.

De quelques autres moyens d'apprécier si le fœtus a vécu après sa naissance. — Avant d'examiner la valeur des procédés que nous venons de décrire, il est indispensable de dire quelques mots de divers moyens auxiliaires de reconnaître si un enfant a respiré; moyens auxquels les médecins légistes ont attaché plus ou moins d'importance et qui sont fondés, 1° sur le degré de voussure du thorax; 2° sur la situation et le volume des poumons; 3° sur leur couleur; 4° sur l'état du canal artériel, du trou ovale, ou du canal veineux, ainsi que du cordon ombilical; 5° enfin sur l'état des intestins et de la vessie.

La voussure du thorax est, ainsi que nous l'avons dit plus haut, regardée par Daniel comme une preuve que la respiration s'est effectuée; mais l'appréciation de ce caractère ne dépendant que du coup-d'œil, ce serait trop se fier à l'arbitraire que d'y attacher une grande valeur. Il peut néanmoins, lorsqu'il concorde avec les autres accidens, entrer dans la série des données sur lesquelles le médecin établira son opinion; mais dans aucun cas il ne devra être jugé exclusivement.

La situation et le volume des poumons ne fournissent pas non plus, hors de leur rapport avec l'ensemble des autres circonstances, la preuve affirmative ou négative de la respiration après la naissance. Nul doute qu'on ne doive poser en principe que la respiration distend les poumons et modifie leur situation dans le thorax; mais, quoique l'augmentation que leur volume a subie alors soit en général relative au degré d'expansion, cet effet est sujet à des irrégularités qu'il ne faut pas perdre de vue. Ainsi, par exemple, dans quatre cas rapportés par M. Schmitt, les pouvons de fœtus mort-nés avaient un volume qui remplissait la cavité thoracique, et dans un autre cas, au contraire, où l'enfant avait respiré pendant trente-six heures, les poumons, quoique remplis d'air, étaient si petits qu'on ne les aperçut pas au premier coup d'œil. Ainsi, bien que le plus grand nombre des médecins légistes regarde comme un des principaux caractères de la respiration effectuée, la distension des poumons parvenue au point de recouvrir, du moins en partie, le péricarde, et plus particulièrement du côté droit, en ce que le poumon droit est un peu plus volumineux que le gauche, et que la respiration paraît ordinairement s'y établir plutôt que dans l'autre, il n'en demeure pas moins constant que ce signe ne pourra jamais motiver exclusivement l'opinion qu'il faudra émettre sur la réalité de l'acte dont il s'agit.

La couleur des poumons chez les fœtus qui n'ont pas respiré est ordinairement brune ou plus ou moins violette; elle devient rosée lorsque la respiration a lieu. Telle est du moins la règle générale. Cependant MM. Chaussier et Schmitt ont prouvé que les poumons pouvaient affecter des nuances très-variées, non-seulement selon les divers degrés de la respiration, mais encore suivant l'influence d'une infinité de causes tant externes qu'internes, parfois difficiles à apprécier. Ainsi, par exemple, le contact des poumons avec l'air extérieur convertit, peu de minutes après l'ouverture du thorax, leur teinte extérieure foncée en une teinte beaucoup plus claire, et d'autres fois les poumons de fœtus notoirement mort-nés ont une teinte presque rosée. Ce phénomène, que nous avons constaté en plusieurs occasions, est d'autant moins rare que le fœtus est plus éloigné du terme de sa maturité. Dans d'autres cas une forte congestion sanguine pulmonaire, un état inflammatoire, peuvent donner aux poumons une couleur violacée, quoiqu'ils aient respiré.

Appliquons en conséquence à la couleur des poumons ce qui a été dit des trois autres signes que nous venons d'examiner; disons que considérée isolément elle ne peut fournir aucune induction certaine, et qu'on ne doit en conséquence l'apprécier qu'autant qu'elle se trouvera en harmonie avec les autres caractères qui prouvent pour et contre la respiration.

Nous dirons peu de mots *des changemens que subissent le canal artériel, le trou ovale, le canal veineux, ainsi que le cordon ombilical*, par l'effet de la respiration. Dans tous les traités de médecine légale, l'oblitération et la flétrissure de ces canaux et ouvertures sont regardées avec raison comme une des meilleures preuves que la respiration s'est effectuée. Mais attendu que ces changemens ne s'opèrent pas d'une manière sensible immédiatement après la naissance, et qu'il faut un espace de temps assez considérable pour qu'ils se produisent, on conçoit qu'ils seront bien rarement d'un secours réel, puisque le crime d'infanticide ne se commet presque toujours que sur des enfans qui viennent de naître.

Les inductions qu'on peut tirer de l'*état des intestins et de la vessie* sont fondées sur ce que la respiration refoule le diaphragme vers les viscères abdominaux, et provoque ainsi les intestins et la vessie à se vider. Mais l'évacuation du méconium et de l'urine, par conséquent la vacuité du tube intestinal et de la vessie qu'on voudrait considérer comme une preuve de la respiration, ne peut tout au plus servir qu'à fortifier cette preuve déjà acquise par d'autres indices, puisqu'il existe une infinité de causes capables de déterminer ces excrétions avant la naissance, ou de les retarder chez le fœtus qui a respiré.

Des objections applicables aux expériences en général comprises sous la dénomination de docimasie pulmonaire. — Les divers procédés que nous avons décrits, et qui tendent à établir si un enfant a respiré après sa naissance, peuvent, dans le plus grand nombre de cas, fournir des inductions justes; mais comme il peut aussi se présenter des circonstances, bien rares à la vérité, où les inductions tirées sans restriction de ces expériences, et appliquées aux questions de viabilité et d'infanticide, conduiraient à des erreurs fâcheuses, il est indispensable de faire connaître ces circonstances, qui forment autant d'objections dont les unes s'adressent à toute expérience en général entreprise pour connaître si l'enfant a respiré après sa naissance, et dont les autres s'appliquent à chaque procédé particulier imaginé pour atteindre à ce but. Nous nous occuperons des premières avant d'examiner celles-ci.

Première objection. *La respiration peut précéder la naissance du fœtus, et il peut mourir ensuite avant d'avoir été complétement expulsé.* — Cette objection est principalement fondée sur le phénomène appelé *vagitus* ou vagissement utérin, phénomène dont la possibilité a été absolument contestée par quelques-uns, tandis que d'autres l'ont admise en la soumettant à certaines restrictions. *L'enfant peut-il respirer et même crier avant de naître?* Pour répondre à cette question, il faut considérer le fœtus dans les deux conditions où il se trouve avant sa naissance, et demander d'abord si l'enfant enfermé dans l'utérus et entouré de ses membranes peut respirer ou crier? Avant 1823, aucune observation digne de foi n'attestait un semblable phénomène, et sa possibilité n'était admise que par Needham, qui bien à tort s'effrayait de l'analogie déduite du piaulement du poulet encore renfermé dans sa coque; car outre que le poulet près d'éclore n'a aucune communication avec la mère, et peut par conséquent éprouver un besoin beaucoup plus réel de respirer que le fœtus des mammifères; la coque éminemment poreuse et déjà peut-être imperceptiblement percée ne s'oppose pas comme les membranes très-denses de l'œuf humain à la pénétration de l'air du dehors en dedans. Toutefois le journal de Hufeland, cah. de février 1823 (*voyez* aussi la

Nouvelle biblioth. médicale, cah. de juin 1823) contient un fait fort extraordinaire de vagissement utérin dont nous ne pouvons nous dispenser de rapporter les principales circonstances : une femme enceinte éprouva, après les premiers mouvemens de l'enfant, une perte d'eau; perte qui se renouvela de temps à autre et fit craindre un avortement. Vers le huitième mois de la grossesse, elle fit une chute qui fut suivie d'un écoulement brusque et considérable d'eau. On mit la malade au lit, le fœtus remua beaucoup; mais au bout de quelques heures elle se sentit si bien que sa famille se réunit dans sa chambre pour y souper. Au milieu du repas, les cris d'un enfant se font entendre sous la couverture; mais la sage-femme ne reconnaît rien qui indique un accouchement. Le docteur Zitterland, habitant de la maison, arrive assez à temps pour entendre très-distinctement les cris de l'enfant contenu dans le sein maternel. Toutes les précautions sont prises pour éviter les illusions, et l'on constate qu'il n'existe dans la maison aucun chat ni autre animal dont les cris auraient pu induire en erreur. Cependant les cris entendus par M. Zitterland ne se reproduisirent plus. L'exploration apprit que l'accouchement n'était pas encore prêt à se faire; seulement la portion vaginale de l'utérus était effacée. Deux jours après, la malade mit au monde un fœtus chétif, qui paraissait être venu au terme de huit mois solaires. Il poussa quelques faibles cris immédiatement après sa naissance, tomba aussitôt dans un état d'asphyxie dont on ne parvint à le tirer qu'avec beaucoup de peine, et mourut une demi-heure après être venu au monde.

Cette observation, qui d'ailleurs tend à démontrer que le vagissement utérin peut avoir lieu sans que l'air ait été introduit dans les parties génitales de la mère par les manœuvres de l'accoucheur, est tellement extraordinaire qu'on serait tenté de la croire le produit de quelque illusion. Cependant on doit au moins rester dans le doute, surtout lorsqu'on la compare avec celles que le professeur Béclard a faites sur des animaux. Après avoir ouvert le ventre, et incisé avec précaution l'utérus d'une femelle pleine, il a remarqué simultanément la dilatation des narines et l'élévation du thorax à travers les membranes dont les petits étaient enveloppés; mouvemens qui se répétaient à des intervalles assez réguliers, et qui ressemblaient en général à l'inspiration et l'expiration rares et profondes des enfans nés dans l'état de faiblesse d'apnée ou d'asphyxie. Ainsi un pyrrhonisme outré serait d'autant moins excusable ici, que l'admission en médecine légale du fait qui vient d'être rapporté tend à inspirer une grande réserve, tandis que son exclusion absolue expose à faire condamner l'innocence. S'il est exact, il ne peut être expliqué que par la perte de l'eau de l'amnios et l'introduction de l'air atmosphérique dans l'œuf, à travers une déchirure de ses membranes.

L'objection dont nous nous occupons devient bien plus positive, ou, en d'autres mots, le phénomène sur lequel elle repose, devient beaucoup plus vraisemblable lorsqu'on l'applique aux cas où, après la rupture des membranes, la tête du fœtus, poussée plus ou moins vers l'ouverture extérieure de la vulve, reste assez de temps dans cette position pour que la bouche et les narines se trouvent exposées au contact immédiat de l'air. Osiander ne doute pas qu'alors la respiration ne puisse s'effectuer, et les observations déjà citées de M. Béclard tendraient à confirmer cette opinion que, d'une autre part, l'expérience de M. Capuron (O. C.) semble contester. En effet, M. Capuron a vu naître six enfans dont la tête, après l'écoulement des eaux de l'amnios, présentait le visage et par conséquent la bouche et le nez à l'orifice de l'utérus et ensuite à la vulve; mais il peut assurer qu'il n'en a entendu aucun respirer ni pousser des cris pendant le travail de l'accouchement. Cependant, lorsqu'à côté de ces résultats, on examine parmi plusieurs autres les observations qui ont été faites à Vienne par M. Schmitt, on est obligé de convenir que si, dans les circonstances indiquées plus haut, la respiration avant la naissance est un phénomène des plus rares, on ne peut pourtant pas en contester la possibilité...

Nous en étions à cette partie de notre texte, lorsque le docteur Henry eut la bonté de nous transmettre le fait suivant qu'il vient d'observer, et que sa haute importance nous oblige de faire connaître ici dans tous ses détails. C'est le docteur Henry qui parle :

« Le 10 octobre dernier, je fus prié par M. Jobert, docteur en médecine, de vouloir bien l'assister pour terminer un accouchement chez une femme dont le bassin vicié offrait un obstacle à l'expulsion naturelle du fœtus. En conséquence nous nous rendîmes chez madame G**, rue de... Cette dame, âgée d'environ vingt-sept à vingt-huit ans, d'une assez forte complexion, avait déjà eu deux grossesses qui ne furent point amenées à terme; le premier avortement ayant eu lieu à cinq mois de gestation, et le second à sept mois; ce dernier se termina après beaucoup de difficultés. Lors de notre arrivée, madame G** éprouvait des douleurs assez vives, et les membranes étaient rompues depuis environ quarante-huit heures. Madame Paulin, sage-femme, était près d'elle, et nous assura que depuis trois jours qu'elle avait été appelée, la tête du fœtus n'avait pas varié de position. M. Jobert ayant déjà reconnu d'avance le vice de conformation du bassin, m'engagea de vouloir bien m'en assurer moi-même. Je trouvai la tête de l'enfant au-dessus du détroit abdominal, l'occiput tourné vers la fosse iliaque droite, et la face vers la fosse iliaque gauche, l'oreille droite appliquée sur l'angle sacro-vertébral, et l'oreille gauche sur le pubis. Les pariétaux seuls s'étaient engagés à travers le détroit abdominal, et faisaient une légère saillie dans l'excavation du bassin : l'ouverture de l'utérus pouvait avoir deux pouces de diamètre. La femme présentait ce double vice de conformation, qui consiste dans une saillie très-forte de l'angle sacro-vertébral, et un défaut de courbure du pubis, tel que le diamètre sacro-pubien ou détroit abdominal était vicié d'un pouce, et le diamètre iliaque du même détroit agrandi d'autant.

Nous pensâmes, M. Jobert et moi, qu'il fallait faire la version; mais comme la tête ne paraissait pas très-volumineuse, nous espérâmes pouvoir la dégager à l'aide du forceps; cet instrument fut appliqué. Au moment où le docteur Jobert faisait des tractions, le fœtus poussa des cris distincts à plusieurs reprises pendant une douzaine de secondes, de manière à pouvoir être entendu de tous les assistans. Mais la tête restant enclavée malgré les efforts exercés sur elle au moyen du forceps, on fut obligé de cesser cette manœuvre.

Nous nous entretenions sur la nécessité de faire la version de l'enfant, lorsque de nouveaux cris aussi distincts que les premiers se firent encore entendre, cris qui ne purent avoir lieu qu'à l'aide de plusieurs inspirations. Enfin, lorsque j'introduisis la main pour aller chercher les pieds, au moment où elle glissait sur l'épaule gauche, le fœtus, pour la troisième fois, poussa des cris moins longs que les premiers, mais cependant assez forts pour être entendus de toutes les personnes présentes.

« L'accouchement se termina avec beaucoup de difficultés, et l'enfant ne respirait plus à sa sortie de l'utérus; mais comme les battemens de cœur étaient assez forts, nous essayâmes divers moyens pour le rappeler à la vie, et je lui insufflai de l'air dans les poumons. Nos tentatives furent infructueuses : au bout de quelques minutes la circulation avait cessé. Je regrette de ne pouvoir décrire l'état des poumons ; mais qu'aurais-je pu y remarquer, puisque j'y avais introduit de l'air. »

Ce fait constaté de la manière la plus authentique met hors de doute la possibilité du vagissement utérin, la tête de l'enfant étant encore dans le détroit supérieur; il confirme en conséquence jusqu'à un certain point celui que le docteur Zittermann a décrit, et rend admissibles tous les cas de vagissement utérin, après la rupture des membranes de l'œuf humain, surtout lorsque l'air a pu s'introduire dans les parties génitales de la mère par les manœuvres de l'accoucheur.

Maintenant que nous voilà bien convaincus de la réalité du vagissement utérin, qu'en conséquence nous regardons comme possible qu'un enfant respire avant de naître, et qu'ensuite il succombe pendant ou après sa naissance, faudra-t-il par cette seule raison renoncer entièrement aux expériences pulmonaires? Nous ne le pensons pas; car, d'une part, ces expériences entreprises avec l'attention nécessaire seront toujours concluantes lorsqu'elles établiront que la respiration n'a pas eu lieu; d'une autre part, elles deviendront indispensables pour être mises en rapport avec l'ensemble des autres données qui doivent concourir à apprécier la réalité de l'acte qualifié d'infanticide, soit dans l'intérêt de la défense, soit dans celui de l'accusation. Seulement il ne faudra pas, dans le dernier de ces intérêts, exiger du médecin plus que les bornes de son art ne lui permettront d'affirmer. Ainsi, par exemple, dans un cas d'infanticide où les lésions constatées sur l'enfant indiqueraient que des violences meurtrières auraient été exercées sur lui, le médecin légiste pourra, s'il y a lieu, déclarer que le même enfant a présenté tous les signes qui dénotent que la respiration s'est effectuée, sans pour cela affirmer que cet acte a débuté depuis sa naissance. Ce sera toujours une donnée de plus pour le juge; mais au lieu d'être absolue elle ne sera que relative, puisqu'elle devra être pesée avec les autres circonstances physiques et morales propres à établir ou à exclure par leur ensemble la réalité du crime.

Toutefois il est probable qu'un jour nous verrons cesser l'incertitude que, dans l'état actuel de la science, le phénomène dont nous venons de parler répand aujourd'hui plus que jamais sur les résultats de la docimasie pulmonaire. Pour arriver à ce but important, il faudra non-seulement déterminer d'une manière rigoureuse les seules conditions sous lesquelles le vagissement utérin peut avoir lieu, mais il faudra en outre bien établir les phénomènes constans que présenteront les organes de la respiration chez les fœtus qui ont respiré ou crié avant leur expulsion. Quant à cette double question bien ardue sans doute, voici quelle est notre opinion fondée à la fois sur la théorie et l'expérience.

Toutes les observations de vagissement utérin, la tête de l'enfant n'étant pas encore parvenue à l'entrée de la vulve, présentent comme circonstance constante la perte des eaux de l'amnios long-temps avant la terminaison du travail, et comme circonstance presque constante des manœuvres exercées par une main étrangère pour terminer l'accouchement. Ainsi dans les cas où ces deux circonstances, qui d'ailleurs expliquent comment l'air extérieur a pu parvenir jusqu'au fœtus, n'existeront pas, il sera difficile d'admettre le vagissement utérin, surtout si la perte des eaux de l'amnios a été bientôt suivie de la sortie de l'enfant. Dans ce cas de vagissement l'enfant souffre beaucoup, il meurt pendant le travail ou succombe, parce qu'après être né il n'a plus la force de respirer; de sorte que l'état de ses poumons indique une respiration incomplète.

Si au contraire l'enfant respire, s'il crie avant d'être né entièrement, parce que sa tête a franchi la vulve sans que cependant le corps entier soit encore sorti, ou encore, parce que la bouche et les narines sont près de l'orifice externe de la vulve, il résulte, du moins des observations de M. Schmitt, qu'il est alors très-vivace, et qu'il continue d'exister après sa naissance, de manière que toute violence exercée sur lui l'aura été sur un enfant vivant.

Deuxième objection. *On peut, par des manœuvres exercées sur un fœtus doué d'ailleurs de toutes les facultés nécessaires à la vie extra-utérine, empêcher la respiration de s'effectuer. Quoique alors la docimasie pulmonaire établisse que l'enfant n'a pas vécu après sa naissance, l'infanticide n'en a pas moins eu lieu.*—Cette objection se rapporte aux suppositions suivantes: une femme accouche à dessein dans un bain, et laisse séjourner dans l'eau l'enfant expulsé; ou bien elle le plonge dans l'eau, ou l'étouffe sous une couverture immédiatement après sa naissance, sans lui laisser le temps de respirer; ou enfin elle lui tient la bouche et le narines bouchées aussitôt que la tête a franchi les parties génitales extérieures.

Quant à l'accouchement dans l'eau, il suppose non-seulement de la part de la mère un degré d'astuce qu'on ne rencontre pas ordinairement chez les infanticides, mais encore le concours, le conseil et même l'assistance d'autres individus; enfin il suppose en un mot une réunion de moyens que ne peuvent guère se procurer les personnes de la classe dans laquelle se commet presque exclusivement le crime dont il s'agit. D'ailleurs le bain, pas plus que la couverture sous laquelle l'enfant aura été étouffé ne détruiront, du moins dans le très-grand nombre de cas, le besoin de respirer. Alors dans le premier genre de mort le fœtus aspirera de l'eau et présentera des signes de la mort par submersion; dans le second genre de mort on reconnaîtra les signes de la respiration effectuée, bien que l'air n'ait pas été respirable. Si l'enfant, sans être né sous l'eau, est submergé immédiatement après sa naissance, cette submersion arrivera presque toujours trop tard, puisque dans la plupart des cas les enfans commencent à respirer dès que la tête et la moitié du corps ont franchi la vulve. Quant à la clôture de la bouche et des narines avant que la respiration ait pu s'établir, elle n'est guère probable, attendu que l'intensité des douleurs, les spasmes ou même la syncope empêcheront la mère de l'effectuer d'une manière assez soutenue pour déterminer la mort de l'enfant. D'ailleurs on découvriroit extérieurement les indices de ces violences.

Enfin dans la supposition même qu'un infanticide pût être commis par les manœuvres que nous venons d'indiquer, et sans que le cadavre du fœtus présentât la moindre trace d'un effort fait pour respirer, la docimasie pulmonaire n'en serait pas moins utile dans beaucoup d'autres cas. La condamner par la raison qu'elle ne suffit pas pour constater dans toutes les circonstances sans exception si un enfant a respiré après sa naissance, serait aussi absurde que d'abolir pour toujours la procédure criminelle, parce qu'on ne parviendrait pas constamment à convaincre les coupables.

Troisième objection. *Des causes naturelles et indépendantes de la volonté de la mère peuvent induire en erreur, et faire supposer qu'une des manœuvres indiquées dans l'objection précédente a été exercée sur le fœtus.* — Cette objection est relative à la possibilité d'un engouement des voies aériennes par des mucosités ou par la liqueur de l'amnios, accident qui chez les nouveau-nés devient un des principaux et des plus fréquens obstacles à la respiration. Parmi beaucoup d'autres médecins légistes, Scheel et Schmitt se sont particulièrement occupés de cet objet. Voici ce qui résulte essentiellement de leurs recherches. L'engouement des voies aériennes par des mucosités ou par la liqueur de l'amnios, en empêchant la respiration de s'effectuer convenablement chez les nouveau-nés, est très-souvent la cause de leur mort. Peu importe de quelle manière la liqueur de l'amnios s'introduise dans les voies aériennes, que ce soit accidentellement ou par une sorte de déglutition, le fait étant constant et même fort ordinaire, il en résulte que le médecin légiste ne doit jamais le perdre de vue dans l'examen cadavérique d'un fœtus, et qu'il doit distinguer l'engouement par des mucosités ou par la liqueur de l'amnios de celui qui résulte de l'introduction de liquides étrangers, surtout lorsqu'il s'agit de fœtus trouvés dans des fosses d'aisance ou autres lieux semblables. Voici les règles que Scheel à établies à ce sujet : 1° lorsque le liquide contenu dans la trachée-artère est limpide, et qu'il ne contient pas de bulles d'air, ou qu'il n'est pas converti en écume, on peut en conclure avec certitude que l'enfant n'a pas respiré ; 2° si au contraire le liquide consiste en une écume, on est en droit de conclure que l'enfant a respiré ou qu'il lui a été insufflé de l'air; 3° lorsque ce liquide contient beaucoup de mucus ou de méconium, ou qu'il est très-épais ou tenace, le fœtus, quoique ayant pu naître vivant, quoique ayant pu tenter de respirer et avoir même respiré, aura pu succomber, par cela seul que la respiration n'aura pas été assez parfaite. Toutefois, en adoptant ces règles, nous pensons avec M. Schmitt que la présence de bulles d'air dans le liquide ne suffit pas pour établir la preuve que l'enfant a respiré après la naissance, ou qu'il lui a été insufflé de l'air, attendu que ces bulles peuvent être dues au développement de substances gazeuses produites par un état maladif quelconque, ou même par un commencement de fermentation putride. Il faudra donc juger cet état écumeux du liquide dans ses rapports avec les autres circonstances. Enfin l'examen des propriétés physiques et surtout chimiques du liquide contenu dans les voies aériennes, et la comparaison avec celui dans lequel le fœtus aura été trouvé, achèveront dans plusieurs occasions de fixer l'opinion du médecin.

Quatrième objection. *Un fœtus peut avoir respiré et n'avoir pas vécu.* — Cette objection paradoxale se fonde sur un fait observé en 1812, par le docteur Benedict, à Chemnitz. Ce médecin assure que chez un fœtus à terme, hydrocéphale, et dont la tête ainsi que l'encéphale ont présenté des vices très-marqués de conformation, les poumons se sont comportés comme si la respiration eût été complète, quoique ce fœtus n'eût jamais respiré. Mais, outre que les circonstances de l'accouchement qui s'est effectué sans témoins, outre que l'intérêt de la mère à faire croire que l'enfant n'avait pas respiré, ne permettent pas à beaucoup près de regarder ce fait comme positif, nous avons eu l'occasion de nous convaincre, chez un fœtus hydrocéphale mort-né, que les poumons ne se sont pas autrement comportés que chez un fœtus qui n'a pas respiré. Supposons cependant que la respiration puisse, ainsi que semble l'admettre M. Benedict, s'établir chez certains hydrocéphales dont les vices de conformation excluraient d'ailleurs la possibilité de la vie extra-utérine, il en résulterait tout au plus que les épreuves qui tendent à déterminer si la respiration a eu lieu ne seraient pas applicables à de pareils cas. Or depuis long-temps les plus grands partisans de ces épreuves déclarent qu'elles ne deviennent concluantes que lorsqu'il n'existe aucun état pathologique quelconque qui puisse laisser de doute sur la question de savoir si les fonctions de la vie extra-utérine ont pu s'exécuter. Ainsi la valeur de la docimasie pulmonaire en matière d'infanticide ne peut recevoir aucune atteinte d'une semblable objection.

Objections spécialement applicables à la docimasie hydrostatique.

Première objection. *Les poumons peuvent surnager sans que l'enfant ait respiré.* — Cette objection repose sur trois circonstances possibles : l'augmentation de la pesanteur spécifique des poumons par la putréfaction, par un état emphysémateux particulier de l'organe, et par l'insufflation.

De la putréfaction considérée comme cause de la surnatation des poumons. — Nous ne croyons pas devoir reproduire ici les discusions qui se sont élevées parmi de très-célèbres médecins légistes, sur la possibilité du phénomène qui dans ce moment va fixer notre attention, et nous commencerons par reconnaître qu'en effet la putréfaction peut déterminer dans les poumons un développement assez considérable de substances gazeuses pour que dans l'expérience hydrostatique ils surnagent. Or existe-t-il des moyens certains de distinguer ces effets de la putréfaction de ceux de la respiration? Ces moyens, selon nous, existent très-certainement, quoiqu'un des auteurs d'un ouvrage anonyme ait voulu les contester. Nous sommes, autant que cet auteur qui nous critique, convaincus qu'en matière d'infanticide comme en matière criminelle en général, il vaut mieux, dans le doute, épargner un criminel que frapper un innocent; mais il ne faut pas non plus que par pur esprit de contradiction, et sans s'étayer de l'expérience, cet axiome devenu presque trivial nous fasse négliger les moyens dont surtout l'ensemble peut servir à constater un fait, par cela seul que l'interprétation de ce fait tournerait plutôt au profit de l'accusation que de la défense. Il est effectivement démontré que, si la putréfaction fait surnager des poumons qui n'ont pas respiré, on peut, en divisant ces poumons par morceaux, et en exprimant chacun des fragmens pulmonaires entre les doigts, en chasser les gaz produits par la putréfaction, et rendre ainsi à ces fragmens la pesanteur spécifique qu'ils avaient avant la décomposition putride. Ce signe, quoique certain, peut encore être corroboré par l'épreuve suivante: il est des viscères dont la putréfaction augmente la légèreté spécifique à peu près dans le même rapport qu'elle augmente celles des poumons qui n'ont pas respiré. Ces viscères, selon Wrisberg, sont le thymus, les intestins, la vessie, le foie, en un mot les parties dont la lâcheté du tissu cellulaire ressemble à celle de l'organe pulmonaire. Or comme toutes ces parties sont susceptibles de nager par la putréfaction, on pourra comparer leur manière de se comporter dans l'eau avec celles des poumons, et examiner si elles couleront également à fond lorsqu'on les aura exprimées entre les doigts.

Cette épreuve comparative paraît absolument condamnable à notre critique. Il regarde comme étranges les préceptes sur lesquels elle se fonde, et blâme que nous prenions pour terme de comparaison des organes dont la putréfaction augmente la légèreté spécifique, *à peu près* dans le même rapport qu'elle augmente celle des poumons. Or c'est surtout l'expression *à peu près* qui le choque. Mais que veut-elle dire, si ce n'est que, sans vouloir, ou même sans pouvoir déterminer numériquement l'augmentation de la légèreté spécifique de poumons qui n'ont pas respiré, et d'autres organes mis en comparaison avec eux, les uns et les autres plongent au fond de la même colonne d'eau, lorsqu'il n'y a pas de putréfaction, et qu'ils surnagent par l'effet de celle-ci? Mais n'est-ce pas là le point essentiel de l'expérience, le seul qu'ici il importe de constater? D'ailleurs, nous le répétons, nous n'avons jamais considéré autrement que comme complémentaire le procédé dont il s'agit, et nous n'avons jamais prétendu le faire valoir isolément ou hors de son rapport avec les autres données.

De l'état emphysémateux, considéré comme cause de la surnatation des poumons qui n'ont pas respiré. — Un reproche en apparence plus solide à faire à cette comparaison des poumons avec d'autres viscères, comme aussi aux inductions générales qu'on voudrait tirer de l'augmentation de la légèreté spécifique des poumons attribuée à la putréfaction, serait celui qui se fonderait sur la possibilité d'un état emphysémateux des poumons. Cet état pourrait en effet, non-seulement faire confondre les conséquences quelconques qu'on pourrait tirer de la surnatation des poumons attribuée aux produits gazeux de la putréfaction, avec celles qu'il faudrait faire dériver de l'emphysème; mais il pourrait encore, alors même qu'il n'y aurait aucune trace de putréfaction, égarer le jugement en faisant attribuer la flottaison des poumons à la respiration, sans que cependant celle-ci eût eu lieu. M. Chaussier a trouvé plusieurs fois qu'une partie des poumons surnageait chez des enfans qu'on avait été obligé d'extraire par les pieds, surtout lorsque le bassin était étroit, quoique ces enfans n'eussent certainement pas respiré et qu'ils fussent morts dans le travail de l'enfantement. Cette légèreté accidentelle ne pouvait être attribuée à la putréfaction dont il n'existait aucune trace; mais, suivant le célèbre professeur que nous venons de citer, elle s'explique par une sorte de contusion que les poumons avaient subie lors de l'extraction du fœtus; contusion qui avait déterminé dans leur tissu une effusion de sang, dont l'altération avait fourni le dégagement de quelques bulles aériformes, et produit ainsi la légèreté spécifique d'une partie des poumons. « Cette explication, ajoute M. Chaussier, me paraît d'autant plus vraisemblable que les poumons avaient une teinte brunâtre violacée. » Notre critique cite également ce passage;

mais il a négligé, probablement par oubli, de rapporter la phrase qui le termine, et que voici : « *Quoi qu'il en soit, on reconnaîtra facilement cette légèreté accidentelle des poumons, en observant que dans ce cas l'air ou le fluide aériforme est contenu dans le tissu lamineux des poumons ;* qu'on le fait sortir par la pression, *et qu'alors les poumons projetés dans l'eau se précipitent sur-le-champ, ce qui n'arriverait pas si l'air était contenu dans les vésicules bronchiques.* »

On voit donc que ni la légèreté accidentelle des poumons déterminée par la putréfaction, ni celle dont l'état emphysémateux est la cause, ne peuvent affaiblir la validité de l'épreuve pulmonaire hydrostatique, si elle est entreprise, et si ses résultats sont jugés avec les précautions convenables. Enfin nous proposons encore, comme dernier complément des expériences que nous venons de décrire, d'exprimer les fragmens pulmonaires sous une cloche remplie d'eau, et dont la partie supérieure serait munie d'une tubulure exactement fermée par un bouchon. En levant celui-ci, l'odeur du gaz recueilli sous la cloche indiquerait s'il est le produit de la putréfaction. Cette expérience toutefois n'exclurait pas la possibilité d'un état emphysémateux coexistant ; et pour se convaincre de l'absence de ce dernier, bien que cette conviction ne soit pas très-importante, il faudrait non-seulement s'informer des circonstances de l'accouchement, mais encore examiner si les poumons présentent dans leur tissu des traces d'une effusion de sang. Enfin il est presque inutile de faire observer que les recherches dont il vient d'être parlé ne sont praticables qu'autant que la putréfaction n'est pas encore parvenue à ce degré qui exclut toute certitude.

De l'insufflation. — Parmi les objections élevées contre la valeur de la docimasie pulmonaire hydrostatique, la surnatation des poumons d'un enfant qui n'aurait pas respiré, mais qui serait due à leur insufflation, mérite sans contredit une très-grande attention. En effet, supposons qu'un enfant naisse privé de vie, et que, pour le ranimer, sa mère essaie de lui insuffler de l'air dans les poumons ; cette manœuvre, au lieu de militer en faveur de l'amour maternel, pourra donc au contraire aggraver l'accusation d'infanticide ? Les défenseurs de la docimasie pulmonaire hydrostatique ont cherché à détruire cette objection, en soutenant que l'insufflation pouvait être reconnue à des caractères particuliers ; savoir : à la dilatation incomplète des poumons, au défaut de voussure du thorax, à l'absence d'une crépitation lorsqu'on incise les poumons, et enfin à la vacuité des vaisseaux sanguins pulmonaires; mais bien que ces caractères soient presque tous applicables au plus grand nombre de cas, il s'en faut pourtant qu'ils soient assez constans pour mériter une confiance entière, puisqu'il résulte au contraire d'observations nombreuses faites avec soin par M. Schmitt à Vienne, et confirmées par d'autres médecins, 1° qu'il est possible d'insuffler les poumons d'enfans mort-nés ou nés dans un état d'asphyxie; 2° que cette insufflation réussit facilement et complétement lorsqu'on la pratique d'une manière convenable, et qu'aucun obstacle mécanique ne s'oppose à l'introduction de l'air; 3° qu'au contraire elle réussit difficilement et imparfaitement, qu'elle échoue même, lorsque les voies de la respiration sont engouées par des mucosités; 4° que l'augmentation de volume, l'état spongieux, la couleur rosée et la faculté de nager des poumons insufflés varie selon le degré de réussite de l'opération, et que ces caractères physiques se manifestent en raison directe de la quantité d'air qui a pénétré dans les cellules pulmonaires; 5° que les poumons convenablement insufflés sont crépitans comme les poumons qui ont respiré, et qu'en les comprimant entre les doigts, on voit aussi sortir aux points correspondans aux incisions une écume blanche plus ou moins sanguinolente; 6° que l'insufflation détermine toujours un soulèvement du thorax ainsi que de l'abdomen, et que la dilatation de la poitrine qui en résulte peut être distinguée après la mort; 7° que l'insufflation même la plus complète ne peut augmenter à un degré pondérable le poids des poumons d'un enfant qui n'a pas respiré; que dans le plus grand nombre de cas le rapport entre la pesanteur des poumons insufflés et celle de la totalité du corps se comporte, après l'insufflation, comme chez un fœtus qui n'a pas respiré.

Ce dernier caractère est incontestablement le plus positif de tous, parce qu'il se fonde sur la vacuité des vaisseaux pulmonaires. Cependant cette vacuité, qui, excepté au plus le cas d'une hémorrhagie mortelle, ne peut être attribuée qu'à l'absence de la respiration, présente encore des difficultés; car le système vasculaire de poumons qui n'ont pas respiré n'étant jamais absolument vide, les moyens proposés pour cette appréciation, tels que de recueillir le sang et d'en estimer la quantité, de la juger sur l'intensité de la couleur qu'il donnerait à l'eau dans laquelle on aurait lavé les poumons, etc., sont autant de procédés auxquels il faudra renoncer, par la raison que, toutes les fois qu'il s'agira d'évaluer une quantité par le simple coup d'œil, ce qui paraîtra plus à l'un pourra paraître moins à l'autre; et que, dans une matière aussi grave, il faut exclure tout jugement exposé à l'arbitraire et aux erreurs de nos sens. Ce qui vient d'être dit ne peut pas s'appliquer à l'épreuve de Plouquet, dont les résultats peuvent être rigoureusement exprimés par des nombres; mais il nous restera à examiner plus bas jusqu'à quel point cette épreuve est en général concluante.

Deuxième objection. *En admettant que l'épreuve pulmonaire hydrostatique serve à démontrer qu'un enfant n'a pas respiré, elle ne peut prouver qu'il n'a pas vécu.* — A bien dire, cette objection n'est qu'une subtilité. S'il est vrai, ainsi que les expériences de Buffon et de Schurig semblent le démontrer, que les causes susceptibles de produire promptement une asphyxie chez les animaux qui ont joui pendant quelque temps de la vie extra-utérine, doivent agir pendant plus de temps sur ceux qui viennent de naître, pour produire sur eux le même effet; s'il est vrai par conséquent que plusieurs actes, plusieurs mouvemens dépendans de la vie organique peuvent parfois se prolonger chez eux sans que la respiration ait eu lieu, on découvrira d'une part aisément les obstacles qui auront empêché celle-ci de s'effectuer, tels qu'une débilité constitutionnelle excessive, un engouement des voies aériennes, des vices organiques, etc. : d'une autre part, la vie n'aura pas encore réuni les conditions qui impliquent la possibilité du crime d'infanticide, et la submersion des poumons, qui dans de semblables cas aura lieu, n'indiquera pas, il est vrai, s'il y avait vie imparfaite chez le fœtus, si cette vie imparfaite aurait pu se développer à l'aide de secours convenables; mais elle attestera que le fœtus, n'ayant pas respiré, ne peut, légalement parlant, être considéré comme ayant vécu.

Troisième objection. *Un nouveau-né peut avoir respiré, et ses poumons peuvent ne pas nager.* — La submersion complète des poumons, c'est-à-dire la submersion des poumons entiers et de chacun de leurs fragmens, n'a été observée sur des fœtus qui avaient vécu quelque temps après leur naissance que lorsqu'ils n'étaient arrivés qu'au terme de sept mois. Chez ceux au contraire qui avaient passé ce terme, sans cependant être parvenus à leur entière maturité, quelques fragmens pulmonaires du moins ont surnagé. On peut donc expliquer le phénomène sur lequel se fonde l'objection que nous venons d'aborder, par la possibilité d'une prolongation quelconque de la vie extra-utérine, quoique la respiration soit très-incomplète; et si on se rappelle ce que nous avons dit en examinant l'objection précédente, on admettra que cette possibilité est d'autant plus grande que le fœtus est plus éloigné de l'époque de sa maturité. Alors, dans quelques cas, fort rares à la vérité, la respiration étant trop faible pour que l'air pénètre dans les vésicules bronchiques, il n'arrive que dans la trachée-artère et dans ses ramifications bronchiques les moins déliées. Cette respiration, en quelque sorte trachéale, pourra entretenir plus ou moins de temps la vie de l'avorton qui vient de naître; elle permettra même l'émission de quelques sons; mais bientôt elle deviendra insuffisante, et cela d'autant plus promptement que le fœtus sera plus près de l'époque du terme de sa maturité, ou que l'obstacle mécanique à la respiration sera plus considérable.

Quelques-uns ont encore admis comme cause de la submersion des poumons chez un enfant qui aurait respiré l'excessif engorgement sanguin de cet organe par l'effet de la suffocation; mais, outre qu'il n'existe aucun fait à l'appui de cette supposition, il serait facile, en admettant le phénomène, de débarrasser par expression les fragmens pulmonaires du sang qui les aurait empêchés de flotter.

Objections contre l'épreuve de Plouquet par la balance. — L'épreuve de Plouquet par la balance semblerait au premier abord être à l'abri de toute incertitude, puisque le principe sur lequel elle repose est incontestable, et que l'exécution du procédé, facile d'ailleurs, procure des données qu'on peut exprimer rigoureusement par des nombres. Cependant cette certitude s'évanouit en grande partie lorsque l'on considère que les rapports stéréométriques du corps humain ne sont pas constamment les mêmes, et que les rapports de pesanteur entre les poumons et le corps auquel ils appartiennent peuvent varier, non-seulement selon le sexe, mais encore selon l'activité nutritive partielle et très-irrégulière des organes. Aussi les résultats généraux que les expérimentateurs ont obtenus relativement à ces proportions de pesanteur présentent-ils des variations très-marquées. Elles n'eussent cependant pas suffi pour exclure la certitude absolue que semblait promettre l'expérience par la balance, si on n'avait constaté qu'elles pouvaient dépasser certains termes. En effet, si chez le fœtus qui a respiré la comparaison du poids des poumons avec celui du corps entier n'avait jamais donné la proportion de 1 à 70 et au-dessus de 70, et si chez le fœtus qui n'a pas respiré cette comparaison n'avait jamais conduit à une proportion de 1 à 35 et au-dessous de 35, il en serait résulté que toutes les proportions de 1 à 35, et à un nombre au-dessus de 35, mais n'allant cependant pas jusqu'à 70, auraient pu prouver que le fœtus a respiré; comme aussi toutes les proportions de 1 à 70 et au-dessous de 70, mais ne descendant cependant pas jusqu'à 35, auraient établi que le fœtus n'a pas respiré. Or il suffit d'examiner les résultats des recherches entreprises par les professeurs Chaussier à Paris, et Schmitt à Vienne, pour renoncer à l'espoir d'arriver, par le procédé de Plouquet, à ce degré de certitude constante qui n'admet aucune exception. Convenons néanmoins que si, dans les expériences par la balance, on trouve jusqu'à la proportion de 1 à 96 chez des fœtus qui avaient respiré; et de 1 à 16 chez des fœtus qui n'avaient pas respiré, ces exceptions sont excessivement rares, et qu'à beaucoup près, dans le très-grand nombre de cas, ces expériences ont été concluantes.

Frappé des inconvéniens que nous venons de signaler, le professeur Orfila (*Leç. de méd. lég.*, t. 1) conçut l'idée ingénieuse de constater si les rapports de pesanteur entre les poumons et le cœur ne présenteraient pas des proportions moins variables. Il entreprit à ce sujet un assez grand nombre d'expériences pour pouvoir en conclure, 1° que le rapport du poids des poumons et celui du cœur n'est pas toujours le même chez les fœtus qui ont respiré, comme chez ceux qui n'ont pas respiré; 2° que chez les premiers les poumons pèsent quelquefois sept fois autant que le cœur, tandis que dans d'autres circonstances ils ne pèsent que deux fois $\frac{3}{5}$ autant; 3° que chez les fœtus qui n'ont pas respiré les poumons peuvent peser cinq fois autant que le cœur, ou seulement une fois $\frac{13}{15}$ autant; 4° qu'il est par conséquent impossible d'établir aucune règle fixe d'après le rapport dont il s'agit, pour savoir si la respiration a eu lieu.

Objections contre l'expérience de Plouquet par le fil à plomb. — On ne peut regarder cette expérience que tout au plus comme complémentaire, et l'appréciation des résultats qu'elle pourra procurer restera toujours trop arbitraire pour qu'on puisse lui accorder de la confiance.

Objections contre l'expérience de Daniel. — Cette expérience est trop complexe, elle exige des instrumens trop exacts et des soins trop minutieux pour qu'on puisse l'adopter dans la pratique de la médecine légale.

Objections contre la nouvelle épreuve hydrostatique de M. Bernt. — On peut appliquer à cette épreuve les reproches qui s'adressent aux autres, sous le rapport des erreurs auxquelles le vagissement utérin et peut-être même l'insufflation artificielle peuvent donner lieu. Cependant, il faut en convenir, elle présente de grands avantages sur la docimasie hydrostatique ancienne. Celle-ci n'éclaire que sur les changemens de la pesanteur spécifique des poumons, tandis que l'autre indique d'une manière relative la pesanteur absolue et l'augmentation du volume des poumons qui n'ont pas respiré, qui ont respiré incomplétement, et qui ont respiré complétement.

Depuis la première publication, en 1821, du procédé de M. Bernt, plusieurs expériences ont été entreprises en Allemagne. Le docteur Czermack, entre autres, a publié vingt-cinq observations qui toutes confirment l'utilité de la nouvelle docimasie hydrostatique, et dernièrement M. Bernt vient de la défendre victorieusement contre les attaques d'un des plus célèbres médecins légistes de l'Allemagne, M. Heuke. Jusqu'à présent aucun des écrits où ces expériences et discussions sont consignées ne nous est encore parvenu, ce qui ne nous empêchera pas de nous livrer incessamment à une suite de recherches expérimentales sur cet objet important, et de constater surtout si le caractère absolument nouveau de la respiration effectuée, indiqué par M. Bernt, est aussi infaillible qu'il l'assure. Ce caractère se fonde sur le dégorgement sanguin aussi rapide que considérable du foie par l'effet de la respiration, dégorgement qui diminue tellement le poids de ce viscère, que ses rapports de pesanteur avec le corps entier donnent chez le fœtus qui a respiré des proportions si différentes de celles chez le fœtus qui n'a pas respiré, qu'elles ne peuvent jamais induire en erreur. Nous nous ferons un devoir de rendre compte de ces recherches, et nous espérons leur trouver une place dans cet ouvrage au mot RESPIRATION, *Méd. lég.*

Il resterait maintenant à déterminer quel parti, dans l'état actuel de la science, il est permis de tirer des diverses épreuves dont il vient d'être parlé, c'est-à-dire quel degré de confiance on peut leur accorder, lorsqu'il s'agit de prononcer sur la réalité d'un infanticide. Mais comme ce sujet se rattache à l'ensemble de toutes les données sur lesquelles se fonde la possibilité de constater le crime dont il s'agit, nous en parlerons, lorsque, plus avancé dans notre texte, nous pourrons déduire de cet ensemble les principes généraux d'après lesquels le médecin devra agir dans une recherche aussi grave.

Exposition des causes naturelles de la mort du fœtus. — De la mort du fœtus avant sa naissance. — Il n'est pas d'époque de la grossesse à laquelle le fœtus ne puisse périr dans la matrice, et il peut alors y rester dans quelques cas bien au delà du terme ordinaire de la grossesse, sans en être expulsé, s'y dessécher, s'y convertir en matière graisseuse, pierreuse, etc. On conçoit qu'il ne peut être ici question de pareils phénomènes, qui, lorsqu'ils se présentent, excluent toute supposition d'infanticide, et que nous ne devons nous occuper que des cas beaucoup plus communs où le fœtus, après avoir péri dans l'utérus, subit les diverses phases de la décomposition putride. Alors il peut effectivement arriver que des doutes s'élèvent sur la véritable cause de sa mort, et c'est au médecin à les lever.

Pour y parvenir, il devra examiner avec soin les caractères qui chez le fœtus indiquent qu'il a succombé dans l'utérus. Ils ont été très-bien décrits par M. Chaussier ainsi que par M. Orfila, et nous ne pouvons mieux faire que de nous servir ici de la description de ce dernier.

« *Si un fœtus âgé au moins de cinq mois* meurt au milieu des eaux de l'amnios, et qu'il reste plusieurs jours ou plusieurs semaines dans la matrice, on observe que son corps est peu consistant, flasque, et les membres lâches; l'épiderme blanc, épaissi, s'enlève par le simple contact; la peau est d'un rouge cerise ou brunâtre, tantôt dans toute son étendue, tantôt dans quelques-unes de ses parties seulement. Dans ce dernier cas, on pourrait être tenté de croire, surtout si le fœtus n'a que cinq ou six mois, qu'elle est l'effet de l'âge et non la suite la mort; mais il sera facile de dissiper toute espèce de doute en se rappelant que la couleur pourpre de la peau des fœtus de cinq à six mois ne se remarque le plus ordinairement que dans certaines parties du corps. Le tissu cellulaire sous-cutané est infiltré d'une sérosité rouge, sanguinolente ; cette infiltration est surtout remarquable sous le cuir chevelu, où l'on aperçoit assez souvent une matière semblable par sa couleur et sa consistance à de la gelée de groseille ; le péricarde et les cavités splanchniques contiennent aussi de la sérosité sanguinolente ; les artères, les veines et les diverses membranes sont également rouges ; la consistance des viscères est singulièrement diminuée, au point qu'ils peuvent être diffluens ; les os du crâne sont mobiles, vacillans, dépouillés de leur périoste ; les sutures du crâne sont très-relâchées : aussi la tête se déforme et s'aplatit-elle par son propre poids ; quelquefois le cerveau est dans un état de colliquation. On n'observe en général, au centre du vertex, ni ecchymose, ni tuméfaction œdémateuse, ce qui n'arrive pas *ordinairement* lorsque le fœtus sort vivant de l'utérus ; toutefois nous avons vu, dans certaines circonstances, des fœtus morts dans la matrice plusieurs jours avant le commencement du travail, présenter une ecchymose en tout semblable à celle que l'on remarque au vertex des enfans nés vivans ; cette lésion tenait sans doute à ce que, pendant les mouvemens actifs du fœtus, sa tête avait frappé sur le détroit supérieur du bassin. Le thorax est affaissé, très-resserré, aplati ; il suffit d'un léger examen des organes de la respiration et de la circulation pour être convaincu que le fœtus n'a point respiré. Le cordon ombilical est le plus souvent gros, mou, infiltré de sucs rougeâtres ou livides, et facile à déchirer ; on aperçoit quelquefois des crevasses, des gerçures autour du nombril. L'abdomen est aplati. Il n'est pas rare de voir le périoste séparé des os longs par la sérosité rougeâtre dont nous avons parlé ; souvent aussi les épiphyses de ces os sont très-unies.

Les altérations que nous venons de décrire caractérisent un mode de décomposition particulier, *différent de la putréfaction* des fœtus qui sont exposés à l'air ; il suffit d'avoir été à même de les constater une ou deux fois pour être convaincu de cette vérité, malgré l'assertion contraire de plusieurs auteurs. Toutefois il est assez commun de voir des cadavres ainsi altérés se pourir plus facilement que les autres lorsqu'ils sont exposés à l'air.

L'arrière-faix peut, dans le plus grand nombre de cas, ajouter aux signes qui viennent d'être décrits ; son ramollissement ou sa décomposition putride suivent ordinairement de très-près la mort du fœtus.

Dans les cas où l'examen de la mère sera possible, il pourra puissamment contribuer à éclairer le médecin, qui alors devra diriger son examen, non-seulement sur les causes qui pendant la grossesse auront pu faire périr le fœtus, mais encore sur les phénomènes qui auront annoncé sa mort. Aux premières, sans compter les causes inconnues qui dépendent de l'état même du fœtus, appartiennent des maladies graves, des affections morales vives et brusques, des écarts de régime, des travaux corporels excessifs, des chutes, des coups reçus sur le ventre, etc.; les autres se composent d'un ensemble de symptômes dont voici les principaux : cessation de tout mouvement dans la matrice après un mouvement extraordinaire; gonflement et douleur, puis affaissement subit des mamelles; sentiment de pesanteur du côté où la femme se couche, et ballottement incommode, tantôt sur le rectum, tantôt sur la vessie; pâleur du visage, enfoncement des yeux, paupières bordées d'un cercle livide, noirâtre plombé; bouche mauvaise, bâillemens fréquens, perte de l'appétit, nausées, vomissemens, syncopes, lassitudes spontanées, affaissement du ventre, rétraction du nombril, fièvre lente, fétidité de l'haleine; humeur sombre mélancolique, écoulement de matières noirâtres putrides par la vulve. (Capuron, *Méd. lég. relative à l'art les accouch.*)

On conçoit que chacun de ces signes, pris isolément, serait douteux; mais leur ensemble, ou seulement la réunion des plus caractéristiques d'entre eux suffira pour fixer l'opinion du médecin.

Enfin il est encore des signes qui indiquent la mort du fœtus dans l'utérus, et qu'on distingue en examinant la femme au moment du travail; mais on conçoit qu'ils sont étrangers à l'objet qui nous occupe; car une femme qui se laisse examiner dans un pareil moment ne peut être accusée de suppression de part, et encore moins d'infanticide.

De la mort du fœtus pendant sa naissance.—Diverses causes peuvent occasioner la mort du fœtus pendant sa naissance, et il est d'autant plus important de ne pas les perdre de vue, que leur oubli peut donner quelquefois lieu à des erreurs bien graves. Soit que l'étroitesse des détroits du bassin, la rigidité de l'orifice de l'utérus, ou en général des fibres de la vulve, soit que la position de l'enfant, son volume, ou enfin le défaut d'énergie des douleurs prolongent le travail, cette prolongation pourra devenir la cause de la mort du fœtus, qui alors pourra porter des empreintes qu'un expert inattentif confondra peut-être avec des violences criminelles. On trouve déjà dans l'exposition de ces causes de la longueur du travail une partie des circonstances dont il importe de s'enquérir; mais le fœtus présentera en outre divers signes qui confirmeront la présomption qu'il a péri en naissant. « Dans un premier accouchement, dit M. Chaussier (O. C.), chez une femme jeune et bien conformée, lorsque l'enfant est d'un volume médiocre, qu'il présente l'extrémité occipitale de la tête inclinée obliquement un peu en devant, et du côté gauche de la mère, ce qui est le cas le plus ordinaire et le plus favorable, on observe toujours sur la partie qui est engagée une tuméfaction, dont la saillie, l'étendue, la tension ou la mollesse varient suivant différentes circonstances. En disséquant cette partie tuméfiée, on trouve sous la peau, dans le tissu lamineux, une œdématie, une infiltration séreuse, un engorgement des vaisseaux sanguins, qui n'existent pas dans les autres parties de la tête.

« Dans une femme qui a déjà eu plusieurs accouchemens, dont le bassin est ample, l'orifice de l'utérus mou, cette impression est très-légère, et à peine marquée, surtout si l'enfant est petit, si les contractions de l'utérus ont été fortes et suivies; au contraire, lorsque l'enfant a la tête grosse, solide, qu'il a franchi lentement et avec peine l'orifice de l'utérus, qu'il a été arrêté dans l'excavation du bassin, alors on voit sur la partie qui s'est engagée la première une tumeur molle, large, saillante, plus ou moins résistante; si on l'incise, on trouve non-seulement le tissu sous-cutané infiltré de sérosités sanguinolentes, mais encore le péricrâne est détaché, soulevé par un amas de sang noir et fluide; le tissu de l'os est brunâtre, coloré par le sang; les os du crâne sont mobiles, les membranes qui les unissent sont plus ou moins allongées et relâchées.

« Cette altération est plus considérable encore, lorsque le détroit abdominal ou supérieur est rétréci par la saillie de l'angle sacro-vertébral; souvent la tête est déformée, allongée dans son grand diamètre, aplatie dans son diamètre transversal; quelquefois même on trouve, soit à l'un des pariétaux, soit à tous les deux, une dépression plus ou moins grande, ou une fracture, tantôt longitudinale, tantôt anguleuse, ou disposée en étoile; mais ces désordres, qui sont un effet immédiat du travail même de l'accouchement, doivent être examinés avec beaucoup de soin, afin de ne les pas présenter dans un rapport comme preuves de violence intentée contre la vie de l'enfant, ainsi qu'il paraît que cela a eu lieu dans plusieurs rapports juridiques; *mais on les distinguera facilement de celles qui auraient été produites par quelque violence extérieure, par la nature de la tumeur qui existe sur la partie qui se présentait;* d'ailleurs elles correspondent à la région du crâne qui appuyait contre la proéminence du sacrum, contre le rebord des pubis; enfin les autres parties du crâne ne présentent aucune altération ni dans leur continuité ni dans leur connexion. Quelle que soit la partie de la tête ou du torse qui se présente ou s'engage la première, si l'accouchement a été long, laborieux, on y trouve toujours une tuméfaction, une ecchymose plus ou moins étendue et profonde. » Outre ces signes qu'on peut considérer comme extérieurs, il en est d'internes qui indiquent une forte congestion vers le cerveau, ou la mort par apoplexie. Ces signes sont trop connus pour qu'il soit nécessaire de les exposer.

Le fœtus peut encore périr naturellement par l'effet d'une strangulation produite par le cordon ombilical. Nous serons obligé de revenir sur cette circonstance, lorsque nous parlerons de l'infanticide par strangulation; seulement nous remarquerons ici qu'un accident de cette nature suppose que le cordon doit avoir une longueur plus qu'ordinaire.

On a encore compté au nombre des causes naturelles de la mort de l'enfant pendant sa naissance l'*hémorrhagie ombilicale* produite par le décollement total ou partiel du placenta, par la rupture de la matrice ou du cordon ombilical. Dans ces cas le fœtus présente tous les signes de l'anémie; nous y reviendrons lorsqu'il sera question de l'hémorrhagie ombilicale considérée comme une des causes de l'infanticide par omission. Quant à la rupture de la matrice, nous ne pensons pas que ses effets sur le fœtus puissent jamais être confondus avec ceux d'une manœuvre criminelle; un tel accident ferait bientôt succomber la mère, et l'ouverture de son corps ferait reconnaître la véritable cause de sa mort, ainsi que de celle de l'enfant.

La compression du cordon ombilical, suite de sa sortie prématurée et de son serrement par le col de la matrice ou par la tête de l'enfant contre les os du bassin, a souvent produit l'apoplexie de celui-là. En pareil cas, l'enfant offre tous les signes d'une congestion cérébrale mortelle, et aucun de ceux qui caractérisent la respiration. Enfin on compte avec raison au nombre des causes de la mort naturelle de l'enfant pendant la naissance, *sa faiblesse et la nécessité où l'on a été de terminer l'accouchement.* La première de ces causes, qui peut être le résultat de *l'immaturité* du fœtus ou d'un état de maladie, devra être examinée dans ses rapports avec les autres circonstances; car il est impossible d'en évaluer le degré de manière à pouvoir juger si elle seule a déterminé la mort, à moins que *l'immaturité* ne soit telle que l'enfant ne puisse être considéré comme viable.

Quant à la mort du fœtus produite *par la nécessité de terminer l'accouchement*, nous ne voyons pas trop comment cette cause pourrait compromettre une femme soupçonnée d'infanticide. En effet les secours étrangers excluraient la supposition de ce crime, à moins qu'on ne voulût envelopper l'accoucheur ou l'accoucheuse dans l'accusation, ce qui n'est guère probable.

Des causes de l'infanticide.—Arrivé aux causes qui produisent la mort violente des nouveau-nés, nous suivrons la division de ces causes adoptées jusqu'à ce jour dans les traités de médecine légale, et nous distinguerons en conséquence l'infanticide *par omission* de l'infanticide *par commission.* Parmi les causes de l'un et de l'autre il en est plusieurs qui, dans certains cas, peuvent être aussi bien indépendantes de la volonté d'autrui que dans d'autres cas elles sont le résultat d'une intention criminelle. Quelquefois le médecin est assez heureux pour pouvoir reconnaître cette différence; d'autres fois elle ne peut être établie que par des preuves étrangères à la médecine. Nous tâcherons de signaler autant que possible celles qui sont de la compétence médicale.

Exposition des causes de la mort du fœtus, souvent innocentes, mais qui, lorsqu'elles sont produites à dessein, constituent l'infanticide par omission. — Ces causes se réduisent aux suivantes : 1° ne pas soustraire l'enfant à l'action d'une température nuisible; 2° le priver de nourriture; 3° l'exposer à une hémorrhagie mortelle, en ne liant pas le cordon ombilical; 4° enfin le priver d'air respirable et de divers autres soins que sa situation peut rendre nécessaires.

Action nuisible de la température. — Une température trop

froide comme une température trop chaude peuvent faire périr un nouveau-né; mais il serait difficile de préciser thermométriquement les degrés auxquels ces températures doivent être parvenues pour produire la mort; car tout dépend ici non-seulement de la constitution individuelle de l'enfant, mais encore de la durée de son séjour dans un milieu trop chaud ou trop froid. Le bon sens du médecin devra donc suppléer à des règles qu'on ne saurait tracer. Ainsi, par exemple, le séjour d'un nouveau-né dans une température chaude de 32 degrés de Réaumur, qui agirait uniformément sur tout le corps, serait insuffisante pour le faire périr, tandis que ce même degré de chaleur porté par les rayons solaires sur la tête de l'enfant pourrait occasioner la mort avec plus ou moins de promptitude. Quant à l'action du froid sur les nouveau-nés, on peut établir que, comparée à celle de la chaleur qui ne dépasse pas 32 degrés, elle est beaucoup plus promptement mortelle, et qu'il n'est pas toujours nécessaire qu'elle aille au degré de congélation pour qu'on puisse lui attribuer la mort de l'enfant. Ainsi un nouveau-né qui, privé de vêtemens, serait exposé pendant une nuit à un froid de cinq degrés au-dessus de zéro, périrait infailliblement. Pour reconnaître ces effets mortels de la chaleur et du froid chez les nouveau-nés, il faut donc bien apprécier, d'une part, l'influence des circonstances dans lesquelles la chaleur ou le froid ont agi sur lui; examiner s'il était nu ou vêtu, s'il était fortement ou faiblement constitué, s'il est resté exposé assez long-temps à une température élevée ou basse, pour qu'on puisse la considérer comme cause de la mort, s'il existe sur lui des signes particuliers de l'action de la chaleur ou du froid; d'une autre part, il faudra constater si on ne reconnoîtra aucune autre cause à laquelle on puisse attribuer la mort. Enfin il faudra s'assurer si l'enfant a réellement vécu après sa naissance.

Privation de nourriture, ou *mort par inanition*. — Ce genre de mort concourt presque toujours avec le précédent à l'infanticide par omission. Il est difficile de dire combien de temps un enfant nouvellement né peut rester privé de nourriture; mais il est à supposer que la mort par inanition sera d'autant plus prompte que d'autres causes, soit sur-excitantes, soit affaiblissantes, y concourront. Ainsi lorsqu'on trouve dans un lieu isolé un enfant mort, sans qu'il ait été pris de précautions pour le garantir de l'action de la température, qu'il présente les caractères de la respiration exécutée après la naissance, et n'offre aucun vestige de violence extérieure ni aucune trace pathologique; que les intestins et l'estomac sont vides, on peut en conclure qu'il est mort par l'influence nuisible de la température et de l'inanition. On devra en général accuser d'autant plus cette dernière cause, que la température du milieu dans lequel l'enfant aura été trouvé paraîtra moins contraire aux besoins de son existence et qu'il y aura séjourné plus de temps. L'état de sécheresse, de contraction et de phlogose du tube alimentaire confirmera encore la mort par inanition.

Hémorrhagie ombilicale. — Ne pas lier le cordon ombilical était regardé autrefois comme une omission dont les suites devaient être constamment mortelles pour le nouveau-né. Depuis Galien, cette opinion s'est maintenue parmi les médecins légistes jusque vers la fin du dix-septième siècle, où Fantoni, célèbre anatomiste de Turin, fut le premier à la combattre. Comme le plan de cet ouvrage et l'étendue déjà très-grande de cet article nous interdisent d'examiner les controverses auxquelles ce point important de doctrine a donné lieu, nous nous bornerons à en exposer les résultats les plus conformes à la vérité, et le plus directement en rapport avec l'objet actuel de notre travail.

Dans l'ordre de leur importance, le *premier* de ces résultats est que les médecins qui ne regardent pas le défaut de ligature du cordon ombilical comme pouvant devenir mortel, et que ceux qui au contraire le considèrent comme constamment mortel, ont également tort, puisque dans certaines circonstances le manque de ligature n'entraîne aucune hémorrhagie ombilicale, et que dans d'autres circonstances cette hémorrhagie a lieu et devient même mortelle; d'où il suit que cette ligature devra toujours être pratiquée, et que sous le rapport médico-légal, les conséquences de l'omission de cette précaution ne pourront être appréciées qu'individuellement.

Deuxième résultat. — Comme il n'est pas impossible que par une ruse criminelle on laisse périr un enfant d'une hémorrhagie ombilicale, et qu'après sa mort on lie le cordon; ou encore, comme il est possible qu'un enfant auquel on a lié le cordon ombilical succombe à toute autre cause mortelle, il ne faut jamais juger la mort d'un nouveau-né sur le seul défaut de ligature du cordon ombilical.

Troisième résultat. — L'hémorrhagie ombilicale est d'autant plus facile, funeste, et par conséquent d'autant plus probable, que le cordon ombilical a été séparé près de l'abdomen, surtout lorsqu'il a été séparé avec un instrument tranchant plutôt que d'avoir été déchiré. La vraisemblance de cette hémorrhagie diminue en raison de la longueur de la portion du cordon qui reste attachée au fœtus, surtout lorsque ce cordon a été déchiré plutôt que coupé, et qu'il présente dans sa longueur des traces d'ecchymoses et de coagulation sanguine.

Quatrième résultat. — La vacuité générale des vaisseaux sanguins chez le fœtus, surtout la pâleur cireuse de la surface du corps, la pâleur des viscères et des muscles, le manque de sang dans les gros vaisseaux veineux et dans les oreillettes du cœur, particulièrement dans l'oreillette droite, ne prouvent pour une hémorrhagie ombilicale que dans le cas où aucune autre source d'hémorrhagie n'a pu être découverte. Encore faut-il que le fœtus soit parfaitement conformé, que le cordon ombilical ne soit pas flétri, affaissé, que le placenta soit entier, et qu'on puisse établir qu'il y a eu vie après la naissance.

Cinquième résultat. — Lorsque toutes les circonstances attestent d'ailleurs qu'une hémorrhagie mortelle a eu lieu par le cordon ombilical, on n'est pas pour cela en droit d'en conclure sans restriction qu'elle a été provoquée à dessein, ou même qu'elle a été déterminée par négligence; car elle peut encore avoir eu lieu par des circonstances indépendantes de la volonté de la mère. Ces circonstances que nous allons exposer méritent de l'attention.

La première est l'implantation du placenta sur le col de l'utérus. Alors l'hémorrhagie qui précède la naissance est ordinairement aussi funeste à la mère qu'à l'enfant. Nous concevons toutefois la possibilité que dans ce cas généralement rare il puisse arriver plus rarement encore que l'expulsion s'opère avant que la mère ait perdu assez de sang pour succomber; mais pas assez tôt pour la garantir d'une syncope qu'elle aurait déjà éprouvée avant l'expulsion. Pendant la syncope la perte de sang s'arrête chez elle, et au bout de quelque temps elle recouvre assez de forces pour s'éloigner de son enfant qui ne donne aucun signe d'existence, parce qu'après avoir respiré il a cessé de vivre par l'effet de l'hémorrhagie qui a continué chez lui. Nous n'ignorons pas que plusieurs raisons tendent à affaiblir la vraisemblance d'un pareil fait; ainsi, dira-t-on, il n'est pas probable que la femme, qu'une hémorrhagie utérine a fait tomber en syncope, recouvre assez promptement ses forces pour pouvoir s'éloigner du lieu où elle est accouchée; il est moins probable encore que le fœtus, dont le cordon ombilical tient au placenta, puisse mourir d'une hémorrhagie ombilicale, surtout la respiration s'établissant. Cependant si la syncope a duré plusieurs heures; si le trajet que doit parcourir la femme n'est pas bien considérable; si le fœtus avant de naître a déjà perdu beaucoup de sang, et que par une disposition particulière, par exemple la brièveté du cordon, il perde le peu qui lui en reste; qui osera nier la possibilité du fait que nous supposons? qui osera surtout le contester, lorsqu'on se rappellera que la mort qui suit une hémorrhagie ne résulte pas à beaucoup près toujours de la perte absolue de sang, mais encore de la perte relative au degré individuel de puissance nerveuse, de sorte qu'une même quantité de sang perdue chez deux individus du même âge, et doués en apparence de la même constitution, pourra déterminer la mort de l'un et non celle de l'autre? enfin qui saurait mesurer le degré de force et de courage que peut inspirer à une femme le désir de se soustraire au déshonneur dont elle se croit menacée?

Deuxième circonstance.—Le placenta, implanté sur tout autre point de l'utérus, est expulsé brusquement en même temps que le fœtus, et l'enfant périt d'une hémorrhagie ombilicale. On appliquera facilement ce qui vient d'être dit au cas d'une expulsion brusque du fœtus avec le placenta.

Troisième circonstance. — La mère tombe en syncope après l'accouchement, et par un concours fâcheux de circonstances, les membres de l'enfant, agités par des mouvemens convulsifs, rompent le cordon qui se trouve entortillé autour d'eux; ou bien :

Quatrième circonstance. — Cette rupture a lieu par les mouvemens convulsifs de la mère.

Cinquième circonstance. — La mère accouche subitement, elle est debout, et dans la chute de l'enfant, le cordon ombilical s'étant rompu, la mère tombée en syncope n'a pu prévenir l'hémorrhagie ombilicale.

Sixième circonstance. — Le placenta, ainsi que l'a observé Rœderer, se décole pendant le travail, le cordon ombilical se rompt, l'enfant a respiré au passage, et lorsqu'il a franchi la vulve, sa mort dispense de lier les vaisseaux ombilicaux.

On conçoit que pour apprécier ces diverses circonstances, d'ailleurs très-rares, il est indispensable de connaître ce qui s'est passé pendant l'accouchement. Cette nécessité doit être bien sentie du médecin ainsi que du magistrat, et ils doivent chercher à la satisfaire dès le début de l'instruction du procès, c'est-à-dire aussitôt qu'on aura acquis la conviction que la mère, qu'on croit coupable, est accouchée depuis peu. En effet, si alors les interrogatoires ne portent pas aussitôt sur les circonstances de l'enfantement, des suggestions étrangères ou même la réflexion pourront lui dicter des déclarations aux dépens de la vérité, et quelquefois même de contraires aux véritables intérêts de la défense. Nous aurons encore l'occasion de revenir sur cette précaution, lorsque nous parlerons des conditions relatives à l'état de la mère, qui tendent à admettre ou à exclure la réalité du crime d'infanticide.

Ainsi en faisant des recherches sur l'hémorrhagie ombilicale qui aurait lieu sans tentative criminelle, on trouve que dans les première, troisième, quatrième et cinquième circonstances, un état syncopal de la mère accompagne l'accouchement, et qu'en outre, dans la première et la seconde, le placenta tient au cordon ombilical; car il n'est pas présumable que la femme qui est accouchée ainsi, et dont l'enfant a succombé, s'occupera de séparer l'un de l'autre. Une pareille manœuvre n'aurait dans l'intérêt de la défense aucun but, à moins qu'on ne voulût la faire passer pour une tentative de rappeler l'enfant à la vie. Mais outre qu'alors un semblable calcul supposerait un degré de réflexion astucieuse et d'instruction qu'on ne rencontre pas ordinairement dans la classe des femmes qui sont prévenues d'infanticide ou de suppression de part, il faudrait encore, pour que ce prétexte fût admissible, que le cordon ombilical eût été lié, et qu'en même temps d'autres efforts pour ranimer et conserver l'enfant eussent été tentés.

Les causes de l'hémorrhagie ombilicale, non provoquée à dessein, et indiquées dans les troisième, quatrième et cinquième circonstances, et accompagnées d'une rupture du cordon ombilical, n'ont pas toutes, sous ce dernier rapport, le même degré de vraisemblance; ainsi nous concevons difficilement que les mouvemens convulsifs de l'enfant déjà expulsé puissent faire rompre le cordon ombilical; car l'effort nécessaire pour produire une pareille rupture, lorsque toutefois le cordon a sa consistance naturelle, nous paraît au-dessus des forces musculaires d'un enfant qui vient de naître, en supposant même une exaltation pathologique de ces forces. Toutefois c'est une possibilité mise en avant à laquelle il faut avoir égard, bien qu'elle ne soit étayée, que nous sachions, d'aucun fait positif. Elle confirme, dans tous les cas, la nécessité de bien examiner le cordon ombilical toutes les fois qu'on est chargé de l'examen cadavérique d'un fœtus, afin de constater si le degré de résistance que présente ce cordon permet ou non d'admettre la cause à laquelle on voudrait attribuer sa rupture.

La déchirure du cordon ombilical par les efforts de la mère, qui, après avoir enfanté, éprouve des convulsions, n'est pas impossible. Nous nous rappelons avoir été témoins d'une semblable scène qui eût pu déterminer la quatrième circonstance que nous avons indiquée plus haut, si on eût laissé le fœtus entre les cuisses de la mère. En effet, elle y portait continuellement les mains, tiraillait violemment ses parties génitales, les draps de son lit, et mourut au milieu de ces agitations convulsives. Convenons pourtant qu'il est bien peu probable qu'une accouchée, prise de convulsions assez fortes pour déchirer le cordon ombilical, puisse, si toutefois elle ne succombe pas, recouvrer assez tôt la somme de forces nécessaires pour cacher la preuve de sa faute ou pour s'en éloigner à temps. Nous concevons cet effort de la part d'une femme qui, après une forte hémorrhagie, est revenue d'un état syncopal; mais nous avons peine à le comprendre dans la circonstance indiquée, à moins que les convulsions ne tiennent à une affection épileptique habituelle, et qui aurait pu survenir après l'accouchement. Alors l'existence de cette affection habituelle devra être bien constatée. Enfin, il serait impossible que, dans de semblables cas, on ne trouvât pas d'autres traces extérieures de violences exercées involontairement sur le fœtus.

La cinquième circonstance, pour être appréciée, exige que l'on compare les dimensions de la tête de l'enfant avec celles du bassin de la femme, et qu'on sache si celle-ci était primipare ou non; car il se pourrait que l'étroitesse de celui-ci ou le volume de l'autre démontrassent l'impossibilité d'une sortie brusque de l'enfant, ou que des conditions contraires confirmassent cette expulsion rapide.

La sixième circonstance doit surtout inspirer une grande réserve, lorsqu'il s'agit de déterminer si l'hémorrhagie ombilicale est ou n'est pas le résultat d'une manœuvre criminelle. Les déclarations de la mère ne pourront jeter que peu de jour sur un fait de cette nature; car elle pourra bien dire que son enfant est né sans vie; et que, lorsqu'il est venu au monde le cordon ombilical était rompu; mais comment pourrait-elle distinguer si un décolement du placenta et une hémorrhagie ombilicale, suite de la rupture du cordon, ont eu lieu pendant l'enfantement? Toutefois il est extrêmement probable que le fœtus qui aura trouvé la mort dans le concours des causes qui forment cette sixième circonstance, n'aura pas respiré complétement, et que ses poumons se comporteront en conséquence dans les épreuves auxquelles on les soumettra. Enfin nous ne pouvons quitter ce sujet sans recommander une règle générale concernant la rupture du cordon ombilical; c'est de constater sur quel point elle a eu lieu. Il est d'observation que toutes les fois que le cordon ombilical se rompt par l'effet de circonstances qui dépendent de l'enfantement, cette rupture se fait, soit très-près de l'ombilic, soit très-près du placenta, et que les bords de la solution de continuité sont frangés et inégaux. Quoique nous n'osions proclamer ce phénomène comme invariable, il est certain qu'il se produit presque constamment de la manière qui vient d'être indiquée; il peut en conséquence corroborer les autres présomptions d'une rupture du cordon ombilical arrivée accidentellement pendant le travail.

Privation d'air respirable et de différens secours dont l'enfant qui vient de naître peut avoir besoin. — La dernière cause de l'infanticide par omission dont nous ayons encore à parler, est celle qui résulte du défaut de précaution de retirer l'enfant qui vient de naître d'une position dans laquelle il peut se trouver, et qui l'empêche de respirer librement. Ainsi on peut négliger de retirer l'enfant de dessous les hardes de la mère aussitôt qu'il est né, et le laisser croupir long-temps dans l'ordure, exposé à respirer un mauvais air, et à recevoir dans la bouche et les narines les matières qui découlent de la matrice, de la vessie et du fondement; surtout quand on n'a pas soin de placer le nouveau-né en travers sur le côté entre les cuisses de la femme, le plus près possible de la vulve, et toujours le dos tourné contre elle. D'autres fois cette privation d'air peut être le résultat d'un état d'asphyxie dans lequel naît l'enfant, d'un engouement de la bouche par des mucosités, etc. Alors le nouveau-né réclame des soins particuliers dont l'omission entraîne nécessairement sa mort; mais dont l'exécution demande un sang-froid et des connaissances pratiques qu'il serait bien difficile de rencontrer chez les femmes qui accouchent en secret sans le secours d'autrui, et qu'il serait même injuste d'exiger d'elles.

Que conclure maintenant de cet examen des causes de l'infanticide par omission, ainsi que des nombreuses possibilités qu'elles admettent, et dont chacune peut devenir un motif d'excuse? si ce n'est qu'à quelques cas près, où la mère voudra ou pourra donner les renseignemens les plus précis sur les cisconstances de l'enfantement, et où d'ailleurs d'autres indices aggravans confirmeront ses aveux, il sera presque impossible d'affirmer que l'infanticide par omission aura été l'œuvre du crime. Il résultera alors ce qu'effectivement nous voyons arriver si souvent devant les tribunaux, lorsque la mort du fœtus ne peut être attribuée qu'à des omissions; il résultera que la mère ne pourra être convaincue que du délit prévu par l'article 319 du Code pénal.

Exposition des causes de l'infanticide par commission. — L'examen des causes de l'infanticide par commission exige la même réserve, la même prudence que celui des causes de l'infanticide par omission, parce que parmi les violences extérieures qu'une main criminelle peut exercer sur le fœtus, il en est plusieurs qui peuvent aussi bien n'être que l'effet d'accidens étrangers à toute volonté humaine. On peut classer sous les chefs suivans les violences qui constituent l'infanticide par commission: Les contusions; les fractures; les luxations; les lésions produites par des instrumens tranchans; les lésions produites par des instrumens aigus; l'asphyxie par submersion, par l'inspiration de gaz délétères, par suffocation et par strangulation; la détroncation; l'empoisonnement et enfin la combustion et la torréfaction.

Contusions. — L'examen et l'appréciation des contusions chez le fœtus exigent la plus grande attention, parce que les effets qu'elles produisent extérieurement présentent non-seulement une grande ressemblance avec ceux qui peuvent provenir d'une cause interne; mais encore parce que ces contusions sont quelquefois le résultat d'une force contondante, comprimante, qui a été mise en action par une cause involontaire. L'effet ordinaire des contusions est de produire des ecchymoses (*voyez ce mot*), dont l'étendue et la profondeur sont généralement en raison de la surface du corps contondant et de la force avec laquelle il a agi. Il faudra surtout ne pas les confondre avec les lividités cadavériques, ce qui sera très-facile en faisant attention si ces lividités correspondent aux places sur lesquelles le cadavre a été couché pendant son refroidissement, et surtout si leur couleur livide ne s'étend pas au delà des réseaux capillaires de la peau; car c'est précisément en cela qu'elles diffèrent des ecchymoses, lesquelles présentent dans les tissus sous-cutanés un épanchement sanguin plus ou moins profond, selon le degré de la contusion.

Les contusions et les ecchymoses dont l'examen et l'appréciation exigent le plus de soin sont celles qu'on observe à la tête et au cou, non-seulement parce qu'elles sont ordinairement les plus dangereuses et les plus fréquentes dans les cas d'infanticide; mais encore parce que si elles sont souvent le résultat de manœuvres criminelles, elles peuvent aussi n'avoir été déterminées que par des circonstances particulières à l'enfantement, et tout-à-fait indépendantes de la volonté d'autrui. Quoiqu'on puisse établir comme règle générale que les contusions et ecchymoses avec fracture des os du crâne et épanchement sanguin sont l'effet d'une violence criminelle, nous verrons plus bas que cette règle admet des exceptions.

Les ecchymoses du cou devront être particulièrement étudiées sous le rapport de leur forme, afin de savoir si elles sont circulaires ou irrégulières, surtout si elles offrent des empreintes digitales, et si la peau y est entière ou écorchée. On conçoit combien cette recherche est importante, puisque le fœtus peut avoir été étranglé involontairement par l'effet de la compression qu'il éprouve de la part de l'orifice utérin, ou encore du cordon ombilical. Or le plus grand nombre des médecins légistes s'accordent à dire que dans ce cas les surfaces très-lisses de l'orifice utérin et du cordon ombilical excluent la possibilité d'une excoriation de l'épiderme, et déterminent une ecchymose uniforme sur tous les points. Ce principe est généralement vrai; mais serait-il donc impossible que la main de l'enfant, placée à côté du cou, pût, ainsi que Rose le suppose, produire une impression moins régulière? et ne serait-il pas possible encore, ainsi que nous l'avons dit ailleurs (*Manuel d'Autopsie cadavérique*), de déterminer une ecchymose uniforme et sans excoriation, en se servant d'un lacet très-uni? Notre savant confrère Capuron conçoit difficilement cette possibilité. « De deux choses l'une, dit-il : ou l'on ferait un nœud coulant avec ce lacet, ou l'on en tirerait les deux chefs en sens contraire pour étrangler l'enfant. Dans ces deux cas, l'ecchymose serait plus large et plus profonde à l'endroit où les deux chefs du lacet se rencontreraient que dans les autres points, elle ne serait donc pas uniforme comme dans le cas où l'enfant serait étranglé par le col utérin, par le cordon ombilical, par le vagin. D'ailleurs le nœud du lacet ou le resserrement de ses extrémités sur le cou de l'enfant n'éraillerait-il pas la peau? » Les raisons de M. Capuron nous ont d'autant moins convaincus qu'il n'est pas démontré que les ecchymoses produites sur le cou du fœtus par le col utérin et le cordon ombilical sont toujours uniformes. Mais il se présente ici une bien autre question : Ces ecchymoses existent-elles dans le plus grand nombre de cas d'étranglement pendant le travail? Si l'on en croit M. Klein (*Journ. de Hufeland*, novembre 1815), les ecchymoses et les sugillations produites par le col utérin et par le cordon ombilical ne seraient que des suppositions dont la réalité ne serait jusqu'à ce jour établie par aucun fait. « Jamais, dit-il, je n'ai observé de semblables exemples, quoique j'aie reçu un assez grand nombre d'enfans dont le cou était fortement étranglé par un ou deux tours du cordon ombilical, et qui succombèrent par l'effet de cette strangulation, ou du moins vinrent au monde avec la face livide et tous les signes d'une mort imminente. Il s'est également présenté dans ma pratique un bon nombre de strictures de l'orifice utérin, qui pendant la version paralysèrent presque mon bras, et rendirent ensuite très-pénible l'application du forceps, parce que le cou de l'enfant était étranglé par cet orifice; d'autres fois, j'ai vu ces strictures autour du cou avoir lieu, la tête s'étant dès le commencement du travail présentée la première, et jamais je n'ai remarqué sur le fœtus, soit une impression quelconque, soit une simple sugillation... Il serait bien important, sous le rapport médico-légal, de recueillir toutes les observations qui tendraient à prouver la réalité des prétendues traces que laissent sur le fœtus ces étranglemens, ces strictures qui appartiennent au travail de l'enfantement. Quant à moi, je me trouve porté à en douter, par la raison que j'ai pratiqué un grand nombre de versions très-pénibles pendant lesquelles l'enfant avait évidemment manifesté son état de vie par des mouvemens, et cependant il m'est arrivé très-souvent de ne trouver sur aucune partie de l'enfant mort ou en vie de traces de sugillation, pas même aux endroits où les lacs avaient été appliqués. Combien d'accouchemens n'ai-je pas terminés par le forceps, sans avoir reconnu la moindre ecchymose sur la tête de l'enfant! Enfin, j'ai observé quinze suicides par suspension où la corde n'avait produit aucune ecchymose, même superficielle; et l'on voudrait prétendre que le col de l'utérus et même le vagin suffisent pour produire un semblable résultat! »

En effet, lorsqu'on compare ces assertions bien positives avec les observations récentes qui sont dues à M. le docteur Esquirol, et que M. Orfila a été à même de vérifier (*Archives génér. de Méd.*, janvier 1823), on trouve qu'il existe entre eux la plus grande concordance, puisque M. Esquirol a prouvé entre autres que l'ecchymose autour du cou n'est pas un signe constant, et qu'il faut la regarder avec Dehaen comme un signe équivoque de strangulation avant la mort. (*Voyez* STRANGULATION.) Or si une corde violemment serrée autour du cou par le poids du corps ne détermine que rarement une véritable ecchymose, cet effet sera produit beaucoup plus difficilement encore par des corps aussi lisses que le cordon ombilical et l'orifice utérin. Concluons de ce qui précède, comme en général de ce que, dans l'état actuel de la science, nous savons sur la mort par strangulation, que, s'il est en général difficile de constater ce genre de mort, l'ecchymose circulaire au cou est un signe que l'individu qui le présente a été étranglé vivant, bien que l'absence de ce signe n'implique pas le contraire, et que la supposition d'un suicide ne pouvant être admise chez les nouveau-nés, on peut établir que toutes les fois qu'ils présenteront des signes positifs de strangulation, en même temps que des signes indubitables que la respiration s'est effectuée après la naissance, c'est que la strangulation aura été exercée par une main criminelle; car nous pensons que la strangulation produite pendant l'enfantement, soit par le col de l'utérus, soit par le cordon ombilical, exclut entièrement la possibilité de respirer, surtout de respirer complétement. Si, à cette occasion, on objectait la possibilité du vagissement utérin ou de l'insuflation des poumons, nous répondrions que, si le vagissement utérin a lieu, la tête étant dans le détroit supérieur, il est impossible que la respiration puisse avoir lieu complétement; que si au contraire il doit avoir lieu dans le détroit inférieur, l'étranglement par le cordon ombilical s'y opposera. D'ailleurs, nous renverrions aux circonstances de l'accouchement dont il sera parlé plus bas, et nous considèrerions cette objection comme une nouvelle preuve de la vérité que nous avons déjà énoncée; savoir, que dans le plus grand nombre de cas, les preuves du crime d'infanticide ne sauraient être judiciairement établies, si dès le début de l'instruction on ne cherche pas à connaître les circonstances qui ont précédé et suivi l'expulsion du fœtus.

On remarque quelquefois sur le corps du fœtus des tumeurs qu'il faut attribuer à une violence extérieure exercée sur lui après son expulsion, mais qui dans beaucoup d'autres cas, ainsi que nous l'avons déjà démontré plus haut (*Causes naturelles de la mort du fœtus. De sa mort pendant sa naissance*), sont l'effet de la compression qu'il a éprouvée pendant le travail. Les premières peuvent se rencontrer sur toutes les parties du corps, selon qu'elles auront été exposées à l'action contondante; elles sont plus irrégulières, plus profondes, plus rouges ou noirâtres que les autres, parce qu'elles contiennent du sang épanché. Celles-ci, au contraire, n'ont leur siége que sur certains points de la tête, savoir le sommet, l'occiput ou les pariétaux. Elles sont ordinairement superficielles, et ne contiennent qu'une infiltration séreuse dans le tissu cellulaire. D'ailleurs elles ne sont pas accompagnées, comme le sont souvent les premières, de désordres profonds auxquels on puisse attribuer la mort. Remarquons toutefois que ce qui vient d'être dit n'est que généralement vrai, et ne doit s'appliquer qu'aux fœtus qui ont complétement respiré après la naissance, et dont l'expulsion s'est effectuée sans de grandes difficultés; car, lorsque l'enfant a péri pendant le travail par l'effet des contractions prolongées de la matrice qui aura poussé la tête contre le bassin, ou encore comprimé le cordon ombilical ou le placenta, et déterminé ainsi l'apoplexie du fœtus, il peut arriver que les tumeurs dont il vient d'être parlé présentent tous les caractères de celles qui sont produites par une violence extérieure indépendante de la parturition, et qu'elles soient non-seulement accompagnées de lividité, d'épanchement sanguin, de développement du tissu cellulaire, etc., mais même d'enfoncement et de fractures des os du crâne.

Fractures et luxations. — Les fractures et luxations, les premières surtout, sont souvent l'effet de manœuvres criminelles; mais elles peuvent aussi avoir été produites par le seul travail de l'enfantement, et par les tentatives faites pour l'accélérer, ou encore par un accouchement précipité, suivi de la chute de l'enfant sur un corps dur. Les fractures et les luxations autres que celles qu'on remarque à la tête ou au cou sont rarement le résultat d'une intention criminelle, et dans le cas où elles le sont on observe d'autres marques de sévices qui peuvent éclairer sur la véritable cause de la mort. Ainsi, lorsque ces marques n'existent pas, il est à présumer que les lésions osseuses ne sont que le produit de tentatives faites maladroitement pour aider la sortie de l'enfant.

Il existe plusieurs exemples d'infanticide effectué par luxation des vertèbres cervicales. Ce genre de mort, qu'il est beaucoup plus facile de produire chez les enfans que chez les adultes, se reconnaît par un examen anatomique des vertèbres du cou et de leurs ligamens. Dans le cas dont il s'agit, la luxation est toujours déterminée par un déplacement des apophyses articulaires qui s'opère par un mouvement de torsion, et la tête reste inclinée du côté opposé à la luxation; la face est pâle, et si l'on en croit un grand nombre d'observateurs, les signes d'une congestion sanguine cérébrale manquent absolument. D'ailleurs on remarque sur le cou de l'enfant des empreintes digitales qui contribuent à caractériser le genre de mort qu'il a subi. Si à côté de ces signes se présentent ceux qui prouvent que l'enfant a complétement respiré après sa naissance, et qu'il résulte des déclarations de la mère que pendant l'accouchement aucune traction n'a été exercée sur lui, et qu'il n'a fait aucune chute lors de son expulsion, il sera difficile d'attribuer sa mort à une autre cause qu'à une manœuvre criminelle.

Les fractures du crâne sont les lésions qui se rencontrent le plus communément dans les cas d'infanticide, et le jugement à porter sur les causes qui les ont produites est d'une grande importance. Tous les médecins conviennent que dans certains cas, lorsque surtout le bassin de la femme est large, que la tête de l'enfant est peu volumineuse, et que les douleurs de l'enfantement se succèdent avec promptitude et énergie, l'expulsion du fœtus peut s'effectuer avec assez de rapidité pour que la mère se trouve surprise et ne puisse prendre aucune précaution qui empêche son enfant de tomber d'une hauteur quelconque sur un corps dur; mais on n'est pas encore généralement d'accord sur les conséquences qui peuvent résulter de cette possibilité. M. Henke, un des médecins légistes les plus distingués de l'Allemagne, établit en principe (*Traité élément. de méd. lég.*) que la sortie brusque de l'enfant, suivie de sa chute sur un corps dur, peut entraîner des lésions graves de la tête, des fractures des os du crâne, des commotions cérébrales mortelles, des épanchemens sanguins dans le cerveau, etc. M. Chaussier paraît également partager cette opinion, surtout après s'être livré sur cet objet à des recherches expérimentales dont il est indispensable de rendre compte.

1° On a choisi quinze enfans morts après leur naissance, mais sans aucune altération aux os du crâne, et après les avoir soulevés par les pieds, de manière que le sommet de la tête fût à la hauteur d'un demi-mètre (à peu près dix-huit pouces), on les a laissé tomber perpendiculairement sur un sol carrelé, et par l'examen anatomique, on a trouvé sur douze de ces enfans une fracture longitudinale ou anguleuse à l'un des pariétaux, et quelquefois à ces deux os.

2° On a laissé tomber de la même manière quinze enfans, de la hauteur d'un mètre; et, par la dissection, on a reconnu sur douze une fracture des os pariétaux, étendue chez quelques sujets jusqu'à l'os frontal. Lorsqu'on avait laissé tomber l'enfant d'une plus grande hauteur, les commissures membraneuses de la voûte du crâne étaient relâchées, et même rompues en quelques points; souvent la forme du cerveau était altérée, et dans quelques cas, on a trouvé sous la méninge ou dans l'épaisseur de la méningine une ecchymose, un épanchement de sang produit par la rupture de quelques vaisseaux; et ce ne fut que sur des enfans dont les os du crâne étaient très-mous et très-flexibles qu'on ne trouva pas de fracture.

3° Après avoir appuyé sur une table la tête d'un enfant mort peu de temps après sa naissance, on la pressa en différens points de sa surface avec les deux pouces fortement appuyés; et sur quinze expériences de ce genre, sept produisirent des fractures longitudinales plus ou moins étendues, à l'un ou l'autre des pariétaux. Dans les autres, on trouva seulement une dépression ou un enfoncement des os. Dans le plus grand nombre, la tête était déformée, aplatie, et les commissures membraneuses présentaient un relâchement sensible.

4° Enfin, la tête appuyée sur une table, fut frappée fortement et en divers endroits avec un bâton court et arrondi. Cette expérience fut toujours suivie de la déformation, d'un aplatissement de la tête, de fractures multipliées avec décollement des esquilles, du relâchement et dans quelques endroits du déchirement des sutures; enfin d'épanchement sanguin. (*Consid. médic. lég.*) On voit en conséquence qu'une chute perpendiculaire d'une hauteur de dix-huit pouces seulement sur un sol carrelé a suffi pour déterminer des fractures des os du crâne chez le plus grand nombre des cadavres de fœtus qui ont été soumis à cette expérience.

Mais que penser, lorsqu'à côté de ces faits irrécusables M. Klein, médecin du roi de Wirtemberg à Stuttgard, en présente d'autres non moins dignes de foi qui tendent à les infirmer? L'élasticité des os du crâne chez le fœtus et la facilité avec laquelle ils cèdent aux efforts qu'on exerce sur eux firent depuis long-temps douter ce médecin de l'exactitude du principe établi par M. Henke et par les auteurs sans exception qui ont écrit sur la médecine légale; mais il importait de la soumettre au creuset de l'expérience. En conséquence, M. Klein, profitant de l'influence que lui donnait sa qualité de membre du conseil supérieur de santé, provoqua une circulaire qui fut adressée par le gouvernement à toutes les personnes qui, dans le royaume de Wirtemberg, pratiquent des accouchemens ou y assistent, afin qu'elles eussent à s'occuper de la vérification du point de doctrine dont il s'agit, toutes les fois que l'occasion s'en présenterait. Cette vérification devait surtout avoir lieu chez des femmes qui n'auraient aucun intérêt à cacher leur grossesse ou à altérer la vérité. Le résultat de cette mesure fut que cent quatre-vingt-trois observations bien constatées parvinrent au conseil de santé. Elles rendirent compte de cent cinquante-cinq expulsions brusques, les mères étant debout; de vingt-deux, les mères étant assises; et de six, les mères étant à genoux, le corps incliné en avant; enfin sur les cent quatre-vingt-trois accouchées, il y a eu vingt-une primipares. Or, dans ces cent quatre-vingt-trois cas, il n'y a pas eu un seul enfant de mort, aucun n'a éprouvé de fissure ou de fracture des os.

du crâne, ou toute autre influence nuisible. Tous ont conservé leur santé, quoique les uns fussent tombés sur un sol planchéié, les autres sur du pavé, et même de la hauteur d'un étage dans l'auge sèche des latrines. La conséquence la plus immédiate et la plus sensible de ces chutes a été une asphyxie passagère chez deux enfans qui étaient tombés sur le pavé; un autre tombé sur le sol de la chambre avait une légère impression avec sugillation sur le pariétal droit; mais ces accidens ont également lieu dans les accouchemens ordinaires. Chez trois qui étaient tombés sur un clou du plancher, ou sur le bord de la marche d'un escalier en pierre, on remarqua une petite plaie superficielle, qui n'avait aucune importance. Chez dix-huit expulsés inopinément, les mères étant debout, on remarqua de légères taches ou raies bleues, résultats d'une chute sur le baquet; chez un autre enfin, un léger éraillement de la peau du front, par l'effet d'une chute dans les latrines. Quelques-uns d'entre eux restèrent quelque temps dans le froid et dans la neige; d'autres sur la terre gelée, sur le pavé, et il fallut les porter assez loin avant d'arriver au domicile de leurs parens. Il n'y a eu chez aucun de ces enfans d'hémorrhagie ombilicale, quoique chez plusieurs le cordon n'eût été déchiré qu'à quatre, trois, deux et même un pouce du bas ventre. Chez vingt-un enfans, il était même comme pour ainsi dire arraché dans le ventre, et il a fallu panser la plaie, soit avec de l'agaric, soit avec une emplâtre.

Maintenant, en comparant les expériences de M. Chaussier avec les observations qu'on vient de lire, en se rappelant les exemples rapportés par des observateurs tels que J. Gardner (*Comment. d'Édimb.*), et Glokkengieser (*Act. med. Berolinens.*), qui assurent avoir trouvé des fractures et des lésions graves sur des fœtus morts dans l'utérus à la suite de violences exercées sur leurs mères; par M. Chaussier, qui a compté cent trente fractures spontanées sur le squelette d'une petite fille qui avait vécu vingt-quatre heures, et dont la naissance avait été facile : en examinant comparativement des faits si contradictoires, quelle sera la conséquence qu'il faudra en tirer? Convenons que le problème est embarrassant, si on se borne à ne juger les faits que sur leurs effets immédiatement matériels. Mais si on se rappelle que M. Chaussier a agi sur des fœtus privés de vie et qui étaient dans l'état de rigidité qui survient après la mort; que la chute de ces fœtus a été dirigée perpendiculairement; que les cas de fractures spontanées survenues pendant la gestation ne sont que des exceptions infiniment rares à la règle, et qu'elles doivent nécessairement tenir à une fragilité pathologique des os facile à constater; d'une autre part, si on considère que les os et les tissus des enfans dont parle M. Klein étaient doués de cette souplesse, de cette élasticité qui appartiennent à l'état de vie; que dans beaucoup de cas, et peut-être dans tous, la chute a lieu dans une direction plus ou moins oblique, et que l'obliquité décompose la force; qu'il est possible d'ailleurs que chez quelques-uns de ces enfans il ait existé des fractures du crâne assez heureusement situées pour ne pas déterminer des effets très-graves, effets qui d'ailleurs s'aperçoivent bien plus difficilement chez les nouveau-nés que chez les individus plus avancés en âge; si on se rappelle l'axiome d'Hippocrate: *In capitis vulneribus fiunt miracula;* si on considère que nous ne pouvons pas savoir si dans les cent quatre-vingt-trois enfans wirtembergeois, il n'en est pas plusieurs qui plus tard, leur vie de relation étant devenue plus parfaite, auront éprouvé des accidens dépendant de lésions inaperçues du crâne ou de l'encéphale, lésions qui ont pu exister chez eux aussitôt après leur naissance: si, en un mot, on a égard à ces considérations comparatives, nous pensons qu'on pourra en conclure:

1° Qu'il n'est pas impossible que l'expulsion brusque et imprévue de l'enfant, suivie de sa chute sur un corps dur, puisse produire des fractures et autres lésions graves à la tête; 2° que cet effet est en général fort rare, et qu'il est à peu près impossible, lorsque l'enfant ne tombe que d'une hauteur égale à la distance ordinaire des parties génitales de la femme, du sol; 3° qu'il est peu probable, à moins que l'enfant ne tombe d'une hauteur considérable, que sa chute entraîne instantanément sa mort; 4° qu'il est impossible, l'enfant étant d'ailleurs régulièrement constitué, que cette mort survienne dès les premières heures de sa naissance, par le seul effet de sa chute sur le sol, de la hauteur des parties génitales de la mère, celle-ci étant même debout; 5° qu'il faut un degré de violence beaucoup moindre pour fracturer le crâne d'un enfant mort, que pour fracturer celui d'un enfant vivant.

Enfin, on voit par tout ce qu'on vient de dire, combien, pour distinguer les lésions de la tête qui résultent de l'expulsion brusque et de la chute du fœtus, de celles qui sont l'effet de manœuvres criminelles, il est important de s'enquérir de toutes les circonstances qui ont précédé et suivi la chute accidentelle, dans le cas très-fréquent où elle serait présentée comme excuse, et comme explication des lésions remarquées sur le fœtus. La comparaison des dimensions de la tête de ce dernier avec les dimensions pelviennes de la mère, la durée du travail, la position de la mère, lors de la sortie de l'enfant, la hauteur de la chute, la nature du sol ou de l'objet sur lequel la tête a porté, enfin l'état du cordon ombilical, forment autant de circonstances qu'il sera nécessaire d'apprécier avec beaucoup d'attention.

Lésions produites par des instrumens tranchans.— Les lésions produites sur le fœtus par des instrumens tranchans sont beaucoup plus faciles à juger, sous le rapport de la culpabilité des prévenus d'infanticide. Il serait en effet bien difficile d'attribuer à un accident les blessures qui chez un nouveau-né auraient été évidemment produites par un instrument tranchant, et lorsque celles-ci seront assez graves pour avoir pu entraîner la mort, ou seulement pour avoir pu concourir à l'occasioner, et que l'enfant était vivant lorsqu'il les reçut, on ne pourra plus douter de l'intention criminelle de la personne qui les aura produites. *La décapitation*, *le démembrement* ne s'exécutent guère que pour mieux soustraire le corps du délit aux recherches de la justice. Le médecin doit en pareil cas constater si les différentes parties trouvées en divers lieux appartiennent au même cadavre, ce qu'il détermine surtout par leur assemblage et par leur comparaison entre elles; enfin, il doit s'appliquer à découvrir la cause de la mort qui a précédé les mutilations. On a remarqué que, lorsque le démembrement a été opéré sur le vivant, il y a rétraction des chairs ; mais il ne faut pas oublier que ce phénomène appartient à la vie organique, et qu'en conséquence, s'il ne peut prouver que la mutilation a été exercée sur un individu jouissant de la vie extra-utérine complète, il établit du moins qu'elle a été pratiquée très-peu de temps après la mort.

Lésions produites par des instrumens aigus. — Ce qui vient d'être dit généralement des lésions par des instrumens tranchans peut aussi s'appliquer aux lésions par des instrumens aigus. Parmi ces dernières, l'*acupuncture* mérite une mention spéciale, parce que la blessure qu'elle produit extérieurement est si petite et quelquefois si cachée qu'elle peut échapper à des recherches faites sans assez d'attention. L'acupuncture consiste en l'introduction d'une aiguille plus ou moins fine et longue dans le cerveau, par les narines, les oreilles, les tempes, les fontanelles, les sutures, ou dans la moelle épinière par l'espace qui sépare les vertèbres cervicales, ou dans le cœur par la région thoracique gauche au-dessous du sein, ou dans les visères abdominaux par le rectum et le bassin. Quelque fine que soit l'aiguille qui a été enfoncée de dehors en dedans jusqu'à un organe essentiel à la vie, il y aura toujours au point extérieur de son insertion une ecchymose qu'il faudra suivre avec le scalpel et la sonde, à travers les tissus, parce qu'elle indiquera la route de l'instrument vulnérant. Les recherches extérieures, puis intérieures, sur l'acupuncture sont surtout indiquées lorsqu'à l'extérieur on ne reconnaît aucune autre cause de la mort, et alors elles devront se diriger particulièrement sur les lieux les plus cachés, et pour mieux reconnaître l'état de la peau, là où elle est couverte de cheveux, il sera nécessaire de les raser. Si malgré ces précautions l'acupuncture, ayant échappé aux recherches extérieures, était découverte à des traces qu'elle aurait laissées dans l'intérieur, ainsi que cela pourrait avoir lieu, si, par exemple, l'instrument aigu avait été enfoncé par l'anus ou le vagin, par le méat auditif, etc., il faudrait en suivre la route de dedans en dehors.

Asphyxie.— L'infanticide par asphyxie exige une grande attention dans les cas spécialement où les moyens meurtriers n'ont pas été de nature à pouvoir être matériellement constatés sur le cadavre du fœtus. Ainsi, pour rendre notre proposition plus claire, si on reconnaît qu'un fœtus a péri par suffocation, et que l'on trouve sa cavité buccale ainsi que ses narines bouchées par du foin, du linge ou tout autre corps étranger, on ne doit pas douter que cette violence a été la cause de la mort; mais si, dans un autre cas de mort par suffocation, le fœtus est renfermé dans un coffre, par exemple, ou dans un espace très-petit, ou clos, où il a dû étouffer sans qu'il ait été besoin de lui boucher la bouche et les narines, le médecin devra redoubler d'attention et de réserve, parce que l'enfant aura pu périr par une autre cause, et n'avoir été placé qu'après sa mort dans le lieu où il a été découvert.

Asphyxie par submersion. — Les mots *asphyxie*, *mort*, *submersion*, ont donné ou donneront les détails nécessaires sur ce genre de mort. Ici nous nous bornerons à dire que, si l'enfant présente tous les signes qui prouvent qu'il a respiré après sa naissance, si on trouve les poumons engoués par un liquide qui présente les mêmes propriétés physiques et chimiques que celui dans lequel le cadavre a été trouvé, si enfin on ne découvre sur lui aucune autre cause de mort, on peut conclure que celle-ci a eu lieu par submersion. Si parmi ces caractères, celui qui appartient à l'engouement, c'est-à-dire à l'introduction d'un liquide dans les bronches, manque, la conclusion sera moins positive et ne devra, si d'ailleurs on n'a reconnu aucune autre cause de mort, être émise que comme une probabilité. Enfin, nous remarquerons que, dans les recherches relatives à la mort par submersion des nouveau-nés, il faudra surtout ne pas négliger d'examiner la nature du liquide contenu dans l'estomac; car, s'il est prouvé qu'on ne trouve pas dans l'estomac de tous les noyés un liquide semblable à celui dans lequel ils ont succombé, c'est-à-dire, s'il est prouvé que la mort par submersion peut avoir lieu sans que le submergé avale du liquide dans lequel il a péri, il l'est également que l'existence de ce liquide dans l'estomac est une circonstance des plus ordinaires chez les noyés, et qu'elle indique que la submersion a eu lieu pendant la vie.

Asphyxie par respiration de gaz délétères. — Cette asphyxie se caractérisera notamment par la nature du milieu dans lequel l'enfant aura été trouvé, comme aussi par l'ensemble des phénomènes qui indiquent l'action mortelle de ces gaz. Parmi les asphyxies par des gaz délétères, celle par les gaz des fosses d'aisance est la moins rare dans les cas d'infanticide; mais, comme l'enfant peut avoir été précipité dans une de ces fosses, aussi bien par l'effet de son expulsion brusque et imprévue, que par celui d'une manœuvre criminelle, il faudra redoubler de circonspection dans les recherches qu'on entreprendra et dans les inductions qu'on voudra en déduire.

Asphyxie par suffocation. — L'infanticide par suffocation est quelquefois facile à constater, lorsque, comme nous l'avons dit plus haut, on peut découvrir les moyens par lesquels on a privé le fœtus d'air respirable, et que par leur nature ces moyens ne peuvent être imputés qu'à une intention criminelle. Lorsqu'au contraire l'enfant a été trouvé sous des draps dans les vidanges, qu'il a été enfoui en terre, enfermé dans une caisse, etc., l'infanticide peut aussi n'avoir été commis que par omission, sans intention criminelle, ou bien l'enfant peut n'avoir été déposé qu'après sa mort dans le lieu où on l'a trouvé. Ces possibilités, sur lesquelles nous avons déjà donné et sur lesquelles nous donnerons encore les détails nécessaires, ne devront pas être perdues de vue par le médecin.

Asphyxie par strangulation. — Nous renvoyons à ce que nous avons dit plus haut en parlant des ecchymoses circulaires au cou, et au mot STRANGULATION.

Détroncation. — Les médecins qui ont écrit sur l'infanticide comptent spécialement la détroncation au nombre des moyens d'exécution de ce crime. Nous ne parlons de cette mutilation que pour rappeler qu'elle peut aussi être produite par une main non-criminelle, mais inhabile, qui aurait aidé la femme dans le travail. La possibilité de la détroncation par arrachement de la tête résulte entre autres d'un exemple consigné par Buttner, où une mère furieuse, voulant tordre le cou à son enfant, sépara, en se livrant à cet acte de violence, la tête du tronc.

Empoisonnement. — Il est rare, ou pour mieux dire, nous ne connaissons pas d'exemple qu'un infanticide ait été commis par empoisonnement, et l'on en conçoit aisément la raison. L'infanticide, nous nous plaisons à le croire, n'est jamais préparé d'avance, et si quelquefois on rencontre des mères assez dénaturées pour combiner froidement l'exécution de ce crime, elles ne choisiront pas le poison dont l'effet n'est pas assez prompt pour que les cris de l'enfant ne trahissent pas leur secret. Si cependant un cas semblable se présentait, il exigerait l'application des préceptes qu'on trouvera exposés au mot EMPOISONNEMENT.

Combustion. — La combustion du corps de l'enfant n'admet aucun moyen médical de constater le crime d'infanticide. On peut, il est vrai, ainsi que nous l'avons vu dans un cas, juger par l'examen de quelques parties osseuses que le feu aura ménagées, si un enfant a été brûlé; mais voilà tout. La torréfaction, que nous regardons comme un degré moindre, permet encore parfois quelques recherches. Ainsi, par exemple, si les tégumens présentent des phlyctènes, on devra en conclure que l'enfant était vivant lorsqu'il a été exposé à l'action du feu. D'autres fois on pourra même soumettre les poumons aux épreuves nécessaires, pour constater si la respiration a eu lieu. Mais tout dépend ici du degré des ravages occasionés par le feu, et ce degré ne sauroit être précisé par des règles; son appréciation dépendra donc uniquement du bon sens du médecin auquel l'autorité judiciaire aura eu recours.

Des conditions relatives à l'état de la mère, qui tendent à admettre ou à exclure la réalité du crime d'infanticide.

Conditions physiques. — Ainsi que nous l'avons dit au commencement de cet article, l'instruction judiciaire en matière d'infanticide ne se borne pas seulement aux recherches relatives à l'état cadavérique du fœtus que l'on croit avoir été la victime de manœuvres criminelles; mais elles s'étendent en même temps à tout ce qui peut faire découvrir l'auteur du crime. Or cette découverte ne peut avoir lieu si on ne parvient à connaître la mère de l'enfant, parce qu'elle seule peut rendre compte de ce qui s'est passé avant, pendant et après l'accouchement, et qu'elle seule, lorsque celui-ci a eu lieu sans témoins, est responsable devant la loi.

Mais une femme ne peut devenir ni rester l'objet d'une investigation de ce genre, sans qu'on ne prouve: 1° qu'elle est accouchée depuis peu; 2° que l'époque de l'accouchement cadre avec l'état du cadavre de l'enfant; 3° que l'enfant qui forme le corps du délit appartient à la mère qu'on accuse.

Quant à la première de ces conditions, on la remplit par une recherche exacte et une appréciation rigoureuse des signes qui indiquent que la femme est accouchée depuis peu. Il serait inutile de revenir ici sur ces signes que nous croyons avoir suffisamment exposés au mot *accouchement* (méd. lég.).

Pour juger la seconde condition, il faut avant tout connaître l'époque de l'accouchement, examiner dans quel état de conservation est le corps de l'enfant, et établir par la comparaison de ces données si l'une cadre avec l'autre. Toutefois l'instruction scientifique et le jugement du médecin devront, dans beaucoup de cas, suppléer au défaut de règles précises qu'ici il est en effet difficile de tracer. Ainsi, lorsque le cadavre d'un nouveau-né présentera des traces prononcées de putréfaction, bien que l'accouchement ait eu lieu depuis peu de jours, il sera nécessaire de bien apprécier la nature des causes qui auraient pu hâter la décomposition putride; il faudra aussi tenir compte de celles qui auraient pu la retarder dans le cas pareillement possible où aucun signe de putréfaction ne se serait encore manifesté, quoique l'accouchement se fût déjà effectué depuis assez de temps pour que des signes de putréfaction eussent dû exister chez le fœtus. *Voyez* MORT, PUTRÉFACTION.

La comparaison de l'âge de l'enfant avec l'époque de l'accouchement pourra encore contribuer à confirmer ou à infirmer l'existence de la seconde condition. Si, par exemple, il était bien établi que l'accouchée a porté son enfant à terme, et si le fœtus trouvé ne présentait pas les signes de maturité, il faudrait pour le moins douter fortement de son identité avec le fœtus, dont l'accouchée serait la véritable mère. Avant de quitter ce sujet, disons que, si dans beaucoup de cas le médecin consulté par les tribunaux peut déclarer que l'ensemble des circonstances le porte à admettre que le fœtus soumis à son examen est sorti du sein de la femme qui présente des traces d'un accouchement récent, il doit bien se garder de préciser l'époque de la naissance du fœtus de manière à la faire coïncider rigoureusement avec le jour que les actes de la procédure ou la clameur publique indiquent comme étant celui de l'accouchement. Cette faute, beaucoup plus fréquente qu'on ne le pense, est d'autant plus grave que l'art ne possède aucun moyen d'émettre une opinion aussi positive, et d'autant plus redoutable qu'elle ne peut être interprêtée que dans l'intérêt de l'accusation. Nous avons eu l'occasion de tirer, pour la défense d'une femme injustement accusée d'infanticide, un grand parti d'une semblable imprudence commise par un jeune médecin d'ailleurs fort instruit.

Enfin, la troisième condition, celle d'établir que l'enfant qu'on a trouvé appartient à la mère qu'on accuse, ne peut, selon nous, être satisfaite par le médecin, puisque son art ne possède aucun moyen de résoudre un semblable problème. Si les magistrats réclament son opinion en pareille matière, il doit donc se déclarer incompétent, ou tout au plus n'émettre que des probabilités, dans les cas seulement où elles seraient fondées sur certains phénomènes spéciaux, par exemple, sur des vices de conformation héréditaires. Nous n'imaginons tout au plus qu'une seule circonstance qui puisse faire exception au principe que nous venons d'établir, ce serait celui où les extrémités libres des portions du cordon tenant au fœtus et à l'arrière-faix, appliquées l'une contre l'autre, prouveraient que ces deux portions ont formé un seul tout.

Conditions morales. — Le médecin peut être consulté par le ministère public, et plus souvent encore par le défenseur d'une femme accusée d'infanticide, sur la situation morale de celle-ci, au moment de l'accouchement, et sur la part que cette situation a pu avoir à la mort de l'enfant? On conçoit combien la solution d'une semblable question est délicate, puisque les considérations les plus élevées d'intérêt social et d'humanité s'y rattachent en même temps. Cependant, toutes les fois que la mort d'un nouveau-né paraîtra avoir été le résultat d'une omission des soins que sa situation aurait exigés, qu'il n'existera, par conséquent, sur son cadavre aucune trace positive de violence meurtrière, le médecin ne saurait être trop réservé, il ne saurait trop se pénétrer des vérités que William Hunter a si bien exposées dans son immortelle lettre sur l'infanticide, et dont nous regrettons, bornés comme nous le sommes par l'espace, de ne pouvoir citer que le passage suivant:

« Sans doute un dessein prémédité peut porter à priver de la vie un être faible et abandonné; c'est alors un crime contraire non-seulement aux lois les plus universelles de l'humanité, mais encore à cet instinct vif et puissant que par des vues sages et salutaires, le Créateur a mis dans le cœur de toutes les mères, et qui les portent à tout entreprendre pour la conservation de leurs petits. La tournure la plus charitable qu'on pourrait donner à cette action barbare (et Dieu veuille qu'elle soit le plus souvent appuyée par la vraisemblance), serait de la regarder comme une folie accidentelle.

« Mais autant que j'en puis juger, le plus grand nombre de ces prétendus meurtres est bien éloigné de mériter ce nom. La mère ne peut soutenir l'idée de sa honte, et brûle de conserver sa réputation. Oui! elle est aimable et vertueuse jusqu'alors. Elle ne se sent pas assez de courage pour attendre et avouer son infamie. A mesure qu'elle perd l'espérance ou de s'être méprise par rapport à sa grossesse, ou d'être affranchie de ses terreurs par un accident subit, elle voit tous les jours s'accoître et s'approcher le danger; elle est de plus en plus troublée par l'épouvante et le désespoir. Plusieurs se rendraient alors coupables de suicides, si elles ne savaient qu'une pareille action entraînerait infailliblement les recherches judiciaires qui dévoileraient ce qu'elles ont si fort à cœur de tenir secret. Dans cette perplexité, où l'idée de mettre à mort leur enfant ne se présente pas même à leur imagination, elles forment divers plans pour cacher sa naissance. Mais de tous côtés les difficultés se multiplient : irrésolues et flottantes, elles n'envisagent pas assez l'instant fatal et finissent par trop compter sur le hasard et les événemens. Souvent elles sont surprises plus tôt qu'elles ne s'y attendaient; tous leurs plans sont déconcertés. Le chagrin et les souffrances leur ôtent le jugement. Si leur affaiblissement n'est pas extrême, elles prennent la fuite au fort des douleurs, accouchent d'elles-mêmes, en quelque lieu que leur effroi et leur confusion les aient portées à se réfugier, et demeurent évanouies, hors d'état par conséquent de veiller à ce qui se passe autour d'elles, et, en recouvrant leurs esprits, elles trouvent leur enfant expiré. Doit-on s'attendre à les voir divulguer leur secret, quand cela n'est plus d'aucune utilité? Leurs penchans les plus honnêtes ne leur font-ils pas une loi de sauver leur réputation? Elles se hâtent donc de dérober, le mieux qu'il leur est possible, jusqu'aux moindres traces de l'événement, bien qu'instruites que, si on vient à le découvrir, cette conduite déposera contre elles. » *Voyez* Hunter, *Lettre sur l'Infanticide*, lue à la Soc. roy. de Londres, traduite de l'anglais par le docteur Worbe. *Bulletin des Scienc. méd. de la Soc. méd. d'émul. de Paris*; mai 1810.

Rapprochement des phénomènes et circonstances qui, chez l'enfant ainsi que la mère, témoignent pour ou contre l'infanticide. Règles qui en dérivent pour constater définitivement ce crime. — En rapprochant les uns des autres les phénomènes qui, chez le fœtus ainsi que chez la mère, servent à constater l'infanticide, et en distinguant toutefois dans ce rapprochement les probabilités des certitudes, on parvient souvent à découvrir la vérité. C'est ce que nous allons essayer d'indiquer sommairement en exposant les principaux corollaires du travail qui précède.

Conditions relatives à l'état de conservation du fœtus pour que les recherches conduisent à des résultats certains. — Les mutilations exercées sur le fœtus peuvent quelquefois être de nature à exclure la possibilité de déterminer s'il a vécu ou non après sa naissance. Tel est entre autres l'exemple observé par le docteur Montcourrier à Nanterre. Une femme y accouche clandestinement, sans qu'on sache ce qu'elle a fait de son enfant. Cependant on découvre dans du fumier la poitrine d'un enfant nouveau-né, aplatie et entièrement vide. Ailleurs on trouve épars, les bras, les cuisses, le reste du tronc et les os du crâne. On fait encore des recherches pour découvrir les poumons; elles sont inutiles. La femme avoue être la mère de l'enfant qui, dit-elle, est venu au monde sans avoir donné signe de vie. (Capuron, O. C.) Certes, alors même que le suicide de la prévenue n'eût pas mis fin à la procédure, il eût été impossible de déterminer par les secours de la médecine légale si le fœtus avait respiré après sa naissance.

Ce qui précède peut également s'appliquer aux ravages produits par la putréfaction, lorsqu'elle est assez avancée pour ne pas admettre des recherches fructueuses.

Conditions nécessaires pour rendre concluantes les recherches qui tendent à établir que l'enfant a vécu après sa naissance. —La submersion totale des poumons doit être considérée comme une preuve que l'enfant n'a pas respiré.

Lorsqu'au contraire l'épreuve des poumons tend à établir que l'enfant a respiré après sa naissance, cette induction ne peut être certaine que sous les conditions suivantes :

Les recherches relatives à la respiration ne devront avoir été entreprises que sur un fœtus à terme et parfaitement viable, qui n'aura présenté aucun vice de conformation ni aucun obstacle pathologique qui ait pu s'opposer au développement et à la continuation de la respiration complète.

On doit avoir pris toutes les précautions et avoir suivi les règles qui ont été indiquées, afin d'éviter que la surnatation des poumons ne soit due à un commencement de putréfaction ou à un état emphysémateux.

Les résultats de la docimasie hydrostatique ancienne et de celle de Bernt devront concorder avec ceux de l'épreuve par la balance, et prouver que la respiration a été complète.

L'ensemble des signes complémentaires dont il a été parlé, pris de l'état des poumons, du thorax, du diaphragme, des viscères abdominaux, etc., devra exister de manière à fortifier la preuve que la respiration a été complète.

Il existera dans les interrogatoires la preuve qu'il n'y a pas eu d'insufflation.

On aura pris toutes les précautions pour s'assurer qu'il n'y a pas eu de vagissement utérin; d'ailleurs nous avons dit plus haut que ce phénomène suivi de la mort par l'effet du travail, ne pouvait, selon nous, donner pour résultat les signes d'une respiration complète.

On aura trouvé sur l'enfant des traces de manœuvres criminelles auxquelles sa mort pourra être attribuée.

Les conditions qui viennent d'être indiquées ci-dessus, et qui prouveront que l'enfant a vécu après sa naissance, devront encore être confirmées par celles qui établiront qu'il n'a pas péri avant ou pendant son expulsion. A cet effet il faudra bien connaître ce qui s'est passé avant l'accouchement, c'est-à-dire si l'état de la mère et les symptômes qu'elle a éprouvés indiquent que le fœtus était mort plus ou moins de temps avant l'accouchement.

Si l'on ne peut admettre la mort du fœtus avant cette époque, il faut examiner s'il a pu mourir pendant le travail, et rechercher en conséquence les causes de cette mort ainsi que leurs preuves.

La longueur du travail étant une des principales causes de la mort du fœtus; si la femme n'est pas primipare; si la tête s'est présentée dans une bonne position ; si les dimensions du bassin, celles surtout du détroit supérieur comparées avec celles de la tête du fœtus, donnent des proportions régulières; si le cadavre de l'enfant ne présente à la tête aucune tuméfaction, on doit en conclure que le travail n'a été ni long ni pénible. Des circonstances opposées permettront de tirer des conclusions contraires.

La mort du fœtus par apoplexie pendant le travail devra être jugée, d'une part, sur les signes d'une congestion cérébrale, d'une autre part, sur l'ensemble des circonstances qui indiquent que le travail a été long, sur l'absence de toute trace de lésion violente. D'ailleurs les signes qui indiquent que la respiration s'est effectuée, ou du moins qu'elle a été complète, manqueront.

La mort du fœtus par l'effet de l'entortillement du cordon ombilical autour du cou sera indiquée par les signes de la strangulation, comme aussi par la longueur plus qu'ordinaire du cordon ombilical et par la déclaration de la mère. Ici encore il est difficile de concevoir que la respiration puisse être complète.

Conditions nécessaires pour rendre concluantes les recherches qui tendent à établir le genre de mort qu'a subi le fœtus après sa naissance, et si cette mort était due à des manœuvres criminelles. — Si, par ces recherches, on était parvenu à constater que l'enfant n'a pas péri pendant l'enfantement, mais qu'il a succombé après sa naissance, il faudrait encore établir s'il a été la victime d'une omission de soins, ou de violences meurtrières commises sur lui. Comme l'omission de soins envers le nouveau-né n'est pas toujours l'effet d'une intention criminelle, il faudra bien se pénétrer de ce qui a été dit de l'infanticide par omission, et appliquer avec discernement les principes qui ont été exposés.

Quant à l'infanticide par commission, il faudra juger selon les règles de l'art les lésions qu'on découvrira sur le fœtus, et surtout bien apprécier leur degré de *léthalité*. On se rappellera surtout ce qui a été dit des fractures du crâne, afin de les attribuer à leurs véritables causes.

Qu'il s'agisse de l'infanticide par omission ou de l'infanticide par commission, le médecin ne devra pas confondre la part qu'il lui convient de prendre à l'investigation avec la part qui rentre dans les attributions du magistrat. Mais, comme une partie des éclaircissemens les plus importans résultera des déclarations ou des aveux de la femme, il est des questions de la compétence médicale sur lesquelles le médecin devra tâcher d'obtenir d'elle des renseignemens d'autant plus précieux, qu'ils lui fourniront les moyens de statuer entre autres sur la réalité du vagissement utérin, de l'hémorrhagie ombilicale, de la longueur du travail, de l'omission méditée ou involontaire des soins nécessaires au nouveau-né, de l'expulsion brusque et imprévue de l'enfant, ainsi que des conséquences qu'elle a pu exercer sur lui; enfin de l'insufflation des poumons pratiquée pour le ranimer.

Or, voici ces questions :

Savoir : si la femme a perdu des eaux plus ou moins de temps avant l'enfantement?

Si, au contraire, l'enfantement a suivi d'assez près la perte des eaux?

Si la femme est accouchée sans le secours d'autrui, si des mains ont été portées dans les parties génitales, ou si elle s'est aidée elle-même par des tractions exercées sur le fœtus?

S'il y a eu hémorrhagie plus ou moins de temps et à plusieurs reprises avant, et s'il y a eu hémorrhagie pendant et après le travail?

Quand les douleurs ont commencé, et combien de temps après l'expulsion a eu lieu?

Si la femme a perdu connaissance avant, pendant ou après l'accouchement?

Dans quel lieu et dans quelle position la femme est accouchée?

Si des tentatives ont été faites pour ranimer l'enfant, surtout si on a insufflé de l'air dans ses poumons?

Outre ces questions principales il en est sans doute plusieurs autres qu'on pourra aisément abstraire de la lecture de notre travail, ou que chaque cas individuel suggèrera. Il suffit ici d'en avoir indiqué les plus importantes; toutes les autres s'y rattacheront naturellement, pour ensuite recevoir leur application aux circonstances exposées dans cet article, que nous croyons devoir terminer par les réflexions suivantes :

Plus une science se perfectionne, et plus ses applications deviennent positives. Cette vérité, incontestable lorsqu'on la considère sous un point de vue général, est cependant loin de pouvoir être appliquée à la médecine légale. En effet le médecin n'y puise plus aujourd'hui autant de certitudes qu'autrefois; mais avec cette différence que ces prétendues certitudes n'étaient très-souvent que des erreurs funestes, qu'une appréciation plus rigoureuse des phénomènes de la vie et de la mort a converties maintenant en autant de doutes qui du moins n'exposent plus la société à gémir sur des assassinats juridiques. Si, en matière d'infanticide particulièrement, la médecine légale a pu déchoir aux yeux de froids légistes qui ne tiennent aucun compte des anomalies et des incidens par lesquels la marche régulière et les caractères habituels des phénomènes physiques sont souvent dérangés, elle a acquis plus de poids, elle a mérité plus de confiance devant ces magistrats philantropes qui, avant d'interpréter et d'appliquer les lois de nos codes, ont appris à respecter celles de la nature. Ces réflexions nous sont suggérées par les reproches injustes que nous avons entendu adresser à la médecine des prétoires. « Elle assure, a-t-on dit, l'impunité des infanticides; » elle mesure, devrait-on dire, les bornes de l'intelligence humaine, elle sépare le certain de l'incertain, et si quelquefois le crime parvient à se cacher sous son égide, plus souvent encore l'innocence y trouve un abri. (MARC.)

INFECTION, s. f., *infectio*, d'*inficere*, corrompre, empoisonner. Nous nous servirons du mot *infection*, tantôt pour exprimer les qualités délétères que des substances volatiles désignées sous les noms de miasmes, d'émanations, d'effluves, communiquent à différens corps; tantôt comme indiquant l'action nuisible qu'elles exercent sur l'homme vivant. Une fois cette défiinion admise, il sera facile au lecteur de voir dans lequel de ses deux sens il doit entendre un terme dont l'acception n'a pas toujours été restreinte dans des limites aussi étroites.

Beaucoup de corps sont susceptibles de recevoir l'infection; cependant quelques-uns parmi eux se distinguent par la facilité avec laquelle ils l'acquièrent et la conservent. De ce nombre sont les tissus de laine et de coton, les fourrures, les plumes, etc. Tout le monde connaît des faits analogues à l'expérience de Mead qui, ayant placé à une certaine distance d'un morceau de viande qu'il laissait putréfier sous une cloche de verre, un peu de coton cardé, put se convaincre que cette espèce de duvet conservait, avec une tenacité très-grande, l'odeur fétide dont il était très-facile de dépouiller la cloche. Mais il n'en est pas moins vrai que la nature des corps infectés n'apporte aucune modification appréciable à l'action des particules infectantes sur l'organisme. C'est pourquoi je regarde comme bien suffisant pour faire connaître l'infection, considérée par rapport aux corps inertes, d'exposer avec quelques détails celle de l'atmosphère, qui, par son influence sur la santé, commande la plus sérieuse attention.

Comme il a déjà été dit (art. *Désinfection*, tome VI, p. 512), l'air peut être vicié d'une manière appréciable à l'eudiomètre ainsi qu'on l'a vu sur le navire *le Triomphe*, dont presque tous les hommes, au rapport de Burnett, furent attaqués de salivation et de plusieurs autres accidens graves, par suite de l'évaporation d'une grande quantité de mercure répandu dans la calle; ou bien, les altérations que l'air éprouve échappent aussi complètement à l'analyse chimique qu'au sens de l'odorat. Dans le premier cas, la cause du mal est toujours facile à connaître, facile à détruire; les accidens sont en petit nombre et bornés à des lieux fort circonscrits; dans le second, c'est tout l'opposé. Nous croyons à cause de cela ne devoir parler que de ce dernier genre d'infection, le premier ayant d'ailleurs été assez amplement traité. (Art. *Désinfection.*)

L'influence que les altérations chimiquement inappréciables de l'air exercent sur la production de certaines maladies, n'avait point échappé aux anciens; comme le prouvent les réflexions judicieuses de l'auteur du livre *de Flatibus*. Celse, dans ce qu'il dit des affections pestilentielles, paraît adopter les idées de l'auteur grec, qui sans doute servaient encore de guides aux médecins, lorsque les rêveries du moyen âge leur furent substituées. C'est alors qu'on attribua à des causes occultes ou à la conjonctions des astres toutes les maladies, et surtout celles qui causaient de grands ravages. Plus tard l'hypothèse de la contagion, telle que l'imagina Fracastor, qui admettait comme une vérité incontestable la communication de certaines ophthalmies par le seul regard des malades (*de Contàgione*, lib. I, p. 105), devint la cause d'après laquelle on crut devoir expliquer toutes les épidémies. Néanmoins la sanction presque générale accordée à son système n'empêcha pas quelques médecins distingués, Fernel entre autres, d'étudier et de démontrer d'une manière rigoureuse l'action puissante de l'air vicié. Les choses en étaient là, lorsque Lancisi chercha et trouva la cause des épidémies nombreuses qui affligeaient les environs de Rome, dans les altérations d'une atmosphère chargée d'émanations délétères. Il est vraiment le premier qui, depuis la renaissance des lettres, ait démontré d'une manière convaincante toute l'influence que la dépravation de l'air exerce sur la production des épidémies, en un mot, qui ait établi de façon à ne presque rien laisser à désirer la théorie de l'infection. Mais le résultat de ses observations resta ignoré de la plupart des médecins français, et ce fut pour un grand nombre d'entre eux une sorte de nouveauté de voir MM. Devèze et Nacquart, adoptant des idées conformes en tout à celles d'Arbuthnot sur l'étiologie de la peste, expliquer par l'infection le développement de plusieurs maladies épidémiques qu'ils prétendent avoir rigoureusement distinguées de celles qui ont la contagion pour cause.

Toutefois, j'en dois l'aveu, on ne peut pas s'empêcher de reconnaître avec les commissaires de l'Institut chargés de l'examen du livre de M. Devèze que, tout en s'étant proposé d'établir des limites tranchées entre l'infection et la contagion, ce médecin n'y a pas plus réussi que ceux qui ont adopté ses opinions. Cela ne pouvait pas manquer d'arriver, puisque les deux causes morbifères se combinent quelquefois ensemble de manière à former un genre d'affections mixtes. Ainsi certaines maladies nées de causes extérieures d'infection jouissent de la propriété de se communiquer d'individu à individu, comme, par exemple, le typhus nosocomial et le typhus amaril. D'autres, quoique dues au développement d'un germe ou virus, peuvent, comme la variole, infecter ou *contagier* l'air ambiant, de manière à le rendre délétère pour ceux qui le respirent. Enfin la peste (typhus d'Orient) paraît vraiment intermédiaire entre les contagieuses essentielles et les maladies d'infection qui ne jouissent que peu, ou pas du tout, de la faculté de se communiquer. Au lieu donc de vouloir exagérer ou nier des faits aussi évidens, comme le font tour à tour les contagionistes et leurs adversaires, il faut franchement les reconnaître pour ce qu'ils sont; ne pas confondre obstinément, à l'exemple de James (*Dict. de Méd.*, trad. par Diderot) et de quelques autres médecins, la contagion avec l'infection; ne pas prétendre non plus qu'elles agissent toujours isolément; mais chercher à déterminer avec précision la part qui appartient à chacune d'elles, ou à leur réunion, dans la production des maladies. C'est d'après ces idées que nous avons écrit l'article *Contagion*, et nous les aurons toujours en vue dans ce que nous avons à dire sur l'infection, ou plutôt sur les particules infectantes que nous étudierons par rapport, 1° à leurs sources; 2° à leurs propriétés physiques; 3° à leurs actions sur l'économie humaine.

1° *Sources des particules infectantes.* — Les émanations qui s'échappent du corps de l'homme en santé, et à plus forte raison du corps de l'homme malade, suffisent pour donner à l'air les qualités les plus pernicieuses, lorsque l'encombrement, le défaut de ventilation, et d'autres circonstances faciles à apprécier s'opposent à leur libre et entière dispersion dans l'atmosphère. En cas pareils, on ne tarde pas à voir paraître des maladies graves. C'est bien évidemment de cette manière que se développent la plupart des affections typhoïdes, excepté le typhus amaril qui, comme M. Audouard s'en est enfin convaincu en observant l'épidémie du Passage, ne reconnaît pas pour cause première et immédiate des émanations échappées du corps humain, mais est le résultat d'un autre genre d'infection, celui dont les matériaux sont fournis par la décomposition de certains corps inorganiques, ou par des substances végétales et animales livrées ensemble ou isolément à la fermentation putride.

L'infection occasionée par des émanations humaines peut se combiner avec l'infection par décomposition chimique, et leur réunion donner lieu aux miasmes les plus délétères. Ainsi, pendant le typhus de 1814, M. Jadioux a observé une mortalité vraiment effrayante dans les salles de la Salpêtrière qui sont situées près de l'égout de cet hôpital. Nous n'en rapportons pas moins cette infection mixte à notre second genre de maladies contagieuses. (*Contagion*, page 543.) Quant à l'infection indépendante de tout effluve émané des corps vivans, elle appartient directement à notre sujet, et elle nous présente à étudier comme autant d'espèces différentes les altérations que l'air éprouve dans les amphithéâtres d'anatomie, dans certains ateliers; dans les mines, les houillières, les tourbières, les égouts, les lieux où l'on fait rouir le chanvre, les environs des marais, etc. Il serait aussi long que fatigant de parler avec détails de ces diverses espèces d'infections. Je me bornerai donc à traiter à peu près exclusivement de celle qu'occasionent les émanations des eaux marécageuses putrescentes. C'est d'ailleurs sur elle que la science possède le plus de faits bien observés, et elle appelle en outre notre attention, sous le rapport du nombre et de la gravité des accidens dont elle est la cause.

La concordance de la bonne ou mauvaise composition de l'air avec celle de l'eau est si constante, qu'elle a depuis long-temps été consacrée comme axiome. *Ubi bonæ sunt aquæ, ibi bonus; ubi malæ, ibi malus itidem est aer*, disaient les anciens, et répèterons-nous avec eux.

Pour que l'eau puisse devenir mauvaise, et s'altérer de manière à vicier l'air, elle doit rester stagnante; sans cela les substances susceptibles de fermenter qu'elle contient, sont dissipées aussitôt leur décomposition opérée, et même avant, et la putréfaction ne s'établit qu'imparfaitement ou pas du tout. Une condition non moins nécessaire est la chaleur. Son influence est telle qu'elle arrête, suspend ou hâte toute fermentation. Ainsi pendant l'hiver, qui semble destiné à accumuler les matériaux propres à les fournir, les émanations nuisibles des marais cessent ordinairement de se répandre dans l'air. Leur dégagement commence avec la chaleur de l'été, et se prolonge jusque vers la fin de l'automne. Mais quoiqu'en général assez régulièrement asservi à cette marche, on le voit quelquefois s'en écarter au point de produire de graves et nombreux accidens à des époques inaccoutumées, ou rester presque sans action alors qu'il devrait agir le plus activement, et tout cela par un concours de circonstances encore peu connues. Il en résulte que certaines années qui sembleraient devoir être fort insalubres ne le sont pas toujours, et *vice versâ*.

La nature des substances mérite aussi d'être prise en grande considération. Les productions animales, puis les matières végétales sont le plus faciles à fermenter. Le mélange des eaux favorise encore leur décomposition, et beaucoup de médecins ont remarqué que la combinaison de l'eau de mer avec l'eau douce hâtait singulièrement certaines espèces de putréfaction. Suivant les qualités des corps fermentescibles, suivant leurs proportions et diverses autres conditions propres à favoriser les affinités chimiques qu'ils exercent les uns sur les autres, les nombreux produits de la putréfaction, parmi lesquels les miasmes délétères sont les plus importans à étudier, varient notablement dans leur composition.

Ce n'est pas, il faut l'avouer, d'après les recherches chimiques que l'on peut établir cette importante vérité : elles ne nous fournissent, comme on va le voir, presque aucune lumière à ce sujet. Si même on voulait interpréter rigoureusement quelques-unes d'entre elles, il faudrait en conclure qu'il n'existe dans l'air aucun principe nuisible. En effet, les savans qui ont analysé l'air pris dans les salles infectes de l'Hôtel-Dieu et sur le sommet de Montmartre, n'ont trouvé aucune différence entre l'un et l'autre. L'air recueilli au-dessus des marais du fort Fuentes s'est trouvé, suivant Gattoni, aussi pur et même plus pur que l'air recueilli au sommet du mont Leguone. (Alibert, *Fièv. pern.*) Toutefois des recherches postérieures ont donné des résultats un peu plus satisfaisans. MM. Thénard et Dupuytren se sont assurés que le gaz hydrogène carboné qui se dégage des marais, laissait dans l'eau à travers de laquelle on le fesait passer, une matière particulière très-putrescible, ce qui n'a pas lieu quand on fait passer dans l'eau le gaz hydrogène carboné dégagé par les procédés ordinaires. M. Julia a également constaté que la rosée recueillie aux environs des marais contient des matières susceptibles de fermenter. Enfin le même chimiste ayant mis de la viande à se putréfier sous des cloches remplies, les unes d'air atmosphérique pur, les autres d'air recueilli au-dessus de latrines ou d'égouts, a constamment observé que les progrès de la putréfaction étaient beaucoup plus rapides sous les cloches remplies d'air méphitique. Même dans ce cas, il est vrai, le principe délétère est demeuré insaisissable; cependant son existence n'en est pas moins, comme on voit, démontrée par des effets manifestes. A l'égard des sources variées dont nous l'avons fait naître, il suffit, pour en reconnaître la réalité, de refléchir un instant sur les résultats auxquels conduisent infailliblement les travaux publics d'assainissement. Par eux on rend salubres des villages, des villes, des provinces, des royaumes naguère la proie accoutumée des épidémies produites par l'infection, tandis qu'il est absolument impossible de rien faire de semblable pour les maladies essentiellement contagieuses.

2° *Propriétés physiques des particules infectantes.* — Le dégagement, et par suite le mélange dans l'air, de principes plus ou moins actifs, que le père Kircher, à l'exemple de Varron, prétend être des animalcules, est donc un fait sur l'exactitude duquel il ne saurait maintenant rester aucun doute raisonnable, et qui peut nous aider à découvrir quelques-unes des propriétés purement physiques de ces mêmes principes. Il nous conduit d'abord à conclure que, quelle que soit leur nature, ils jouissent d'une force d'expansion quelconque. En la supposant parfaite, ils suivraient dans leur dispersion les lois d'après lesquelles se répand le calorique sensible, les odeurs, etc. Elle est telle, que, d'après les calculs de M. de Champesme, la quantité des émanations contenues dans l'air, et par conséquent l'activité d'action qu'elles peuvent exercer, décroît en raison directe du cube des distances du foyer d'où elles partent.

Toutefois cette loi n'est rigoureusement applicable qu'à des corps impondérables. Or l'expérience prouve que les miasmes sont en général plus pesans et rarement plus légers que l'air atmosphérique. Voilà pourquoi ils ne font d'ordinaire sentir leur action qu'à une très-petite élévation au-dessus du niveau du lieu qui leur donne naissance, tout en produisant quelquefois des effets notables vers le sommet de certains monticules, ainsi que M. Monfalcon l'a constaté à l'égard de plusieurs cantons du Forez, et comme j'ai pu le remarquer pour les mornes des environs de la Pointe-à-Pitre. C'est aussi en raison de leur pesanteur qu'on les voit non-seulement rester à la surface de la terre, mais encore s'enfoncer dans les lieux bas. Tout le monde connaît l'insalubrité des rez-de-chaussées au voisinage des marais, et l'on a pu remarquer à Paris que, lors de l'exhumation des cadavres du cimetière des Innocens, les miasmes s'accumulèrent à un tel point dans les caves de quelques-unes des maisons environnantes, que, pour y être descendues, plusieurs personnes furent en quelque sorte asphyxiées, et périrent ensuite promptement de fièvres malignes. Cette exhumation donna du reste lieu à beaucoup d'autres accidens rapportés par M. Dulaure.

Toutes ces circonstances prouvent que, dans leur dispersion, les émanations miasmatiques ne suivent pas rigoureusement la loi du cube des distances, mais une progression décroissante intermédiaire entre le cube et le carré, qui est encore modifiée par une foule de conditions telles, que l'état hygrométrique de l'air, sa température, son calme ou son agitation, les obstacles qu'opposent à sa libre circulation les édifices élevés, les rues longues, sinueuses et étroites, divers accidens de terrains, etc. Dans tous ces cas, on peut observer des phénomènes très-importans relativement à la localisation d'action des miasmes. Un quartier, une rue, une portion de maison éprouvent spécialement leurs effets, tandis que, tout auprès de ces lieux, d'autres endroits en sont entièrement à l'abri, ainsi que l'a très-bien vu Lancisi. Il n'en est pas moins vrai que, si rien n'empêchait les principes miasmatiques de suivre la loi d'après laquelle leur dispersion tend incessamment à s'effectuer, ils perdraient toute action délétère à une très-petite distance de leur foyer propagateur, quelle que fût son énergie, ainsi que cela ne manque jamais d'arriver quand les centres d'infection existent à l'air parfaitement libre. Souvent alors quelques centaines de toises sont un espace plus que suffisant pour annihiler leur action. Aussi les maisons que les Romains avaient bâties à cent mètres au plus de distance du littoral des marais Pontins, comme on le voit dans l'ouvrage de M. de Prony, jouissaient-elles d'une salubrité parfaite.

3° *Action des particules infectantes sur l'économie.* — Maintenant que l'étude des propriétés physiques des miasmes nous a fait connaître la manière dont ils infectent l'atmosphère, il nous reste à dire comment ils pénètrent dans l'économie et agissent sur elle. Lancisi les y fait entrer par trois voies différentes : l'absorption cutanée, celle qui a lieu à la surface interne des organes de la digestion, enfin l'absorption pulmonaire. Plus tard, Quesnay (*Mémoire sur les vices des humeurs*) admit ces trois modes d'introduction, mais employa de grands efforts pour prouver que l'absorption pulmonaire était presque nulle. C'était au reste l'opinion depuis long-temps dominante, et qui même encore est le plus généralement admise. Cela ne l'empêche pas d'être peu conforme à la vérité. Pour le prouver, je me contenterai de rappeler que l'absorption cutanée est vraiment très faible tant que l'épiderme conserve son intégrité, et que l'absorption par la muqueuse gastrique, n'ayant guère lieu qu'avec l'introduction des alimens, doit, dans toute autre occasion, être presque nulle. Quant à l'absorption pulmonaire, il n'en est pas de même; elle s'exerce incessamment. A chaque instant une quantité déterminée d'air atmosphérique pénètre dans les poumons, se trouve en contact immédiat avec les parois entièrement vasculaires des cellules bronchiques qui le compriment plus ou moins fortement. Aussi une portion de cet air et les miasmes qu'il peut renfermer passent-ils avec la plus grande facilité dans la circulation, comme le prouvent les faits les mieux constatés. Il suffit, par exemple, de respirer pendant quelque temps un air chargé des émanations de la térébenthine, pour que l'urine sente bientôt l'odeur de la violette. Nysten et surtout M. Edwarts ont confirmé que l'azote, l'hydrogène, d'autres gaz encore, et par conséquent les miasmes mêlés à l'air atmosphérique étaient promptement absorbés par les poumons. M. Ségalas vient de faire des expériences analogues par rapport aux liquides injectés dans les bronches. C'est à cette facilité d'absorption propre aux poumons que l'on doit rapporter les nombreuses asphyxies produites par les miasmes délétères connus sous le nom de plomb, de mite, de méphitisme; l'accident grave qu'éprouva Ambroise Paré en respirant les émanations qui s'élevèrent de dessous la couverture du pestiféré qu'il allait panser; les maladies que M. Magendie a développées sur des animaux qu'il forçait à respirer des émanations putrides, et des milliers de faits de même nature, constatés avec la dernière évidence, quoique fort mal expliqués la plupart du temps.

Une fois absorbées, les particules délétères se mêlent avec le sang, qui les porte sur tous les points de l'économie; et comme, suivant l'observation de Lancisi, elles possèdent des qualités fort différentes, leur action donne lieu à des maladies très-variées par leur nature. Lors même qu'elles appartiennent à la classe des fièvres intermittentes, on voit, si on les étudie avec soin, qu'elles n'ont presque rien de commun entre elles, abstraction faite du retour périodique des accès. Pour le montrer, il suffit de rappeler combien les fièvres des marais Pontins diffèrent de celles de la Guadeloupe; celles des marais de la Brenne de celles de Rochefort, et chose vraiment surprenante, quelle énorme différence il y a entre les fièvres de deux endroits très-rapprochés l'un de l'autre, l'île de Walcheren et le village de Breskens, situé sur la rive gauche de l'Escaut. (Ferrus, art. *Endémie*, page 68.) Quand les émanations miasmatiques donnent naissance à des affections fébriles de type continu, on remarque également de très-grandes différences entre elles, témoin l'extrême diversité de caractère des épidémies de typhus, signalée par presque tous les auteurs qui ont écrit sur cette matière, et dont il est si facile de se convaincre en comparant, dans les détails, l'épidémie d'Athènes décrite par Thucydide avec la peste d'Orient; le typhus qui a régné en Espagne et sur les frontières de France en 1794 avec celui que la grande armée apporta jusqu'à Paris, etc. Il n'est pas jusqu'au temps qui se passe entre l'introduction des miasmes dans l'économie et celui au bout duquel leur action se fait sentir qui ne puisse servir à démontrer leur différence de propriété. Tantôt cette action est instantanée; d'autres fois elle est plusieurs jours et même plusieurs semaines avant de s'exercer, comme nous l'apprend M. Ferrus, qui, avec beaucoup d'autres personnes, ressentit les effets des émanations marécageuses de Breskens, plusieurs mois après avoir quitté ce pays.

Au milieu de tant de différences, les miasmes présentent cependant pour caractère commun, d'agir à la manière des poisons ou des venins, c'est-à-dire en raison directe de leurs qualités plus ou moins délétères, et de leur quantité. On peut encore remarquer que, dans les épidémies de typhus et de fièvres intermittentes, maladies d'ailleurs fort analogues, dans certains cas, sous le rapport de leur tendance à passer au type l'une de l'autre, ils exercent, la plupart du temps, sur l'économie une action préparatoire très-reconnaissable à l'aspect particulier des individus qui l'éprouvent. Enfin il y a une analogie remarquable entre les résultats fournis par l'ouverture des cadavres des sujets dont ils causent la mort. C'est au moins la conclusion à laquelle les recherches d'anatomie pathologique, entreprises sur cette matière, nous ont déjà conduits malgré leur petit nombre, si, comme je le pense, il faut les interpréter tout différemment qu'on ne paraît jusqu'ici disposé à le faire. En effet, comme on a presque toujours alors trouvé une inflammation soit de la muqueuse gastro-intestinale, soit des poumons ou des membranes du cerveau, on a été prématurément conduit à prendre toutes ces altérations pour des phlegmasies primitives. Rien pourtant n'est plus opposé à la vérité que cette manière de voir; car, dans ces cas-là, l'affection inflammatoire est toujours secondaire. Elle indique qu'un délétère quelconque a agi sur l'économie; elle dépend de son action, et n'est pas plus la cause primitive des symptômes de la maladie que les ulcérations syphilitiques consécutives à la contagion ne sont la cause première de la vérole. Cette prétendue inflammation nous annonce l'existence d'un principe actif caché derrière elle, si l'on peut ainsi dire. Lui seul constitue, à proprement parler, le mal; il en est la véritable source. Tous les désordres qu'il développe, quoique susceptibles à leur tour de produire des accidens plus ou moins graves, non-seulement je le répète, n'en sont pas la cause première, mais même encore ne représentent qu'une très-petite partie de l'action du principe morbifère, qui, se trouvant porté sur tous les points de l'économie, a nécessairement dû causer des altérations générales très-réelles, bien que souvent elles échappent à nos sens.

Dans les typhus et les fièvres intermittentes épidémiques, les symptômes occasionés par l'infection, et les lésions organiques qui les accompagnent, suivent en général une marche aiguë; ce que l'on observe aussi la plupart du temps pour la dysenterie *typhique* des camps, et les épidémies produites par les émanations du chanvre en rouissage. Il est au contraire d'autres circonstances où le mal se présente avec tout le cortége des accidens propres aux maladies chroniques, par exemple, dans la cachexie consécutive aux fièvres lentes de la Sologne, dans l'anémie, le scorbut, les scrofules, etc.; mais ces cas peuvent, tout aussi-bien que les premiers, servir à nous convaincre de l'existence d'un état morbide général d'où dépendent les phénomènes locaux, souvent très-graves, que l'on voit se développer à la longue. Sous ces rapports, les maladies causées par l'infection ont entre elles une analogie parfaite.

De plus grands détails nous entraîneraient hors des généralités auxquelles cet article doit être borné. Nous croyons en avoir dit assez pour montrer la grande influence d'une puissance morbifère trop peu étudiée jusqu'à présent, et dont la connaissance approfondie promet de jeter un grand jour sur l'étiologie d'une foule de maladies désastreuses qu'on est en général bien éloigné d'attribuer à leur véritable cause. (ROCHOUX.)

INFERNALE (pierre); nom vulgaire du nitrate d'argent qu'on a fait fondre et qu'on a privé d'eau, et auquel on a donné une forme cylindrique en le laissant refroidir, pour l'employer à cautériser les surfaces des plaies, etc.

INFILTRATION, s. f., *infiltratio*. On désigne ainsi l'accumulation d'un liquide quelconque dans les aréoles d'un tissu, et particulièrement du tissu cellulaire. L'infiltration diffère de l'épanchement, en ce que, dans ce dernier cas, le liquide est accumulé dans une seule cavité naturelle ou accidentelle. Quelquefois cependant on n'a pas égard à cette distinction, et l'on emploie le mot *épanchement*, quoique le liquide, comme le sang, l'urine, soit infiltré dans les aréoles du tissu cellulaire.

INFILTRÉ, adj., *infiltratus;* qui est le siége d'une infiltration. On se sert souvent de cette expression sans autre désignation pour exprimer qu'un tissu, qu'un membre est atteint d'une infiltration de sérosité : *tissu cellulaire infiltré, membres infiltrés.*

INFIRMERIE, s. f., *valetudinarium;* endroit consacré à recevoir et à traiter certaines personnes qui deviennent malades; c'est l'hôpital de certains établissemens. Les règles de salubrité indiquées pour les hôpitaux sont communes aux infirmeries. *Voyez* HÔPITAL.

INFIRMIER, s. m.; individu destiné au service domestique des malades dans les hôpitaux et les infirmeries. *Voyez* HÔPITAL.

INFIRMITÉ, s. f., *infirmitas;* ce mot appartient plutôt au langage vulgaire qu'à celui de la science. On désigne ainsi, tantôt la privation ou la dégénération incurable de certains organes ou de portions du corps, d'où il s'ensuit une imperfection dans quelqu'une des fonctions, tantôt une maladie chronique qui présente peu d'espoir de guérison, tels qu'un ancien ulcère, une fistule, un anus contre nature, etc.

INFLAMMATION, s. f., *inflammatio;* de *flamma*, flamme; terme par lequel on désigne un genre particulier de lésion anatomique auquel presque tous les tissus de l'économie sont exposés, et sous lequel on comprend aussi les affections très-nombreuses dans lesquelles cette lésion existe, et auxquelles on donne encore le nom de *phlegmasies.*

Les caractères de l'inflammation considérée soit comme lésion anatomique, soit comme nom générique d'une classe de maladies, sont tellement obscurs, que parmi les auteurs qui ont écrit sur cette matière, il n'en est peut-être pas deux qui soient d'un avis exactement semblable, et que si l'on consultait isolément aujourd'hui un grand nombre de médecins, on n'en trouverait probablement aucun qui eût, en tous points, une opinion conforme à celle qui serait émise par chacun des autres. Les maladies exanthématiques, distinguées autrefois des inflammations, leur ont été réunies par plusieurs nosologistes ; les affections désignées sous le nom de *flux muqueux* ont été ramenées dans la même classe, et, dans ces derniers temps, quelques auteurs systématiques n'ont pas hésité à rapporter à l'inflammation non-seulement toutes les maladies fébriles, mais encore toutes les lésions organiques, telles que les dégénérescences tuberculeuse, cancéreuse, mélanée, les ossifications, les hémorrhagies, les hydropisies, les névroses ; la production des kystes, des hydatides, des vers eux-mêmes, a été considérée comme un résultat de l'inflammation. L'inflammation est ainsi devenue la seule maladie à laquelle l'espèce humaine fût sujette : toutes les autres ont été ou rayées des cadres nosologiques, ou considérées comme de simples variétés de l'inflammation.

Je ne pense pas qu'on attende de moi la réfutation sérieuse d'une pareille assertion. J'ai dû faire connaître qu'elle avait été émise; mais je respecte trop le lecteur pour l'en occuper plus long-temps.

Si toutes les maladies ne sont pas des inflammations, il faut du moins reconnaître que l'inflammation est certainement un des genres de maladies les plus fréquentes et les plus variées. Non-seulement il est beaucoup de cas dans lesquels elle se montre seule ; il en est au moins autant dans lesquels elle est le point de départ ou le terme de maladies d'une nature différente ; il en est d'autres dans le cours desquelles l'inflammation se montre, cesse et se reproduit plusieurs fois, comme on l'observe dans un certain nombre de lésions organiques. Cherchons donc à établir avec le plus de précision possible les caractères d'un genre de maladies si commun, et par conséquent si intéressant à étudier.

Une des circonstances les plus remarquables de l'histoire des inflammations et à laquelle aucun auteur n'a attaché toute l'importance qu'elle mérite, c'est que, de toutes les maladies, ce sont les seules qui puissent être produites artificiellement, et qu'il n'est aucun tissu dans lequel on ne puisse les produire à tous les degrés possibles, et à l'aide d'agens très-variés. On peut à volonté donner lieu à une gastrite, à une péritonite, à une inflammation de la peau, à toute autre phlegmasie, en introduisant dans l'estomac ou dans la poitrine, en mettant en contact avec quelque point de la surface du corps, une substance irritante quelconque. Cherchez à produire de même une hémorrhagie, une névrose, une lésion organique, vous n'avez aucun moyen d'y parvenir. On peut, il est vrai, reproduire à volonté quelques maladies contagieuses qui ne sont pas, à proprement parler, des inflammations; mais il y a cette grande différence, que dans ce dernier cas une même cause produit la maladie qui se développe accidentellement et celle que nous inoculons; et que dans l'autre, au contraire, le même effet est produit par des causes très-différentes. Ici tout agent irritant peut être indistinctement employé; là, au contraire, un agent unique, *spécifique*, peut atteindre le but proposé.

Ce caractère qu'a l'inflammation de pouvoir être accidentellement et même artificiellement produite dans tous les tissus par des causes déterminées, n'est pas seulement une circonstance qui lui est propre, et qui la sépare des autres maladies, c'est de plus un moyen de l'étudier sous toutes ses formes, de la reconnaître dans toutes ses nuances et à toutes ses périodes, et en même temps de distinguer les lésions variées qu'elle peut produire, de celles qu'elle ne produit pas et qui doivent être rapportées à d'autres genres de maladies. En effet, l'observation attentive des phénomènes primitifs et secondaires, locaux et généraux, résultant de l'action des causes qui produisent nécessairement l'inflammation, doit conduire, d'une manière sûre, à la connaissance exacte de cette maladie, quelles que soient les causes qui la produisent. Lorsque, après avoir étudié les inflammations dues à des causes externes, on verra se développer, sans cause évidente, des phénomènes semblables à ceux qu'elles produisent, des lésions pareilles à celles qui les constituent, on aura la certitude que la maladie qu'on observe est une inflammation. Toute lésion de tissu, au contraire, différente de celles qui peuvent se montrer dans une inflammation accidentelle, ne devra point être rapportée aux phlegmasies. Nous commencerons par conséquent l'étude de ces maladies par celles qui sont dues à des causes externes évidentes; nous les appellerons *accidentelles*. Nous passerons ensuite à celles qui se développent sous l'influence de causes internes, toujours obscures, le plus souvent même inconnues, nous les nommerons *spontanées*, pour éviter des circonlocutions, et en reconnaissant tout ce que ces dénominations ont d'inexact. Dans une troisième série, nous placerons les inflammations *symptomatiques*, dans lesquelles la lésion n'est qu'un phénomène de la maladie et ne la constitue pas; tandis que dans celles des deux premières séries, l'altération du tissu constitue toute la maladie.

§ I. *Inflammations accidentelles.* — Nous comprenons sous ce nom toutes celles qui sont produites immédiatement par des causes externes si directes qu'elles n'exigent le concours d'aucune prédisposition, et que, sur quelque partie du corps qu'elles portent leur action, elles y déterminent toujours le même effet, c'est-à-dire une inflammation. Ces causes sont très-nombreuses : on peut les diviser, à raison de leur mode d'action, en causes physiques, chimiques, et physiologiques. Aux premières appartiennent les contusions, les plaies; aux secondes, les alcalis et les acides concentrés, les sels corrosifs, tels que le deuto-chlorure de mercure, le nitrate d'argent, l'hydrochlorate d'antimoine, etc., une chaleur très-élevée; aux troisièmes les substances irritantes, telles que les cantharides, la moutarde, dont le mode d'action n'a rien de commun avec celle des causes physiques ou chimiques. Toutes les fois que ces causes agissent dans une mesure déterminée, une inflammation a lieu : leur action est tellement évidente, que l'on peut par leur moyen produire à volonté ces maladies, et que plusieurs d'entre elles deviennent, à ce titre, ou des agens certains de destruction, ou des moyens puissans de traitement.

Les inflammations qui résultent de causes externes sont presque toujours bornées aux parties sur lesquelles a primitivement porté l'action de ces causes. Elles peuvent frapper en profondeur comme en surface, et attaquer ainsi des tissus très-différens. Un corps contondant qui agit sur le ventre peut déterminer à la fois l'inflammation de la peau, du tissu cellulaire, des muscles, du péritoine, et de plusieurs des viscères contenus dans le ventre; l'action du feu, des caustiques, des instrumens piquans ou tranchans est analogue sous ce rapport; tandis qu'une inflammation qui se développe sous l'influence de causes internes est le plus souvent bornée à un seul tissu et respecte les tissus immédiatement contigus, comme on l'observe dans la péritonite, dans le catarrhe pulmonaire, etc. Il peut arriver qu'une inflammation accidentelle devienne l'occasion d'une inflammation érysipélateuse qui s'étende à une distance plus ou moins grande du point où la cause externe a porté son action; mais la proportion très-petite des cas dans lesquels ce phénomène a lieu, doit porter à croire que l'inflammation de la peau qui s'ajoute à la première ne dépend pas uniquement de la cause qui avait produit celle-ci;

et l'on est ainsi conduit à admettre le concours d'une autre cause, et par conséquent à reconnaître là les deux genres d'inflammations réunies.

Presque toujours le développement des phlegmasies accidentelles succède immédiatement à l'application des causes qui les produisent. Elles ne peuvent avoir de prodrômes. Elles diffèrent en cela des phlegmasies spontanées, qui sont presque toujours précédées d'un dérangement sensible dans l'exercice des fonctions, et annoncées plus ou moins long-temps d'avance par des phénomènes précurseurs. Elles en diffèrent encore en ce que les symptômes locaux précèdent toujours les symptômes généraux, au lieu que dans les autres le contraire a souvent lieu, ou qu'au moins l'apparition des uns et des autres est simultanée.

Les phlegmasies accidentelles se montrent avec des symptômes aussi variés que le sont les causes qui les produisent. L'inflammation qui résulte d'une brûlure est fort différente de celle qui résulte d'une plaie, et celle qui est due à une contusion diffère de celle qui est produite par le contact des cantharides. Toutefois, au milieu de ces différences, il existe entre ces diverses affections assez d'analogie pour qu'on puisse reconnaître en elles des caractères communs.

Dans toutes en effet il existe une douleur, ordinairement vive, que la pression exaspère sensiblement, de la chaleur, de la rougeur, et dans presque tous les cas du gonflement et de la tension. Les fonctions de la partie enflammée sont immédiatement troublées ; une sécrétion nouvelle y a lieu, et si l'inflammation a une grande étendue soit en surface, soit en profondeur, ou si elle occupe quelque organe important, il s'établit un appareil fébrile plus ou moins intense. Ces phlegmasies ont cela de particulier que leur accroissement est généralement plus rapide que celui des phlegmasies spontanées ; que leurs symptômes peuvent disparaître en quelques heures ; qu'en quelques heures aussi elles peuvent déterminer la mort. C'est par conséquent dans cet ordre de phlegmasies qu'on trouve à la fois et les plus légères et les plus graves. Leur durée est variable ; elle est presque toujours néanmoins renfermée dans les limites des affections aiguës ; rarement elle se prolonge au delà de quelques semaines ou d'un mois. La plupart d'entre elles n'offrent, dans leur cours, ni les alternatives de rémission et d'exacerbation, ni les redoublemens nocturnes qui sont presque constans dans les phlegmasies spontanées. Elles peuvent s'étendre un peu, de l'endroit où les causes morbifiques ont porté leur action immédiate, vers les parties voisines, mais leur siége reste le même, et c'est encore un trait qui les distingue des autres.

Leurs principaux modes de terminaison sont la résolution, la suppuration ou la gangrène.

Dans la plupart des cas, et surtout dans ceux où l'inflammation n'a qu'une intensité médiocre et où l'agent morbifique n'a pas détruit ou fortement altéré l'organisation des parties, la douleur, le gonflement, la rougeur, la dureté diminuent peu à peu; les symptômes généraux, s'il en existe, disparaissent; l'organe enflammé reprend par degrés avec sa texture première l'exercice naturel de ses fonctions; la maladie a complétement disparu : c'est ce mode de terminaison auquel on donne le nom de *résolution*. On l'a distinguée de la *délitescence*, dans laquelle la disparition des phénomènes inflammatoires est subite : ce dernier mode de terminaison est, dans les phlegmasies accidentelles, le plus favorable de tous.

Dans un certain nombre de cas, et particulièrement dans ceux où l'inflammation est très-intense, cette maladie se termine par *suppuration;* c'est ainsi qu'on nomme la formation, à la surface ou dans l'intérieur des tissus enflammés, d'un liquide blanchâtre et opaque auquel on donne le nom de *pus*. (*V.* ce mot.) Tous les tissus ne sont pas également disposés à la suppuration; mais il n'en est aucun qui sous l'influence de quelques-unes des causes que nous avons énumérées ne puisse fournir du pus. Toutes les parties, par exemple, qui forment la surface d'une plaie dont les bords n'ont pas été immédiatement réunis, sont le siége d'une inflammation dont la suppuration est une conséquence inévitable. Le tissu du foie et de la rate ne suppure presque jamais, hors le cas d'une inflammation produite par une violente contusion; celui des reins n'a peut-être jamais suppuré, hors les cas de blessure de ces organes ou de calculs engagés dans les bassinets ou les uretères. Il en est de même du tissu des muscles, dans lesquels on n'observe presque jamais de suppuration primitive qui ne soit due ou à l'attrition de leurs fibres ou à leur division par un instrument tranchant.

Les phénomènes qui se rattachent à la suppuration varient selon qu'elle a son siége à l'extérieur ou à l'intérieur, et selon que le pus est réuni en foyer ou disséminé dans le tissu d'un organe.

La suppuration qui a lieu aux tégumens est toujours précédée du soulèvement ou du déchirement de l'épiderme; le liquide est ordinairement séreux avant de devenir purulent, comme on peut en juger au moment où se forme la vésicule qui le renferme. Un fait intéressant, signalé par Van Swieten, paraît prouver que, même long-temps après que la suppuration est établie, le pus ne prend la couleur et la consistance qui le caractérise qu'après plusieurs heures de séjour sur la surface qui l'a produit. Si l'on déterge une plaie d'heure en heure avec une éponge fine, le liquide qu'on obtient ainsi est ténu et à peine louche, tandis qu'après dix à douze heures de contact avec la surface qui le fournit, il est devenu opaque et blanchâtre. Le pus exhalé à la surface du corps se dessèche ordinairement s'il est exposé au contact de l'air, et forme une croûte sous laquelle de nouveau pus s'amasse quelquefois. Lorsque la surface suppurante est à l'abri de l'air, et que la suppuration dure long-temps, on voit souvent se former des concrétions membraniformes plus ou moins épaisses et adhérentes.

Si la suppuration a lieu au-dessous des tégumens, et surtout à une grande profondeur, il est plus difficile d'en suivre la marche et d'en apprécier les phénomènes. L'intensité de la cause qui a produit l'inflammation, celle de l'inflammation elle-même, l'insuffisance des moyens antiphlogistiques pour en suspendre les progrès, son siége dans un organe où la suppuration est fréquente, sont autant de motifs qui doivent la faire craindre. Si, dans ces circonstances, la douleur cesse d'être pulsative et se change en un sentiment de gêne et de pesanteur, bien que les autres symptômes locaux et généraux persistent ou même s'agravent, s'il survient des alternatives de frisson et de chaleur et des sueurs partielles et passagères, on est fondé à croire que la suppuration a lieu. Des phénomènes différens se montrent ensuite, selon que le pus est réuni en foyer ou disséminé dans les mailles d'un tissu.

Le pus réuni en foyer peut être résorbé ou se faire jour au dehors. La résorption du pus a été nombre de fois constatée par l'affaissement et la disparition rapide de certaines tumeurs inflammatoires, telles que des bubons, dans lesquelles la fluctuation et par conséquent l'existence du pus était évidente. Mais l'évacuation de ce liquide par la rupture des enveloppes qui le renferment est un phénomène beaucoup plus fréquent. Dans quelque point du corps qu'il soit réuni en abcès, le pus est une sorte de corps étranger dont la nature tend à se débarrasser par la voie la plus facile et du côté où la résistance est moindre. Si l'abcès est à peu de distance des tégumens, c'est au travers de la peau amincie et détruite que le pus s'écoule. Si l'inflammation a été produite par l'action d'un instrument vulnérant, c'est quelquefois en écartant les lèvres de la plaie prématurément réunie que le pus se fraie un chemin. S'il est placé près d'une membrane muqueuse et loin des tégumens, le pus est versé dans le conduit que tapisse cette membrane, et de là transmis au dehors : c'est ainsi que le pus formé dans l'amygdale est versé dans la bouche. L'accumulation du pus dans une membrane séreuse entraîne presque toujours la mort avant qu'il survienne aucun travail d'expulsion ; toutefois on possède un assez grand nombre d'exemples qui prouvent que ce liquide peut être évacué par plusieurs voies, malgré l'épaisseur et la résistance des parties qu'il doit traverser. Le pus amassé dans les plèvres a plusieurs fois été expectoré, après s'être frayé une route au travers du tissu des poumons, ou bien il s'est échappé au travers des tégumens de la poitrine ; j'ai vu un cas dans lequel il s'est fait jour simultanément par ces deux voies. Le pus amassé dans le péritoine a quelquefois été versé dans l'estomac ou les intestins dont les parois offrent peu de résistance, et expulsé ensuite par le vomissement ou par les selles. Celui qui s'amasse entre le foie et le diaphragme a pénétré, en traversant ce muscle, dans la plèvre droite. Le pus amassé dans la cavité du crâne s'est quelquefois fait jour dans les fosses nasales au travers de la lame criblée de l'ethmoïde. Le pus formé au devant et sur les côtés de la colonne vertébrale *fuse* ordinairement dans le tissu cellulaire, en obéissant aux mêmes lois, et finit par apparaître sous forme d'abcès froid à une grande distance du point où il a été formé. (*Voyez* ABCÈS.) Partout en général où le pus trouve d'un côté une seule membrane qui le recouvre, de l'autre une grande épaisseur de parties, on peut facilement déterminer de quel côté l'abcès se videra. Lorsque la résistance est à peu près la même de tous côtes, comme dans la plèvre, on voit le pus se faire jour tantôt d'un côté, tantôt de l'autre, ou des deux simultanément, suivant les sujets.

Ce mode d'évacuation du pus ne peut point avoir lieu lorsque ce liquide, au lieu d'être réuni en foyer, est disséminé dans le réseau celluleux d'un organe. La résorption semble ici le seul moyen que la nature puisse employer pour enlever ce corps étranger. Toutefois il n'est pas impossible que le pus, disséminé d'abord dans un organe tel que le poumon, se réunisse en un seul ou plusieurs foyers dont l'évacuation aurait lieu suivant le mode précédemment indiqué. Mais si l'on compare le nombre très-petit de prétendus abcès des poumons avec la fréquence extrême de l'infiltration purulente de ces organes, on concevra des doutes très-légitimes sur l'existence de ces abcès. (*Voyez* PNEUMONIE.) Quelques médecins des siècles précédens ont supposé que le pus absorbé pouvait, après avoir été transmis dans la circulation, être évacué par la vessie, le rectum ou les bronches; mais cette assertion est peu en harmonie avec les faits. La couleur de la couenne qui se forme sur le sang a fait croire que le pus absorbé pouvait s'écouler par l'ouverture faite à la veine; une erreur aussi grossière ne mérite pas réfutation.

La suppuration qui survient dans le cours d'une inflammation n'en est pas toujours la terminaison difinitive; souvent, il est vrai, après l'évacuation du pus, les parois du foyer se rapprochent promptement, et la guérison est bientôt complète; ou bien la présence du pus dans une des cavités splanchniques, ou l'infiltration de ce liquide dans un viscère important, comme le poumon, entraîne rapidement la mort. Mais dans d'autres cas il en est autrement, et la suppuration qui s'est établie laisse longtemps incertaine l'issue définitive de la maladie. C'est ce qu'on observe particulièrement lorsque le foyer est vaste, la suppuration abondante, et que la fièvre persiste avec des redoublemens; il se passe quelquefois alors plusieurs mois avant que le malade guérisse ou succombe.

Un autre mode de terminaison qui a souvent lieu dans certaines phlegmasies accidentelles est la *gangrène*, ou mort partielle de l'organe enflammé. Celle-ci a surtout lieu dans les cas où la cause morbifique a agi assez fortement pour détruire ou pour altérer profondément l'organisation de la partie affectée, par l'action des corps contondans, du calorique, des caustiques par exemple. Elle est encore produite dans quelques cas par une propriété délétère inhérente à l'agent morbifique, comme on l'observe dans la pustule maligne, qui se termine constamment par gangrène. Dans chacun de ces cas la gangrène se montre avec des phénomènes particuliers qui sont exposés aux mots *brûlure*, *caustiques*, *plaie*, *pustule maligne*. Dans les cas où la gangrène est superficielle, une inflammation se développe autour des escarres (c'est le nom qu'on donne alors aux parties gangrenées), et les sépare peu à peu des parties vivantes. Quand la gangrène s'étend profondément, comme dans l'attrition d'un membre, la mort survient le plus souvent avant qu'un cercle inflammatoire ait montré la ligne de démarcation entre les parties gangrenées et les parties vivantes. *Voyez* GANGRÈNE.

Les inflammations produites par des causes externes donnent plus souvent que les autres lieu à des *adhérences*, qui sont en quelque sorte la terminaison de la maladie. Les brûlures, par exemple, donnent souvent lieu à l'adhérence des doigts entre eux, à l'occlusion de la vulve; l'inflammation que détermine dans la tunique vaginale un liquide irritant qu'on y injecte, donne lieu à l'adhérence des points opposés de cette membrane, et prévient ainsi une nouvelle hydropisie. C'est également une sorte d'inflammation adhésive qui réunit immédiatement les bords des plaies simples, et qui joint ensemble dans l'opération du bec de lièvre les deux portions de la lèvre divisée.

L'augmentation de volume et de dureté qui persiste quelquefois à la suite des phlegmasies accidentelles, et notamment des inflammations du testicule ou de la mammelle, produites par des contusions, a aussi été rangée parmi les modes de terminaison des phlegmasies, sous le nom *d'induration*, ou bien encore de passage à l'état chronique. L'induration diffère du squirrhe et des autres lésions organiques, en ce que la structure de la partie affectée est méconnaissable dans ces dernières, tandis que dans la simple induration elle peut encore être reconnue.

Quant à la terminaison par dégénérescence squirrheuse, elle n'a jamais lieu dans les phlegmasies de cause externe, à moins qu'il n'existe chez les individus une disposition spéciale. Il en est de même de la dégénérescence tuberculeuse. (*V.* ce mot.) Sans entrer ici en discussion sur ces divers points, nous ferons seulement remarquer, d'une part, que rien n'est plus facile que de produire artificiellement une inflammation, et d'autre part qu'il est impossible de produire un squirrhe, ou des tubercules, et que dès lors on ne peut considérer ces dernières lésions comme la conséquence de la première.

Il n'est pas très-rare de voir l'inflammation produite par une même cause, mais occupant des tissus différens, ne pas se terminer dans tous de la même manière; ainsi dans une contusion violente de l'abdomen on voit quelquefois la résolution avoir lieu dans les tégumens et la suppuration dans le péritoine; ailleurs on observe simultanément la résolution dans les muscles, la suppuration dans le tissu cellulaire et la gangrène dans quelques points des tégumens.

Les inflammations accidentelles, et particulièrement celles qui sont produites par des corps vulnérans, laissent souvent à leur suite, dans les parties qui en ont été atteintes, des douleurs tantôt continues, tantôt intermittentes, de la faiblesse ou de la gêne dans l'exercice de leurs fonctions.

Le diagnostic de ces phlegmasies est généralement facile. La connaissance de la cause qui y a donné lieu contribue beaucoup à éclairer le médecin sur le genre de la maladie, et sur son mode de terminaison. Leur prognostic est, toutes choses égales d'ailleurs, moins grave que celui des phlegmasies dites spontanées, soit parce qu'elles restent ordinairement bornées aux parties sur lesquelles les causes morbifiques ont primitivement agi, soit parce qu'elles ont lieu dans des corps tout-à-fait sains du reste, au lieu que le développement des autres suppose toujours dans l'économie une lésion indéterminée, il est vrai, mais dont l'existence ne peut guère être révoquée en doute, et qui ajoute à une chance fâcheuse celles que présente la phlegmasie elle-même.

Les lésions anatomiques que présentent, après la mort, les organes atteints d'inflammation accidentelle sont très-importantes à étudier, soit à raison de l'intérêt qu'elles offrent en elles-mêmes, soit par les lumières qu'elles doivent fournir à l'histoire des phlegmasies spontanées. Voici les principales : 1° l'existence simultanée de la *rougeur* et du *gonflement* est en général un indice non équivoque d'une phlegmasie. Mais il est quelques tissus dans lesquels ces lésions manquent tout-à-fait ou sont à peine sensibles, comme dans les membranes séreuses, lors même que l'inflammation y est très-intense. On a prétendu que ces deux lésions pouvaient disparaître après la mort; mais une observation attentive prouve que la rougeur et le volume des parties phlogosées ne font que diminuer, à peu près comme ceux des autres parties, et qu'ils peuvent encore être reconnus.

Pour s'en convaincre, il suffit de comparer le membre qui a été le siége d'une inflammation érysipélateuse avec celui qui est resté sain; bien que le premier soit devenu très-différent de ce qu'il était avant la mort, il offre encore des traces évidentes de la phlegmasie qui a existé. 2° Presque toujours on rencontre en même temps que le gonflement et la rougeur un changement dans la consistance des parties, qui sont plus *faciles à déchirer*, bien que dans la plupart des cas elles soient plus dures au toucher. 3° La *suppuration* est une des lésions les plus importantes que produise l'inflammation. Elle a cela de remarquable qu'il n'est aucun tissu où une inflammation accidentelle ne puisse la produire, et que l'inflammation seule peut y donner lieu, en sorte qu'elle en est l'indice le moins équivoque. Mais il ne faut pas confondre la suppuration avec la présence du pus : le pus formé dans un point peut fuser dans un autre qui en est plus ou moins éloigné, et la présence de ce liquide dans ce dernier n'est pas alors l'indice d'une inflammation; il en est de même de la matière purulente qui est due au ramollissement d'un tubercule, et qui, ayant une origine fort différente de celle qui est le produit immédiat d'une sécrétion morbide, ne peut être confondue avec elle. On retrouve encore ici, entre le pus exhalé par un organe enflammé et celui qui est dû au ramollissement des tubercules, cette différence que le premier peut être produit dans tous les organes par l'action des causes essentiellement *enflammantes*; et que le second ne peut être produit artificiellement dans aucun organe par l'action d'aucune de ces causes. 4° Une autre lésion qui caractérise encore l'inflammation, mais qui n'a lieu que dans les membranes, c'est la formation sur la surface phlogosée de couches plus ou moins épaisses et adhérentes, auxquelles on donne le nom de *fausses membranes*, et qui, à raison des circonstances dans lesquelles elles se forment et de leurs composition chimique, peuvent être considérées comme une sorte de pus concret. Ces fausses membranes se montrent particulièrement dans les membranes séreuses; elles ont également lieu à la peau, particulièrement dans les phlogoses artificiellement produites et entretenues par des topiques irritans. 5° L'endurcissement avec augmentation de volume de quelques organes n'ayant lieu qu'à la suite d'une inflammation, on peut aussi, dans ces organes, considérer ces lésions comme indices d'une phlegmasie, dans les cas où leur structure n'offre pas d'autre altération. L'induration des mamelles, des tonsilles, des testicules par exemple, est dans ce cas; mais d'autres organes, tels que le cœur, peuvent être à la fois et plus durs et plus volumineux sans qu'on doive considérer cet état comme l'effet d'une inflammation; il en est vraisemblablement de même de l'augmentation de volume et de densité du foie et de la rate, qui, dans l'état actuel de la science, semblent être souvent indépendans de toute phlegmasie. Cette lésion n'a par conséquent aujourd'hui en anatomie pathologique qu'une valeur relative. 6° Quant à la gangrène, comme elle peut avoir lieu quelquefois sans inflammation préalable, il faut nécessairement pour apprécier cette lésion, la rapprocher des phénomènes qui ont eu lieu pendant la vie. *Voyez* GANGRÈNE.

Les inflammations produites par des causes extérieures offrent dans leur traitement des indications communes, avec des modifications relatives à l'intensité et au siége de la maladie. Ces indications se réduisent à deux principales : 1° éloigner de la partie malade tout ce qui peut exaspérer l'inflammation dont elle est le siége, comme les mouvemens inutiles, les positions défavorables au cours du sang, le contact de tout corps irritant; 2° employer tous les moyens propres à diminuer et à dissiper cette inflammation : parmi ces moyens, les évacuations sanguines, les boissons rafraîchissantes et la diète tiennent le premier rang.

Pour remplir la première indication, il faut d'abord prescrire le *repos* le plus complet possible de la partie malade. Lorsque l'inflammation occupe un membre, les mouvemens exaspèrent la douleur et tous les autres symptômes : le repos absolu est de première nécessité. Si l'organe enflammé est du nombre de ceux dont l'action ne peut pas être interrompue, soit parce qu'elle n'est pas soumise à la volonté, soit parce que cette interruption n'est pas compatible avec l'état de vie; on ne peut que diminuer le plus possible l'action de ces organes; ainsi l'on prescrit l'abstinence des alimens et même des boissons, si c'est l'estomac qui est enflammé; la soustraction prompte d'une grande quantité de sang, si l'inflammation occupe les organes destinés à donner à ce liquide l'impulsion ou les qualités dont il a besoin. Un autre moyen d'une égale importance, est de placer la partie malade dans une *position* telle que les lois de la pesanteur préviennent l'afflux et la stagnation du sang dans ses vaisseaux, et favorisent son retour vers le cœur. L'utilité de ce précepte est évidente dans l'inflammation des doigts : si la main est tenue en bas, la douleur, les battemens, la tension augmentent immédiatement; une position opposée dissipe à l'instant même l'exaspération qui avait eu lieu. Dans les inflammations qui ont leur siége à la tête, l'influence favorable ou nuisible de la position est presque aussi immédiatement évidente; aussi recommande-t-on, avec raison, de la tenir très-élevée. Dans les phlegmasies thoraciques, l'influence de la position n'est pas aussi manifeste; néanmoins l'analogie conduit à recommander alors la position demi-assise. Dans l'inflammation des organes qu'il est impossible ou difficile de tenir plus élevés que les autres, on fait en sorte au moins qu'ils ne soient pas plus bas; c'est ainsi que dans les inflammations des viscères abdominaux et des membres pelviens, on prescrit la position horizontale. Un troisième point fort important encore est d'éviter le *contact* de tout corps qui, par son poids, sa dureté, sa température ou toute autre qualité, ajouterait à la douleur inflammatoire. De là l'attention, de la part du médecin, de ne porter la main sur la partie enflammée que dans les cas où la pression peut lui apprendre quelque chose d'utile; de ne jamais prolonger ou répéter cette exploration, sans une nécessité reconnue; de là encore le soin de ne pas charger cette partie de topiques trop lourds, de n'y pas placer de fomentation ou de cataplasmes trop chauds ou même trop froids, de les renouveler avant qu'ils se dessèchent et se durcissent.

En même temps qu'on cherche à éloigner toutes les circonstances qui pourraient aggraver ou entretenir l'inflammation, on doit mettre en usage tous les moyens propres à la diminuer et qui rentrent dans la seconde indication. Ces moyens, dont l'expérience et le raisonnement ont fait connaître l'utilité, ne sont pas assez puissans, il est vrai, pour triompher toujours de l'inflammation; cette affection se montre quelquefois avec une intensité telle qu'elle se joue de toutes les ressources de l'art, continue ses progrès et entraîne plus ou moins rapidement la mort des malades; mais heureusement dans la très-grande majorité des cas il en est autrement, et sous l'emploi bien dirigé des moyens auxquels on a donné le nom d'*antiphlogistiques*, on voit les inflammations franches, et particulièrement celles qui sont dues à des causes externes, marcher vers une terminaison heureuse dans des cas où, abandonnées à elles-mêmes, elles se seraient très-probablement terminées d'une manière fâcheuse; quelquefois même ces inflammations sont comme arrêtées au milieu même de leur accroissement, et enlevées comme par enchantement, à l'aide d'un traitement énergique. Aussi les moyens antiphlogistiques doivent être placés dans la série des agens thérapeutiques les plus puissans, à la suite, bien qu'à une grande distance, des médicamens spécifiques, du quinquina et du mercure.

Les moyens par lesquels on cherche à combattre l'inflammation peuvent être distingués en locaux et généraux; aux premiers appartiennent les topiques de toute espèce et les saignées locales; aux seconds, les saignées générales, les boissons rafraîchissantes, la diète et les autres moyens hygiéniques.

Les topiques dont on fait usage dans les phlegmasies varient à raison de leurs propriétés et de leurs formes. Sous le rapport de leurs propriétés, on les distingue en repercussifs, émolliens, calmans et maturatifs : sous le rapport de leurs formes, on les emploie en cataplasmes, en fomentations, en bains, en emplâtres. Les topiques ne sont pas employés indistinctement dans les inflammations de toutes les parties du corps : on y a rarement recours, par exemple, dans celles des organes contenus dans le crâne, et plus rarement encore dans les phlegmasies thoraciques. Peut-être a-t-on craint sur la tête, habituellement découverte, l'accumulation trop grande de la chaleur sous des cataplasmes épais, qui exigent encore le concours d'un appareil qui les maintienne. Un motif opposé, la crainte du refroidissement, a peut-être fait renoncer à l'emploi de ces moyens dans les inflammations thoraciques, qui sont presque toutes accompagnées de toux. C'est spécialement dans les phlegmasies des parties sous-diaphragmatiques et dans celles du cou et des membres thoraciques que ces moyens sont en usage. De toutes les formes sous lesquelles on les applique, celle de cataplasme est la plus usitée, lorsqu'on désire conserver la partie malade dans une chaleur douce et égale; lorsqu'on veut la refroidir, on a recours aux compresses imbibées de liquides froids, ou à l'immersion dans ces liquides eux-mêmes; les bains partiels ne sont guère en usage que dans les inflammations des membres thoraciques, et des organes génitaux et urinaires. Dans quelques inflammations cutanées, accompagnées de démangeaison, on a souvent recours avec avantage à de simples lotions, les cataplasmes, et même les fomentations, dont l'application est permanente, ayant souvent alors l'inconvénient de donner naissance à l'éruption d'un grand nombre de petits boutons. Quant aux emplâtres, ils ne sont guère employés que dans l'induration qui succède aux phlegmasies aiguës ou dans les phlegmasies primitivement chroniques.

Les topiques répercussifs, émolliens, calmans et maturatifs, conviennent dans des conditions déterminées. Les premiers sont surtout utiles dans le début des inflammations superficielles ou profondes; on réussit souvent par leur usage à suspendre l'inflammation qui succède à la contusion d'un membre ou au tiraillement des ligamens articulaires. Les répercussifs les plus usités sont l'eau très-froide avec addition d'acétate de plomb, l'eau à la glace, la glace pilée. Leur effet est d'engourdir la sensibilité et par suite la douleur de la partie sur laquelle on les applique, d'en abaisser la température beaucoup au-dessous de celle du reste du corps, d'en diminuer le volume, et de s'opposer à l'afflux du sang que l'inflammation y appelle. On doit insister sans interruption sur leur usage, pendant un temps assez long, plusieurs heures au moins, pour être à l'abri de la réaction qui succède à leur emploi momentané. Appliqués à une époque plus avancée, lorsque l'inflammation a fait des progrès considérables, les répercussifs sont généralement nuisibles.

Dans les cas où l'inflammation est déjà parvenue à un degré d'intensité tel qu'on ne peut espérer d'en arrêter le développement et d'en obtenir la délitescence, c'est généralement aux topiques émolliens qu'on a recours. Ceux qu'on emploie le plus généralement sont les cataplasmes de farine de lin, de mie de pain, de riz, et quelquefois d'herbes émollientes réduites en bouillie; la décoction de racine de guimauve, l'infusion de fleurs de sureau, le lait, l'eau tiède elle-même, sont aussi d'un assez fréquent usage, en lotions, en bains, en fomentations, et quelquefois en fumigations. La manière d'agir des topiques émolliens est fort obscure : ils ont généralement pour effet immédiat de modérer la douleur; mais comment favorisent-ils la résolution? est-ce en provoquant une transpiration douce, est-ce en diminuant l'éréthisme des parties phlogosées? C'est ce qu'il n'est pas permis de déterminer.

Lorsque l'inflammation présente à son début une douleur qui

prédomine sur tous les autres symptômes inflammatoires et n'est nullement en proportion avec eux, les *calmans* sont souvent fort utiles, soit qu'on les emploie localement quand l'inflammation occupe les tégumens ou quelque conduit accessible aux injections, soit qu'on les administre à l'intérieur quand elle est profonde. On parvient souvent à suspendre, par ce moyen, la dysenterie commençante, quelle que soit la cause qui y ait donné lieu, qu'elle appartienne aux phlegmasies accidentelles ou spontanées. Il est généralement utile, quand il existe un mouvement fébrile, de faire précéder l'emploi des calmans d'une ou de plusieurs émissions sanguines. Quand l'inflammation a acquis une grande intensité, les narcotiques n'offrent plus les mêmes avantages et ne sont pas sans danger. Ceux qu'on emploie le plus communément sont, à l'extérieur, les feuilles de jusquiame, la décoction de morelle, de tête de pavot, le baume tranquille, et diverses préparations opiacées qu'on étend sur des cataplasmes; à l'intérieur, c'est l'extrait aqueux d'opium qui mérite généralement la préférence. On pense que ces moyens, en diminuant la sensibilité exaltée de la partie malade, agissent ainsi contre la cause qui y appelle les liquides.

Les saignées locales sont aujourd'hui d'un fréquent usage dans les inflammations de toute espèce. Soustraire une certaine quantité de sang d'une partie qui en contient évidemment trop, est en effet un moyen qui paraît tout-à-fait rationnel; mais pour soustraire ce sang, il faut diviser les vaisseaux qui le renferment, et cette division, de quelque manière et en quelque endroit qu'elle ait lieu, produit nécessairement une inflammation. Or, s'il est rationnel d'enlever du sang à une partie qui en contient trop, il est rationnel aussi de ne point ajouter une inflammation à celle qui existe déjà. L'expérience prouve, en effet, que l'application de sangsues sur une partie atteinte d'inflammation est toujours immédiatement suivie d'une augmentation notable des accidens, et que cet effet n'a pas lieu lorsque les sangsues sont placées à quelque distance. Aussi a-t-on généralement renoncé à l'application des sangsues sur la peau affectée d'érysipèle; tandis qu'en les plaçant sur les tégumens du ventre dans la péritonite, sur ceux du cou dans l'angine, on n'en observe communément que de bons effets. Il est pourtant quelques cas dans lesquels des saignées faites à l'aide d'incisions profondes sur les parties enflammées ont des effets immédiatement utiles, comme lorsqu'on excise une portion de la conjonctive dans le chémosis, ou lorsqu'on fait de profondes scarifications à la langue enflammée. Mais ici l'écoulement rapide d'une grande quantité de sang compense l'inconvénient des incisions; et de semblables scarifications, pratiquées indistinctement sur d'autres parties, auraient de si graves inconvéniens, qu'on n'a point eu l'idée de les proposer. Du reste, les saignées locales ne sont pas nécessaires dans toutes les phlegmasies; elles sont au moins superflues dans celles qui sont légères; il est plus que douteux, par exemple, que, pratiquées autour de la phlogose produite par l'application de la moutarde ou des cantharides, elles en hâtent la résolution; il est certain que cette phlogose se termine très-promptement sans leur secours. On pense généralement aussi que dans les inflammations profondes, comme celles du poumon, elles sont de peu d'utilité, tandis que dans les inflammations des membranes, et spécialement des séreuses, elles offrent des avantages incontestés. Le nombre de sangsues doit être proportionné à l'intensité, au danger de l'inflammation, à l'âge et à la force du sujet. On peut en répéter plusieurs fois l'application, lorsque l'opiniâtreté de la maladie l'exige. C'est dans la première période ou période d'accroissement qu'elles sont principalement indiquées; elles conviennent encore dans l'état où la violence de l'inflammation; on ne doit plus y recourir dans le déclin, quel que soit le mode de terminaison qu'elle affecte.

Les saignées générales sont avec raison considérées comme le moyen le plus énergique dans le traitement des inflammations graves. Elles offrent cet avantage sur les saignées locales, qu'elles fournissent presque en un instant toute la quantité de sang qu'on juge nécessaire de tirer, et qu'elles ne fournissent que cette quantité; or, cette soustraction prompte d'une grande quantité de sang a dans le cours, et surtout dans le début des phlegmasies, un effet bien plus prononcé que la soustraction lente et graduelle qu'on obtient par l'application d'un nombre même très-considérable de sangsues. Aussi dans les cas où, à raison du siége de l'inflammation, les saignées locales sont spécialement indiquées, doit-on toujours, s'il existe un mouvement fébrile intense, employer simultanément les saignées générales. Il est fort difficile de déterminer avec précision jusqu'à quel point il faut répéter les saignées dans le cours des phlegmasies. On peut dire seulement, en général, qu'il faut y revenir tous les jours, et même plusieurs fois chaque jour, jusqu'à ce que les symptômes inflammatoires aient cédé, ou jusqu'à ce que la diminution des forces du malade ne permette plus d'y recourir. Quant aux vaisseaux qu'on doit ouvrir, on préfère généralement les veines du bras, qui fournissent plus facilement, plus sûrement et plus promptement la quantité de sang qu'on se propose de tirer; toutefois, dans les phlegmasies cérébrales, on ouvre préférablement les veines saphènes, dans le but d'obtenir une révulsion plus forte. L'artériotomie, qui a été conseillée par quelques médecins, a été trop rarement employée pour qu'on puisse apprécier ses effets comparativement avec ceux de la phlébotomie.

Les saignées ne sont pas les seules évacuations qu'on ait conseillées dans les inflammations : celles qu'on obtient par les remèdes purgatifs et diurétiques, bien que d'une importance beaucoup moindre, ne sont pas à négliger, surtout dans quelques phlegmasies. Dans celles de la tête, par exemple, les purgatifs doux sont généralement fort utiles. Ceux qu'on emploie le plus communément sont l'huile de ricin, la manne, la pulpe de tamarin, la casse et les sels neutres. On les administre chaque matin pendant les périodes d'accroissement et de violence de l'inflammation, de manière à provoquer trois à quatre évacuations en vingt-quatre heures; on a proposé dans le même but l'émétique en lavage; mais ce dernier médicament, quelque étendu qu'il soit, peut produire des vomissemens, et ce genre d'évacuation, qui offre l'inconvénient fort grave d'augmenter l'impulsion du sang vers la tête, doit être scrupuleusement évité. Quant aux diurétiques, ils ont été spécialement conseillés dans les phlegmasies thoraciques ; ils n'ont, dans aucun cas, d'inconvénient évident; les avantages qu'on en obtient sont de même peu manifestes.

Quelques diurétiques, et particulièrement le nitrate de potasse, étaient considérés autrefois comme tempérans, c'est-à-dire comme ayant la propriété de modérer la chaleur, et c'était dans ce dernier but, plus encore que dans celui d'augmenter la quantité de l'urine, qu'on en recommandait l'usage dans le traitement des phlegmasies. On supposait que les boissons nitrées produisaient dans l'économie un refroidissement analogue à celui que détermine le nitre lui-même dans l'eau dans laquelle il se dissout. Le temps a fait justice de ces suppositions.

Les boissons auxquelles on a recours doivent être choisies parmi celles qui sont les plus propres à calmer la soif et à diminuer la chaleur : les plus usitées sont les boissons aqueuses, émulsionnées et acidulées, telles que la limonade, l'orangeade, la solution de sirop de groseilles, de vinaigre, l'eau pure, l'eau miellée; on y ajoute quelquefois un sel diurétique. Les boissons doivent être prises fraîches, excepté dans quelques phlegmasies thoraciques, où le froid exaspère la toux. On doit bien se garder dans les inflammations de cause externe, comme dans les autres, de permettre aux malades ces boissons dites vulnéraires, qui ont précisément un effet opposé à celui que le vulgaire leur suppose.

Les révulsifs forment encore un autre ordre de médicamens employés dans les phlegmasies; mais comme ils ne sont que rarement applicables dans le traitement de celles qui sont dues à des causes externes, nous en parlerons dans l'article des *inflammations spontanées.*

Quant au régime qui convient dans l'espèce d'inflammation dont nous parlons, il doit généralement être moins sévère que dans celles qui sont dues à des causes internes. Celles qui sont très-légères n'exigent aucun changement dans le genre de vie; celles qui sont graves réclament un concours de soins tout particulier. 1° Le malade doit être placé dans une chambre dont la température soit douce : un air chaud produirait, avec la raréfaction du sang, une augmentation dans la fréquence du pouls et dans la chaleur générale; un air froid pourrait resserrer le tissu de la peau, s'opposer à la transpiration, et agirait comme excitant local sur la partie phlogosée. 2° L'abstinence des alimens solides doit être complète, lors même que l'estomac témoigne le désir et conserve la faculté de les digérer. L'espèce de mouvement fébrile qui, chez l'homme en santé, résulte du travail de la digestion, est bien plus marqué chez l'homme malade; or toute augmentation dans la fréquence du pouls et dans la chaleur générale est nuisible dans le cours des inflammations, et doit être soigneusement évitée. Les alimens liquides, tels que le petit lait, l'hydrogala, le suc de l'orange ou des fruits rouges, les bouillons, sont les seuls qu'on puisse permettre. Le vin doit être entièrement proscrit, si ce n'est chez les individus accoutumés dès long-temps à en abuser; l'expérience a prouvé que l'usage d'une petite quantité de vin pur, accordée chaque jour pendant toute la durée de l'inflammation, leur est communément utile, et diminue les chances funestes attachées aux maladies des ivrognes. 3° Le repos absolu du corps, l'éloignement de toute sensation vive, le plus grand calme de l'âme, toutes conditions qui tendent à ralentir le cours du sang et à diminuer la chaleur, sont également d'une grande importance. 4° L'influence favorable qu'exerce le sommeil sur le cours des maladies inflammatoires doit engager à éloigner attentivement tout ce qui pourrait l'empêcher, et à le favoriser à l'aide des moyens dont la nature de la maladie permet l'usage. Les narcotiques peuvent rarement être employés dans ce but, si ce n'est vers le déclin, quand le mouvement fébrile a cessé ou beaucoup diminué. Dans l'accroissement et dans la violence de l'inflammation, on ne peut employer, dans ce but, que le lait d'amandes, l'eau distillée de laitue, qu'on administre vers le soir à la dose de quelques onces; on se trouve bien aussi, dans quelques cas, de faire lever le soir les malades, et de les replacer peu après dans leur lit.

Tels sont les principaux moyens de traitement auxquels on a recours dans les deux premières périodes des inflammations. Ils ont, dans la plupart des cas, une influence évidemment favorable sur la marche de l'inflammation, dont ils diminuent immédiatement l'intensité ou suspendent les progrès; dans les cas beaucoup moins nombreux où malgré leur emploi l'inflammation continue à s'accroître, il est permis de penser que l'accroissement de la maladie eût été plus rapide encore, si l'on n'y eût pas eu recours; il est du moins hors de doute que dans les inflammations extérieures les excitans locaux et généraux sont suivis immédiatement d'une exaspération évidente.

Dans la troisième période des inflammations, des moyens variés doivent être mis en usage à raison de la tendance qu'elles montrent vers tel ou tel mode de terminaison.

Si la délitescence ou la résolution a lieu, on insiste sur l'emploi des moyens qui ont préparé cette terminaison heureuse, à l'exception toutefois des saignées, qui affaibliraient sans utilité le malade et retarderaient son entier rétablissement. Si l'on observe des signes qui annoncent la suppuration, il faut en général la favoriser dans les inflammations superficielles, chercher à la suspendre dans les inflammations profondes. On la favorise par des topiques émolliens lorsqu'elle se fait avec rapidité, par des topiques excitans ou maturatifs lorsqu'elle se fait avec lenteur; les cataplasmes composés avec le levain, avec les ognons cuits, la scille, l'oseille, certains onguens, tels que celui de la Mère, sont particulièrement employés dans ce dernier but. Lorsque la suppuration s'établit profondément, on emploie pour la troubler et favoriser la résorption du pus, une diète sévère et les remèdes révulsifs, tels que les vésicatoires, les purgatifs, et quelquefois même les vomitifs. Si l'épanchement du pus a lieu dans une membrane séreuse, l'*adhérence* réciproque des surfaces opposées est le seul moyen de guérison. Il faut ici avoir en vue à la fois la résorption du pus, sans laquelle les adhérences ne pourraient pas avoir lieu, et la formation de ces adhérences elles-mêmes. La résorption du pus ne peut être provoquée que par les moyens très-indirects qui viennent d'être indiqués. On peut favoriser les adhérences en recommandant au malade la plus grande immobilité possible, afin d'éviter ou de diminuer les mouvemens ondulatoires du pus, qui peuvent rompre ces adhérences quand elles sont molles et récemment formées : cette immobilité est, du reste, indiquée par l'exaspération des accidens que les mouvemens du corps ne manquent pas de produire. Si le pus ne se fait pas jour au dehors, et s'il est dans un lieu que le bistouri puisse atteindre, il est généralement utile de lui frayer une voie. Dans tous les cas il faut, par une position convenable et par un pansement méthodique, favoriser la sortie du pus, et empêcher que l'orifice de l'abcès ne se réunisse avant que le fond ne soit cicatrisé. *Voy.* ABCÈS.

Si l'inflammation se termine par gangrène, il faut chercher à en arrêter les progrès, soit par les antiphlogistiques, si l'excès de l'inflammation paraît en être la cause, soit par les toniques à l'extérieur et à l'intérieur. *Voy.* GANGRÈNE.

Si la résolution est incomplète, et si l'organe qui a été enflammé reste plus volumineux et plus dur qu'il ne l'est naturellement, il faut chercher à dissiper cette espèce d'engorgement, qui souvent devient stationnaire quand on abandonne le mal au travail de la nature, et qui résiste même quelquefois à toutes les ressources de la thérapeutique. Les moyens qu'on emploie alors sont les fumigations résolutives, dirigées vers l'organe affecté; l'application d'un emplâtre de diachylum gommé ou de vigo, les frictions avec l'onguent napolitain, les douches, et quelquefois l'établissement d'un exutoire sur un point peu éloigné. Cette méthode de traitement rentre dans celle des phlegmasies chroniques, dont il sera question plus loin.

Si l'on cherche maintenant dans les divers phénomènes des inflammations accidentelles ceux qui sont les plus remarquables et les plus constans, on verra d'abord dans ces affections des maladies produites toutes par des causes variables dans leurs formes, mais analogues dans leur action, réclamant toutes une même méthode de traitement, et caractérisées, dans les deux premières périodes, par la douleur, la chaleur, et ordinairement par le gonflement, la rougeur et la tension de la partie malade, par un trouble notable dans ses fonctions, et spécialement dans la nature du liquide qu'elle sécrète; et, dans leur dernière période, par un mode particulier de terminaison, la résolution, la suppuration ou la gangrène. Tous ces caractères doivent se retrouver dans le second ordre d'inflammations, avec cette seule différence que les causes déterminantes, qui sont évidentes dans les premières, sont inconnues dans celles dont il nous reste à parler.

B. *Des inflammations spontanées.* — Nous comprenons sous ce titre toutes les inflammations qui se développent sans cause externe évidente; en leur donnant l'épithète de *spontanées*, nous ne voulons pas dire qu'elles surviennent sans causes, ce qui serait absurde, mais seulement que les causes qui les produisent échappent à nos moyens d'investigation. Cette opinion n'est pas d'accord avec ce qu'on lit dans les divers ouvrages écrits sur cette matière. La plupart des auteurs, pour ne pas dire tous, ont énuméré les causes des inflammations, sans émettre le plus léger doute sur leur influence dans la production de ces maladies. Mais si l'on passe de la lecture de ces ouvrages à l'observation des malades, et si l'on apporte dans cet examen la circonspection nécessaire, on est bientôt détrompé. Malgré les efforts qu'ont faits pour parvenir à les connaître les médecins de tous les siècles, la plupart des inflammations idiopathiques se développent sous l'influence de causes qui nous échappent. Comme ces maladies se montrent quelquefois d'une manière épidémique, on a cherché dans les conditions de l'atmosphère la cause de leur développement : on a vu plusieurs fois les inflammations devenir plus fréquentes qu'elles ne le sont communément, lorsque l'air était resté pendant un certain temps froid et sec ou sec et chaud; on a observé aussi que la plupart de ces épidémies avaient lieu en hiver et au printemps, et spécialement sous l'influence du vent du nord; mais on a été obligé de reconnaître que d'autres épidémies analogues s'étaient montrées dans des conditions fort différentes, et de convenir qu'il n'existe point de rapport connu entre les conditions thermométriques, barométriques et hydrométriques de l'air, et la production des maladies en général et des phlegmasies en particulier. La seule observation que le temps n'ait point infirmée, c'est que les inflammations idiopathiques ou secondaires de la peau sont plus communes dans les grandes chaleurs de l'été, les phlegmasies des membranes muqueuses dans les temps humides et froids, celles des poumons dans les temps froids et secs.

Quant aux causes individuelles qui prédisposent aux phlegmasies, les auteurs ont indiqué le tempérament sanguin, une constitution forte, l'âge adulte, le sexe masculin; mais ces causes se rattachent à des opinions théoriques plutôt qu'elles ne sont le résultat de l'expérience. On peut même affirmer que les personnes d'une constitution forte sont moins souvent atteintes de phlegmasies que celles d'une constitution délicate. Van Swieten avait indiqué les évacuations séreuses, telles que la salivation, la sueur, l'urine abondante, comme prédisposant à l'inflammation, à raison de l'augmentation de consistance qu'elles donnent au sang; tandis que la plupart des auteurs ont rangé la bonne chère parmi les causes prédisposantes de ces maladies.

S'il règne une grande obscurité sur les causes prédisposantes des inflammations, il n'en règne pas moins sur leurs causes occasionelles. Le passage du chaud au froid ou du froid au chaud, les erreurs de régime, la suppression d'évacuations habituelles, une fatigue considérable, des veilles prolongées, une contention excessive de l'esprit, une affection morale vive, la suppression d'un exanthème, la rétrocession de la goutte, et beaucoup d'autres causes analogues, appartiennent à la pathologie générale plutôt qu'à l'histoire particulière d'un ordre ou d'une classe de maladies. Si ces mêmes causes auxquelles on attribue le développement de la maladie ont agi mille fois sur le même sujet sans produire aucun effet, il faut bien reconnaître, lorsqu'elles sont suivies du développement d'une inflammation ou de toute autre maladie, qu'il existait chez le sujet une disposition particulière, et que c'est à cette disposition, que nous ne connaissons pas, qu'il faut attribuer l'effet produit. (*Voyez* CAUSES.) Chez quelques sujets ces affections ont une tendance particulière à se reproduire, et une première phlegmasie peut être considérée comme une prédisposition à une phlegmasie nouvelle.

Les inflammations spontanées sont presque toujours précédées d'un trouble plus ou moins grand dans les fonctions, à la suite duquel il survient un ou plusieurs frissons plus ou moins intenses qui marquent l'invasion de la maladie. Ces préludes ont constamment lieu dans les phlegmasies spontanées qui ont quelque gravité; on les observe même fréquemment dans les plus légères; ils peuvent persister pendant un ou plusieurs jours avant que les symptômes locaux se développent; ceux-ci commencent en général à se montrer immédiatement après le frisson, quelquefois pendant qu'il a lieu, ou même un peu avant qu'il commence.

La douleur est en général le premier signe qui fait reconnaître le siége et la nature de la maladie qui débute : dans quelques cas, la rougeur la précède; bientôt la chaleur, le gonflement s'y joignent, ainsi que le trouble des fonctions de la partie affectée, et un désordre plus ou moins grand dans le reste de l'économie.

La douleur est un des symptômes les plus constans; elle se montre avec des degrés très-variés d'intensité; quelquefois elle est si aiguë, qu'elle prédomine sur tous les autres phénomènes; quelquefois elle est assez obscure pour qu'il faille appeler sur elle l'attention du malade ou la rendre plus manifeste par la pression. Elle se montre avec des caractères différens selon les tissus; elle est souvent prurigineuse à la peau, pongitive dans les membranes séreuses, pulsative dans divers organes. Cette dernière forme de la douleur inflammatoire paraît due aux battemens des artères qui traversent la partie malade et produisent sur elle une sorte de pression sans cesse répétée. Lorsque l'inflammation se termine par suppuration, la douleur prend souvent un caractère différent : elle se change en une sensation de pesanteur; on la nomme *gravative*. La douleur n'accompagne pas constamment l'inflammation; elle manque particulièrement dans les degrés extrêmes, dans les cas les plus légers et dans les plus graves. Quelquefois il est impossible, ou du moins fort difficile de savoir si elle existe ou non : dans les maladies de la première enfance, par exemple; et à toutes les époques de la vie, dans les affections accompagnées de délire.

Toutefois, dans ces deux cas, l'expression de la physionomie, surtout au moment où l'on comprime avec la main la partie malade, peut manifester le sentiment de la douleur.

La partie enflammée est généralement le siége d'une augmentation de chaleur qui n'est pas toujours appréciable à la main du médecin, non plus qu'au thermomètre, dans les inflammations externes, et qui n'est souvent sensible que pour le malade. Cette chaleur est quelquefois très-intense, ailleurs à peine sensible; en général, elle est très-grande dans les inflammations de la peau et des membranes muqueuses, elle est fort obscure dans les phlegmasies parenchymateuses, et particulièrement dans la pneumonie.

La rougeur est un symptôme constant des inflammations extérieures; l'ouverture des cadavres prouve qu'elle a presque toujours lieu dans les inflammations internes. Je dis presque toujours, car elle manque souvent, ou ne se montre que d'une manière fort obscure dans celles des membranes séreuses. La rougeur inflammatoire se montre avec des nuances diverses, depuis le rose clair jusqu'au rouge noir, suivant l'intensité et le siége de l'inflammation; celle de la peau, par exemple, n'est pas la même que celle des membranes muqueuses ou du parenchyme pulmonaire. Dans un même organe, la rougeur offre des nuances diverses dans les périodes successives de l'inflammation, et quelquefois au même instant dans les divers points qu'elle occupe. Ordinairement elle est très-prononcée au centre du lieu enflammé, elle s'affaiblit et s'éteint peu à peu vers la circonférence; quelquefois elle est inégale et comme marbrée, et cesse brusquement.

Le gonflement n'est pas un phénomène aussi constant que la douleur, la chaleur et la rougeur. Il a surtout lieu dans l'inflammation des parties dans lesquelles le tissu lamineux est abondant et lâche, à la face, par exemple, et surtout aux paupières, et au prépuce; il est presque nul, il manque même entièrement là où ce tissu est rare ou serré; il est à peine sensible dans plusieurs phlegmasies des membranes muqueuses, telles que celles de la trachée, des bronches, de l'estomac, des intestins; il est nul, quoi qu'en aient dit beaucoup d'auteurs, dans toutes celles des membranes séreuses. Du reste ce phénomène, ainsi que la rougeur, n'est appréciable pendant la vie que dans les inflammations des parties extérieures, et au commencement des divers conduits intérieurs. Au gonflement est généralement jointe une tension plus ou moins grande de la partie malade.

L'inflammation, comme toutes les autres maladies locales, produit, ainsi que nous l'avons dit, un trouble plus ou moins grand dans les fonctions de l'organe qu'elle occupe ; mais elle a cela de particulier, qu'elle détermine constamment dans la nature du fluide qui y est sécrété un changement spécial ; à la peau, c'est un fluide séreux ou puriforme, par lequel l'épiderme est soulevé ; dans les membranes muqueuses, c'est un liquide d'abord aqueux, puis filant, visqueux, quelquefois coloré en jaune ou en rouge ; dans les séreuses, c'est un fluide trouble, floconneux, purulent ; dans toutes ces parties, c'est du pus ou des fausses membranes, deux genres de sécrétion propres à l'inflammation.

Les phénomènes généraux qui ont lieu dans les phlegmasies offrent en général une intensité proportionnée à l'importance de la partie enflammée, à son degré de sensibilité, et à l'étendue de l'inflammation. L'inflammation du parenchyme pulmonaire entraîne toujours avec elle un appareil fébrile plus ou moins violent ; l'inflammation des doigts, organes éminemment sensibles, donne souvent lieu au trouble de toutes les fonctions ; les inflammations de la peau et des membranes muqueuses en sont souvent exemptes, quand elles sont bornées à un petit espace ; quand elles sont très-étendues, au contraire, elles sont accompagnées d'une réaction aussi forte que celle des phlegmasies parenchymateuses. Parmi les phénomènes généraux qu'on observe dans les phlegmasies graves, on distingue particulièrement l'altération de la physionomie, la faiblesse musculaire, la céphalalgie ou l'insomnie, l'inappétence, la soif, la fréquence de la respiration, l'accélération du pouls, l'altération du sang tiré des veines, qui se couvre de la couenne inflammatoire, la couleur foncée de l'urine, la chaleur de la peau. Ces phénomènes commencent avec l'inflammation, augmentent pendant son progrès, diminuent à son déclin, et cessent avec elle : il est naturel de penser qu'ils sont, dans la plupart des cas, produits exclusivement par la lésion locale qui constitue la phlegmasie. De quelle manière l'altération d'un organe entraîne-t-elle le trouble de toute l'économie ? C'est ce qu'il n'est pas possible d'expliquer d'une manière rigoureuse. La plupart des médecins ne voient dans ce trouble général que le résultat de ce *consensus* qui lie ensemble toutes les parties du corps humain ; les partisans du système de l'irritation supposent que le cœur, le cerveau, l'estomac, sont constitués sympathiquement dans un état semblable à celui de l'organe primitivement affecté ; qu'ils deviennent ainsi le siége d'une phlegmasie secondaire, à l'aide de laquelle ils expliquent le trouble des fonctions auxquelles ces viscères président. Mais cette assertion est évidemment en opposition avec les faits, et notamment avec les ouvertures de cadavres.

Les inflammations offrent dans leur cours trois périodes ordinairement distinctes, l'accroissement, l'état et le déclin. L'accroissement a toujours lieu dans les phlegmasies spontanées. L'éloignement de toutes les circonstances extérieures qui pourraient exaspérer ou entretenir la maladie, l'emploi simultané de tous les moyens hygiéniques et thérapeutiques propres à la combattre ne peuvent pas faire qu'une inflammation qui commence n'augmente pendant un ou plusieurs jours. Suivez dans leur marche une angine gutturale, une ophthalmie, un érysipèle, un phlegmon, vous verrez constamment l'inflammation acquérir une intensité plus grande, et s'étendre sur des points qu'elle n'occupait pas dans le principe. Dans les cas où la partie enflammée est située profondément, et où l'œil du médecin ne peut suivre la marche de la maladie, l'accroissement des symptômes, et leur extension vers les parties voisines, confirment ce que l'analogie rendait fort présumable. Si quelquefois une inflammation est tout à coup suspendue dans sa marche, il est toujours à craindre que le mal ne se reproduise incessamment dans un autre organe. — Après avoir fait des progrès pendant quelques jours l'inflammation parvient à son plus haut degré d'intensité ; communément elle ne conserve toute sa violence que pendant peu de temps ; après quoi elle se termine suivant un des modes qui lui appartiennent.

Indépendamment de ces grands changemens qui marquent les trois périodes d'une inflammation, on observe le plus souvent des variations journalières, moins prononcées, mais encore très-sensibles, et qui constituent les paroxysmes et les rémissions. Les paroxysmes ont ordinairement lieu le soir ; ils sont marqués par l'augmentation ou le retour de la douleur et de la chaleur, par des pulsations plus fortes, par l'intensité plus grande de la rougeur, du gonflement, qui s'étendent dans un plus grand espace, par l'exaspération de tous les symptômes, généraux et surtout par une fréquence plus grande du pouls. Lors de la rémission qui a lieu particulièrement le matin, les symptômes locaux et généraux se modèrent, et la peau, qui était sèche et brûlante dans le redoublement, devient souvent humide et douce.

On a vu quelquefois des phénomènes inflammatoires se reproduire périodiquement; on en a conclu d'abord qu'il y avait des phlegmasies intermittentes, et ensuite que toutes les affections décrites sous le nom de *fièvres intermittentes* n'étaient autre chose que des phlegmasies qui cessaient et se reproduisaient alternativement : nous pensons que les inflammations idiopathiques n'affectent jamais cette marche, mais qu'on peut observer sous le type intermittent des phlegmasies symptomatiques. Nous reviendrons plus loin sur cet objet.

La durée des phlegmasies aiguës n'a rien de bien fixe; elle peut être de quelques jours; elle peut se prolonger pendant un mois et même plus. Ces maladies peuvent se terminer de plusieurs manières. De tous les modes de terminaisons, la résolution est le plus favorable, et heureusement aussi le plus commun. Elle est marquée, comme dans les phlegmasies accidentelles, par la diminution progressive des accidens, et de plus, dans un certain nombre de cas, par l'apparition de quelques-uns de ces phénomènes qu'on a nommés critiques, et que les uns ont considérés comme la cause, les autres comme l'effet de la terminaison de la maladie. *Voyez* CRISES.

La délitescence, qu'on regarde avec raison comme la terminaison la plus heureuse des phlegmasies accidentelles, est généralement considérée comme suspecte dans les phlegmasies produites par des causes internes. L'observation a appris qu'à la suite de la cessation brusque d'une phlegmasie spontanée qui était encore dans son accroissement ou dans toute sa force, il est souvent survenu des accidens graves et même mortels. Mais quelquefois alors la délitescence est moins la cause que l'effet d'une nouvelle maladie qui se développe, et qui, étant beaucoup plus grave, fait disparaître celle qui l'est moins.

L'inflammation qui abandonne brusquement, et avant d'avoir parcouru ses périodes, la partie qu'elle occupait, peut se reproduire, et en quelque sorte se transporter dans une autre; ce phénomène est désigné sous le nom de *métastase*, mode de terminaison qui n'est pas, comme les deux précédens, exclusif à l'inflammation, puisqu'il a souvent lieu dans des maladies d'un autre ordre, dans les névroses, par exemple, et dans les hémorrhagies. Ces métastases, qui semblent être un déplacement plutôt qu'une terminaison de la maladie, se présentent sous deux formes différentes ; ou bien l'inflammation abandonne un organe pour se porter sur un autre qui joue un rôle moins important dans l'économie, ou bien elle va frapper une partie dont l'intégrité est plus indispensable à la conservation de la vie : dans le premier cas, la métastase est favorable ; dans le second elle est fâcheuse.

La disposition différente qu'offrent à suppurer les divers tissus de l'économie, est bien plus manifeste dans les inflammations spontanées que dans celles qui sont dues à des causes externes. Sous l'influence de ces dernières, la suppuration peut avoir lieu dans tous les tissus; sous l'influence des causes internes, on la voit survenir fréquemment dans quelques organes, tels que le tissu cellulaire, les tonsilles, les poumons : elle est très-rare dans le foie, dans la rate; elle n'a presque jamais lieu entre les tuniques des intestins ou de l'estomac, entre les fibres charnues des muscles; dans les membranes séreuses, au contraire, et peut-être aussi dans les membranes synoviales, l'inflammation n'a presque jamais lieu sans produire du pus en quantité variable.

La terminaison par gangrène est extrêmement rare dans les inflammations spontanées. On a supposé que l'excès de l'inflammation devait produire la gangrène, mais cette assertion est loin d'être démontrée; il est au contraire d'observation que dans les cas où une inflammation spontanée s'est terminée de cette manière, les phénomènes locaux n'offraient généralement qu'une intensité médiocre, et l'on est presque toujours réduit à la rapporter à une disposition individuelle. Les causes débilitantes, telles que les veilles, les chagrins, les évacuations excessives, une extrême pénurie, ont été indiquées par la plupart des auteurs comme les conditions les plus propres à produire cette disposition. L'observation prouve qu'elles sont loin de la produire toujours ; la gangrène a quelquefois lieu chez des sujets qui n'ont été soumis à l'action d'aucune de ces causes.

Les signes qui annoncent qu'une inflammation se termine par gangrène sont souvent obscurs lorsque la partie enflammée n'est pas accessible à la vue. La cessation brusque de la douleur, l'altération profonde et rapide de la physionomie, le refroidissement général, la petitesse et l'irrégularité du pouls, un affaissement subit, les défaillances, et, dans quelques cas, la fétidité extrême des matières qui proviennent de l'organe malade, seraient, au rapport des auteurs, des signes presque certains de la terminaison par gangrène. Les personnes qui ont observé un grand nombre de malades et ouvert beaucoup de cadavres ont pu se convaincre que ces signes, indiqués dans les ouvrages classiques, sont loin d'appartenir exclusivement à la terminaison par gangrène : ils annoncent constamment, à la vérité, une mort très-prochaine; mais le plus ordinairement, à l'ouverture des cadavres, on ne trouve dans les parties enflammées qu'une suppuration abondante. On ne peut donc que soupçonner quelquefois la gangrène dans les inflammations internes; on ne peut presque jamais affirmer qu'elle existe.

Il en est autrement dans les inflammations extérieures; ici la couleur livide, bleuâtre, gris-cendré ou noire des tégumens, l'apparition de phlyctènes, le décollement de l'épiderme par le simple frottement, l'odeur spécifique qui s'exhale de la partie malade, l'insensibilité absolue et le refroidissement de la partie affectée, et souvent la disproportion qui existe entre le désordre local et les symptômes généraux, sont autant de signes qui ne laissent aucun doute sur le mode de terminaison de l'inflammation.

Lorsque la gangrène se montre dans un point de l'économie, à la suite d'une phlegmasie spontanée, il est rare qu'elle y reste bornée; comme l'espèce d'inflammation dont elle est la conséquence, elle s'étend presque toujours vers les parties voisines, et cette extension ajoute beaucoup au danger. Dans les phlegmasies accidentelles, au contraire, elle reste à peu près bornée à son siége primitif.

Il est très-difficile que la gangrène ait lieu dans un organe important à la vie; si le cœur était sujet à l'inflammation, et si cette inflammation était de nature à se terminer par gangrène, la mort aurait certainement lieu avant que la lésion anatomique qui constitue la gangrène fût survenue. Dans un organe dont l'intégrité est moins indispensable à l'entretien de la vie, la gangrène a quelquefois lieu, mais elle est constamment bornée à une portion peu considérable, à moins que cet organe ne soit frappé d'inflammation dans des conditions où il est devenu inutile, comme cela a pu avoir lieu pour un des poumons, dans quelques épanchemens pleurétiques. Du reste, tout porte à croire que cette gangrène, même partielle, entraîne constamment la mort. Il en est autrement lorsqu'elle a son siége dans un organe moins important, à la peau ou dans le tissu cellulaire, par exemple : ici, comme dans la gangrène qui succède à quelques phlegmasies accidentelles, la partie gangrenée devient un corps étranger autour duquel se développe une inflammation secondaire et une suppuration qui l'isole peu à peu des parties vivantes et finit par le détacher complétement. La plaie avec perte de substance qui résulte de la chute de l'escarre peut ou bien se cicatriser comme toutes celles du même genre, ou bien donner lieu à une suppuration assez abondante pour compromettre long-temps l'existence du malade, et finir même par entraîner le dépérissement et la mort. *Voyez* GANGRÈNE.

L'induration et le ramollissement sont deux autres modes de terminaison des phlegmasies. La première est commune aux inflammations accidentelles et spontanées, le second n'a presque jamais lieu que dans ces dernières. On a bien vu quelquefois le ramollissement du cerveau se montrer à la suite d'une plaie du crâne; mais dans la plupart des cas cette lésion est survenue dans le cours d'une inflammation spontanée. Il en est de même du ramollissement des membranes muqueuses, et particulièrement de celle de l'estomac. Le ramollissement est un genre de lésion qui est long-temps resté inconnu, et sur lequel l'attention des médecins a été récemment appelée par les travaux de MM. Rostan, Lallemand et Louis; ces travaux ont prouvé que si le ramollissement n'est pas toujours la conséquence d'une phlegmasie, il peut du moins l'être dans un certain nombre de cas. Ce qui paraît le prouver c'est que chez quelques sujets il existe autour du ramollissement, une tuméfaction et une rougeur qui ne laissent guère de doutes sur la nature inflammatoire de cette altération. *Voyez* RAMOLLISSEMENT.

L'ulcération qu'on n'observe presque jamais dans les phlegmasies accidentelles, se montre quelquefois dans les phlegmasies spontanées, dont elle est regardée comme un des modes de terminaison. Toutefois l'ulcération ne survient que bien rarement, d'une manière immédiate, dans le cours de ces phlegmasies; les ulcères qu'on observe quelquefois succèdent presque toujours ou à la séparation d'une escarre ou à l'ouverture d'un abcès : la véritable terminaison a eu lieu par gangrène dans un cas, par suppuration dans l'autre.

Quelques phlegmasies accidentelles se terminent, comme nous l'avons vu, de plusieurs manières, à raison des tissus variés qu'elles occupent; dans quelques inflammations spontanées, on observe dans un seul tissu les mêmes différences de terminaisons : dans l'érysipèle de la tête, par exemple, il n'est pas très-rare de voir la suppuration s'établir dans quelques points, de petites escarres se former dans d'autres, et la résolution avoir lieu dans la plus grande partie de la surface phlogosée.

La convalescence des phlegmasies spontanées est quelquefois troublée par la réapparition de la maladie, soit sans cause connue, soit après l'action d'une cause occasionelle, telle que l'impression du froid, ou un écart de régime, qui dans d'autres circonstances n'eût pas suffi pour produire un effet semblable. Ces rechutes n'ont presque jamais lieu dans les phlegmasies accidentelles. La même différence se retrouve à l'égard des récidives : elles ne peuvent avoir lieu dans ces dernières. En effet, dans les cas fort rares où un même organe en est plusieurs fois le siége, chacune de ces phlegmasies est une affection qui n'a aucun rapport avec celles qui la précèdent ou qui la suivent. Dans les phlegmasies spontanées, au contraire, qui se reproduisent à des intervalles plus ou moins éloignés, on ne peut guère douter qu'une même disposition intérieure ne les développe toutes, et qu'elles ne soient liées ainsi par une origine commune. Les angines, les érysipèles qui se montrent chez quelques sujets, plusieurs fois chaque année, pourraient être considérés comme une seule affection qui cesse et se reproduit à de longs intervalles.

On observe quelquefois, à la suite des phlegmasies, des accidens qui en dépendent et qu'on nomme consécutifs : c'est la douleur dans un cas; c'est le gonflement dans l'autre, ou un trouble quelconque dans les fonctions de l'organe qui a été enflammé, comme la toux à la suite de la pneumonie.

Les phlegmasies spontanées se montrent sous des formes très-variées, non-seulement à raison de leur siége dans des organes différens, mais aussi, dans chaque organe, à raison de leur intensité, et plus encore lorsqu'elles sont assez intenses pour donner lieu à une réaction fébrile, à raison de l'ensemble des phénomènes généraux qui les accompagnent. On nomme phlegmasies *franches* ou *légitimes* celles dans lesquelles il existe une proportion exacte entre la lésion anatomique de l'organe phlogosé et le trouble des autres organes. Une réaction beaucoup plus forte, caractérisée par la grandeur et la dureté du pouls, l'injection des tégumens, la chaleur halitueuse, et par une intensité très-grande des symptômes locaux, signale une autre forme des phlegmasies, à laquelle on peut donner le nom d'*hypersthénique* : elle se termine le plus souvent par suppuration. Lorsqu'au contraire la maladie est accompagnée d'une prostration extrême des forces, d'une altération profonde de la physionomie, de la diminution de la chaleur, de la faiblesse du pouls, de l'engourdissement des sens et des facultés intellectuelles, et que d'ailleurs on ne peut expliquer la faiblesse par le siége et l'étendue de la phlegmasie, on la distingue par le nom d'*adynamique*. Il importe bien de ne pas confondre cette espèce de phlegmasie avec celle dans laquelle l'adynamie n'est qu'apparente. Plusieurs inflammations très-franches, et particulièrement celles de la plèvre et du péritoine, sont accompagnées d'une petitesse extrême du pouls, de l'altération des traits, de pâleur. Ces phénomènes, qui sont presque toujours liés à une douleur très-intense, cèdent promptement aux évacuations sanguines : le pouls se relève, la chaleur se rétablit, le visage se colore sous l'influence des moyens qui, dans les cas ordinaires, produiraient un effet opposé. Dans d'autres cas, l'inflammation est accompagnée d'un désordre remarquable dans les fonctions du système nerveux, et d'une irrégularité non moins singulière dans la marche des phénomènes locaux, qui offrent des changemens subits dans leur intensité, et des métastases fréquentes sur des organes plus ou moins éloignés : on lui donne le nom d'*ataxique* ou de *maligne*. On a aussi admis des phlegmasies *bilieuses*, dont les traits sont moins marqués, mais qui se dessinent encore quelquefois d'une manière assez tranchée : la teinte jaunâtre de la face et de la langue, l'amertume de la bouche, la chaleur âcre, la sécheresse de la peau, sont les principaux phénomènes qui les signalent; quant à la lésion inflammatoire elle-même, elle a cela de particulier qu'elle est ordinairement superficielle, qu'elle occupe la peau et les membranes muqueuses préférablement aux parenchymes : les érysipèles se montrent souvent sous cette forme.

Le professeur Pinel avait considéré ces diverses affections comme des maladies compliquées, dans lesquelles il distinguait d'une part une maladie locale, l'inflammation de telle ou telle partie, et d'autre part une fièvre adynamique, ataxique, bilieuse, etc.

Nous pensons avec lui qu'on ne saurait attacher trop d'importance à l'ensemble des symptômes généraux qui accompagnent une phlegmasie; que la même inflammation peut, à raison de la diversité de ces symptômes généraux, constituer véritablement plusieurs affections très-différentes. Mais nous ne croyons pas qu'on doive admettre dans chacune d'elles l'existence simultanée de deux maladies; nous n'y voyons qu'une seule affection, dont les formes varient avec la disposition particulière des sujets. Il en est autrement de l'existence simultanée d'une inflammation et d'une lésion organique, ou de deux inflammations dans des organes différens et plus ou moins éloignés; ici il y a véritablement complication. *Voyez* ce mot.

Le pronostic des phlegmasies spontanées est généralement subordonné à leur siége, à leur étendue, à leurs périodes, à leurs formes, aux conditions diverses qui ont précédé leur apparition, à leur tendance vers tel ou tel mode de terminaison. Il varie encore selon l'effet des remèdes mis en usage, selon enfin que la maladie se reproduit ou qu'elle se montre pour la première fois. Relativement au siége, l'inflammation est d'autant plus grave qu'elle occupe un organe plus essentiel à la vie. Relativement à l'étendue, l'inflammation présente d'autant plus de danger qu'elle occupe un espace plus considérable; l'inflammation de toute la membrane des bronches, par exemple, est plus grave que celle qui occupe une petite portion du parenchyme pulmonaire La tendance vers telle ou telle terminaison est généralement d'une grande importance pour le pronostic : en général la résolution est la terminaison la plus favorable, la délitescence est toujours suspecte, la suppuration est fâcheuse, la gangrène le plus souvent mortelle. Toutefois, il est quelques cas dans lesquels il est à peu près indifférent que l'affection se juge par résolution ou suppuration, dans l'angine tonsillaire, par exemple. Il en est autrement dans les membranes séreuses, dans la pneumonie, dans toutes les inflammations profondes, où la terminaison par suppuration est toujours grave. Quelques circonstances ajoutent beaucoup à la gravité du pronostic; telles sont la grossesse chez les femmes, et dans les deux sexes l'âge avancé, une constitution très-faible, l'intempérance habituelle, les veilles, les chagrins. Les phlegmasies adynamiques et ataxiques sont beaucoup plus dangereuses que les autres; il en est de même de celles qui nonobstant l'emploi des moyens indiqués continuent à faire des progrès. Celles qui se reproduisent pour la troisième ou la quatrième fois sont rarement accompagnées d'un danger immédiat, mais elles doivent faire craindre de nouvelles récidives.

Le diagnostic des phlegmasies ne saurait être l'objet de considérations qui fussent communes à toutes; c'est à l'histoire de chacune d'elles que sont exposés les signes qui les distinguent.

Quant aux lésions anatomiques qu'on observe à l'ouverture des cadavres, elles sont généralement les mêmes que dans les phlegmasies accidentelles, et varient d'ailleurs dans les divers tissus. 1° La peau qui a été le siége d'une inflammation conserve après la mort une épaisseur plus grande, moins de souplesse, une couleur rougeâtre ou marbrée. L'épiderme qui la recouvre s'en détache avec facilité par le frottement; ailleurs il est soulevé par un liquide séreux ou purulent; s'il est enlevé, la couleur de la peau est plus vive, sa surface est souvent mamelonnée, quelquefois elle est couverte de fausses membranes; le tissu cellulaire sous-jacent est quelquefois injecté et épaissi. 2° Les membranes muqueuses offrent généralement après la mort une rougeur et une tuméfaction très-manifestes, bien que moins considérables qu'elles ne l'ont été pendant la vie; c'est du moins ce qu'on observe dans celles de ces membranes qui sont accessibles à la vue: l'analogie autorise à croire qu'il en est de même pour celles qui sont situées plus profondément. Elles ont de plus perdu une partie de leur force de résistance; elles se déchirent plus aisément, et il est souvent difficile d'en soulever des lambeaux d'une certaine étendue. Dans quelques points, et particulièrement dans l'estomac, les membranes muqueuses sont quelquefois rouges, ou offrent des mamelons rouges ou grisâtres; les valvules des intestins grêles sont quelquefois beaucoup plus saillantes, plus épaisses, et paraissent plus rapprochées que dans l'état naturel. Quelquefois ces membranes présentent sur une rougeur uniforme un grand nombre de petits points d'un rouge plus foncé; elles offrent aussi quelquefois des escarres blanches ou grises, jaunes ou noirâtres, avec ou sans cercle inflammatoire qui les entoure. Enfin, dans quelques cas, elles sont tellement ramollies et amincies, qu'elles semblent être converties en une simple couche de mucus au travers duquel les vaisseaux se dessinent sous forme de rameaux bleuâtres et saillans. C'est particulièrement dans l'estomac et dans les intestins qu'on rencontre cette altération, qui semble n'être pas toujours et nécessairement inflammatoire. Quant à la *sécheresse* et à la consistance coriace des membranes muqueuses, dont parle l'auteur des phlegmasies chroniques, ces lésions sont du nombre de celles qu'on ne peut admettre jusqu'à ce que l'existence en ait été mieux constatée. (*Voyez* GASTRITE.) Les membranes muqueuses enflammées sont quelquefois recouvertes par une matière qu'elles ont sécrétée et qui confirme l'existence d'une phlegmasie. Tantôt dans le point où elles sont rouges et épaissies, on trouve un amas considérable de mucus transparent, dans l'estomac par exemple; tantôt, comme dans le rectum, ce mucus a une teinte rouge, uniforme, il est sanguinolent, comme les crachats dans la pneumonie; dans d'autres cas, une matière puriforme remplit la cavité qui tapisse la membrane muqueuse, ou bien des fausses membranes plus ou moins épaisses les tapissent de toutes parts; ces fausses membranes, qui paraissent n'avoir lieu que dans des conditions déterminées, ont été observées particulièrement dans l'arrière-bouche, dans les fosses nasales, dans le larynx, la trachée et les bronches, très-rarement dans l'estomac et les intestins, plus rarement encore dans la vessie. Souvent la membrane muqueuse qui est recouverte par ces fausses membranes ou par une matière purulente n'offre dans sa structure, et même dans son aspect, aucun changement appréciable. 3° Les membranes séreuses n'offrent jamais de changemens appréciables dans leur épaisseur et dans leur texture; elles paraissent emprunter au tissu qui les unit aux parties voisines la nuance rougeâtre qu'elles offrent quelquefois, et qui cesse presque entièrement d'être sensible quand on les examine au jour après les avoir séparées de ce tissu. Leur épaississement, qui, d'après les observations partout publiées, serait au moins très-fréquent, est si rare que je n'en ai pas rencontré un seul exemple. C'est donc uniquement d'après les changemens survenus dans le produit de leur exhalation qu'on peut reconnaître en anatomie pathologique l'inflammation des membranes séreuses. Ces changemens sont de plusieurs sortes. 1° Dans quelques cas où les sujets sont morts très-rapidement, on a cru reconnaître dans les membranes séreuses, que l'on avait soupçonné être le siége de la maladie, un état de sécheresse qu'on a considéré comme l'indice d'une inflammation commençante. Cette lésion, que Marandel a le premier signalée, et sur laquelle on n'a élevé aucun doute, ne peut être admise qu'avec réserve; d'abord parce qu'à l'ouverture des cadavres on ne trouve pas toujours dans les membranes séreuses saines un degré semblable d'humidité; ensuite parce que cette sécheresse est un phénomène purement négatif et sur lequel il est possible de se faire illusion; troisièmement parce que plusieurs fois on a trouvé du pus dans le péritoine, chez des individus qui avaient succombé en dix ou douze heures à une inflammation très-aiguë de cette membrane. 2° La présence d'un liquide séro-purulent ou d'un pus épais dans la cavité de ces membranes est l'indice le moins équivoque et le plus ordinaire de leur inflammation. 3° Dans beaucoup de cas, et surtout dans ceux où la maladie s'est prolongée un certain temps, il existe en même temps des fausses membranes. Ce sont elles qui ont fait croire à l'épaississement et à l'opacité des séreuses; mais il est facile de se convaincre, en les enlevant avec soin, que cet épaississement, cette opacité ne sont qu'apparens, surtout si l'on a présent à l'esprit que plusieurs fausses membranes sont souvent superposées, et qu'après en avoir enlevé une ou même plusieurs, on peut n'être pas encore arrivé à la membrane séreuse. Dans quelques cas, un tissu cellulaire très-serré, sorte de production accidentelle, unit d'une manière si intime toutes ces parties ensemble, qu'il est impossible de les isoler complétement; mais toutes les fois que cette séparation est possible, on reconnaît aisément que la membrane séreuse a conservé sa ténuité et sa transparence naturelles. L'arachnoïde fait seule exception, et, dans quelques points seulement de son étendue, où elle devient opaque. Du reste, les fausses membranes offrent les plus grandes variétés sous le rapport de leur forme, de leur épaisseur, de leur consistance, de leur couleur : elles sont minces ou épaisses, dures ou molles, lisses ou inégales, réticulées, granulées; elles sont jaunes, blanches, rouges, noires. Enfin elles sont susceptibles de participer à l'organisation et à la vie. En effet, lorsqu'elles sont anciennes, on les trouve souvent transformées en tissu cellulaire, et dans quelques cas on y distingue des vaisseaux sanguins qui s'y sont développés rapidement : peut-être même sont-elles, dans quelques cas, les organes d'une exhalation purulente ou séreuse; la présence d'une certaine quantité de sérosité ou de pus dans une cavité tapissée de toutes parts par de fausses membranes, quelquefois épaisses et formant plusieurs couches, semble donner à cette opinion quelque vraisemblance. 4° Les adhérences sont encore considérées comme les indices d'une inflammation, mais d'une inflammation plus ou moins éloignée. Ces adhérences peuvent être immédiates, sans l'interposition de couches membraniformes, ou avoir lieu au moyen de fausses membranes. Les effets des adhérences dans les membranes séreuses sont différens dans les diverses cavités; tout porte à croire que dans le cerveau, qui n'est destiné à aucun mouvement, les adhérences n'apportent aucun trouble dans les fonctions. Des faits assez nombreux prouvent que malgré la mobilité des poumons, les adhérences qui les unissent aux parois du thorax peuvent n'apporter aucun trouble dans la respiration. Les adhérences du péricarde au cœur donnent plus souvent lieu à quelques accidens, mais qui ne sont pas constans. Il en est autrement dans le ventre; l'immobilité des intestins et de l'estomac, qui résulte de ces adhérences, apporte un tel trouble dans la digestion, que le malade s'épuise et succombe avec les symptômes propres aux maladies de ces organes. 5° Quant aux tissus parenchymateux, l'inflammation se montre avec des caractères variés dans chacun d'eux; la diversité de leur structure explique celle des altérations que l'inflammation y détermine. Quelques-unes de ces altérations ne sont pas connues, ou ne le sont que fort peu. On ignore, par exemple, presque complétement quelle est, hors le cas fort rare de collection purulente, la lésion anatomique du foie qui constitue l'inflammation de ce viscère. Il en est de même de la rate et du pancréas; tandis que l'inflammation des poumons a des caractères très-tranchés et très-bien connus. 6° L'inflammation des muscles et des organes musculaires, tels que le cœur et le diaphragme, est également si peu connue en anatomie pathologique, qu'il est impossible d'en fixer les caractères. 7° L'inflammation du tissu cellulaire est caractérisée par sa tuméfaction rouge et dure, et souvent par l'existence au milieu de la tumeur d'une petite escarre arrondie, à laquelle on donne le nom de bourbillon, et que le travail inflammatoire élimine ordinairement avec une certaine quantité de pus.

La rougeur et l'épaississement sont, comme nous l'avons vu, les signes les plus ordinaires de l'inflammation, soit pendant la vie, soit après la mort. Toutefois il importe de faire remarquer que ces deux lésions peuvent survenir sous l'influence de causes autres que l'inflammation. Les seules lois de la pesanteur, par exemple, déterminent pendant la vie, et même dans l'état de santé, la rougeur et le gonflement de telle ou telle partie du corps. Ce phénomène a quelque fois lieu aux jambes ou aux mains; mais il est bien autrement remarquable chez un bateleur qui se tient momentanément sur la tête. On le produit immédiatement à l'aide d'un moyen compressif, d'un lien, par exemple, qui embrasse circulairement un membre. Il a lieu encore d'une manière bien marquée, lorsque, par l'effet d'une disposition morbide, la principale veine qui rapporte le sang d'un membre est comprimée; le gonflement et la rougeur des parties situées au-dessous sont alors très-marqués, et deviennent souvent le principal et quelquefois le seul signe de l'existence d'une tumeur cachée profondément dans la poitrine ou le ventre. Enfin un phénomène analogue a presque constamment lieu dans l'agonie; des congestions sanguines se forment dans plusieurs points des tégumens, où elles donnent lieu à des plaques bleuâtres, dans la partie la plus déclive des poumons qui devient rouge et acquiert une pesanteur spécifique supérieure à celle qui est naturelle à ces organes. Enfin chez les sujets qui succombent à une maladie du cœur, et chez lesquels une gêne extrême dans le cours du sang précède et sans doute détermine la mort, on trouve presque constamment, à l'ouverture des cadavres, une rougeur considérable et une tuméfaction sensible de presque tous les organes, et particulièrement des tégumens, des membranes muqueuses abdominales et surtout de celles de l'estomac et des intestins grêles. Il importe bien de tenir compte de toutes ces circonstances, pour distinguer les inflammations des simples congestions ou stases sanguines, soit pendant la vie, soit après la mort.

Le traitement des phlegmasies spontanées repose sur les mêmes bases que celui des phlegmasies accidentelles. Éloigner de l'organe enflammé tout ce qui peut y entretenir ou y augmenter l'irritation, employer tous les moyens propres à la diminuer, voilà les deux grandes indications à remplir. Les moyens de satisfaire à ces indications sont encore ici presque en tous points les mêmes; le repos absolu ou le plus complet possible de l'organe enflammé, une position qui prévienne l'accumulation du sang, l'éloignement de tout corps irritant, un régime plus ou moins sévère selon l'intensité de l'inflammation, l'emploi des boissons rafraîchissantes et des topiques émolliens, et, dans les cas où l'inflammation présente de la gravité, les saignées générales et locales, et quelquefois les purgatifs doux, les diurétiques froids, tels sont les principaux moyens qu'on oppose aux phlegmasies spontanées, comme aux phlegmasies accidentelles. Toutefois la différence des causes qui produisent les unes et les autres apporte quelques différences dans leur traitement. La délitescence, qui est la terminaison la plus favorable dans les inflammations accidentelles, est toujours suspecte et souvent fâcheuse dans les inflammations spontanées; de là la nécessité de proscrire, à peu d'exceptions près, du traitement de ces dernières les topiques répercussifs qui sont si généralement et si avantageusement employés dans les autres. D'un autre côté, les remèdes révulsifs dont on fait fort peu usage dans le traitement des phlegmasies accidentelles qui sont essentiellement fixes, sont d'un usage très-fréquent dans les phlegmasies spontanées, qui ont une tendance remarquable à s'étendre et souvent à se déplacer.

Les révulsifs ont pour effet d'établir à une certaine distance de l'organe enflammé, et sur un organe moins essentiel à la vie, un nouveau point de fluxion et souvent une inflammation artificielle, dans le but de déplacer ou d'éteindre la première. Les révulsifs les plus usités, sont les ventouses simples et scarifiées, les rubéfians, auxquels il faut rapporter les frictions, l'immersion dans de l'eau très-chaude, ou rendue plus active par l'addition de farine de moutarde ou d'un acide très-fort, comme l'acide hydrochlorique ou sulfurique, les cataplasmes composés ou saupoudrés de farine de moutarde, les vésicatoires, les sétons et les moxas. Les purgatifs drastiques ont aussi quelquefois été employés dans ces cas, soit en lavemens, soit en potions, comme propres à opérer une révulsion puissante sur le canal digestif. Les révulsifs sont appliqués ordinairement loin de l'organe enflammé; les mêmes moyens placés à peu de distance de l'organe malade, sur les parois du thorax, par exemple, dans la pneumonie, sont désignés plus spécialement sous le nom de *dérivatifs*. Les médecins ne sont pas bien d'accord sur la préférence à accorder, dans le traitement des phlegmasies, soit aux révulsifs sur les dérivatifs, soit à ceux-ci sur ceux-là. On a accusé les dérivatifs d'augmenter l'afflux des liquides vers l'organe affecté, au lieu d'en changer la direction; on a reproché aux révulsifs qu'on applique sur un point très-éloigné de n'agir sur l'organe malade que comme ils agissent sur tous les autres, et par conséquent d'une manière très-indirecte et très-faible. L'expérience, seul juge auquel on doive en appeler en semblable matière, prouve qu'en effet les rubéfians et les vésicans appliqués dès la première période d'une inflammation, près de l'organe malade, donnent communément lieu à une exaspération notable des accidens; tandis que, placés à une grande distance, ils n'ont pas cet inconvénient. A une époque plus avancée de la maladie, les dérivatifs n'ont plus le même danger, et ils ont certainement alors une efficacité bien supérieure à celle des révulsifs proprement dits. Il est à peine nécessaire d'ajouter qu'on doit proportionner l'activité des révulsifs à l'intensité de l'inflammation qu'on veut combattre; on emploie contre les plus légères les simples pédiluves; on n'a recours aux vésicatoires que dans les plus graves ou les plus opiniâtres.

Quelques autres moyens ont récemment été préconisés dans le traitement des phlegmasies. La vertu contro-stimulante de l'émétique administré à haute dose, suivant la méthode de Razori, a fait de ce remède une sorte de spécifique contre l'inflammation. Quelques médecins français, sans adopter la théorie italienne, ont cru reconnaître dans ce médicament un moyen fort utile dans le traitement de quelques inflammations : ils ont pensé qu'il agissait en augmentant l'activité des vaisseaux absorbans, en favorisant ainsi la résolution, et quelquefois même en provoquant la résorption du pus. L'expérience n'a pas encore jugé la valeur jusqu'ici fort incertaine de ce remède. Il en est de même des frictions d'onguent mercuriel employées localement dans la première période des inflammations aiguës. Dans le petit nombre de cas où ces moyens ont été mis en usage, les antiphlogistiques ordinaires et particulièrement les évacuations sanguines ont été simultanément employées, et dès lors il a été impossible d'apprécier l'action de chacun d'eux.

Parvenues vers leur terminaison, les phlegmasies spontanées fournissent aussi quelques indications qui leur sont particulières. Si, en même temps que la résolution a lieu, il survient un flux de ventre modéré, des sueurs, une sécrétion abondante d'urine, une hémorrhagie, une éruption, ou quelque autre phénomène qui, coïncidant avec la diminution de la maladie, puisse être considéré comme critique, il faut éloigner tout ce qui pourrait le suspendre, chercher à le reproduire s'il s'arrête, à le modérer s'il dépasse certaines limites. Si une inflammation extérieure abandonne brusquement la partie où elle avait son siége, il faut chercher à l'y rappeler par l'application d'un topique rubéfiant ou vésicant sur la région qu'elle occupait ; cette indication serait plus urgente encore, si déjà une inflammation métastatique s'était développée dans quelque viscère important.

La forme particulière qu'affecte l'inflammation apporte encore ici des modifications qui ne sont presque jamais applicables aux phlegmasies produites par des causes externes. — Les symptômes généraux d'une fièvre inflammatoire, par exemple, accompagnent-ils l'inflammation, ce qui est loin d'être aussi fréquent que l'ont avancé quelques auteurs, il faut dans l'emploi de la méthode antiphlogistique tenir compte à la fois et de la phlegmasie locale et de la force de réaction qui existe, faire des saignées plus abondantes, et les répéter à de plus courts intervalles. — L'inflammation est-elle au contraire accompagnée d'une prostration réelle des forces, il faut s'abstenir des saignées générales et même locales, ou n'en user qu'avec une grande réserve; combattre la lésion locale par les révulsifs, et satisfaire par les toniques à l'indication urgente de soutenir les forces et de retarder le terme fatal. — Les inflammations ataxiques ou malignes sont celles qui offrent le plus d'obscurité dans leur nature et le plus de difficulté dans leur traitement; les toniques préconisés indistinctement dans tous les cas, au commencement de ce siècle, sont insuffisans dans le plus grand nombre, et les émissions sanguines exclusivement recommandées depuis quelques années n'ont pas de succès plus constant. Une méthode uniforme ne peut pas convenir dans ces affections, et il est permis de croire qu'en employant avec discernement, selon les sujets, les toniques, les antiphlogistiques et les antispasmodiques, on parviendra à des résultats moins fâcheux. Quant aux phlegmasies dites bilieuses, il est démontré que l'emploi des boissons acidules, des vomitifs et quelquefois des purgatifs a souvent été suivi d'une amélioration très-marquée, tandis que les émissions sanguines, qui ne doivent pas être proscrites, ont souvent été répétées sans succès, et quelquefois même reconnues nuisibles.

Les circonstances particulières qui ont précédé le développement de l'inflammation fournissent aussi dans les phlegmasies spontanées quelques indications qui, bien que secondaires, ne doivent pas être négligées : telles sont celles de suppléer à une hémorrhagie habituelle par une application de sangsues le plus près possible de l'organe qui en était le siége ; d'imiter, par l'application d'un vésicatoire, une éruption cutanée qui a disparu, un ulcère qui s'est desséché, ou de produire par un sinapisme de la douleur et du gonflement vers une articulation que le rhumatisme a abandonnée.

La convalescence ne présente aucune autre indication spéciale que celle de régler l'action de l'organe qui a été enflammé, et de le ramener graduellement aux habitudes de la santé. Il importe ici d'éviter également deux inconvéniens opposés, celui de prolonger inutilement son repos et celui de provoquer prématurément son action : dans le premier cas, on produit une susceptibilité artificielle qui retarde beaucoup le rétablissement; dans le second, on peut rappeler une inflammation à peine éteinte.

Lorsque l'inflammation s'est montrée plusieurs fois dans le même organe ou dans le même tissu, il est naturel de craindre qu'elle ne s'y reproduise encore, et prudent de chercher à en prévenir le retour. Les angines, les érysipèles, les phlegmasies catarrhales sont particulièrement sujettes à ces récidives. On doit avant tout chercher à connaître, s'il est possible, les causes qui reproduisent ces affections, et remplir les indications qu'elles présentent. Dans les cas où l'examen attentif de toutes ces circonstances n'a conduit à la découverte d'aucune cause déterminante, on a quelquefois atteint le but à l'aide d'un changement dans le régime, ou de l'établissement d'un exutoire, ou par le moyen de quelques émissions sanguines, ou de quelques purgations qu'on a répétées périodiquement une ou plusieurs fois chaque année.

Les inflammations spontanées n'ont pas toujours une marche aiguë; elles se montrent souvent sous forme chronique, soit qu'elles offrent primitivement ce type, soit qu'elles succèdent à une inflammation aiguë.

Les causes des inflammations chroniques sont aussi obscures que celles des inflammations aiguës. L'analogie et le raisonnement portent à croire qu'une phlegmasie n'offre la marche chronique que parce que la cause qui y a donné lieu, persiste toujours. Pour qu'une inflammation artificielle se prolonge un certain temps, en effet, il faut qu'un agent irritant toujours en contact avec la surface enflammée y entretienne la phlogose; encore arrive-t-il quelquefois que, malgré l'emploi de substances fort actives, la guérison a lieu. Il est très-vraisemblable qu'il y a quelque chose d'analogue dans l'étiologie des phlegmasies spontanées qui ont une marche chronique, et que telle circonstance passagère qui aura précédé leur apparition et à laquelle on les attribue, n'est pas la cause qui les entretient.

Leurs symptômes se dessinent en général moins nettement que ceux des inflammations aiguës; une douleur souvent obscure, un gonflement le plus souvent médiocre, mais quelquefois considérable, rarement de la chaleur, plus rarement de la rougeur, un trouble varié dans les fonctions de l'organe enflammé, tels sont en général les phénomènes locaux de ces inflammations. Les plus légères n'apportent presque aucun dérangement dans le reste de l'économie, ou déterminent seulement une diminution peu sensible de l'embonpoint et des forces, et quelque changement dans la couleur de la peau qui devient pâle ou jaunâtre; les plus intenses donnent lieu à un mouvement fébrile, avec des redoublemens nocturnes, à un dépérissement progressif, et finissent souvent par entraîner la mort.

Cette terminaison funeste n'est heureusement pas la plus ordinaire. Dans le plus grand nombre des cas les inflammations chroniques après s'être prolongées pendant plusieurs mois ou même davantage, et avoir offert pendant ce laps de temps des alternatives fréquentes d'amélioration et d'exaspération, dont il n'est pas toujours facile ni même possible de connaître la cause, finissent par marcher lentement, ou, ce qui est plus rare, d'une manière brusque, vers une heureuse terminaison. On voit quelquefois coïncider avec ce changement favorable, l'apparition d'un exanthème, ou d'un rhumatisme ou de quelque autre affection analogue.

Les inflammations chroniques peuvent offrir en partie les mêmes modes de terminaisons que les inflammations aiguës, la résolution est, comme dans celles-ci, le mode le plus favorable; la suppuration est rare, la gangrène n'a presque jamais lieu, l'induration est fréquente; on a avancé que l'ulcération, le squirrhe, la dégénérescence tuberculeuse, l'ossification, étaient toujours la conséquence d'une inflammation, et surtout d'une inflammation chronique. Bien que les ulcérations ne me paraissent pas être toujours le produit d'une inflammation, j'admettrai volontiers que l'inflammation chronique les produit quelquefois; je vois en effet l'action prolongée des cantharides produire l'ulcération de la plaie qu'elle entretient; mais je n'admettrai point que les dégénérescences tuberculeuses et squirrheuses, et moins encore l'ossification, soient la conséquence ou la terminaison de l'inflammation, quand je vois ces lésions organiques survenir le plus souvent sans signes préalables d'inflammation, et les inflammations évidentes n'être presque jamais suivies de ces lésions; lorsque enfin on est obligé de reconnaître que jamais inflammation artificielle, si long-temps entretenue qu'elle soit, ne donne lieu à ces dégénérescences ou à ces transformations.

Les phlegmasies chroniques se présentent sous des formes variées, parmi lesquelles il en est deux qui doivent principalement appeler l'attention : tantôt elles sont entretenues par la même cause qui les a produites, tantôt elles sont sans cesse ou fréquemment renouvelées par des causes nouvelles; les premières méritent seules, à proprement parler, le nom de *phlegmasies chroniques;* les secondes se composent en quelque sorte d'une succession de phlegmasies aiguës.

L'examen anatomique des parties qui ont été le siége de ces inflammations y montre en général une augmentation d'épaisseur, et une couleur grisâtre; la texture de l'organe affecté est encore reconnaissable, ce qui distingue ces affections des lésions organiques. Dans les membranes séreuses, il n'y a point d'épaississement, mais on trouve leur surface libre couverte d'un pus très-épais ou de fausses membranes dures, épaisses, adhérentes, et qui forment souvent plusieurs couches superposées. On y trouve aussi fréquemment des granulations et de petites masses tuberculeuses, dont les unes, qui occupent la cavité même de la membrane séreuse, ne sont autre chose que du pus concret, tandis que les autres, qui sont placées à la face externe de ces membranes, ont plus d'analogie avec les tubercules, bien qu'elles en diffèrent à plusieurs égards, et notamment en ce qu'elles ne sont susceptibles ni de ramollissement, ni d'ulcération.

Le traitement des phlegmasies chroniques est avant tout subordonné à la forme qu'elles affectent. Celles qui ne doivent leur prolongation qu'à l'action répétée de causes toujours nouvelles, telles que des erreurs journalières de régime chez des individus atteints de phlegmasies intestinales, peuvent céder très-promptement au seul éloignemnnt des causes qui les entretiennent. Toutefois lorsqu'elles sont intenses, il convient de recourir en même temps aux moyens indiqués dans le traitement des phlegmasies aiguës, auxquelles elles appartiennent encore après un laps de temps considérable. Si le pouls a de la fréquence, si la chaleur est élevée, on ne doit pas hésiter à joindre à un régime sévère quelques émissions sanguines proportionnées à la force du sujet et à l'intensité du mal. Les inflammations chroniques qui se sont prolongées d'elles-mêmes et sans le concours d'aucune cause extérieure, sont généralement d'une guérison beaucoup plus difficile. Le régime antiphlogistique, par lequel on commence généralement à les traiter, est presque toujours impuissant; l'insuffisance de cette méthode conduit à essayer des moyens différens et même opposés : souvent les toniques et les aromatiques échouent comme les adoucissans. On a recours encore à l'établissement d'un vésicatoire, puis d'un cautère ou d'un séton, quelquefois on applique un ou plusieurs moxas; on couvre la partie malade de laine, de peaux d'animaux, d'emplâtres décorés du nom de *résolutifs* ou de *fondans*; on y fait des frictions avec l'onguent mercuriel; on administre à l'intérieur des boissons diurétiques, ou laxatives; on cherche à provoquer une éruption par l'usage intérieur et extérieur des eaux thermales sulfureuses; on soumet le malade à la diète lactée, ou végétale; on le réduit à une très-petite quantité d'alimens, afin d'obtenir par l'amaigrissement général une diminution dans le volume de la partie phlogosée. On dirige quelquefois sur elle des douches, dont la force de percussion est mesurée sur le degré de sensibilité de cette partie. On emploie un seul de ces moyens à la fois ou plusieurs simultanément; on en suspend l'usage ou l'on y insiste, selon l'effet qu'on en retire. Le repos de la partie malade, qui est une des conditions nécesssaires dans le traitement des phlegmasies aiguës, ne l'est pas de même dans les inflammations chroniques; ici au contraire, un exercice modéré des organes affectés est souvent un moyen utile de favoriser la résolution.

Lorsqu'on a été assez heureux pour triompher de ces affections, on recommande aux malades d'insister long-temps sur l'usage des moyens auxquels ils doivent leur rétablissement. Plus de temps l'inflammation a occupé un organe, plus elle conserve de disposition à s'y reproduire. Il faut en général pour consolider la guérison, et pour mettre à l'abri des récidives l'organe précédemment affecté, plus de temps encore qu'il n'en a fallu pour dissiper les symptômes de la maladie.

Des inflammations symptomatiques. Dans les affections dont il a été jusqu'ici question, l'inflammation joue le rôle principal, tous les phénomènes qui ont lieu sont subordonnés à la lésion de l'organe enflammé; cette lésion les produit et les explique tous, elle constitue en quelque sorte la maladie tout entière. Nous allons jeter maintenant un coup d'œil sur les cas nombreux dans lesquels les phénomènes inflammatoires qu'on observe, ne sont plus qu'un des symptômes de la maladie : nous les avons désignés, par ce motif, sous le nom d'inflammations symptomatiques.

Ces inflammations se développent généralement sous l'influence de causes connues et très-variées, mais qu'on peut cependant rapporter à deux groupes principaux ; tantôt l'inflammation est la conséquence d'une autre affection; tantôt elle est produite immédiatement, mais avec d'autres symptômes, par la cause morbifique elle-même. A la première série appartiennent les inflammations de la plèvre qui succèdent à l'ouverture d'un tubercule dans la poitrine, celles du péritoine qui résultent de la perforation d'un intestin, de la déchirure de l'utérus ou d'un kyste, celle encore qui se développe dans un rein, par suite de la présence de calculs dans les bassinets ou dans l'uretère : on pourrait les désigner sous le nom d'inflammations *consécutives*. Les inflammations symptomatiques de la seconde série sont généralement le résultat de causes toutes spéciales; quelques auteurs les ont désignées sous le nom d'inflammations spécifiques, dénomination inexacte, en ce qu'elle les confond avec celles qui sont idiopatiques, et que leur caractère principal est d'être symptomatiques. Parmi ces inflammations il faut ranger les pustules varioliques, la rougeur et la tuméfaction de la peau dans la scarlatine et la rougeole, les bubons dans la peste d'Orient, les parotides et les plaques intestinales dans le typhus, l'inflammation des glandes inguinales dans la syphilis, celle des tégumens de quelques articulations dans certaines formes de la goutte. Il faut y joindre encore les phénomènes inflammatoires qui se sont quelquefois présentés dans les accès des fièvres intermittentes. Beaucoup de médecins regardent, il est vrai, plusieurs de ces phlegmasies comme constituant la maladie elle-même. Le professeur Pinel, par exemple, regarde la variole, la scarlatine, la rougeole, les dartres, comme des inflammations cutanées; la goutte comme une inflammation des tissus fibreux et synovial; d'autres ne voient dans le typhus qu'une inflammation intestinale. Mais si l'on compare attentivement toutes les circonstances de ces diverses maladies avec celles des inflammations, on sera irrésistiblement conduit à reconnaître que des affections qui ne peuvent pas être produites artificiellement par les causes ordinaires des inflammations, et qui ne cèdent pas aux mêmes moyens, sont nécessairement autre chose que des inflammations. Ajoutons que dans la variole, la rougeole, la scarlatine, l'inflammation de la peau peut manquer, comme l'ont remarqué les médecins qui ont observé attentivement ces maladies et qui ont donné à ces variétés les dénominations spéciales de *variolæ sine variolis*, *morbilli sine morbillis*; que les plaques intestinales peuvent manquer aussi dans le typhus, comme les bubons dans la peste. Comment accommoder ces faits avec la doctrine qui n'admet là que des inflammations de la peau ou des intestins; n'est-on pas obligé de reconnaître que cette inflammation, qui n'est pas constante, n'est pas la maladie elle-même, qu'elle n'en est qu'un des phénomènes? Il en est de même à l'égard du rhumatisme articulaire; il offre dans quelques cas des phénomènes évidemment inflammatoires; mais il diffère des inflammations, 1° par l'absence de toute lésion appréciable chez les individus qui succombent; 2° par la mobilité de la maladie, et ses retours périodiques ou irréguliers; 3° parce qu'il ne peut être produit par les mêmes causes, ni guéri par les mêmes remèdes que les inflammations. Quant à la nature inflammatoire des fièvres intermittentes, il serait absurde de supposer que toutes eussent ce caractère; bien loin de là, toutes les inflammations idiopathiques ont constamment le type continu. Mais il est certain que quelques fièvres intermittentes sont accompagnées dans leurs accès, des phénomènes ordinaires de quelques inflammations; telles sont les variétés auxquelles on a donné les noms de dysentérique, d'ophthalmique; mais ici, comme l'a fait observer Sarcone, l'inflammation n'est qu'un des phénomènes de l'accès, et non la cause qui le produit; elle commence et cesse avec lui, résiste aux antiphlogistiques et cède au quinquina. N'est-ce pas évidemment là une inflammation symptomatique?

La plupart des inflammations symptomatiques offrent dans les phénomènes qui les caractérisent quelque chose de particulier; celles qui surviennent dans le cours d'une maladie organique se dessinent moins nettement que les phlegmasies idiopathiques, à raison de l'état de faiblesse auquel le malade est réduit, et à raison de l'existence simultanée de deux maladies dont les symptômes se montrent réunis ou même confondus. Mais c'est surtout lorsqu'elles sont dues à des causes spécifiques que les inflammations symptomatiques ont des formes spéciales; les taches de la rougeole et les pustules de la variole, par exemple, ont un aspect si caractéristique qu'il suffit de les voir pour reconnaître la maladie. La périodicité des phénomènes inflammatoires dans quelques fièvres intermittentes est également un trait distinctif.

On retrouve de même dans la marche, dans la durée, dans la terminaison des phlegmasies symptomatiques des particularités qui les distinguent des inflammations proprement dites. Plusieurs d'entre elles ont dans leur marche une régularité telle qu'on pourrait presque annoncer d'avance la succession de phénomènes qui aura lieu chaque jour, et fixer l'instant où elles se termineront. La durée des phlegmasies idiopathiques, au contraire, est toujours incertaine. La plupart d'entre celles-ci sont susceptibles de se terminer de plusieurs manières; plusieurs phlegmasies symptomatiques n'ont qu'un mode de terminaison; telle est la suppuration pour la variole, la desquamation pour la rougeole et la scarlatine. Celles qui sont produites par la présence d'un corps étranger, comme la néphrite calculeuse, ne peuvent se terminer heureusement que par l'expulsion de l'agent matériel de l'inflammation.

Quant à ce qui concerne le pronostic, nous ferons seulement remarquer que, si dans les affections dont nous parlons, le médecin ne tenait compte, pour établir son jugement sur l'issue de la maladie, que des signes fournis par la lésion inflammatoire, il serait souvent trompé par l'événement. Il commettrait également, sous le rapport du diagnostic, de très-graves erreurs, s'il ne faisait consister la maladie que dans cette inflammation. Quelques individus meurent du typhus, chez lesquels on trouve à peine quelques plaques dans les intestins, et l'on voit dans la peste d'Orient, la mort avoir lieu sans bubons ni anthrax. Il y a donc dans ces affections quelque autre chose dont il faut aussi tenir compte.

Mais c'est surtout sous le rapport du traitement que ces maladies diffèrent des inflammations idiopathiques. Dans celles-ci, comme nous l'avons vu, qu'elles soient accidentelles ou spontanées, les indications thérapeutiques et les moyens de les remplir sont les mêmes, sauf quelques modifications. Dans les inflammations symptomatiques, au contraire, il y a presque autant de méthodes de traitement qu'il y a de maladies dont l'inflammation peut être l'effet. Dans l'une, c'est le mercure qui est le principal et presque l'unique remède; dans l'autre, c'est le quinquina; dans une troisième, c'est à favoriser l'expulsion d'un calcul que tous les efforts doivent tendre; plusieurs ne réclament que des soins hygiéniques; il n'en est presque aucune dans laquelle les évacuations sanguines soient constamment nécessaires; il en est plusieurs dont la durée ne peut être abrégée par les moyens les plus convenables, ni prolongée par les plus contraires.

Après avoir exposé ce que l'observation et l'expérience ont appris de plus positif sur l'inflammation, il nous reste à parler de la théorie de cette affection. C'est de tous les points de son histoire celui sur lequel on a le plus écrit et le plus discuté; c'est celui que nous traiterons le plus succinctement.

On pense généralement que l'inflammation consiste essentiellement dans l'accumulation du sang dans les vaisseaux capillaires de la partie enflammée; mais on est loin d'être d'accord sur les causes qui déterminent cette accumulation. Examinons d'abord si cette accumulation existe dans toutes les inflammations; nous passerons ensuite aux explications qu'on a données de ce phénomène.

Si l'on suit attentivement les symptômes qui ont lieu dans une inflammation extérieure, dans celle de la conjonctive oculaire en particulier, on voit cette membrane perdre sa transparence, devenir rouge, et acquérir peu à peu une épaisseur plus considérable que celle qui lui est propre. Si l'on incise le poumon d'un individu mort vers la fin de la première période d'une pneumonie, on trouve ce viscère beaucoup plus lourd et son tissu beaucoup plus rouge que dans les conditions ordinaires. Dans ces deux cas l'augmentation rapide de volume semble démontrer l'accumulation d'un nouveau liquide, et la couleur rouge prouve que ce liquide est le sang. Il est à peu près démontré aussi que c'est dans le système capillaire qu'il est accumulé : 1° parce que la teinte rouge est uniforme, tandis qu'elle imiterait les ramifications des vaisseaux plus considérables si elle occupait ces derniers; 2° parce que l'accumulation de sang dans ces vaisseaux y produirait une distension qu'on ne rencontre pas, bien qu'elle dût être facile à constater; 3° parce que dans quelques cas, dans l'ophthalmie, par exemple, on voit en quelque sorte le sang affluer dans les vaisseaux capillaires et les rendre apparens dans des points où ils ne l'étaient pas.

Mais si l'on passe de l'inflammation de ces tissus à celle de tel autre qui n'offre ni rougeur, ni gonflement évidens, il sera difficile d'admettre là une accumulation de liquides et particulièrement de sang. Dans d'autres cas on rencontre de la rougeur sans tuméfaction appréciable; dans quelques inflammations chroniques, du gonflement sans rougeur.

L'accumulation du sang fût-elle un phénomène constant de l'inflammation, il resterait à savoir quelle cause la produit. Un grand nombre d'hypothèses ont été proposées; nous n'indiquerons que les principales. Boerhaave attribuait cette accumulation à l'obstruction des vaisseaux capillaires, auxquels il supposait, d'après les observations microscopiques de Leeuwenhoeck, une forme conique; il admettait que, sous l'influence de certaines causes, des globules sanguins trop volumineux s'enfonçaient dans les vaisseaux capillaires trop petits pour les laisser circuler, et que de cette erreur de lieu résultait l'obstruction, puis l'inflammation. Si telle était la cause de ce phénomène, la ligature d'un vaisseau ne devrait produire d'inflammation qu'entre le point où elle a été placée et le cœur: il n'en est pas ainsi; l'inflammation se montre partout autour de la ligature, comme autour de tout autre corps étranger. L'augmentation de vitesse du sang, proposée par Van Swieten; le spasme des extrémités artérielles, admis par Hoffmann; la lutte de l'âme ou de la puissance active, supposée par Van Helmont; l'irritation produite par les principes salins du sang, selon Willis et Chirac; et la comparaison d'une épine enfoncée dans les parties vivantes avec la cause inconnue qui préside à la production des phlegmasies, telles sont les principales hypothèses émises sur cet objet. Dans ces derniers temps où le solidisme exclusif a joui d'une si grande faveur, et où l'on a en quelque sorte personnifié, sous le nom de *propriétés vitales*, les principaux actes dont les solides sont susceptibles, on a fait consister l'inflammation dans l'exaltation de ces propriétés. En admettant un instant que cette définition fût juste, il resterait toujours à savoir comment a lieu cette exaltation des propriétés vitales. Mais en nous bornant à l'examen de cette proposition elle-même, nous verrons qu'elle n'est pas exacte : en effet, s'il y avait exaltation de la contractilité organique des vaisseaux, le sang traverserait plus vite la partie enflammée que les autres, il y pénétrerait plus difficilement, et dès lors l'inflammation aurait pour symptômes, au lieu de gonflement, une diminution plus ou moins grande dans le volume de l'organe phlogosé. Les changemens qui s'opèrent dans la sensibilité organique sont du reste trop obscurs pour qu'on puisse en déduire un des caractères de l'inflammation.

Reconnaissons donc que même dans les cas où la cause extérieure de l'inflammation est palpable, il nous est difficile d'apprécier sa manière d'agir, parce que la structure, et à plus forte raison l'action intime de nos organes, a été jusques ici et sera vraisemblablement toujours au delà des bornes où l'esprit humain peut atteindre. (CHOMEL.)

INFLAMMATOIRE, adj., *inflammatorius;* qui a rapport à l'inflammation, qui tient de l'inflammation : c'est ainsi qu'on dit : symptôme, affection inflammatoire. On a décrit sous le nom de fièvre inflammatoire, angioténique, de synoque, une affection fébrile sur la nature de laquelle on est encore partagé. *Voyez* INFLAMMATION, FIÈVRE.

INFUNDIBULUM. Mot latin introduit en français, et par lequel on désigne en anatomie certaines parties dont on a comparé la forme à celle d'un entonnoir. *Voyez* ce dernier mot.

INFUSION, s. f., *infusio*, d'*infundere;* opération pharmaceutique qui consiste à verser sur une substance quelconque un menstrue, ordinairement aqueux, à une température plus ou moins élevée. Lorsque la température du liquide s'est abaissée jusqu'au point d'être en équilibre avec celle de l'atmosphère, l'infusion est faite; si l'on continuait à laisser agir le liquide sur la matière soumise à son action, on ferait à l'infusion succéder la *macération*. Souvent on prolonge l'infusion en soutenant la température à l'aide d'une chaleur modérée, comme celle d'une étuve, d'un bain-marie, etc., en évitant toutefois d'élever la température jusqu'à produire l'ébullition, car alors on ferait une *décoction*. *Voyez* ce mot.

L'infusion dans bien des cas doit être pratiquée de préférence à la décoction, cette dernière opération ne pouvant se pratiquer qu'à l'aide d'une température à laquelle plusieurs substances d'origine organique s'altèrent ou se volatilisent. C'est pour cette raison que plusieurs boissons préparées avec des plantes aromatiques doivent être faites par infusion, et non par décoction.

Lorsqu'on prépare des extraits de plantes amylacées, on doit aussi employer l'infusion de préférence à la décoction, pour ne point dissoudre l'amidon, matière comparativement inerte, et qui s'opposerait à la conservation de l'extrait.

On donnait jadis et l'on donne encore quelquefois le nom d'*infusion* aux médicamens préparés à l'aide de cette opération. Les formulaires ont consacré les recettes de plusieurs médicamens de ce genre en les divisant en infusions simples et en infusions composées; on les distinguait par le nom des substances employées ou par celui de leurs auteurs; on les classait aussi d'après leurs propriétés, en infusions béchiques, émollientes, astringeantes, laxatives, fébrifuges, vomitives, etc.

Pour éviter de confondre l'*infusion*, opération pharmaceutique, avec les médicamens qui en sont le résultat, on a depuis peu proposé de nommer ceux-ci *infusé* ou *infusum;* toutefois ces termes qui ne sont pas dans l'esprit de notre langue seront difficilement adoptés. (J. PELLETIER.)

INGESTA; mot latin que Hallé a fait passer dans la langue française pour désigner d'une manière générique les substances qui, dans l'état de santé, sont propres à être introduites dans le conduit digestif; telles sont les alimens, les boissons et les assaisonnemens. *Voyez* ces mots.

INGRÉDIENT, s. m., *ingrediens*, de *ingredior*, entrer. On désigne ainsi toute substance qui fait partie d'un médicament composé.

INGUINAL, adj., *inguinalis*, de *inguen*, aine; qui appartient à l'aine.

INGUINAL (anneau). *Voyez* ci-après CANAL INGUINAL.

INGUINAL (canal). On donne ce nom à un espace qui existe au-dessus de la partie interne du pli de l'aine, dans l'épaisseur de la paroi antérieure de l'abdomen, pour le passage des vaisseaux du testicule, dans l'homme, et du ligament rond de la matrice, chez la femme. L'ouverture externe de ce canal est l'anneau inguinal proprement dit, ou l'anneau inguinal externe; son ouverture interne peut être appelée l'*anneau inguinal interne*. La paroi abdominale, réduite dans cet endroit à l'aponévrose du muscle oblique externe et à quelques fibres de l'oblique interne et du transverse, est fortifiée extérieurement et intérieurement par deux expansions cellulo-fibreuses, qui sont le *fascia superficialis* et le *fascia transversalis*.

Le *fascia superficialis* est une toile celluleuse et aponévrotique qui double les tégumens de la région inguinale, s'unit sur la ligne médiane avec la membrane du côté opposé, se continue en haut avec le tissu cellulaire qui recouvre les muscles de l'abdomen, se prolonge en bas, à la cuisse, dans le scrotum et au périnée, et se confond avec le tissu cellulaire de ces parties. Cette toile est composée en divers endroits de plusieurs lames entre lesquelles il s'amasse une plus ou moins grande quantité de graisse, et qui renferment, dans l'aine, les glandes inguinales superficielles. Les lames profondes, plus distinctement fibreuses que les superficielles, se détachent manifestement dans plusieurs points de l'aponévrose fascia-lata ainsi que de l'arcade crurale.

Le *fascia transversalis* revêt le péritoine de la région inguinale, d'une part, et la face interne des muscles de l'abdomen, de l'autre. Cette membrane, plus forte en dedans et en bas que partout ailleurs, s'attache dans ce sens au bord externe du tendon du muscle droit et à l'arcade crurale, en se continuant sur le repli de cette arcade connue sous le nom de *ligament de Gimbernat*, et en se fixant avec lui à la crête du pubis. En dehors, elle adhère le long de l'arcade crurale jusqu'à l'épine iliaque antérieure et supérieure, et se confond en même temps avec l'aponévrose iliaque. En haut, elle s'amincit insensiblement et se perd dans le tissu cellulaire qui recouvre la face interne des muscles droit et transverse de l'abdomen. A la réunion du tiers interne de l'arcade avec ses deux tiers externes, les fibres de ce fascia sont écartées par une ouverture qui se présente sous la forme d'une fente longitudinale, et dont le bord interne est plus fort que l'externe : c'est cette ouverture qui forme le commencement du canal inguinal, ou l'anneau inguinal interne.

L'aponévrose du muscle oblique externe présente au-dessus de l'extrémité interne de l'arcade crurale un écartement semblable, qui forme l'anneau inguinal externe. Cette ouverture est allongée obliquement en haut et en dehors, et répond par son extrémité inférieure au corps du pubis, entre l'épine et l'angle de cet os. Son côté externe ou inférieur, formé par l'arcade crurale, tient à la première de ces éminences, et son côté interne ou supérieur est fixé à l'angle et à la symphyse du pubis, devant l'attache du muscle droit : les bandelettes qui constituent l'un et l'autre sont ordinairement appelés les *piliers* de l'anneau. Le pilier externe est plus étroit et plus fort que l'interne : celui-ci est confondu sur la ligne médiane avec celui du côté opposé. Au delà de l'anneau ces piliers sont unis par des fibres transversales qui vont de l'un à l'autre. *Voyez* OBLIQUE DE L'ABDOMEN.

Il est aisé de voir, d'après ce qui vient d'être dit, que l'anneau du grand oblique et celui du fascia transversalis ne se correspondent pas directement, et qu'un trajet oblique mène de l'un à l'autre : c'est ce trajet qui constitue le canal inguinal. Ce canal n'est donc autre chose que l'intervalle compris entre l'aponévrose du grand oblique et le *fascia transversalis*, depuis l'ouverture de la première jusqu'à celle du second; il repose sur l'arcade crurale, à laquelle sont attachées ses parois antérieure et postérieure, et il est complété en haut par le bord inférieur des muscles petit oblique et transverse, placés entre le grand oblique et le fascia, et adhérent assez fortement à ce dernier. Sa direction croise un peu celle de l'arcade, son extrémité interne ou inférieure se portant en avant, c'est-à-dire du côté de la peau, l'externe et supérieure en arrière, ou du côté du péritoine. L'intérieur de ce canal est tapissé par un prolongement du *fascia transversalis*, qui se détache de la circonférence de l'ouverture de cette aponévrose, et se prolonge jusqu'au delà de l'anneau du grand oblique.

Le canal inguinal est rempli par le cordon testiculaire, qui suit exactement sa direction pour traverser la paroi abdominale. Ce cordon adhère fortement au *fascia transversalis* à l'endroit où il le perce, et le prolongement que cette membrane envoie à travers le canal lui forme une gaîne étroite. Dans le canal même, quelques fibres des muscles petit oblique et transverse qui constituent le muscle crémaster, se joignent à cette première enveloppe; enfin au niveau du grand oblique, une lame mince se détache de la circonférence de cette ouverture, et se continue également autour du cordon. Le *fascia superficialis* sépare encore cette dernière gaîne des tégumens. Les expansions qui se prolongent ainsi autour du cordon descendent avec lui jusqu'au testicule, et se continuent avec les enveloppes de cet organe. *Voyez* TESTICULE.

L'artère épigastrique a, du côté du ventre, des connexions étroites avec la paroi postérieure du canal inguinal. Placée d'abord derrière le cordon des vaisseaux spermatiques et l'ouverture du *fascia transversalis*, elle se trouve ensuite située en dedans de cette ouverture, embrassée par quelques fibres du *fascia transversalis*, et plus en dehors que l'anneau inguinal externe. Il résulte de là que, lorsque, dans les hernies inguinales, les viscères s'engagent dans le canal inguinal en suivant le trajet du cordon, cette artère est placée en arrière et en dedans du col du sac, tandis que si la hernie suit un trajet direct, après avoir forcé la résistance du *fascia transversalis*, qui ferme l'anneau inguinal externe, l'artère sera située au côté externe du col du sac. De plus, dans le premier cas, l'artère épigastrique éprouve, à la longue, une véritable locomotion, étant portée de plus en plus en dedans par l'agrandissement et le changement de direction du canal; il peut arriver par-là qu'elle vienne à correspondre au côté interne de l'anneau inguinal externe, au lieu d'être en dehors de cet anneau.

Le péritoine présente, au niveau de la paroi postérieure du canal inguinal, un repli contenant l'artère ombilicale oblitérée, et, de chaque côté de ce repli, une dépression ou fossette dite *inguinale*. La fossette inguinale externe répond à l'endroit où le cordon des vaisseaux spermatiques s'engage dans l'ouverture du *fascia transversalis*; l'interne est située vis-à-vis l'anneau du grand oblique, dont elle n'est séparée que par ce fascia. Le tissu cellulaire qui unit dans cet endroit le péritoine au *fascia transversalis* est assez lâche, et plus ou moins chargé de graisse dans les sujets gras.

Dans la femme, le ligament rond de la matrice est disposé de la même manière que le cordon testiculaire par rapport au canal inguinal; mais son volume étant moindre que celui du cordon, le canal qui lui livre passage est plus étroit que dans l'homme.

Dans l'enfant, le canal inguinal est plus court, et le cordon traverse la paroi abdominale plus directement que dans l'adulte. Le péritoine se continue dans l'intérieur de ce canal, tant que la tunique vaginale n'est pas séparée de cette membrane.

C'est par l'anneau et le canal inguinaux que se font les hernies inguinales. Celles-ci sont externes ou internes, suivant que les parties déplacées, s'engageant dans la fossette externe du péritoine, traversent toute la longueur du canal inguinal, ou qu'elles sortent directement par l'anneau du grand oblique en poussant au devant d'elle le péritoine de la fossette interne et le *fascia transversalis*. Les enveloppes de la hernie sont, dans le premier cas, toutes celles qui entourent naturellement le cordon, tandis que, dans le second, les parties ne sont point recouvertes par tous les feuillets qui constituent la gaîne de celui-ci. *Voyez* HERNIE.

INGUINAL (ligament); nom donné par quelques anatomistes à l'arcade crurale. *Voyez* CRURAL et OBLIQUE DE L'ABDOMEN.

INGUINALE (région). *Voyez* AINE.

INGUINALES (glandes). On appelle ainsi les glandes lymphatiques de la région de l'aine. Leur nombre varie depuis sept jusqu'à douze; leur volume n'est pas le même chez tous les individus. Il y en a de superficielles, plus nombreuses, qui sont situées sous les tégumens, entre les lames du *fascia superficialis*, dans le voisinage de la veine saphène interne. D'autres, profondes, au nombre de deux ou trois, entourent les vaisseaux cruraux et se continuent par le canal crural avec les glandes iliaques. Les glandes inguinales superficielles reçoivent les vaisseaux lymphatiques superficiels du membre inférieur de la fesse, des parties génitales externes, de l'anus et de la moitié sous-ombilicale de la paroi antérieure de l'abdomen. Les vaisseaux lymphatiques profonds du membre inférieur aboutissent aux glandes inguinales profondes. (A. BÉCLARD.)

INHÉRENT, adj. *inhærens*; qui est attaché, qui est joint à... On appelle ainsi les cautères actuels appliqués plus ou moins de temps sur le même endroit, afin de cautériser profondément. *Voyez* CAUTÈRE, CAUTÉRISATION.

INHUMATION (hygiène publique), de *humus*, la terre, ou de *inhumare*, enterrer; action de donner la sépulture à un mort.

On remarque dans les mœurs et les usages des peuples dont se compose l'espèce humaine, des différences frappantes qui dépendent de leur degré de civilisation, de leurs dogmes religieux, de leurs lois et d'une infinité de causes locales plus ou moins variables. Il est un point néanmoins sur lequel toutes les sociétés ont toujours été d'accord, c'est le respect dû à la dépouille mortelle de l'homme et le devoir de lui accorder la sépulture. Ce respect, ce devoir partent sans doute de sources morales qui tendent à affermir les liens sociaux; car le sentiment qui nous porte à la conservation des êtres de notre espèce s'affaiblit, se blase aisément et fait quelquefois place à la férocité chez l'homme dont les regards se familiarisent avec l'image de la mort et avec l'aspect des ravages progressifs de notre destruction matérielle. Mais outre ces motifs moraux, il en est de physiques qui forcent l'homme vivant en société à faire disparaître de la surface du sol les restes inanimés de ses semblables. L'odeur fétide de la putréfaction, les dangers qui en résultent pour la santé, sont autant de raisons qui expliquent facilement le soin avec lequel les peuples les plus incultes ont toujours éloigné les cadavres de leurs sens.

On conçoit que l'influence de l'opinion religieuse dut encore ajouter au respect dont on entoure les morts et leur dernier asile. Elle fit naître une infinité de pratiques dont l'histoire est hors du plan de cet article.

Nous nous sommes demandé si, avant d'aborder le sujet principal de notre texte, il ne conviendrait pas d'examiner, *sous le rapport des soins que l'on doit aux mourans*, *les circonstances qui précèdent immédiatement le décès*, et nous avons reconnu que si quelques-unes d'entre elles s'éloignent trop de notre but, d'autres s'y rattachent assez directement pour qu'il devienne nécessaire de leur accorder au moins une légère attention. En effet, si nous prenons à la lettre le mot *inhumation*, nous ne devrons nous occuper ici que de la sépulture de l'homme déjà décédé; mais, comme il faut s'assurer du décès, surtout ne rien entreprendre qui puisse l'accélérer, et que certaines erreurs, contraires particulièrement au dernier de ces préceptes, sont autant de pratiques qui font partie de l'inhumation, nous n'hésitons plus à les signaler.

Des pratiques superstitieuses et nuisibles usitées auprès des mourans. — L'époque où l'homme termine son existence est aussi celle où il inspire souvent le plus vif intérêt et la plus tendre sollicitude à ceux qui l'entourent; mais ces sentimens louables provoquent parfois des actes qu'une saine raison désapprouve comme constamment inutiles et nuisibles. Parmi ces actes nous ne parlerons pas ici de ceux qui précèdent la mort pendant toute l'agonie, mais nous examinerons les abus qui se commettent ordinairement lorsque le mourant expire ou qu'on le croit au moment d'expirer.

Un des premiers abus consiste à retirer l'oreiller sur lequel repose la tête du mourant. Cette manœuvre, qui dans certaines provinces est d'un usage général, ne peut qu'accélérer la mort en augmentant la congestion qui déjà n'existe que trop vers la poitrine et la tête.

Des usages non moins blâmables sont ceux d'étendre les membres de l'individu qui expire, de lui serrer les narines et de lui fermer la bouche et les yeux, de le retirer de son lit, et de le laisser refroidir sur une planche, sur de la paille ou sur le sol, quelque froide que soit d'ailleurs la température. Quand on pense à l'importance que les anciens attachaient à ces abus, quand, par exemple, on se rappelle qu'Auguste expirant a soin de se faire orner les cheveux et rapprocher les mâchoires par un bandeau; qu'en général les Romains après avoir fermé les yeux aux mourans appelaient le mort trois ou quatre fois (*inclamare*), que, lorsqu'il ne répondait pas, ils le déclaraient trépassé (*conclamatum est de eo*), le déposaient à terre (*deponebatur*) : quand on songe à ces usages dangereux et à la ressemblance qu'ils offrent avec ce qui en pareil cas se pratique dans le plus grand nombre de nos provinces, on acquiert la conviction qu'ils se sont conservés par tradition, qu'ils ne peuvent avoir rien de commun avec les opinions religieuses de nos siècles, et que les gouvernemens devraient imiter le parlement de Metz qui, en 1777, les interdit, sous peine de trente francs d'amende. (*Voyez* aussi l'arrêté du préfet du département de la Seine, du 27 vendémiaire an IX.)

Des circonstances qui suivent le décès. — Considérations générales sur les moyens de constater les décès, et sur le but de ces moyens. — Avant de séparer un mort des vivans, il est indispensable, non-seulement de s'assurer de la réalité du décès, mais encore de déterminer la cause qui l'a produit. Il serait superflu d'indiquer le motif de la première de ces nécessités. Quant à celle de constater le genre de mort, elle résulte des dangers auxquels serait exposé l'ordre social, si une mort violente n'était pas reconnue toutes les fois qu'elle a eu lieu. En effet, une semblable négligence en laissant le crime impuni, compromettrait la sûreté individuelle. Ce sont ces considérations qui ont principalement motivé les art. 77, 80 et 84 du *Code civil*, ainsi que les art. 81, 356 et 359 du *Code pénal*. Mais d'autres raisons militent encore en faveur de l'examen des causes de chaque décès : telles sont surtout les connaissances qu'il procure en général des causes de la mortalité, les éclaircissemens qu'il fournit sur la nature des maladies régnantes, et même sur les ravages exercés par le charlatanisme.

Difficultés de constater les décès, fondées sur l'incertitude des signes de la mort. — Examiner en détail chacun des signes de la mort et en discuter la valeur serait d'autant plus superflu que cet examen appartient au mot *mort*, et qu'ici il importe principalement d'appliquer au sujet qui nous occupe les vérités que l'étude et l'appréciation de ces signes ont établies. Il en résulte sommairement qu'aucun d'eux pris isolément ne fournit d'indice certain; que des deux signes les moins suspects, la raideur cadavérique et la putréfaction, l'un pourrait, dans quelques cas, être confondu par des observateurs peu exercés ou inattentifs avec la raideur convulsive; l'autre, la putréfaction, ne deviendrait une preuve certaine du décès qu'autant qu'elle serait bien établie, parce qu'un commencement de décomposition putride pourrait être confondu avec certains états du corps vivant qui ont avec lui beaucoup de ressemblance.

Toutefois, si les divers signes qui caractérisent la mort ne se rencontrent pas réunis immédiatement après le décès, leur ensemble finit toujours par se manifester à une époque quelconque après la cessation de la vie; mais cette époque est très-variable: chez les uns elle suit de peu d'heures la mort; chez les autres elle n'a lieu qu'au bout de plusieurs jours.

Inhumations précipitées. — L'incertitude des signes de la mort est moins fondée sur des abstractions théoriques que sur une infinité de faits dont une grande partie a été observée déjà depuis un si grand nombre de siècles, qu'on doit s'étonner qu'ils n'aient pas fait naître plus tôt les craintes qu'inspirent aujourd'hui les inhumations précipitées. En effet, malgré le nombre et l'ancienneté des cas où des individus qu'on avait crus morts ont été rappelés à la vie, on resta sans accorder à cet objet toute l'attention qu'il mérite jusqu'à l'époque où le célèbre Winslow, qui lui-même avait été enseveli deux fois, fit soutenir, en 1740, aux écoles de médecine de Paris, une thèse sur les moyens les plus propres à reconnaître et constater la réalité de la mort. Personne jusque-là n'avait mieux recueilli les exemples et exposé les preuves du danger des inhumations précipitées. Ainsi, en accordant sur ce point la priorité à l'illustre anatomiste que nous venons de nommer, Frank est plus juste ou du moins plus instruit que quelques Anglais qui, si on en juge d'après un mémoire adressé il y a peu d'années au ministre de l'intérieur par M. Macnab, mémoire auquel M. Chaussier a victorieusement répondu (*Bullet. de la Soc. de l'École de Méd. de Paris*, n° VIII, 1817), semblent complétement ignorer les travaux des Français sur le point important d'hygiène publique dont il est ici question. En effet, après Winslow, Bruhier publia en 1742 une dissertation sur l'incertitude des signes de la mort et l'abus des enterremens et embaumemens précipités. Enfin Louis, Durande, Pinneau, Thierry et beaucoup d'autres publièrent des écrits spéciaux sur le même objet et l'envisagèrent sous tous ses rapports.

L'impulsion donnée par Winslow s'étendit bientôt sur l'Allemagne. Non-seulement les ouvrages des médecins français sur l'incertitude des signes de la mort furent traduits en allemand, mais on vit en outre paraître dans ce pays de nombreux écrits sur le même objet. Ils fixèrent l'attention des gouvernemens et donnèrent lieu à des ordonnances plus ou moins remarquables par leur sagesse; mais, comme presque toujours le mal est à côté du bien, on ne tarda pas à exagérer le danger d'être enterré vif, et cette exagération, que déjà le célèbre Louis avait combattue, inspira, surtout en Allemagne, une sorte de terreur qui, particulièrement depuis la publication d'un ouvrage de M. Hufeland (*Sur l'incertitude des signes de la mort et sur un moyen infaillible de n'être pas enterré vivant*, 1762), s'empara de toutes les classes de la société.

Cependant ce danger, pour n'être pas aussi fréquent qu'on a pu le supposer, n'en existe pas moins, si on entend par enterrer vif, mettre en terre des asphyxiés qui auraient pu être rappelés à la vie. Quant à ces récits effroyables d'infortunés qui, renfermés dans un cercueil couvert de plusieurs pieds de terre, y auraient recouvré le sentiment et auraient péri misérablement dans les angoisses du désespoir et de la faim, nous avouons concevoir difficilement que la petite portion d'air contenue dans le cercueil permette à la vie de se ranimer, et encore moins qu'elle permette à la vie ranimée de se soutenir seulement pendant peu de minutes. Nous connaissons les argumens par lesquels M. Hufeland a tâché de démontrer cette possibilité contre Usteri qui la conteste; mais nous n'en partageons pas moins l'opinion de ce dernier. On conçoit néanmoins que la possibilité de se réveiller dans la tombe deviendra plus vraisemblable, si le cercueil est placé dans un caveau ou dans quelque autre lieu où l'air ait quelque accès. Ainsi, quoique le mal ne soit pas aussi affreux qu'on le suppose, il ne faut pas moins chercher à le prévenir, en excluant toutefois des moyens semblables à celui que propose le docteur Frankenau (dans son *Traité danois d'Hygiène publique*), lequel donne l'étrange conseil d'ensevelir les morts dans une toile cirée que l'on couvrira immédiatement de terre, afin d'empêcher l'inhumé de se ranimer dans le cas où la mort n'aurait pas été réelle. Autant conseiller de percer le cœur des décédés avant de les porter en terre.

Mesures spéciales relatives aux inhumations. — Les considérations qui précèdent nous conduisent aux mesures spéciales que nécessitent les inhumations. Ces mesures peuvent être rangées sous les trois chefs suivans : 1° mesures qui tendent à ne séparer des vivans que les individus frappés de mort réelle; 2° mesures qui tendent à constater le genre de mort de chaque décédé; 3° mesures qui tendent à ce que les corps des décédés ne puissent nuire à la santé publique.

Appréciation des mesures proposées ou usitées jusqu'à ce jour pour ne séparer des vivans que les individus frappés de mort réelle. — Les exemples funestes auxquels l'incertitude des signes de la mort a donné lieu durent nécessairement faire rechercher les moyens de s'assurer de la réalité du décès. La putréfaction étant le signe le moins équivoque de la mort, on proposa d'attendre qu'elle se fût manifestée avant de procéder à l'inhumation définitive, et on ne pensa pas aux difficultés que devait présenter l'exécution d'une pareille proposition.

D'abord, comme nous l'avons indiqué plus haut, la putréfaction ne doit être considérée comme un signe indubitable du décès que lorsqu'elle commence à se répandre sur une certaine étendue du corps, et particulièrement sur les tégumens abdominaux; car, ainsi que le dit Haller, un léger commencement de décomposition putride peut, dans certaines maladies, se manifester sur plusieurs parties du corps vivant, et les malades peuvent exhaler alors une odeur cadavéreuse avant d'avoir succombé. On peut, dira-t-on, attendre le degré de putréfaction qui doit nous convaincre de la réalité du décès; mais combien ne reste-t-on pas quelquefois de temps sans savoir que penser de l'état du décédé!

combien d'ailleurs le séjour du cadavre ne peut-il pas devenir dangereux aux personnes obligées d'habiter son voisinage!

Pour remédier à ces différens inconvéniens, divers moyens ont été proposés, parmi lesquels le projet d'établir des *maisons mortuaires*, a été un des plus généralement accueillis et a même été exécuté par plusieurs gouvernemens. Les maisons dont il s'agit, placées dans les cimetières, sont destinées à recevoir les morts, qui, après y avoir été convenablement déposés, y sont observés jusqu'à l'apparition des signes non équivoques de la putréfaction. Cette idée, dont on trouve les premières traces dans l'ouvrage de Thierry (*la Vie de l'homme respectée dans ses derniers momens*, 1785), fut reproduite en 1791, en France, par Mad. Necker, et en 1792 par le comte de Berchtold, dans un mémoire présenté à l'assemblée nationale. Si cette proposition fit peu de sensation dans le pays où nous écrivons, elle en produisit en Allemagne une d'autant plus grande qu'elle eut M. Hufeland pour interprète, et l'on y vit bientôt s'élever des maisons mortuaires pareilles à celles qu'il avait fait établir à Weimar, et dont il venait de publier le plan dans son ouvrage cité.

Ce moyen peut-il être propre à remplir le but qu'on se propose? Nous ne le pensons pas, et telle a aussi été l'opinion de nos collègues au sujet d'un projet de ce genre présenté à M. le préfet de police, et sur lequel ce magistrat demanda l'avis du conseil de salubrité. En effet, outre les frais considérables qu'exigerait l'érection de ces maisons mortuaires convenablement disposées, combien l'entretien du personnel nécessaire pour la surveillance ne serait-il pas dispendieux! Mais outre ces considérations purement fiscales, d'autres obstacles plus réels nous semblent rendre illusoire l'utilité de cette sorte d'établissemens. Où trouver des hommes qui voudraient se charger de la fonction de surveiller les cadavres, si ce n'est dans cette classe du peuple qui fournit les fossoyeurs, les garçons d'amphithéâtres d'anatomie, etc.? Or peut-on supposer chez de pareils individus l'instruction, la sensibilité et le zèle qu'exigeraient les devoirs qu'on leur imposerait? peut-on surtout les croire capables d'une attention assez soutenue pour saisir le moindre indice de vie dès qu'il se manifesterait? et, en admettant même chez eux toutes ces qualités, ne se perdraient-elles pas bientôt par l'extrême rareté des cas où elles auraient eu un résultat fructueux? Après avoir surveillé des milliers de cadavres sans en avoir vu revivre un seul, l'attention se lasserait, le zèle s'éteindrait, la sensibilité morale s'émousserait, et les surveillans, habitués à un repos stérile, deviendraient des gardiens comme on en voit tant qui s'occupent plutôt de satisfaire leurs goûts crapuleux que de tout autre soin.

Nous pourrions encore insister sur plusieurs autres considérations administratives qui, dans les villes populeuses surtout, nous semblent militer contre l'institution des maisons mortuaires, si ce que nous en avons dit ne nous paraissait suffire pour faire renoncer à un projet philanthropique sans doute, mais plus séduisant en théorie qu'utile en application, et dont on peut d'autant mieux se passer que nous possédons aujourd'hui, ainsi qu'on le verra bientôt, des moyens bien plus certains et moins compliqués d'arriver au but désiré.

Il serait facile de donner une grande extension au sujet qui nous occupe maintenant, si nous voulions rendre compte de toutes les propositions qui ont été éte faites en Allemagne surtout pour empêcher d'être enterré vif. Ainsi l'on a imaginé d'attacher à chaque doigt et à chaque orteil des cadavres des cordons répondant à autant de sonnettes dont le son annoncerait le moindre mouvement exercé par l'asphyxié; d'autres veulent qu'on ne comble les fosses qu'après un certain temps, qu'on les couvre d'une petite toiture mobile, et que le cercueil ait une ouverture qui permette d'apercevoir ce qui se passe dans son intérieur, etc.

Mais pour s'assurer de la réalité de la mort avant l'inhumation, n'est-il donc d'autres moyens que ceux dont nous venons de parler?

Nous avons déjà dit que la *putréfaction* bien établie serait un signe certain; mais malgré la possibilité que nous offre aujourd'hui le procédé de M. Labarraque, procédé dont nous parlerons plus bas, de détruire les émanations putrides, il faut convenir que l'attente de la putréfaction sera toujours un moyen dont l'exécution répugnera et présentera des difficultés sous plusieurs rapports qu'il serait trop long d'énumérer.

Un autre signe de la mort réelle serait celui auquel le célèbre Blumenbach attache une grande importance. Il consiste dans l'aplatissement des parties du corps, telles que le dos et les fesses, sur lesquels le cadavre a été couché. Nous regardons en effet ce signe comme un des plus certains, lorsqu'il n'y a pas eu d'infiltration; mais nous n'osons pourtant pas le proclamer infaillible.

Il n'en est pas ainsi du moyen dont il nous reste à parler, et dont l'importance exige que nous lui accordions quelque attention; ce moyen, c'est le galvanisme.

Quoique le professeur Klein à Mayence (*de Metallorum irritamento ad explorandam veram mortem. Mogunt.*, 1794), ait le premier proposé le galvanisme, ou, ainsi qu'on le disait alors, l'irritation métallique, comme moyen de constater la réalité de la mort, c'est véritablement aux recherches d'un médecin français qu'on doit l'appréciation rigoureuse des résultats de cet agent dans l'application dont il s'agit. En effet les expériences nombreuses entreprises par feu Nysten établissent incontestablement que, si le galvanisme n'est pas un moyen certain de prononcer sur la réalité de la vie ou de la mort, dans ce sens que par la pile de Volta on peut produire des contractions quoique la vie n'existe plus, il est néanmoins, lorsque la pile ne produit plus d'effet sur la contractilité fibrillaire, un indice certain que la vie est éteinte. Nous ne pouvons donc adopter l'opinion émise dans une thèse soutenue à la Faculté de Paris par M. Pierret (*Essai sur les signes qui distinguent la mort réelle de la mort apparente, et sur les moyens de combattre cette dernière*, Paris 1807), lequel s'exprime ainsi : « *La perte totale des mouvemens n'est pas un signe plus certain de la mort, puisqu'on l'observe dans les paralysies, l'hystérie, la syncope, l'asphyxie, etc., et que, long-temps avant de périr, la contractilité n'existe plus chez les individus exposés à l'influence délétère de certains gaz, ou frappés d'une affection gangréneuse ou adynamique. La pile galvanique proposée dans ces cas pour constater la vie de l'homme serait donc un moyen tout-à-fait illusoire.* » Ce moyen serait effectivement illusoire pour constater la vie, mais non pour constater la mort; car cette perte de contractilité dans l'état de mort apparente, et dont parle M. Pierret, ne consiste que dans l'abolition des mouvemens sensibles, capables d'être excités par les agens ordinaires; mais cette abolition ne s'étend dans aucun cas sur la contractilité fibrillaire, que la pile de Volta réveille toutes les fois qu'il subsiste encore quelque reste de vie organique. Or, comme l'extinction complète de celle-ci implique aussi l'extinction absolue de la vie de relation, il en résulte que, toutes les fois que le galvanisme ne déterminera plus de contractions, on pourra affirmer que la mort est réelle. Ainsi, tout bien considéré, le galvanisme serait un moyen que l'on devrait adopter généralement, et les corps ne devraient être portés en terre qu'après que la pile de Volta n'aurait plus produit d'effet sur eux.

« *Ce serait généralement*, disent Hallé et Nysten, *une précaution au moins inutile, d'attendre l'extinction de toute contractilité pour prononcer que la mort est arrivée. On pourrait cependant employer le galvanisme, lorsqu'au bout de sept à huit heures, depuis la cessation des phénomènes vitaux, on aurait encore des motifs de croire que la mort n'est qu'apparente. Mais ce cas ne peut se rencontrer que très-rarement.* »

Sans doute il est un grand nombre de cas où, dès la disparition des phénomènes vitaux, les causes de la mort ne laissent aucun doute sur sa réalité. Ainsi, par exemple, il serait ridicule de ne vouloir inhumer ou examiner anatomiquement un individu qui aurait péri par l'effet d'une blessure de nécessité mortelle, qu'après avoir attendu la cessation en lui de toute contractilité galvanique; mais il est pourtant des cas où la certitude du décès, établie seulement sur la nature de ses causes, pourrait être trompeuse. Nous rappellerons à l'appui de cette vérité l'exemple que Boerhaave se plaisait à citer à ses élèves : Un paysan eut l'artère axillaire coupée d'un coup de couteau; le sang coula avec tant d'abondance que le blessé tomba bientôt dans une syncope que tous les assistans crurent mortelle. Le lendemain ceux qui devaient, en vertu de l'ordonnance du magistrat, constater juridiquement la mort du blessé et la mortalité de la plaie, lui ayant trouvé encore un peu de chaleur à la région de la poitrine, différèrent l'examen de quelques heures, quoiqu'il n'existât plus aucun indice de vie. Pendant cet intervalle, le blessé se ranima insensiblement et contre l'attente universelle, après avoir été long-temps dans un état de très-grande faiblesse, il recouvra la santé. Son bras, qui ne recevait plus de sang, se dessécha entièrement. (*Voyez* aussi *Mahon*, *Méd. lég.*, tome II, page 83.)

Des faits de ce genre ne se rencontrent, il est vrai, que de loin à loin; mais que risque-t-on de généraliser l'application du galvanisme de manière à y soumettre tous les décédés avant de leur accorder la sépulture? Il est extrêmement rare que, passé vingt heures après la cessation de la vie, la pile de Volta produise encore des contractions; or, comme la loi ne permet d'inhumer que vingt-quatre heures après le décès, l'expérience dont il s'agit, entreprise quatre ou six heures avant l'inhumation, rassurerait pleinement sur le danger d'être enterré vif, dans le cas où cette expérience resterait sans effet. Si, au contraire, il se manifestait de l'excitabilité, elle ferait naître des doutes et obligerait de recourir à des tentatives qu'il ne serait pas impossible de voir parfois couronnées du succès.

Cependant, en demandant qu'on généralise l'épreuve galvanique, nous ne prétendons pas qu'on doive l'appliquer aux cas de mort violente produits par des lésions si évidemment mortelles, qu'on s'exposerait, en leur appliquant la mesure dont il s'agit, à déverser du ridicule sur un moyen précieux, et dont tôt ou tard on reconnaîtra, nous l'espérons, l'utilité.

Ce qui vient d'être dit concerne également les cas où la putréfaction se manifeste presque immédiatement après la mort, et se développe avec une rapidité telle qu'il faut hâter l'inhumation.

On conçoit que ce n'est pas ici le lieu d'indiquer le procédé opératoire, puisqu'il a déjà été décrit dans cet ouvrage (*voyez* GALVANISME); mais nous ne saurions terminer ces considérations sans parler de quelques précautions qu'il exige. Comme la contractilité se manifeste plus aisément lorsqu'on met les conducteurs de la pile en contact immédiat avec les nerfs, et qu'à cet effet on est obligé d'inciser les tégumens, il est important de suivre la manière d'opérer de Nysten qui ne pratiquait que de petites incisions et ménageait les vaisseaux sanguins. L'expérience ne devra non plus être entreprise avec une pile trop forte, dans les cas surtout où l'on soupçonne un reste de vie, parce qu'une excitation trop énergique pourrait éteindre ce reste, au lieu de le ranimer. Les auges galvaniques de trente paires de plaques de deux pouces et demi de côtés, ou mieux encore la pile d'Aldini telle que nous l'avons fait établir par les frères Jecker, artistes très-habiles de notre capitale, avec quelques changemens qui la rendent plus portative, conviennent parfaitement pour l'usage indiqué; encore faut-il ne commencer les tentatives qu'avec la moitié de la pile, et ne l'augmenter qu'autant que les premiers essais auront été infructueux.

De la détermination de l'espace de temps que l'on doit laisser écouler entre le décès et l'inhumation. — Malgré la certitude que procure de la réalité de la mort, l'absence de toute excitabilité galvanique, elle ne peut autoriser à procéder à l'inhumation aussitôt que cette absence se manifeste. Il résulterait en effet d'une règle fondée sur l'inefficacité de l'agent galvanique, que, dans un grand nombre de cas, on pourrait porter un cadavre en terre une heure après la disparition des signes de la vie, tandis que, dans d'autres cas, il faudrait attendre vingt-quatre heures et plus. Or on conçoit qu'alors même qu'une semblable conduite exclurait le danger d'être enterré vif, elle blesserait toujours la décence, et pourrait en outre entraîner de graves inconvéniens sous le rapport des obstacles qu'elle opposerait à la vérification des cas de mort violente. D'ailleurs le manque d'un terme légal et préfixe avant lequel il ne serait pas permis d'inhumer n'entraînerait-il pas d'autres désordres de plus d'un genre?

Il est probable que les signes de la putréfaction commençante furent pendant long-temps le signal du moment où il devenait nécessaire d'isoler à jamais le décédé des vivans; mais bientôt des idées superstitieuses l'emportèrent sur l'observation des faits et remplacèrent des vues sages par des erreurs funestes. Ainsi devint générale la croyance que les mânes du décédé étaient privés de repos jusqu'à ce que l'inhumation eut eu lieu. Le fils de Miltiade s'offrit en otage et promit de payer les dettes de son père sous la condition qu'on accorderait à celui-ci la sépulture. Les habitans du Bengale attendent à peine la cessation des phénomènes les plus sensibles de la vie pour jeter dans le Gange les corps des agonisans, et fondent cette pratique sur l'opinion que le dernier soupir, rendu dans ce fleuve sacré, devient un titre aux jouissances d'une meilleure vie. A côté de ces exemples qu'il eût été facile de multiplier, on remarquera avec satisfaction les efforts que firent d'anciens législateurs pour s'opposer aux inhumations précipitées. Hérodote affirme qu'il était défendu aux Égyptiens d'enterrer leurs morts avant le quatrième jour du décès. Les anciens Perses n'inhumaient aucun cadavre sans que son odeur putride n'eût attiré les oiseaux de proie. Lycurgue avait fixé à onze jours la durée des lamentations funéraires, et le corps du décédé ne pouvait être inhumé qu'après cette époque, etc., etc.

Ces institutions se maintinrent long-temps par le prestige des dogmes religieux qui les firent respecter; mais aussitôt que le christianisme eut effacé les erreurs sur lesquelles ils reposaient, il fut permis à chaque famille d'enterrer ses morts lorsqu'elle le voudrait, et il est probable que pendant long-temps on aura étrangement abusé de cette liberté, puisque, dans le sixième concile de Milan, saint Charles-Boromée défend de procéder à l'avenir aux inhumations avant douze heures après le décès, et même vingt-quatre heures dans les cas de mort subite.

Les règlemens modernes, c'est-à-dire ceux qui datent à peu près du milieu du dernier siècle, relatifs à la durée de l'espace de temps qui doit s'écouler entre le décès et l'inhumation, sont incontestablement beaucoup plus sages que ceux qui les ont précédés. En France l'inhumation ne peut avoir lieu que vingt-quatre heures après le décès, et à ce sujet nous sommes obligés de relever encore une erreur dans laquelle est tombé le docteur Macnab, lorsqu'il prétend que la loi sur les inhumations exige que l'enterrement soit fait vingt-quatre heures après le décès. L'art. 77 du *Code civil* prescrit seulement de ne pas inhumer avant la vingt-quatrième heure après le décès. Aussi est-il résulté de cette disposition que les mesures administratives concernant les permis d'inhumer ne sont pas à beaucoup près les mêmes pour toutes les villes de la France. A Paris on inhume vingt-quatre heures après la déclaration du décès. A Strasbourg quatre médecins nommés par le maire vérifient le décès, fixent le jour et l'heure de l'inhumation. A Tours l'inhumation ne peut avoir lieu que vingt-quatre heures après que la vérification du décès aura été faite. (*Voyez* l'ouv. intit. : *De l'État civil, etc.*; par M Hutteau-d'Origny); l'ordonnance de Saxe (11 fév. 1792); celle de Prusse, pour le pays d'Anspach (29 août 1793), ne permettent d'inhumer que soixante-douze heures, les ordonnances de Vienne et de Salzbourg que quarante-huit heures après le décès. En général, si on consulte tous les règlemens publiés jusqu'à ce jour sur cet objet, on trouve que le terme qu'ils exigent pour que l'inhumation puisse avoir lieu est de vingt-quatre à soixante-douze heures après la mort.

Ce dernier terme nous paraît beaucoup trop prolongé; car bien qu'on connaisse des exemples où l'état de mort apparente a duré au delà de soixante-douze heures; bien qu'on cite entre autres (*Journ. des Savans*, 1746), l'exemple d'une dame anglaise qui resta huit jours en léthargie et fut brusquement réveillée par le son des cloches, de pareils faits n'établiront pas le danger d'inhumer bien avant les trois jours révolus qui ont suivi le décès, si toutefois l'on a recours aux moyens que l'art offre pour s'assurer de la réalité de la mort, et nous pensons même que le terme de vingt-quatre heures, fixé par l'art. 77 de notre Code civil, sera suffisant, surtout si on l'exécute avec les précautions que nous avons déjà indiquées et celles dont il nous reste encore à parler.

Nécessité d'empêcher qu'on élude la loi qui défend d'inhumer avant les vingt-quatres heures révolues après le décès.— Quelque sage que soit une loi, elle devient illusoire, si ses termes sont conçus de manière à ce qu'on puisse facilement en éluder l'esprit. Ce reproche nous semble atteindre jusqu'à un certain point l'article 77 précité, qui déclare que nulle inhumation ne pourra être faite que vingt-quatre heures après le décès. Or, qu'arrive-t-il tous les jours, particulièrement lorsque le décédé n'appartient pas à une famille qui s'intéresse vivement à sa personne? On cherche à se débarrasser le plus promptement possible du corps; on fait à l'officier civil une déclaration fausse, et nous ne croyons pas trop dire en assurant que, dans plusieurs grandes villes où la surveillance est plus difficile, au moins un quart des inhumations se pratique dix-huit heures au lieu de vingt-quatre après le décès. Il serait pourtant bien facile de faire cesser cet abus, si partout on imitait l'exemple de la ville de Tours, en ne faisant courir les vingt-quatre heures que de l'époque à laquelle le vérificateur des décès aurait remis son rapport à l'officier civil.

Nous croyons presque inutile de remarquer que les principes qui précèdent doivent non-seulement s'appliquer à l'inhumation proprement dite, mais encore à l'examen anatomique, et surtout à l'ensevelissement dont l'époque ne saurait être trop surveillée; car, nous pouvons l'affirmer par expérience, il arrive plus d'une fois que bien avant les vingt-quatre heures exigées par la loi le cadavre se trouve enfermé dans sa bière.

Circonstances qui peuvent faire abréger le terme légal et préfixe avant lequel il n'est pas permis d'inhumer. — Le terme fixé par la loi pour la permission d'inhumer ne peut néanmoins être applicable à tous les cas sans exception. Ainsi, quelle que soit la maladie qui ait précédé et quel que soit le genre de mort, il doit être permis, il est même indispensable de hâter l'inhumation lorsque la décomposition putride fait des progrès assez rapides pour menacer la santé des vivans. Mais avant de consentir à l'exception qu'un pareil état de choses justifie, il doit être dûment attesté par le vérificateur des décès, et nous pensons que dans les temps ordinaires il ne peut se présenter qu'un bien petit nombre de cas qui exigent de précipiter l'inhumation. Une ordonnance de police du 14 messidor an XII établit qu'aucune personne décédée ne peut être inhumée avant le délai de vingt-quatre heures que sur l'avis des médecins et chirugiens qui auront suivi la maladie, ou de ceux qui auront été préposés pour constater l'état du cadavre.

Même lorsque des épidémies contagieuses et meurtrières se manifesteraient et qu'elles légitimeraient une modification des mesures ordinaires relatives à l'époque de l'inhumation, il faudrait encore ne pas trop hâter cette époque, et concilier, au moins autant que possible, la sûreté des vivans avec le respect dû à la vie de l'homme dans ses derniers momens.

Nous convenons toutefois que le parti à prendre en pareil cas présente des difficultés. Imitera-t-on le parlement de Paris qui, par son arrêt du 7 septembre 1529, ordonne que les individus *morts de la peste* seront promptement ensevelis? On conçoit combien une injonction aussi vague a dû prêter à l'arbitraire, et quels abus elle a pu entraîner; il faut donc, dans des circonstances aussi malheureuses qu'une épidémie meurtrière et contagieuse, fixer une époque quelconque pour le permis d'inhumer, et ce terme ainsi que les autres mesures relatives à l'inhumation devront être déterminés suivant l'intensité de la maladie, son degré et son mode de contagion. Ainsi, par exemple, s'il s'agissait d'une épidémie dont la contagion pourrait se répandre par le contact ou même par l'atmosphère du cadavre, il faudrait nécessairement renoncer à l'application de l'épreuve galvanique, et peut-être serait-ce alors le cas de réunir les corps des décédés dans des cabanes suffisamment aérées, que l'on construirait dans les enclos des cimetières. Là toutes les précautions pourraient être prises, non-seulement pour isoler autant que possible les morts des vivans, mais encore pour empêcher les premiers de nuire aux personnes qui seraient chargées de les surveiller et de leur donner la sépulture. Là surtout on pourrait beaucoup mieux que dans les habitations particulières s'assurer de l'exécution du procédé qui tend à neutraliser les émanations putrides ou contagieuses, procédé dû à Guyton-Morveau, mais que M. Labarraque a tellement perfectionné, qu'il peut être considéré comme une découverte nouvelle; là enfin, les corps pourraient être gardés jusqu'après l'expiration des vingt-quatre heures qui suivent le décès.

L'espace auquel nous sommes bornés nous interdit de développer davantage ces indications générales, qui néanmoins suffiront pour faire entrevoir sur quelles bases devront être fondées les modifications dont, sous le rapport de l'hygiène publique, serait susceptible, en temps d'épidémie contagieuse, l'exécution de l'article 77 du *Code civil.*

Des circonstances qui devront faire prolonger le terme légal et préfixe avant lequel il n'est pas permis d'inhumer. — Si, en général et dans les circonstances ordinaires, il ne peut résulter aucun inconvénient de la prolongation du terme fixé pour inhumer, cette prolongation devient indispensable toutes les fois que le décès a été précédé d'un de ces états maladifs qui, plus particulièrement que tous les autres, peuvent avoir pour suite une mort apparente. Les principes suivans nous semblent pouvoir être établis à cet égard :

Toute maladie dont les symptômes se manifestent principalement par des accidens nerveux, soit essentiels, soit consécutifs, peut produire un état de mort apparente. Ainsi les maladies des femmes sont plus sujettes que celles des hommes à simuler la mort, parce que, le système nerveux de la femme étant plus excitable que celui de l'homme, il est aussi plus facilement chez l'une que chez l'autre exposé aux secousses et aux aberrations qui entraînent la suspension plus ou moins complète de ses fonctions. La même disposition nerveuse est aussi propre à l'enfance, quel que soit d'ailleurs le sexe. Ainsi l'hystérie, l'hypochondrie, les convulsions, la catalepsie, le tétanos, la danse de saint Guy, la syncope, la léthargie; des excrétions immodérées, de fortes pertes de sang, peuvent, comme un grand nombre d'exemples le prouvent, être suivis d'une cessation temporaire des phénomènes vitaux. Par la même raison que nous venons d'indiquer, toute mort subite doit en général laisser du doute sur la réalité de la perte de l'existence; ainsi l'absence des signes de la vie par l'effet de la submersion, de la strangulation, de gaz irrespirables et d'émanations narcotiques, d'une commotion électrique, du froid, de l'empoisonnement par des substances qui agissent spécialement sur le système nerveux, exige un surcroît de prudence et de tentatives pour ranimer la vie, avant de procéder à l'inhumation, et par conséquent implique la nécessité de retarder celle-ci. C'est ici surtout que l'épreuve par le galvanisme sera d'une haute importance, et qu'il faudra en suivre le résultat avec attention, de manière à ne pas inhumer avant que toute contractilité galvanique soit éteinte, dût-elle même persister pendant plusieurs jours après le décès présumé.

Du personnel chargé de la vérification des décès, et de la manière d'effectuer cette vérification. — Quoique la loi n'exige pas que les décès soient vérifiés par un homme de l'art, et qu'elle charge formellement l'officier civil de cette vérification, le bon sens veut qu'il se fasse aider dans cette opération par un médecin ou un chirurgien, et il en est résulté que, dans la plupart des lieux où il existe des personnes exerçant l'art de guérir, non-seulement elles sont chargées de vérifier le décès, mais encore qu'elles y procèdent sans la présence de l'officier civil, qui seulement se borne à recevoir leur rapport. Nous ne voyons pas d'inconvénient à cette légère infraction aux termes plutôt qu'à l'esprit de la loi, tant qu'on ne choisira pour la vérification dont il s'agit que des médecins probes et instruits; mais par quelle fatalité a-t-on, dans la capitale du moins, confié pendant longtemps et à peu d'exceptions près d'aussi importantes fonctions à tout ce qu'il y avait de plus ignorant et de moins estimable en médecine et en chirurgie? Toutefois il faut convenir que depuis quelques années on a senti les conséquences que pourrait entraîner un semblable abus, de sorte qu'aujourd'hui les choix sont en général beaucoup plus heureux.

Quoiqu'il soit convenable de ne confier qu'à des médecins ou chirurgiens la vérification du décès, une semblable mesure ne peut néanmoins s'appliquer qu'aux communes où il existe un homme professant l'art de guérir. Dans celles où il n'en existe pas, les sages-femmes, dont en général l'instruction est bien supérieure aujourd'hui à ce qu'elle était autrefois, pourraient être chargées de cette fonction; et il faudrait alors leur faire exactement connaître les devoirs qu'elle impose, et surtout leur enseigner la manière de se servir de la pile de Volta.

La vérification du décès n'offre pas seulement l'avantage de constater la réalité de la mort, mais elle en présente d'autres encore parmi lesquels un des principaux est de faire bien connaître les causes de la mortalité. Dans les grandes villes surtout cette recherche est d'une haute importance, lorsqu'elle est entreprise de manière à fournir des données certaines. Mais ordinairement le vérificateur du décès n'obtient que des renseignemens vagues sur la maladie qui a précédé la mort, parce que, ne pouvant interroger que la personne qu'il rencontre auprès du décédé, il ne les recueille que d'individus étrangers à l'art de guérir. Si, pour ne parler que de la capitale, on imitait à cet égard, ainsi que nous l'avions proposé, l'exemple de Vienne en Autriche, on parviendrait à connaître beaucoup plus exactement la nature des maladies régnantes et sporadiques qu'en suivant le mode adopté jusqu'à ce jour. A Vienne le médecin qui a traité le malade décédé est tenu de remettre à l'officier civil un bulletin contenant le nom de la maladie devenue mortelle, et même de faire entrer dans ce bulletin les observations dont il croit que la connaissance sera utile à l'autorité. Nulle inhumation ne peut avoir lieu avant la remise de ce bulletin. Cette mesure devient en outre un moyen certain de réprimer les manœuvres des charlatans, puisqu'elle fait connaître si le décédé a, pendant sa maladie, reçu les soins d'une personne autorisée à exercer la médecine ou la chirurgie.

Quoi qu'il en soit, la vérification des décès s'exécute aujourd'hui dans Paris avec beaucoup plus de soin, depuis que M. le comte de Chabrol, préfet de la Seine, convaincu de tous les avantages qu'on peut tirer de cette opération sous le rapport de la science en général, et de l'hygiène publique en particulier, a, par son arrêté du 3 décembre 1821, indiqué et prescrit aux vérificateurs les circonstances qu'ils auront à constater. Voici à cet égard les dispositions spéciales de cet arrêté.

« Les médecins chargés, dans chaque arrondissement municipal de la ville de Paris, du soin de constater les décès seront tenus de désigner dans les déclarations de décès qu'ils transmettent à MM. Les maires : 1° les nom et prénoms du décédé; 2° le sexe; 3° l'état de mariage; 4° l'âge; 5° la profession; 6° la date du décès, mois jour et heure; 7° le quartier, la rue et le numero du domicile; 8° l'étage et l'exposition du logement; la nature de la maladie, et (s'il y a lieu) les motifs qui peuvent occasioner l'ouverture du cadavre; 10° les causes antécédentes et les complications survenues; 11° la durée de la maladie; 12° le nom des personnes (ayant titre ou non) qui ont fourni les médicamens nécessaires; 13° le nom des personnes (ayant titre ou non) qui ont donné des soins au malade. »

Nous terminons ce sujet en exprimant le désir qu'on rende

les vérificateurs des décès en quelque sorte responsables des conséquences que peuvent entraîner les inhumations précipitées. A cet effet l'exercice de leurs fonctions devrait leur être interdit, et ils devraient en outre être passibles d'une forte amende, toutes les fois qu'après un permis d'inhumer délivré sur leur rapport, il arrivait que l'individu décédé en apparence recouvrât l'existence. Cette mesure, dont l'idée appartient à M. le professeur Desormeaux, présente l'avantage d'empêcher que la vérification des décès se fasse légèrement et sans qu'on emploie tous les moyens de s'assurer si la mort est réelle.

De l'inhumation. Transport des décédés au lieu de l'inhumation.—Le transport des décédés au lieu de l'inhumation s'exécute dans chaque pays d'après des usages particuliers, et sous le rapport de l'hygiène publique; il n'exige pas d'autres précautions que celles qu'on prend ordinairement. Seulement nous ferons observer que le transport des cercueils par des chars funéraires est préférable à tout autre mode. Il arrive en effet que les cadavres exhalent parfois une odeur fétide à laquelle les hommes qui les portent se trouvent alors beaucoup plus exposés que si les corps étaient conduits par des chevaux. Dans des cas semblables, ou quand il s'écoule du corps des liquides corrompus, ainsi que cela a souvent lieu lorsque les malades meurent dans un état d'infiltration, il doit être prescrit aux personnes qui ensevelissent le mort, de mettre dans le cercueil du son ou toute autre substance capable d'absorber les liquides, et d'y mêler du chlorure de chaux en poudre. Elles devront en outre arroser le linceul avec une solution de ce sel avant de fermer le cercueil. S'il était à craindre que l'odeur fétide se reproduisît pendant l'exposition, le service religieux ou pendant le transport, on pourrait réitérer l'humectation du linceul en y versant derechef du chlorure de chaux liquide par plusieurs ouvertures qu'on aurait ménagées dans le couvercle du cercueil, et qu'on tiendrait fermées par des bouchons. Les entrepreneurs des pompes funèbres devraient être spécialement chargés de ce soin.

Nous avons déjà indiqué, au mot *contagion*, les mesures générales relatives aux inhumations lorsqu'il règne une épidémie contagieuse. Si cette épidémie moissonne un grand nombre de victimes, il faut autant que possible les éloigner des lieux habités, en prenant toutefois les précautions que nous avons indiquées plus haut pour s'assurer de la réalité du décès, et il faut en même temps s'abstenir d'exposer le corps soit devant les portes, soit dans les églises. Il est sans doute préférable d'effectuer pendant la nuit le transport des décédés, lorsque le nombre en est considérable, afin d'épargner aux vivans l'impression fâcheuse que l'aspect répété des convois funèbres pourrait produire sur leur moral; mais la police doit alors bien régulariser ce service et le rendre l'objet d'une surveillance toute spéciale, afin qu'il n'entraîne pas pour la sûreté publique les dangers qui provoquèrent l'ordonnance de police du Châtelet du 11 octobre 1627. (*Voyez* Delamare, *Traité de Police*, tome II, page 550.)

Du lieu destiné aux inhumations, et de l'acte d'inhumer. — Arrivés à ce sujet de notre texte, nous aurions pu exposer de quelle manière les divers peuples de l'antiquité procédaient aux inhumations, et suivre ces recherches historiques jusqu'à nos jours; nous aurions pu parler entre autres, de l'usage de brûler les morts, et exposer les argumens que, depuis une trentaine d'années surtout, quelques écrivains ont cherché à faire valoir en faveur de cette méthode; mais notre plan étant de borner notre travail à ses véritables limites, nous traiterons l'objet qui nous reste à examiner en ne le considérant que dans ses rapports avec l'état actuel de nos usages.

Des cimetières. — On inhume généralement les décédés dans des enclos appelés *cimetières*. Ils étaient il n'y a pas long-temps encore établis dans l'intérieur des villes et villages, dans des terrains contigus aux églises. On s'inquiétait peu de la nature et de la position du sol, ainsi que de son étendue relativement à l'état de la population, et malgré les inconvéniens graves qui résultaient de cette imprévoyance, on laissa subsister l'abus pendant des siècles sans songer à y remédier. Mais depuis le commencement de celui-ci, on peut assurer que les cimetières en France ne laissent rien à désirer sous le rapport de l'hygiène publique.

L'article 1er du décret du 23 prairial an XII (12 juin 1804) défend d'inhumer dans les églises ni autres endroits où l'on se rassemble pour l'exercice des cultes, ni dans l'enceinte des villes et bourgs.

Les articles 2 et 3 du même décret exigent que les cimetières soient établis à la distance de dix-huit à vingt toises de l'enceinte des villes et bourgs, qu'ils seront clos de murs d'une toise au moins d'élévation, et que l'on choisira de préférence les terrains situés au nord. On peut y faire des plantations, mais sans gêner la circulation de l'air.

Il est important qu'aucune habitation ne soit trop près des cimetières et qu'il n'existe pas de puits dans le voisinage. Aussi le décret du 7 mars 1808 défend-il d'élever aucune habitation ni de creuser aucun puits à une distance moindre de cent mètres des cimetières.

Les fosses doivent avoir une profondeur suffisante, et n'être pas trop rapprochées les unes des autres. Les articles 4 et 5 du décret du 23 prairial an XII ordonnent à cet égard qu'elles auront un mètre et demi à deux mètres de profondeur sur huit décimètres de largeur; qu'elles seront ensuite remplies de terre bien foulée, et que chaque fosse sera distante l'une de l'autre de trois à quatre décimètres sur les côtés, et de quatre à cinq à la tête et aux pieds.

Dans les villes très étendues et populeuses on a été obligé, pour ménager le terrain, d'établir des fosses communes. Les règles qu'on suit à cet égard sont fondées sur les dispositions qui précèdent, avec la différence que les cercueils sont placés les uns contre les autres, et que chaque couche de cercueils est recouverte d'une couche de terre comme pour les fosses particulières. La profondeur de ces fosses doit nécessairement varier suivant la nature du sol.

Il importe pour la santé publique qu'en établissant de nouvelles fosses sur le même lieu où il en existait déjà, cette opération ne s'exécute qu'après un espace de temps assez considérable pour que toutes les parties putrescibles des corps qui y ont été précédemment inhumés aient pu être détruites et converties en terreau. Aussi l'article 6 du décret du 23 prairial prescrit-il que l'ouverture des fosses pour de nouvelles sépultures n'aura lieu que de cinq ans en cinq ans; qu'en conséquence les cimetières seront cinq fois plus grands que l'espace nécessaire pour le nombre présumé des morts par an. Enfin les articles 8 et 9 exigent que les cimetières fermés après ledit espace de cinq ans ne servent à aucun usage pendant les cinq années suivantes. Ils peuvent être ensuite affermés; mais pour n'être qu'ensemencés ou plantés, sans qu'on puisse y faire aucune fouille ni fondations pour constructions, jusqu'à ce qu'il en soit autrement ordonné.

La conservation des ossemens exhumés exige encore des précautions spéciales; car l'action immédiate de l'air atmosphérique, surtout lorsqu'il est chargé d'humidité, peut renouveler dans ces débris une fermentation putride due à quelques parties molles qui y adhèrent encore. C'est vraisemblablement par cette raison que le décret du 18 mai 1806, art. 13, défend d'établir des *dépositoires* dans l'enceinte des villes. Il vaut encore mieux les supprimer entièrement et inhumer dans des fosses spécialement destinées à cet effet les os retirés des anciennes fosses.

Si des circonstances particulières rendaient nécessaire de fouiller un cimetière avant que la putréfaction eût pu détruire complétement les corps qui y auraient été inhumés, il faudrait autant que possible n'exécuter cette opération que pendant la saison froide, et recourir à l'usage du chlorure de chaux comme moyen certain de neutraliser les émanations putrides.

De l'inhumation dans les églises. — Nous n'augmenterons pas l'étendue déjà peut-être trop longue de cet article par le tableau des dangers qu'entraînent pour la santé publique les inhumations dans les souterrains des églises, et nous renvoyons aux écrits où ces dangers ont été le mieux exposés. (*Voyez* entre autres Maret, *Mémoire sur l'usage où l'on est d'enterrer les morts dans les églises et dans les enceintes des villes,* Dijon 1773; Vicq-d'Azyr, *Essai sur le danger des sépultures, etc.*, Paris 1778); ils ont été si bien sentis, que déjà, en 1776, une déclaration royale du 10 mars restreint aux archevêques et évêques, aux curés ainsi qu'aux patrons des églises, aux hauts-justiciers et aux fondateurs des chapelles le droit d'être enterrés dans les églises et chapelles; encore leur impose-t-elle la condition « *de faire construire dans lesdites églises ou chapelles, si fait n'a été, des caveaux pavés de grandes pierres tant au fond qu'à la superficie; lesdits caveaux auront au moins soixante-douze pieds en dedans d'œuvre, et ne pourra inhumation y être faite qu'à six pieds en terre au-dessous du sol intérieur, sous quelque prétexte que ce soit.* » Mais mieux vaut encore d'abolir complétement cet usage, ainsi que le prescrit l'article 1er du décret déjà cité de 1804. Si cependant il arrivait qu'on voulût y apporter quelques exceptions, nous pensons qu'elles devraient être conditionnelles, c'est-à-dire que l'autorisation d'inhumer dans les caveaux des églises ou couvens ne devrait être accordée qu'autant que le corps aurait été parfaitement embaumé et renfermé dans deux cercueils, dont l'intérieur en plomb, et l'extérieur en bois de chêne. Non-seulement on éviterait par cette précaution les dangers que sans elle on aurait à redouter, mais en outre la dépense qu'elle exige diminuerait bientôt le nombre de ceux qui réclament une distinction fondée sur la vanité plus que sur tout autre motif, puisque aucun dogme religieux ne la prescrit, ni même ne la recommande. (MARC.)

INJECTION, s. f., *injectio*, de *injicere*, jeter dans. On donne à ce mot deux acceptions différentes; tantôt on l'applique aux matières qu'on injecte, tantôt à l'opération même à l'aide de laquelle on introduit différens liquides dans les cavités naturelles ou accidentelles.

De la matière des injections. — Toutes les substances liquides qui peuvent servir d'injection agissent d'abord par des propriétés physiques qui leur sont communes; elles distendent les conduits dans lesquels on les dirige en raison de leur volume et de la force avec laquelle elles sont poussées; elles ramollissent les matières solides inorganiques, délaient celles qui sont simplement liquides, et les disposent à s'écouler plus facilement, soit par leur propre pesanteur, soit par l'action des puissances contractiles à l'empire desquelles elles sont soumises. On se sert aussi quelquefois de cette propriété physique des injections pour faire pénétrer des fils à travers des trajets fistuleux. On les introduit dans la canule de la seringue; on pousse ensuite l'injection avec force, et elle entraîne les fils au dehors. On parvient par ce moyen à établir des sétons dans les trajets fistuleux dans lesquels on n'aurait pu pénétrer par les moyens ordinaires qu'avec beaucoup de difficulté.

Indépendamment de ces effets physiques, les injections jouissent de propriétés médicales différentes, suivant l'étendue des surfaces avec lesquelles elles sont en contact, et la nature même des liquides qu'on emploie. On distingue sous le premier rapport des injections locales plus ou moins bornées, et des injections générales. Les injections locales faites dans les conduits auriculaires, dans l'urètre, le vagin ou dans des trajets fistuleux, n'ont nécessairement qu'une action très-circonscrite et des propriétés purement locales, à moins que les substances injectées ne soient très-énergiques et promptement absorbées. Quant aux injections dans l'intestin, elles sont en contact avec une très-grande surface absorbante, et peuvent être par conséquent considérées comme pourvues de propriétés thérapeutiques générales (*voyez* CLYSTÈRE); mais les injections dans les veines agissent d'une manière bien plus étendue. Cette méthode a été mise en usage dès le seizième siècle, principalement en Allemagne et en Angleterre. Fabricius de Danzig est le premier qui, je crois, l'employa sur l'homme, vers 1667. Smith en Angleterre, Lieberkuehn, Lœseke et Kœhler en Allemagne firent de semblables tentatives. Haller, qui répéta une partie de ces expériences, avait même obtenu plusieurs résultats assez avantageux; néanmoins quelques accidens funestes avaient fait repousser ce moyen comme dangereux, par Dionis et par quelques autres, et il était presque entièrement tombé dans l'oubli, lorsqu'il a été de nouveau mis en pratique par plusieurs physiologistes modernes, et récemment surtout par M. Dupuytren, Magendie et le docteur Halle, qui n'a pas craint de faire sur lui-même cette opération. Je ne parle pas ici de l'injection dans les veines, comme moyen d'expérimenter sur les animaux; ce procédé, employé seulement pour apprécier la manière d'agir des médicamens, et pour éclairer la physiologie thérapeutique, est extrêmement recommandable; mais, comme moyen d'administrer les médicamens chez l'homme, il n'est pas sans inconvéniens. Quoique la plupart des médicamens injectés dans les veines agissent à peu près de la même manière, soit qu'on les introduise par la surface de la peau, soit par le canal intestinal, cependant leur action par cette voie est en général plus prompte et plus énergique; aussi doivent-ils être donnés de cette manière à des doses plus faibles que par le canal digestif; il faut donc pour cette méthode thérapeutique un formulaire thérapeutique qui est encore à faire. Cet inconvénient, comme l'observe le docteur Halle, n'est pas un des moindres; car plusieurs substances médicamenteuses administrées par les veines deviennent de véritables poisons, soit par le trouble qu'elles produisent dans la circulation, soit par la manière extrêmement énergique avec laquelle elles agissent. Ainsi les huiles même les plus douces, injectées en certaine quantité, peuvent causer une espèce d'asphyxie et interrompre le cours de la circulation. D'autres, telles que la scammonée, la coloquinte, sont tellement irritantes, qu'elles donnent lieu à des accidens extrêmement graves, même à de très-faibles doses, comme le prouvent les injections faites sur les animaux. Enfin le procédé opératoire n'est pas lui-même à l'abri de tout inconvénient. Lorsque l'air pénètre au moment de l'injection en certaine quantité, il peut causer un désordre assez considérable, et quelquefois une asphyxie mortelle; et l'introduction de la canule à l'aide de laquelle se fait l'injection peut enflammer les veines par sa présence, et quelquefois donner lieu à une inflammation grave de ces parties. Ces raisons suffisent pour devoir faire rejeter chez l'homme les injections médicamenteuses dans les veines, excepté cependant dans quelques cas extrêmes où tous les moyens connus sont insuffisans.

Quoi qu'il en soit, les injections générales par les veines n'ayant, comme les injections locales, d'autres propriétés immédiates que celles des substances médicamenteuses qui sont mises en jeu, les unes et les autres peuvent être réunies sous le rapport de leurs effets thérapeutiques, et divisés en injections émollientes, toniques et astringentes, vomitives et purgatives, excitantes, diffusibles et narcotiques.

Des injections relâchantes. — La matière de ces injections est ordinairement de l'eau tiède pure ou chargée de mucilage de lin, de guimauve, de gélatine, de fécule ou de décoction de plantes fades peu sapides, comme les malvacées, les aroches, la pariétaire et plusieurs autres. On emploie ces espèces d'injections dans toutes les inflammations aiguës des conduits naturels, dans le cas de fistules douloureuses ou d'abcès situés profondément, ou pour délayer le pus accumulé dans certaines cavités. On s'en sert aussi pour porter dans l'estomac une certaine quantité de liquides afin de favoriser la dissolution des substances vénéneuses qui pourraient y être contenues, et de débarrasser ensuite cet organe, en attirant au dehors ces mêmes liquides par l'effet d'une succion qu'on opère à l'aide d'une seringue adaptée à une canule. On emploie encore les injections émollientes pour débarrasser la vessie du mucus ou du pus qu'elle pourrait contenir, ou des fragmens de pierre qui pourraient y être restés après la lithotomie, ou seulement pour distendre cet organe afin de l'explorer plus aisément, ou pour saisir plus facilement la pierre et parvenir à la briser comme dans les procédés nouveaux.

Tous ces effets locaux, même ceux des clystères émolliens, sont loin d'être comparables, sous le rapport thérapeutique, à l'injection de l'eau tiède dans les veines. D'après la belle expérience de M. Magendie, dont il a rendu compte dans le troisième volume de son *Journal de Physiologie;* il paraît que ce moyen a un effet très-relâchant, puisque deux livres d'eau, à

30 degrés de Réaumur, injectées dans une veine du bras, ont, dans l'espace de moins de vingt minutes, fait tomber le pouls de 150 à 80 pulsations, et calmé un délire grave, qui avait tous les caractères du délire hydrophobique. Nous ne connaissons point encore d'agent thérapeutique qui puisse produire un effet relâchant aussi puissant et aussi prompt, et il n'y a pas de doute que ce mode d'injection sera un jour employé dans les cas extrêmes d'excitations et de convulsions qui auront résisté à tous les moyens connus.

Injections toniques. — Toutes les décoctions de plantes amères ou astringentes, telles que celles de quinquina, de gentiane, de bistorte, les infusions de fleurs de roses rouges, toutes les solutions de miel rosat, les dissolutions fortement acidulées, celles d'acétate de plomb, de sulfate d'alumine, de sulfate de zinc, l'eau vineuse, etc., sont quelquefois employées pour réprimer des sécrétions catarrhales immodérées et chroniques, lorsque la douleur et l'inflammation ont cessé, comme dans certaines otorrhées, gonorrhées ou leucorrhées. On fait usage des mêmes injections toniques ou astringentes dans le relâchement de certaines parties, comme dans la chute du rectum, du vagin. Enfin ces même injections servent encore à déterminer une inflammation adhésive à la suite de la ponction de l'hydrocèle.

Injections vomitives et purgatives. — On a plusieurs fois injecté avec succès dans les veines des solutions de tartre stibié, pour solliciter par le vomissement l'expulsion de corps étrangers engagés dans l'œsophage de manière à ne pouvoir être repoussé dans l'estomac. Dès 1770, Lieberkuehn et Lœseke pratiquèrent ces opérations. Le docteur Kœhler excita pareillement le vomissement à l'aide d'une injection de six grains d'émétique dans les veines d'un soldat qui avait un morceau de tendon de bœuf arrêté dans l'œsophage. Le chirurgien Knoph, appelé chez un homme de soixante ans qui suffoquait par suite d'un morceau de viande également engagé dans le gosier, injecta dans la veine médiane du bras droit une demi-once d'eau chaude dans laquelle il avait fait dissoudre quatre grains de tartrate d'antimoine et de potasse. Une minute après cette opération, le malade commença à vomir et rejeta par le vomissement le morceau de viande. Suivant le docteur Kluyskens, qui a consigné ce fait dans le premier volume des *Annales de Littérature médicale étrangère*, Smucker rapporte un cas semblable. Le docteur Reignaudeau, correspondant de la Société royale de Médecine, a aussi déterminé des vomissemens et des évacuations alvines en introduisant dans la veine médiane une once d'une légère infusion de feuilles de séné. Cette opération fut suivie de céphalalgie et de fièvre, ainsi que toutes celles de ce genre qu'a pratiquées M. Reignaudeau. Enfin le docteur Halle, dans une dissertation imprimée à Boston en 1821, rend compte des effets qu'il éprouva de l'injection de deux gros d'huile de ricin dans la veine médiane. Il ressentit promptement après des borborygmes, des nausées, un goût d'huile à la bouche, et fut en proie à tous les malaises que donne souvent ce purgatif, sans obtenir d'évacuations alvines. La plaie faite à la veine s'enflamma, et suppura près de de trois semaines avant de se cicatriser.

Injections excitantes. — Il est quelquefois nécessaire de recourir aux injections excitantes dans certains écoulemens entretenus par des abcès fistuleux profonds, afin de favoriser une inflammation adhésive, de tarir le flux purulent qui s'écoule du conduit auriculaire ou de tout autre canal. On se sert dans ce cas, avec succès, de quelques solutions balsamiques dans l'alcool, ou simplement dans un jaune d'œuf. Dans d'autres circonstances, on emploie des solutions mitigées de sulfure de potasse. Les solutions de muriate de soude et de vinaigre ont souvent été portées dans le vagin pour déterminer les contractions de l'utérus, détruire l'inertie de cet organe, ou faciliter l'expulsion des acéphalocystes en grappes qui y étaient contenus. On mitige souvent les injections excitantes en les associant avec les relâchans ou les toniques, suivant les circonstances.

Injections diffusibles.—L'éther, le camphre, le musc, les infusions de valériane sont quelquefois mis en usage sous forme d'injections dans l'anus, et quelquefois même aussi dans les veines. Le docteur Hémann a injecté dans les veines d'un épileptique une solution de musc dans une once d'eau, et les accès ont cessé sans retour. On assure que le même médecin a obtenu la guérison de fièvres très-graves en portant dans les veines une solution d'extrait de quinquina, et dans un autre cas même, une forte teinture de quinquina animé d'esprit de corne de cerf. Mais, malgré ces succès, on ne doit tenter de semblables moyens thérapeutiques que lorsque tous les autres moyens connus ont été épuisés et sans effet, et lorsqu'il ne reste plus aucun autre espoir de salut.

Injections narcotiques. — On les prépare ordinairement avec des solutions opiacées, ou des décoctions de plantes narcotiques, telles que celles de pavot, de morelle, de jusquiame. On se sert quelquefois aussi des solutions aqueuses d'acide hydrocyanique; ces injections narcotiques sont d'un usage assez ordinaire dans les otites douloureuses, dans les cancers du vagin, de l'utérus, du rectum ; elles calment en général plus promptement les douleurs, en agissant directement sous cette forme, que lorsqu'elles sont introduites dans l'estomac. M. Dupuytren a tenté l'injection d'une solution opiacée dans les veines d'un hydrophobe; mais elle a été sans succès.

Quelles que soient les propriétés médicales des injections, elles doivent être administrées à des températures différentes, suivant le but que l'on se propose. Lorsque l'intention du médecin est de calmer et d'adoucir, l'injection doit être au degré de la chaleur du corps, et même un peu au-dessus ; lorsqu'au contraire son intention est de donner du ton à des parties affaiblies ou relâchées, elle doit être au-dessous de la chaleur naturelle; la chaleur des injections dans les veines doit être celle du sang. Toutes les injections doivent en général être poussées doucement, à moins qu'il n'y ait quelque obstacle à vaincre.

Des moyens mis en usage pour pratiquer les injections. — Les instrumens dont on se sert pour les injections sont des seringues d'étain, d'argent ou de bois, et des sondes d'argent ou de gomme élastique. Les seringues doivent varier, quant à leur composition, leur volume et la forme de la canule, suivant les liquides qu'on doit injecter, et les parties qui doivent recevoir l'injection. Si on injecte une liqueur fortement acide ou alcaline, ou une solution de nitrate d'argent qui agit sur les métaux, il faut se servir d'une seringue de bois; pour tous les autres liquides, celles d'étain ou d'argent peuvent suffire indistinctement. Les seringues qui sont destinées à diriger les liquides dans le canal auriculaire ou dans l'urètre doivent être terminées par des canules plus ou moins courtes et mousses à leur extrémité. Il suffit qu'elles contiennent deux onces au plus de liquide. Celles dont on se sert pour l'injection des points lacrymaux doivent être terminées par une canule presque filiforme, comme celle d'Anel, ou s'adapter sur une petite sonde très-fine qu'on introduit d'abord. Les seringues pour injecter les trajets fistuleux ou la tunique vaginale peuvent être beaucoup plus volumineuses que les précédentes, et contenir un quart de livre ou même une demi-livre de liquide; leur canule doit être longue et droite, ou légèrement recourbée seulement dans quelques cas, par rapport à la direction des trajets fistuleux. Les canules pour le vagin sont courbées et terminées par une olive percée de trous; celles qui sont destinées à faire des injections dans l'estomac, et à y pomper ensuite les liquides qu'on y a injectés, sont adaptées à une canule de gomme élastique assez longue pour pénétrer jusque dans cet organe. Il est nécessaire, pour les injections dans la vessie, d'adapter la seringue à une canule de gomme élastique, ou à une sonde à double courant, comme celle qui a été imaginée par M. J. Cloquet.

L'injection de la trompe d'Eustache, qui a été particulièrement recommandée dans plusieurs maladies de la caisse du tympan, exige un procédé opératoire particulier. On peut faire cette injection par la bouche, ou plus facilement par les fosses nasales; la méthode la meilleure paraît être celle qui a été adoptée par M. Itard. Il se sert d'une petite sonde d'argent légèrement recourbée à son extrémité, à peu près comme une sonde de femme, d'une bougie de gomme élastique d'un diamètre un peu plus petit que celui de la sonde, d'une seringue contenant à peu près un demi-verre de liquide, et d'un cerceau métallique qu'il fixe sur le front, à l'aide d'une courroie qu'on serre autour de la tête avec une boucle. Une pince à coulant mobile, mais qu'on peut fixer à l'aide d'un écrou, est suspendue à ce frontal et sert à fixer la sonde lorsqu'elle a été introduite dans le canal pharyngo-auriculaire. Pour pratiquer plus facilement cette introduction, qui exige assez de dextérité, la sonde offre plusieurs traces linéaires qui correspondent à la distance qu'on observe en général entre la base de la luette et le rebord dentaire des incisives supérieures, cette distance étant à peu près la même que celle qui se remarque entre la commissure de la narine et celle de l'orifice du canal pharyngo-auriculaire. On introduit, lorsqu'on a pris cette mesure, la sonde dans les narines de manière à ce que la convexité soit tournée en haut, et que le bec de la sonde glisse sur le plancher des fosses nasales. Quand elle est arrivée à la trace linéaire, qui a été reconnue comme la mesure de la voûte palatine, on relève doucement le bec de la sonde vers la paroi externe de la narine, en la portant un peu de dedans en dehors jusqu'à ce qu'on s'aperçoive qu'elle s'engage dans le conduit de la trompe, on fixe alors la sonde à l'aide de la pince, et on introduit la canule de la seringue dans le pavillon de la sonde. Pour s'assurer si la sonde est réellement placée dans la trompe, on peut, avant de faire l'injection, pousser la bougie jusqu'à l'extrémité de la sonde; la sensation douloureuse que le malade rapporte alors à l'intérieur de l'oreille indiquera positivement qu'on a pénétré dans l'orifice de la trompe, et l'injection ensuite produira la même sensation. La bougie est encore utile pour déboucher la sonde et faciliter l'écoulement des mucosités et du pus qui pourraient faire obstacle.

L'injection dans les veines exige quelques précautions particulières; elle doit toujours être faite de préférence dans celles des membres. Il est dangereux de tenter cette opération par la jugulaire, parce que l'introduction d'une certaine quantité d'air par cette veine pourrait être promptement mortelle, à cause du voisinage du cerveau et du cœur. Deux ligatures d'attente doivent être placée sur la veine qui est mise à nu; la ligature qui répond à la partie inférieure de la veine est d'abord exactement serrée, et l'autre n'est provisoirement serrée que sur la canule. On doit se servir, à l'exemple de M. Magendie, d'une seringue, et non pas, comme on le faisait autrefois, d'une espèce d'entonnoir à bec recourbé, et muni d'une soupape. Cet instrument, désigné sous le nom d'*infusoire*, est bien plus propre à laisser pénétrer l'air dans la veine qu'une seringue dont le piston est bien garni. Le liquide doit être poussé doucement dans la direction des veines, vers le cœur, et il est nécessaire, lorsque la quantité de liquide qu'on veut introduire est considérable, de suspendre par momens l'injection, afin que le liquide se mêle plus facilement avec le sang, et qu'il n'interrompe point la circulation. (GUERSENT.)

INJECTION (anatomie). Les injections anatomiques consistent à pousser dans les vaisseaux des matières qui les distendent et les rendent plus apparens. Le procédé que l'on suit pour cela, et la matière que l'on emploie, varient dans les divers genres de vaisseaux. *Voyez* PRÉPARATIONS ANATOMIQUES.

INNERVATION, s. f., *vis nervea*, *actio nervosa; influence nerveuse.* Non-seulement le système nerveux préside à toutes les fonctions dites *sensoriales* ou de *relation*, c'est-à-dire est l'agent spécial des sensations, des mouvemens et des expressions volontaires; mais encore il sert aux fonctions dites organiques, et exerce sur les organes de ces fonctions une influence sans laquelle ceux-ci ne pourraient ni les accomplir, ni même continuer de vivre. C'est cette influence nerveuse, purement organique, n'ayant nul trait aux fonctions propres du système nerveux, savoir, à la sensibilité et aux mouvemens volontaires, qu'on appelle *innervation*. Quelques physiologistes, à la vérité, ont voulu comprendre dans cette dénomination tout l'ensemble des actions nerveuses; mais le plus grand nombre prend ce mot dans l'acception plus restreinte que nous venons de lui donner, et c'est en ce sens exclusivement que nous allons en traiter ici.

L'innervation, prise dans ce sens limité, peut être définie : l'action par laquelle le système nerveux se subordonne plus ou moins tous les organes du corps, et en régit plus ou moins toutes les actions vitales, quelque involontaires et peu senties que soient celles-ci. Constituant une des conditions premières de la vie, faisant du système nerveux le système le plus important du corps, son histoire est un des points les plus obscurs de la physiologie : non-seulement on ignore ce qu'elle est en elle-même, quelle est son essence, mais encore on n'est d'accord, ni sur son extension réelle, ni sur les nerfs qui la dispensent, ni sur la source dont elle émane. Ne craignant pas d'avouer l'impossibilité où je suis de résoudre d'une manière satisfaisante ces divers problèmes, je vais me borner en cet article à exposer l'état actuel de la science sur chacune de ces quatre questions.

1° D'abord, une influence nerveuse régit-elle toutes les actions organiques sans exception? et à ce titre, l'innervation est-elle la condition vitale par excellence, ce qui donne l'impulsion vitale première? Les auteurs à cet égard sont partagés. Les uns prétendent que cette influence n'est réelle que sur les premières fonctions organiques; qu'étant d'autant plus grande sur ces fonctions qu'elles sont plus élevées en animalité, elle va en s'affaiblissant dans les fonctions inférieures, et finit par être nulle pour les plus profondes, pour celles qui accomplissent immédiatement la nutrition et la reproduction. Leurs argumens sont : 1° que ces derniers actes existent dans l'universalité des êtres vivans, dans les végétaux comme dans les animaux, et que cependant il n'existe pas de système nerveux dans les végétaux, non plus que dans les derniers animaux; 2° que dans les animaux supérieurs, et dans l'homme, il y a beaucoup de parties qui ne paraissent pas contenir de nerfs ; 3° que le nombre des nerfs va en diminuant à mesure qu'on pénètre dans la trame profonde des parties, à moins qu'il ne s'agisse d'organes chargés de fonctions sensoriales. Les sectateurs de cette première opinion conviennent bien que les orages des passions, que les grands troubles nerveux étendent leurs effets jusqu'aux fonctions nutritives les plus profondes; mais ils expliquent ce fait en disant que celles-ci ne sont pas modifiées directement, mais ne le sont que par l'intermédiaire des fonctions organiques premières. En un mot, considérant le système nerveux comme destiné seulement à faire sentir et mouvoir les êtres vivans, ils regardent l'influence exercée par ce système sur quelques fonctions organiques, comme une suite de la nécessité dans laquelle se trouvait la nature, dans la composition de ces êtres plus complexes, d'unir entre elles les diverses parties ; et dès lors l'innervation ne serait qu'un produit de la nécessité de lier les organes, et ne serait condition suprême de la vie qu'indirectement. Cela admis, on conçoit que la nécessité de cette liaison entre les centres nerveux agens des fonctions sensoriales et les fonctions organiques a dû être d'autant plus grande : 1° que les fonctions organiques sont plus élevées en animalité ; 2° que la vie extérieure a plus de prédominance, et le système nerveux plus de développement : et de là deux lois que, dans cette première opinion, on a posées à l'égard de l'innervation, savoir : 1° que cette innervation est d'autant plus grande dans les fonctions organiques, que ces fonctions sont plus élevées en animalité ; 2° que l'empire de cette innervation est d'autant plus grand, et s'étend sur un nombre de fonctions organiques d'autant plus considérable, que l'animal est plus supérieur.

D'autres physiologistes disent, au contraire, que l'innervation est commune à tous les êtres vivans, à toutes les parties du corps humain, est la condition première de la vie, et ce qui fait produire à toute matière organisée les phénomènes vitaux. 1° A supposer qu'il existe des êtres vivans sans système nerveux ou sans un analogue de ce système, n'est-il pas possible que dans ces êtres simples, et chez lesquels la vie se réduit à deux actes, absorption composante et exhalation décomposante, le tissu même du corps soit apte à puiser dans le milieu ambiant ou dans le fluide nutritif le principe moteur de vie, dont le système nerveux serait seul, dans les êtres vivans plus compliqués, l'agent producteur ou conducteur? 2° On dit les végétaux sans système nerveux; mais cela est-il bien sûr? beaucoup de physiologistes professent que, chez eux, la *moelle* en est l'analogue; il est certain que des appendices détachées de cette moelle se répandent dans toutes les parties végétales, surtout dans celles qui sont chargées de fonctions très-actives, comme la fleur: M. Brachet, en détruisant des portions de moelle, a vu périr les parties qui en recevaient des filets; et dans le dernier ouvrage que vient de publier M. Dutrochet sur la structure des végétaux, ce savant a signalé dans la moelle des corpuscules qu'il dit être *nerveux* et fonder le système nerveux de ces êtres. 3° Est-il bien vrai que quelques parties du corps animal soient absolument dépourvues de nerfs? Les filets du grand sympathique qui accompagnent les artères sont au moins aussi universellement répandus que ces vaisseaux, et probablement concourent avec eux à la composition des plus profonds parenchymes. D'ailleurs toute partie du corps ne peut-elle pas devenir douloureuse? et peut-on croire à la manifestation de la douleur sans le concours des nerfs? Si des passions étendent leurs effets perturbateurs jusque sur les fonctions qui se passent dans les parenchymes les plus profonds, n'est-ce pas la preuve que le système nerveux a des expansions jusque dans ces parenchymes? 4° Enfin ce qui peut autoriser à considérer le système nerveux comme le dispensateur universel d'un moteur vital, quel que soit celui-ci, c'est que ce système apparaît le premier dans les embryons des animaux: s'il n'avait pas à exercer alors une influence primitivement nécessaire à la vie, pourquoi existerait-il à cet âge, pendant lequel aucune fonction sensoriale n'est en exercice? et combien cet argument a de force, si les derniers travaux de MM. Dumas et Prevost sur la génération sont fondés, et s'il est vrai que les animalcules spermatiques qui, selon eux, sont les agens de la fécondation, ne soient que les rudimens du système nerveux de l'individu nouveau!

Quelle que soit celle de ces deux opinions qu'on admette, le résultat, pour ce qui est de l'homme, est à peu près le même. Soit que, l'homme étant un être supérieur à système nerveux prédominant, l'innervation doive à ce titre présider à toutes ses actions; soit que cette innervation s'étende à tous les êtres organisés et à tous les actes de la vie, il est certain que, dans l'homme, toutes les fonctions sont passibles d'une influence nerveuse, mais d'autant plus qu'elles sont plus élevées dans l'animalité. D'abord, cela est incontestable pour la *digestion* et la *respiration* : si l'on détruit les nerfs pneumo-gastriques qui se distribuent à l'estomac et au poumon, non-seulement ces organes sont paralysés sous le rapport des sensations qu'ils sont aptes à développer, savoir, la faim, le besoin de respirer, mais ils restent dépouillés de la faculté d'effectuer leurs fonctions propres, la chymification et l'hématose. Il en est de même de la *circulation*. En vain Haller l'a nié, sur ce que la section des nerfs vagues et grands sympathiques au col n'avait aucune influence sur les contractions du cœur; mais d'abord ces nerfs ne vont pas directement au cœur; ils ne font que former le plexus duquel proviennent les nerfs cardiaques proprement dits, et ce sont ceux-ci qu'il aurait fallu couper dans l'expérience; ensuite, si une influence nerveuse ne préside pas à l'action du cœur, pourquoi les nerfs si nombreux et si gros qui se distribuent à cet organe? Dira-t-on qu'ils y servent, comme ailleurs, à la production de sensations et de mouvemens volontaires? Mais le cœur est un organe dont on ne perçoit pas les actions, et sur le jeu duquel la volonté n'a aucun empire. Les nerfs du cœur d'ailleurs sont, comme ceux de l'estomac et du poumon, un mélange de filets venant de la huitième paire et du grand sympathique; et si ceux-ci président aux actions de digestion et de respiration, n'est-il pas probable que les autres régissent les contractions du cœur? Comment concevoir que les passions et affections de l'âme puissent modifier les mouvemens du cœur, si ce n'est en troublant l'influence nerveuse, qui d'ordinaire les régit? Enfin qu'opposer aux expériences directes de Legallois, dans lesquelles ce physiologiste a paralysé le cœur par la destruction d'une portion de la moelle spinale, bien que le cerveau ait été laissé intact, ainsi que la huitième paire, et par conséquent que la respiration ait pu continuer? Quant aux autres fonctions organiques qui, pour la plupart, se passent dans des parenchymes et des systèmes capillaires, on ne peut, par des expériences analogues, constater leur dépendance de l'innervation, les nerfs qui se rendent à ces parenchymes n'étant pas isolés et ne pouvant pas être coupés; mais elle est prouvée indirectement par le trouble, les modifications qu'apportent dans ces fonctions les passions, les affections de l'âme. En effet, ces irradiations perturbatrices ne peuvent être portées, en ces cas, du cerveau au parenchyme des organes que par des nerfs; et si des nerfs existent en ces parties, dont les actions ne sont ni senties ni ordonnées par la volonté, ce ne peut être que pour y conduire un moteur vital. Or, qui peut contester l'influence exercée par les passions sur toutes ces fonctions organiques? Les passions modifient la *circulation capillaire*, les *calorifications;* car on voit la peau rougir ou pâlir, la chaleur animale passer par des états divers. Elles agissent de même sur les *sécrétions;* celle des larmes augmente dans les affections de l'âme; celles de l'appareil digestif se tarissent ou s'exaltent, selon que l'imagination présente le tableau d'alimens qui dégoûtent ou qui plaisent, etc. Si ces fonctions, quoique profondes, sont influencées par les affections de l'âme, pourquoi les *absorptions* et les *nutritions* ne le seraient-elles pas de même? On observe que les contagions morbifiques sont plus ou moins facilement propagées, selon le degré de crainte ou de sérénité que manifestent les personnes qui s'y exposent; et il est probable que, dans l'amaigrissement qu'amène le chagrin, il y a une influence exercée directement par la passion sur la nutrition proprement dite. Enfin tout ceci est également vrai des fonctions de la reproduction. Quelle influence directe exercée par l'imagination sur le phénomène de l'érection qui en ouvre la scène! Quelque inconnue que soit l'action de la conception, il est probable qu'elle est sous l'influence du système nerveux, puisqu'il suffit d'une distraction pour en altérer les produits. Enfin peut-on douter que la grossesse, l'accouchement n'y soient également soumis, en remarquant quels nerfs nombreux et gros reçoit l'utérus, et s'il est vrai, comme l'a expérimenté M. Brachet, que la section de ces nerfs paralyse la matrice et la rende inapte à se contracter dans l'accouchement? On objectera peut-être que tous ces faits cités en dernier lieu prouvent bien que des liens existent entre les parenchymes les plus profonds, et le cerveau et les centres nerveux, mais non qu'une influence nerveuse soit exercée constamment sur ces parenchymes et en régisse les fonctions : nous répondrons 1° que, puisque les modifications survenues dans les centres nerveux sont propagées aux parenchymes, c'est déjà une preuve que ces parenchymes possèdent des expansions du système nerveux; car les modifications des centres ne peuvent parvenir que dans des divisions du système; 2° que ces expansions nerveuses dans des organes dont les opérations ne sont ni senties, ni volontaires, ne peuvent y servir qu'à l'innervation. Supposerait-on en effet qu'elles servent à unir ces organes aux centres nerveux? On conçoit la nécessité de ces connexions pour des organes chargés d'une fonction de relation; mais de quelle utilité seraient-elles ici, où le travail des organes se fait irrésistiblement et sans qu'on en ait conscience? Il est donc plus rationnel de croire que, si les passions étendent leurs effets jusque dans les parenchymes les plus profonds, c'est parce que le système nerveux a des expansions partout pour l'accomplissement de l'innervation, que de penser que, s'il existe des expansions nerveuses partout, c'est pour établir des liaisons dont on ne peut comprendre l'utilité. On a d'ailleurs l'analogie des autres fonctions organiques: évidemment des nerfs régissent les actions des organes digestifs, respiratoires et circulatoires; ces actions, c'est-à-dire la chymification, l'hématose, les contractions du cœur, ne sont pas cependant des phénomènes plus sentis et plus dépendans de la volonté que les fonctions des sécrétions, des nutritions; et si une influence nerveuse les régit, quelle présomption pour croire qu'une influence semblable gouverne aussi toutes les autres fonctions organiques! Terminons donc cette première discussion en déclarant plus probable l'opinion de ceux qui font de l'innervation une condition de vie primordiale et commune à tous les êtres vivans comme à toutes les fonctions.

2° La réalité de l'innervation démontrée, il s'agit d'en indiquer la source. Presque tous les physiologistes la placent dans les grands centres nerveux, l'encéphale et la moelle spinale, et ne considèrent les nerfs que comme en étant les conducteurs. L'analogie et des faits directs viennent en effet à l'appui de cette opinion. D'un côté, les nerfs, dans les autres actions nerveuses, ne sont évidemment que conducteurs, soit des impressions sensitives, soit des volitions. D'un autre côté, que les centres nerveux soient lésés, ou que la communication avec eux soit détruite par la section ou par la ligature du nerf qui l'établit, il n'y a plus d'influence nerveuse produite; et les organes meurent, quand bien même la lésion ne serait pas de nature à arrêter les mouvemens du cœur, et à annihiler l'autre condition première de la vie, l'envoi du sang artériel.

Cependant nous ferons sur cette assertion les deux remarques suivantes. En premier lieu, Reil, Prochaska ont conjecturé, qu'outre l'influx nerveux fourni évidemment par les centres, chaque nerf avait le pouvoir de sécréter lui-même le fluide, quel qu'il soit, qui constitue cet influx. Ils arguaient, 1° de ce qui est dans les derniers animaux, chez lesquels chaque partie nerveuse est si bien apte à produire l'innervation, que chaque fragment détaché du corps peut continuer de vivre; 2° de ce que dans les embryons des animaux supérieurs, ces expansions nerveuses sont développées avant les centres; 3° de ce que dans les morts subites, et par conséquent après la cessation d'action des centres nerveux, on voit persister quelque temps encore quelques fonctions organiques; 4° enfin de ce qu'un nerf coupé, et conséquemment séparé des centres, continue de provoquer, quand on l'irrite, des contractions de muscles jusque dans ses ramifications dernières. C'est afin de fournir à cette sécrétion nerveuse, disaient-ils, que les nerfs reçoivent tant de vaisseaux artériels et en sont partout pénétrés. M. Broussais a adopté cette opinion, car il émet que les nerfs jouissent en tout lieu de leur force et de leurs propriétés; qu'ils ne les empruntent point au cerveau, et qu'ils ne communiquent avec cet organe que pour la correspondance. Legallois, pour la démontrer, tenta l'expérience suivante : il mit à nu, dans un jeune chat, les nerfs vagues au col, et détruisit, dans une étendue aussi grande que possible, tous les vaisseaux qui s'y rendent; il espérait que, si ces nerfs sécrètent eux-mêmes le fluide nerveux par lequel ils agissent, ces nerfs, ne recevant plus le sang duquel ils le retirent, seraient comme coupés, et que l'animal manifesterait les mêmes effets que ceux qui résultent de leur section : mais cela n'arriva pas, et la respiration resta facile. Il est certainement possible que les nerfs soient non-seulement conducteurs, mais encore un peu producteurs de l'influx nerveux, quel qu'il soit; ne voit-on pas l'irritation artificielle d'un nerf amener des contractions musculaires, quand l'irritation du centre nerveux auquel aboutit ce nerf ne suffit plus pour amener ce résultat?

En second lieu, l'assertion que nous discutons ne peut être vraie que des animaux supérieurs, de ceux dans lesquels toutes les parties nerveuses sont dépendantes d'une partie centrale qui fonde l'individualité de l'être : dans les autres, elle l'est si peu, que toute partie détachée de l'individu peut vivre par elle-même, comme on le voit dans les animaux amorphes et beaucoup de radiaires.

L'homme, nous n'avons pas besoin de le dire, n'est pas dans ce dernier cas; chez lui la vie est centralisée, et la principale source de l'influence nerveuse est dans les centres; car, si l'on s'obstinait à soutenir qu'en lui chaque nerf sécrète le fluide qu'il emploie, au moins faudrait-il reconnaître que ces nerfs sont, dans leur action de sécrétion, subordonnés à l'état des centres; et dès lors c'est comme si l'on disait qu'ils reçoivent de ces centres l'influx nerveux. Cela étant, nous avons à son égard, et relativement aux animaux qui sont dans sa catégorie, deux recherches à faire; d'un côté, à préciser dans quelle dépendance sont des centres nerveux les diverses parties, les diverses fonctions; de l'autre, à spécifier quelles sont dans le système nerveux ces parties centrales, source de toute innervation.

Relativement au premier point, nous dirons que la suprématie des centres nerveux est d'autant plus grande que les animaux sont plus hauts dans l'échelle zoologique, qu'ils sont plus âgés, et que la fonction à l'égard de laquelle on évalue cette suprématie est plus élevée dans l'animalité. D'où trois lois sur l'innervation, dont deux ont déjà été mentionnées. 1° *Influence du degré de supériorité ou d'infériorité de l'animal.* Selon que les animaux sont plus ou moins bas dans l'échelle, on voit l'influence des centres nerveux être plus ou moins faible. Par exemple, dans les animaux les plus simples, non-seulement l'ablation des centres nerveux n'entraîne pas la mort des individus, mais ces centres repoussent; voyez l'hélix; si on coupe la tête à cet animal, il la reproduit. Déjà, dans les reptiles, les centres nerveux ne repoussent plus, il ne se reproduit que quelques parties moins importantes, la queue, par exemple; mais ces animaux, privés de ces centres, ne meurent qu'après quelques mois, quelques jours. Dans les oiseaux, l'indépendance est encore moindre; car non-seulement aucune reproduction de parties n'est possible, mais encore la décapitation entraîne une mort très-prompte après quelques minutes; seulement, avant qu'elle arrive, quelques mouvemens sont encore possibles; qui n'a vu courir et sauter des canards décollés? Enfin, dans les mammifères et dans l'homme, la dépendance est aussi grande que possible; non-seulement la décapitation entraîne une mort plus prompte encore, une mort soudaine, mais aussitôt toutes les fonctions cessent, et particulièrement les mouvemens. Ce qu'on dit ici de la décapitation, ou de l'ablation entière de l'encéphale, est vrai aussi de l'ablation partielle de cet organe; les derniers travaux de MM. Rolando, Flourens, Fodéra, ont prouvé qu'on peut pousser d'autant plus loin, dans des expériences sur des animaux, les mutilations partielles du cerveau, que les animaux sont inférieurs; l'homme, à coup sûr, n'en supporterait pas d'aussi fortes que des reptiles; et certainement ses maladies cérébrales sont bien plus promptement mortelles que celles des autres espèces. 2° *Influence de l'âge*. La dépendance dans laquelle sont des centres nerveux toutes les parties, est, dans toute espèce animale, d'autant moins grande que l'individu est plus jeune. D'abord, s'il est vrai qu'un animal parcoure, dans la suite de ses développemens, la série des formes que présente le règne animal dans la portion qui est inférieure au type auquel il appartient, on conçoit que plus il sera jeune, plus il sera animal inférieur, et par conséquent moins sera grande en lui la suprématie des centres nerveux, d'après la première loi que nous venons de poser. Ensuite, voici des faits directs en faveur de la seconde loi que nous posons ici. Les animaux supportent d'autant mieux des mutilations cérébrales, la décapitation même, qu'ils sont plus jeunes; c'est ce qui résulte des expériences de MM. Rolando et Flourens, de celles de Legallois, dont je vais parler tout à l'heure. A la vérité ces expériences ne sont pas praticables sur l'homme; mais les monstruosités et les maladies cérébrales du fœtus en tiennent lieu : un fœtus acéphale continue de vivre, et arrive à terme; il en est de même du fœtus anencéphale qui, de plus, naît vivant et survit quelques jours à sa naissance; à supposer qu'il ne manque à l'encéphale de ces fœtus que les hémisphères cérébraux, il semblerait que ces êtres devraient continuer de vivre, étant seulement idiots; cependant ils meurent, mais d'autant plus tard, qu'ils sont plus jeunes : n'est-ce pas là une preuve, prise dans l'espèce humaine elle-même, de la seconde loi que nous discutons ici? D'après cette loi, on peut avancer qu'un homme adulte ne supporterait pas le quart des maladies cérébrales auxquelles résiste le fœtus. 3° *Influence de degré d'animalité de la fonction*. Enfin la dépendance dans laquelle sont des centres nerveux toutes les fonctions est de moins en moins grande, à mesure que ces fonctions sont plus inférieures en animalité. Pour les fonctions des sens et des mouvemens volontaires, la subordination est absolue; le cerveau est-il lésé, aussitôt les sens, les muscles sont paralysés. Déjà cette subordination est moindre pour les premières des fonctions organiques, la digestion, la respiration et la circulation; la section ou la ligature des nerfs qui se rendent aux organes de ces fonctions n'en entraîne pas la suspension aussi promptement que le fait la même expérience à l'égard des nerfs des sens et des mouvemens. Enfin la dépendance est aussi faible que possible pour les dernières des fonctions organiques, celles qui ont leur siége dans les parenchymes; et ce qui le prouve, c'est que souvent elles continuent quelque temps encore après la mort, par conséquent après la cessation d'action des centres. Ayant, dans des animaux décapités, prolongé plus ou moins long-temps la vie dans le tronc, et cela, d'un côté, en liant les vaisseaux du col pour arrêter toute hémorrhagie, et de l'autre, en remplaçant la respiration par une insufflation artificielle d'air dans le poumon, Legallois a vu que, tandis que toutes les fonctions sensoriales étaient aussitôt supprimées, les fonctions organiques persistaient plus ou moins de temps. A défaut de ces expériences, nous pouvons invoquer tout ce qu'on observe dans toutes les maladies cérébrales : voyez l'individu frappé d'apoplexie; ce sont d'abord les fonctions des sens, des mouvemens qui se suspendent; ce n'est que plus tard que s'arrêtent les fonctions organiques : la même gradation s'observe dans l'enfant qui succombe à une hydrocéphale chronique.

Quant à la seconde question, l'indication des parties du système nerveux qui sont centrales, les auteurs sont divisés. Les uns indiquent l'encéphale, et se fondent sur la mort prompte qui suit la décapitation, sur les désordres généraux qu'amènent promptement les maladies graves de cet organe. Mais l'encéphale est une partie fort complexe, et certainement ce n'est pas sa totalité qui constitue ce centre qu'on veut spécifier. MM. Rolando et Flourens, dans leurs expériences, en ont impunément emporté, mutilé des quantités considérables. D'ailleurs, dans les expériences de Legallois, il était enlevé tout entier, puisque l'animal était décapité; et cependant la vie persistait quelque temps. A raison de ces considérations, d'autres physiologistes ont présenté la moelle spinale comme partie centrale du système nerveux, arguant aussi de faits anatomiques et d'expériences. D'un côté, il est certain que, dans la portion supérieure de la moelle spinale, dans celle qu'on appelle *moelle allongée*, sont les faisceaux originels, les racines des diverses parties qui composent l'encéphale : cette moelle allongée se partage, en effet, en haut en six faisceaux qui vont former : les deux inférieurs, les hémisphères cérébraux ; les deux latéraux, les tubercules quadrijumeaux ; et les deux supérieurs, le cervelet ; de sorte que l'encéphale paraîtrait n'être qu'une dépendance, un développement de cette moelle. D'un autre côté, des expériences de Legallois montrent l'intégrité de la moelle spinale plus prochainement nécessaire à la vie générale que celle de l'encéphale. En effet, tandis que ce physiologiste a prolongé par l'insufflation pulmonaire la vie pendant plusieurs heures dans un animal décapité, il n'a jamais pu retarder la mort que de quelques minutes dans un animal non décapité, ayant l'encéphale intact, mais auquel il avait détruit la moelle épinière ; aussitôt le cœur affaibli cessait d'envoyer aux organes le sang nécessaire à la vie. Il n'était pas nécessaire de détruire toute la moelle, il suffisait d'en mutiler une portion ; alors le seul moyen de prolonger la vie était de limiter par des ligatures le champ dans lequel le cœur affaibli devait projeter le sang ; et c'est ainsi que, pour arriver à ce résultat, souvent il était utile de décapiter l'animal soumis à l'expérience. Mais, cette seconde opinion est aussi susceptible de quelques objections : la moelle spinale est, comme l'encéphale, une partie complexe, et ce n'est pas non plus sa totalité qui est le centre qu'on recherche ; on peut en détruire de bas en haut quelques tranches, sans qu'il en survienne davantage une mort soudaine, surtout si on procède avec lenteur, et qu'on limite en même temps et en égale proportion le champ circulatoire par des ligatures, comme nous venons de dire que l'a fait Legallois. Ne peut-on pas dire dans ce conflit, d'une part, que l'encéphale dans sa partie inférieure, et la moelle épinière dans sa partie supérieure, en un mot, que ces deux parties, dans ce qu'on appelle la *moelle allongée*, sont également le centre du système nerveux ? Il n'y a en effet là aucune distinction entre ces deux parties, et leur continuité en fait réellement un seul et même organe. Ne faut-il pas reconnaître, d'autre part, que chaque système nerveux influe de haut en bas, en raison de la supériorité de sa fonction, sur l'énergie des autres ; les systèmes nerveux des facultés intellectuelles et morales, ou le cerveau, sur ceux des sens et des mouvemens, c'est-à-dire sur la moelle épinière ; et ceux-ci, ou la moelle épinière, sur ceux des fonctions organiques, ou les grands sympathiques? En effet, s'il est sûr que le système nerveux n'est pas homogène, mais est formé de parties qui ont chacune leur action propre, il ne l'est pas moins que, dans les animaux supérieurs et dans l'homme, ce système constitue un tout unique, dont toutes les parties conspirent à un même but, et sont unies entre elles pour former une individualité.

3° Une troisième question, non moins controversée que les deux que nous venons d'agiter, est celle de savoir si l'innervation a des nerfs propres, ou si tous les nerfs dispensent aux organes l'influx nerveux nécessaire à leur vie. Presque tous les physiologistes croient que, dans les derniers animaux, les mêmes nerfs qui servent aux sensations et aux mouvemens président à l'innervation; on ne peut, en effet, dans ces animaux, faire aucune distinction entre les divers ganglions de leur système nerveux; la texture de ces ganglions, ainsi que celle des nerfs qui en naissent, paraît semblable; et l'on voit les mêmes nerfs se distribuer également, et à la peau externe pour y présider aux sensations, et à la cavité digestive pour y régir les fonctions intérieures. Mais les opinions sont divisées en ce qui regarde les animaux supérieurs et l'homme. Les uns veulent que tous les nerfs sans exception, ceux même qui servent aux sensations et aux mouvemens volontaires, dispensent l'innervation aux parties qu'ils pénètrent. Les autres, et ce sont les plus nombreux, veulent qu'il y ait un système de nerfs spéciaux pour régir les fonctions organiques; et ils considèrent comme tels les grands sympathiques et les nerfs vagues.

L'opinion des premiers était celle des anciens. On la fonde, 1° sur l'analogie des derniers animaux, chez lesquels tout nerf paraît dispenser également l'innervation; 2° sur ce que les nerfs vagues et grands sympathiques paraissent bornés aux cavités splanchniques, et ne fournissent pas ou peu de filets aux membres, dans les organes desquels cependant se produisent aussi des fonctions organiques, la nutrition, par exemple; 3° sur ce que les artères des membres reçoivent du système cérébro-spinal, comme on le nomme, presque autant de filets que les artères des viscères en reçoivent des grands sympathiques; 4° enfin sur ce que les nerfs vagues et grands sympathiques, qu'on met ici sur la même ligne, sont, en partant des idées de ceux qui veulent un système nerveux organique spécial, fort différens l'un de l'autre, les premiers étant évidemment du même genre que les autres nerfs encéphaliques et spinaux.

L'opinion des seconds est, au contraire, celle des modernes; et on ne peut méconnaître que l'anatomie semble la justifier au premier aspect. D'une part, le nerf vague fournit le plus grand nombre de ses filets au poumon, au cœur et à l'estomac, c'est-à-dire aux organes centraux des trois premières fonctions organiques. D'autre part, le grand sympathique, dans son trajet de la tête au bassin, distribue successivement ses rameaux à toutes les parties, depuis l'œil en haut, jusqu'au rectum et au vagin en bas; et, s'accolant à toutes les artères, il va, avec ces vaisseaux, concourir à la composition du parenchyme de tous les viscères, de tous les organes. Quelle forte raison de croire que ces nerfs fondent une condition nécessaire pour l'accomplissement des fonctions organiques! On l'a dit surtout, depuis Bichat, du grand sympathique, et d'après les considérations suivantes : 1° tout prouve que ce nerf forme un système nerveux distinct du système cérébro-spinal, et ses prétendues origines, et sa texture, et ses propriétés. En premier lieu, en effet, il est évident que les filets par lesquels le nerf s'unit en haut aux cinquième et sixième paires encéphaliques, et dans sa longueur aux paires spinales, ne sont pas ses origines, mais bien des rameaux anastomotiques par lesquels il est mis en communication avec les autres parties du système nerveux. En second lieu, il est aussi certain qu'il diffère anatomiquement de tous les autres nerfs; ses filets sont plus grêles, plus mous, d'une couleur plus grise; la substance qui forme ses ganglions diffère chimiquement de la substance cérébrale. Enfin ce nerf n'a pas les mêmes propriétés que les autres, car c'est en vain qu'on l'irrite; il ne fait sentir alors aucune douleur, et ne développe aucune contraction dans les muscles auxquels il se distribue; il n'est pas comme eux sensible et moteur. 2° Si, d'après les raisons précédentes, on doit regarder le grand sympathique comme un système nerveux spécial, sa distribution anatomique doit faire présumer qu'il est destiné aux fonctions organiques. 3° Cela étant, ce ne peut être pour présider à des sensations et à des mouvemens volontaires qu'il est envoyé aux organes de ces fonctions, puisque le jeu de ces organes n'est ni senti, ni volontaire, et puisque ce nerf n'est pas sensible comme les autres, ainsi que nous venons de le dire : ce ne peut donc être que pour l'innervation, d'autant plus qu'il a pour cet office toute la généralité nécessaire; accolé aux artères, et suivant ces vaisseaux dans toutes leurs ramifications, il n'est vraiment aucune partie du corps qui ne contienne des dépendances de ce nerf. 4° Enfin ce grand sympathique est, dans la généralité des animaux, comme, dans l'évolution du fœtus humain, la première partie nerveuse qui existe. D'un côté, M. Gall et autres disent, que, dans la complication successive qu'offre, dans la série des animaux, le système nerveux, le grand sympathique est la première partie nerveuse qui se montre, et que souvent il existe seul ici. Il est évident que, dans ces derniers cas, c'est lui seul qui a accompli l'innervation. D'un autre côté, selon Ackermann, le grand sympathique est, dans le fœtus humain, la première partie formée. On l'a trouvé entier et bien développé dans des fœtus acéphales, chez lesquels n'existaient ni encéphale, ni moelle épinière; et, comme ces fœtus étaient arrivés à terme, il est certain que c'était lui seul qui avait présidé à l'innervation, et même que, puisqu'à cet âge les fonctions sensoriales sont nulles, il n'avait pu servir qu'à cet office.

Nous convenons bien de la vérité de plusieurs de ces propositions sur le grand sympathique; par exemple, qu'il paraît constituer un système nerveux à part; qu'il est spécialement affecté aux fonctions organiques, etc. Mais la conclusion qu'on en déduit, qu'il est l'agent exclusif de l'influence nerveuse organique, ne nous paraît pas être aussi irrécusable. En effet, pour que cela soit, existe-t-il partout? ne manque-t-il pas au contraire aux artères des membres? et à ces artères, ses filets ne sont-ils pas remplacés par beaucoup de nerfs du système cérébro-spinal? Dans les viscères auxquels il se distribue, ne peut-il pas être relatif à quelque autre but, comme de les isoler du cerveau, et d'empêcher, d'un côté, que les impressions éprouvées par ces organes soient portées au cerveau, et par conséquent senties; et de l'autre que les volitions cérébrales arrivent à ces organes, et par conséquent ne subordonnent leurs mouvemens à la volonté? A ce titre, on concevrait, et sa distribution exclusive aux organes des fonctions nutritives, et sa structure différente de celle des autres nerfs, et son insensibilité dans les expériences et dans l'état normal. Reste donc le dernier argument, que le grand sympathique est la première portion qui existe, soit dans l'échelle des animaux, soit dans l'évolution du fœtus humain. Mais ces faits sont-ils bien sûrs? D'une part, si les zoologistes, dans leurs considérations philosophiques, disent que le grand sympathique des animaux supérieurs et de l'homme est l'analogue du système nerveux ganglionaire des derniers animaux, ils se contredisent dans leurs descriptions anatomiques; car ils y avancent que le grand sympathique n'existe pas au delà des animaux vertébrés, et même que son développement, le plus grand possible chez l'homme, va en diminuant de cet être au dernier des poissons. D'autre part, M. Béclard dit que les ganglions spinaux sont avec leurs nerfs les parties du système nerveux qui apparaissent les premières dans le fœtus; et dans les cas d'acéphalie qui ont offert l'existence d'un grand sympathique, malgré l'absence de l'encéphale et de la moelle spinale, les nerfs du système cérébro-spinal existaient aussi.

L'association que presque tous les physiologistes ont faite du nerf vague au grand sympathique pour présider aux fonctions organiques, prouve même contre l'idée générale qu'on a voulu faire prendre de ce dernier nerf, et le rôle exclusif qu'on a voulu lui faire jouer dans l'influence nerveuse organique. Évidemment le nerf vague se distribue, comme le grand sympathique, aux organes des principales fonctions organiques; il mêle partout ses filets aux siens; son influence sur les actions des viscères est telle, que sa section au col les paralyse et amène la mort. Les zoologistes établissent même que ce nerf va en augmentant de volume et d'importance dans les animaux, à partir de l'homme, à mesure que par contre le grand sympathique décroît; et qu'au delà des vertébrés, il finit par être le seul nerf viscéral et le seul nerf dispensateur de l'influence nerveuse organique. Or, ce nerf ne ressemble pas au grand sympathique, mais est du même ordre que les autres nerfs encéphaliques; comme eux, il est sensible; son irritation, comme la leur, excite des contractions dans les muscles auxquels il se distribue; et cependant le voilà reconnu dispensateur de l'innervation! Quelle nécessité dès lors d'admettre un système nerveux spécial pour cet effet? et au moins n'y a-t-il pas ici contradiction dans les auteurs dont nous discutons les idées? Pour échapper à cette contradiction, M. Gall veut qu'on restreigne le nerf vague à ceux de ses rameaux qui vont au larynx, et il dit que tous ses autres filets lui sont mal à propos rapportés et appartiennent au grand sympathique. Mais si cela était, la section des nerfs vagues au col ne devrait avoir d'autres effets que celle des grands sympathiques au même lieu; et cependant, tandis que celle-ci laisse survivre assez long-temps les animaux, l'autre les fait périr promptement, en peu de jours au plus. L'explication de M. Gall ne peut donc être admise. Nous rejetterons de même celle donnée par M. Brachet. Celui-ci dit que les nerfs vagues ne président dans les organes intérieurs qu'aux sensations dont ces organes sont le siége, et que c'est le grand sympathique qui y régit leurs actions organiques proprement dites. Mais, d'abord, à quoi serviraient les nerfs vagues dans le cœur, organe qui, dans l'état normal, n'est jamais le siége d'aucune sensation? Ensuite la section des nerfs vagues, non-seulement anéantit les sensations de l'estomac et du poumon, mais encore leurs fonctions organiques; l'estomac n'est plus apte à effectuer son mouvement de péristole, à sécréter ses sucs intérieurs, à opérer la chymification; le poumon cesse d'accomplir l'hématose, etc.

Concluons donc que, puisque le grand sympathique n'existe pas partout; que, sur certaines artères, celles des membres et de la face, par exemple, des filets nerveux du système cérébro-spinal remplacent ceux dont il entoure les autres artères; et qu'enfin les nerfs vagues sont indispensables à certaines fonctions organiques; concluons, dis-je, que ce nerf grand sympathique n'est pas le dispensateur unique de l'innervation, et par conséquent que, très-probablement, tout nerf est apte à remplir cet important office. Quant aux fonctions de ce grand sympathique, que nous reconnaissons, d'un côté, constituer un système nerveux spécial, et de l'autre être destiné aux fonctions organiques, ce n'est pas ici le lieu d'en traiter; nous renvoyons à l'article qui lui sera consacré. *Voyez* GRAND SYMPATHIQUE.

4° Enfin en quoi consiste l'innervation? et quelle est l'essence de cette première condition de vie? Nous l'ignorons complétement; c'est une action toute moléculaire, et par conséquent tout-à-fait hors de la portée de nos sens. Connaît-on d'ailleurs aucune action nerveuse? On est réduit ici à des conjectures qui, presque toutes, se réduisent à admettre dans le système nerveux un fluide, du genre des fluides impondérables de la nature, et qui serait, à la production des phénomènes vitaux, dans la nature organisée, ce que sont le calorique, le fluide électrique dans la nature générale. N'est-ce pas en effet aux fluides impondérables que, dans la nature générale, sont dus les plus importans phénomènes? et quelle présomption pour qu'il en soit de même dans la nature organisée? Aussi cette hypothèse a-t-elle été presque universellement admise; et depuis Aristote jusqu'à nos jours, on voit presque tous les savans rapporter à l'influence d'un fluide nerveux, tour à tour appelé *pneuma*, *éther*, *âme sensitive*, *esprits animaux*, *fluide électrique*, *galvanique*, *etc.*, tous les phénomènes de la vie. Mais les opinions sur ce qu'est ce fluide sont très-diverses. Est-ce un fluide impondérable, spécial aux êtres vivans? ou est-ce un de ceux admis dans la physique générale, le fluide électrique, par exemple, ou le calorique, mais modifié par une action particulière du système nerveux, et par conséquent produisant cet ordre de phénomènes nouveaux dont l'ensemble constitue la vie? C'est ce qu'on ignore, et ce que chacun a conjecturé tour à tour. Par exemple, M. Lamarck admet que la cause excitatrice de la vie est répandue dans les milieux divers qu'habitent les êtres vivans; que, pour les plus simples de ces êtres, cette cause, qui est probablement un mélange de lumière et de fluide électrique, pénètre sans cesse du milieu ambiant dans le corps de ces êtres pour y entretenir la vie, et même pour la commencer; mais qu'indépendamment de ce qui leur est fourni par le milieu ambiant, les animaux supérieurs ont en eux un moyen de la développer toujours. M. Cuvier fait sécréter du sang ce principe, par l'action du système nerveux; et des modifications qu'amènent dans sa composition chimique les différens agens extérieurs, résultent tous les phénomènes de la vie. La plupart des physiologistes croient que le fluide nerveux n'est qu'un des fluides impondérables généraux, seulement modifié par quelques conditions qui sont encore à découvrir; et ils se fondent, d'une part, sur l'unité de plan qu'il est raisonnable d'admettre dans l'ordonnance de tout l'univers; et, d'autre part, sur des faits nombreux qui semblent montrer entre les fluides nerveux et galvanique, sinon une identité complète, au moins beaucoup d'analogie.

En effet, d'un côté, bien que tous les phénomènes vitaux ne soient, dans l'état actuel de la science, aucunement explicables par les lois physiques et chimiques générales, il est probable cependant que ces phénomènes ont pour moteurs les mêmes agens que les phénomènes physiques; avec cette addition seulement, que ces agens, ou sont plus nombreux, ou ont subi quelques modifications, en un mot, se trouvent dans quelques conditions nouvelles, dont la découverte serait celle de la vie. Beaucoup de physiologistes de l'époque actuelle présument que les lois de la vie ne sont que les lois physiques générales modifiées, et dès lors s'efforcent, par une investigation et une comparaison continuelles de la nature morte et de la nature vivante, de pénétrer en quoi consistent ces modifications. D'un autre côté, voici des faits qui montrent de l'analogie entre les fluides nerveux et galvanique : 1° le système nerveux, qui est évidemment l'agent sécréteur, l'unique conducteur du fluide de ce nom, est aussi le seul qui se montre sensible au galvanisme, quand ce galvanisme est appliqué au corps des animaux, soit vivans, soit morts. 2° Le fluide galvanique, appliqué après la mort à des nerfs, a déterminé, dans les muscles auxquels se distribuent ces nerfs, des contractions analogues à celles qu'y provoquent la volonté ou leurs excitans propres. Depuis le jour où le hasard présenta pour la première fois ce phénomène à Galvani, il a été constaté par un grand nombre d'expérimentateurs, Aldini, Bichat, Nysten, M. de Humboldt, etc.; et les faits que nous pourrions citer ici se présentent en foule. 3° En remplaçant, lors de la section d'un nerf, l'influx nerveux par un courant galvanique, on a prévenu la paralysie des organes auxquels le nerf coupé se distribue, et on a vu leurs fonctions continuer. Ainsi Wilson Philip, et MM. Edwards et Vavasseur ont, par ce moyen, fait continuer la chymification chez des animaux auxquels ils avaient coupé les nerfs vagues. 4° Non-seulement le fluide galvanique a remplacé le fluide nerveux et entretenu les mouvemens vitaux, comme il résulte des expériences précédentes, mais le système nerveux a seul développé, en de certains cas, le galvanisme et tous ses effets : par exemple, Aldini, ayant, dans ses expériences, mis le nerf et le muscle dans un contact immédiat, au lieu de les faire communiquer par un arc métallique, a vu les contractions survenir de même. 5° Des animaux développent de véritables phénomènes électriques, la *torpille*, par exemple, et surtout l'*anguille tremblante* de Surinam, *gymnotus electricus*. Or, l'organe qui est l'instrument de leur action électrique, non-seulement a une structure qui est assez analogue à une pile de Volta, est formé d'un double étage de cellules ou tubes aponévrotiques, remplis d'une humeur gélatineuse et albumineuse, et contigus supérieurement et inférieurement à la peau de l'une et de l'autre surface du poisson, mais encore cet organe est très-riche en nerfs qui se distribuent à chacun des tubes, et la section de ces nerfs le paralyse, comme si ces nerfs étaient ici ce qui produit le dégagement du fluide. 6° Selon certains physiologistes, plusieurs phénomènes vitaux sont de nature électrique; et, par exemple, MM. Dumas et Prevost présentent comme tels la contractilité musculaire. 7° Enfin il est entre les phénomènes nerveux et électriques des analogies propres à confirmer cette idée que le fluide nerveux n'est que le fluide électrique. Ainsi le fluide électrique agit un peu à distance, s'élançant de ses conducteurs sur les corps avant que ceux-ci soient en contact; et il paraît en être de même du fluide nerveux: dans les expériences dans lesquelles on a coupé les nerfs pour arrêter l'influx nerveux, celui-ci continuait d'être propagé, si les deux bouts des nerfs coupés restaient en contact ou n'étaient que peu éloignés; le courant nerveux n'était arrêté qu'autant qu'on retournait les deux extrémités du nerf coupé. M. Desmoulins vient d'avancer que les nerfs encéphaliques et spinaux, sauf l'optique et l'olfactif, ne sont pas continus à l'axe cérébro-spinal, mais seulement juxta-posés à cet axe; de sorte que, pour l'exécution de leurs fonctions, il faut bien admettre une transmission de distance. Une autre analogie serait, selon Reil et M. de Humboldt, que le fluide nerveux formerait autour des nerfs une atmosphère; comme le fluide électrique en forme une autour de ses conducteurs. Reil a supposé cette atmosphère nerveuse, pour expliquer la sensibilité des parties dans lesquelles les extrémités nerveuses n'avaient pas paru pénétrer; et M. de Humboldt l'a admise sur ce que, dans les expériences galvaniques, il n'était pas absolument nécessaire, pour déterminer la contraction, que l'arc métallique touchât le muscle, mais qu'il suffisait qu'il en fût rapproché à la distance d'une ligne. Enfin, de même que l'intensité des phénomènes électriques est en raison de l'étendue des surfaces desquelles le fluide est dégagé, de même les phénomènes nerveux sont pour leur énergie en raison de l'étendue des épanouissemens nerveux dans lesquels ils se produisent : par exemple, M. Desmoulins a fait voir que la vision était d'autant plus étendue, que la rétine offrait plus de plis intérieurs ; que l'intelligence était en raison, non du volume et de la masse du cerveau, mais de l'étendue des surfaces externe et interne de cet organe, c'est-à-dire de celle des circonvolutions en dehors, et des ventricules en dedans.

Nous avouerons que ces derniers faits sont, jusqu'à un certain point, propres à justifier un rapprochement entre les fluides nerveux et électrique : mais cependant, loin d'imiter les physiologistes qui font de l'encéphale et de la moelle épinière spinale de purs électro-moteurs, nous ne présentons tout ce point de doctrine que comme conjecture. Si, en effet, un courant galvanique a, lors de la section des nerfs, entretenu les fonctions, ce n'a été que pendant un temps fort court ; et le fluide galvanique n'a-t-il pas pu n'agir ici que comme stimulus, et en déterminant le développement de la portion d'influence nerveuse qui n'était pas encore éteinte ? Il faut attendre ici que le temps ait apporté de nouvelles lumières. (ADELON.)

INNÉ, adj. *cognatus ;* qui est né avec : *maladies innées*. *Voyez* CONGÉNIAL.

INNOMINÉ, adj. *innominatus ;* sans nom. Cette singulière dénomination a été appliquée, à diverses époques, à plusieurs parties, avant qu'elles eussent reçu des noms propres, comme à la glande lacrymale, au nerf trifacial, au cartilage cricoïde, aux os cunéiformes ; l'os coxal, l'artère et les deux veines brachio-céphaliques portent encore aujourd'hui ce nom. (A. B.)

INOCULATION, s. f. *inoculatio*, de *inoculare*, greffer. On désigne ainsi l'introduction artificielle dans l'économie animale du principe matériel de quelque maladie contagieuse. Lorsque, avant la découverte de la vaccine, on avait cru reconnaître de l'avantage à faire développer la petite vérole dans des conditions choisies, le mot *inoculation* seul exprimait l'introduction du virus variolique et le développement artificiel de la variole. *Voyez* ce dernier mot et les articles consacrés aux maladies contagieuses.

INOSCULATION, s. f., *inosculatio*, *anastomosis*. Ce mot, synonyme d'anastomose, est aussi employé pour désigner l'abouchement des vaisseaux divisés en travers après la cicatrisation.

INQUIÉTUDE, s. f., *inquietudo*. Ce mot exprime ordinairement le trouble de l'esprit agité par des désirs non satisfaits, ou par la crainte de quelque événement, c'est l'inquiétude morale. L'inquiétude physique consiste en un changement continuel de position, déterminé par un malaise vague, suite de quelque lésion d'un organe. C'est le premier degré de l'anxiété. *Voyez* ce mot. Dans l'un et l'autre cas, l'inquiétude est le résultat d'une irritation du cerveau, dont la cause est morale ou physique.

INSALIVATION, s. f.; pénétration ou imprégnation des alimens par la salive pendant l'acte de la mastication. Ce phénomène important, et par lequel commence réellement déjà l'altération digestive, nous ayant déja occupé à l'article *digestion*, nous nous contenterons d'y renvoyer. *Voyez* DIGESTION et SALIVE. (RULLIER.)

INSECTE, s. m., *insectum*. On donne le nom d'*insectes* à des animaux invertébrés, dépourvus de branchies et d'organes de la circulation, ayant un corps articulé, muni de membres articulés eux-mêmes, et respirant par des stigmates. Dans l'histoire de la nature, peu d'êtres, plus que ceux-ci, sont dignes de toute l'attention du médecin, et par les nombreuses préparations pharmaceutiques dont ils constituent la partie la plus active, et par les remèdes multipliés qu'ils lui offrent pour le soulagement des maux qui assiégent sans cesse notre malheureuse espèce; peu plus qu'eux encore méritent d'être étudiés, non-seulement sous le double point de vue que nous venons d'indiquer, mais encore sous le rapport de la connaissance des moyens propres à éloigner ceux qui, dans leur immense nation, se rendent redoutables par leurs armes offensives, des procédés à l'aide desquels on peut combattre les poisons mortels que certaines espèces distillent dans la plaie qu'elles ont faite, de la marche à suivre pour les exterminer avec leur postérité, quand elles ont été signalées comme dangereuses.

Quel est, en effet, le médecin instruit et jaloux d'être utile qui croirait inutile de savoir que les blaps, par exemple, rendent par l'anus une liqueur fétide propre à déterminer par son odeur des accidens spasmodiques variés; que les fourmis dégorgent un acide dont on a tiré parti en thérapeutique; que les sauterelles, les larves du charançon des palmiers, des passales, des priones, les fourmis blanches d'Afrique, peuvent servir à la nourriture de l'homme et ont une influence déterminée sur l'étiologie des maladies qui l'attaquent; que le miel, si nécessaire au luxe des festins somptueux, et consolant l'infortune sur l'humble table du pauvre abandonné, le miel, aliment parfaitement élaboré, sorte d'assaisonnement des plus utiles, est le produit de l'industrie des abeilles, auxquelles nous devons encore la cire, substance d'un usage si fréquemment réclamé dans le traitement des maladies externes; que les cantharides, les mylabres, nous fournissent des médicamens énergiques; que cette sorte de résine qui, sous le nom de *laque*, nous est apportée des contrées lointaines, est encore le résultat de la manière d'être des insectes; que les pous, les puces, les punaises, les stomoxes, les cousins, les chenilles poilues, les taons, les chiques, les leptes font éprouver à nos personnes des tourmens souvent insupportables, sources d'éruptions plus ou moins graves, d'inflammations plus ou moins rebelles; que les guêpes, les bourdons, les sphex distillent une humeur vénéneuse; que les méloës imprègnent les mains de celui qui les touche d'un liquide âcre et caustique; que les brachyns éjaculent avec explosion un gaz corrosif particulier? Quel est l'homme de l'art qui ne sente point l'obligation où il est d'approfondir ce qui concerne chacun de ces faits, d'examiner avec soin l'influence qu'exercent en bien ou en mal beaucoup d'insectes sur notre économie, de savoir mettre obstacle à la voracité de beaucoup d'autres, qui, dans nos magasins de comestibles et de drogueries, ne respectent pour ainsi dire aucune des substances nécessaires ou utiles à nos besoins et dont les ravages sont incalculables? C'est ainsi, en effet, qu'il peut pleinement accomplir un des principaux devoirs que sa profession lui impose, celui de faire servir l'étude des sciences naturelles à prévenir les besoins de l'espèce humaine, à calmer ses douleurs, à soulager ses maux. C'est là ce qui nous a engagé, dans cet ouvrage, à donner quelque extension aux articles : ABEILLE, ARAIGNÉE, CANTHARIDE, CLOPORTE, CHIQUE, CHRYSIDE, GUÊPE, TARENTULE, etc., etc. (HIPP. CLOQUET.)

INSENSIBILITÉ, s. f., *anæsthesis*, privation ou diminution de la faculté d'éprouver l'impression des agens qui, dans l'état normal, déterminent des sensations ou des actions organiques particulières. *Voyez* ANESTHÉSIE, IMPRESSIONNABILITÉ, SENSIBILITÉ.

INSENSIBLE, adj., *sensibilitate carens; insensibilis*; qui est privé de sensibilité, qui ne tombe pas sous les sens ; ou qui est à peine susceptible d'être aperçu, d'être senti : *individu*, *tissus*, *pouls insensible*.

INSERTION, s. f., *insertio;* en anatomie, ce mot est synonyme d'*attache*, et désigne l'adhérence intime des parties molles avec les os. On l'applique particulièrement à l'attache des muscles aux parties mobiles, en donnant à l'attache opposée le nom d'origine. (A. B.)

INSIDIEUX, adj., *insidiosus*. On caractérise ainsi les symptômes qui semblent n'annoncer aucun danger, ou les maladies qui ne sont marquées que par des phénomènes peu alarmans, quoique les jours du malade soient prochainement et fortement menacés. C'est particulièrement dans les fièvres intermittentes dites pernicieuses qu'on a occasion d'observer cet état.

INSOLATION, s. f. *insolatio*, *apricatio ;* action des rayons du soleil sur les tissus vivans. L'insolation intense est souvent la cause d'érysipèle, d'érythème. (*Voyez* ces mots.) Quant aux effets généraux de l'insolation sur l'économie humaine, ils seront exposés à l'article *lumière*.

INSOMNIE, s. f., *insomnia*, *pervigilium*, *agrypnia ;* privation de sommeil. *Voyez* ce mot.

INSPIRATEUR, adj., *inspirator*, *inspirationi inserviens*. On a donné ce nom aux muscles qui, déterminant par leur contraction l'agrandissement de la cavité thoracique, concourent à produire le phénomène de l'inspiration. *Voyez* RESPIRATION.

INSPIRATION, s. f., *inspiratio ;* action par laquelle l'air pénètre dans l'intérieur des poumons. C'est un des phénomènes mécaniques de la *respiration*. *Voyez* ce mot.

INSTILLATION, s. f., *instillatio*, de *in*, dans, et *stilla*, goutte. On désigne ainsi, en pharmacie, l'opération qui consiste à verser goutte à goutte des liquides doués d'une assez grande activité, et dont la dose trop faible ne pourrait qu'être difficilement appréciée à l'aide de la pesanteur. — On exprime aussi, par le même mot, l'action d'introduire par gouttes un liquide médicamenteux quelconque dans certaines parties qui ne peuvent ou ne doivent pas en contenir une grande quantité. C'est ainsi qu'on instille des médicamens liquides sous la conjonctive, dans des conduits fistuleux, etc.

INSTINCT, s. m., *instinctus*. Ce mot, dans le langage philosophique, a deux acceptions principales. Tantôt il exprime toutes les impulsions intérieures quelconques, inspirées aux animaux et à l'homme par leur organisation intérieure seulement, et sans qu'à ces impulsions concourent aucunement les jugemens qu'ils peuvent porter des impressions que font sur eux les corps extérieurs. Tantôt il désigne exclusivement celles des facultés intellectuelles et affectives des animaux et de l'homme, qui sont assez énergiques et prédominantes pour les entraîner irrésistiblement à certaines actions. Dans la première de ces acceptions, qui est plus générale, toutes les facultés intérieures qui commandent aux animaux et à l'homme des déterminations, sont *des instincts*; les facultés intellectuelles le sont elles-mêmes, puisqu'au moins elles font sentir le besoin d'être mises en jeu : quelquefois d'ailleurs ne sont-elles pas assez énergiques pour entraîner presque impérieusement l'individu aux actes extérieurs auxquels elles ont trait? il n'y aurait de différences entre ces facultés intellectuelles et les instincts proprement dits, que dans le degré de l'impulsion intérieure que les unes et les autres font éprouver. Dans la seconde acception, qui est au contraire la plus restreinte, on n'appelle *instincts* que celles de ces facultés intérieures qui sont assez prédominantes pour entraîner, indépendamment de toute réflexion et volonté, les animaux et l'homme à certains actes; de manière même que souvent ces êtres n'ont une idée distincte, ni du but de ces actes, ni des moyens par lesquels ils y arrivent.

Quelle que soit celle de ces acceptions dans laquelle on prenne ce mot, nous ferons d'abord les deux remarques suivantes : 1° qu'il justifie bien son étymologie; instinct a en effet pour radicaux, ἐν et στίζειν, mots grecs qui veulent dire *piquer en dedans*, et qui expriment bien qu'il s'agit ici d'impulsions qui ont leur cause dans l'intérieur de l'être et qui se font sentir indépendamment de toutes impressions extérieures et de tous calculs intellectuels. 2° Qu'il ne faut entendre ce mot *instinct* que des facultés intellectuelles et morales, et par conséquent que les animaux seuls ont des instincts. Nous croyons en effet qu'on a eu tort d'appeler de ce nom divers mouvemens spontanés par lesquels les végétaux effectuent leur nutrition et leur reproduction, quelque merveilleux d'ailleurs que puissent paraître ces mouvemens.

Cette dernière assertion admise, on conçoit que l'histoire des instincts ou de l'instinct, comme celle de l'intelligence, a dû être traitée aux mots ENCÉPHALE et FACULTÉ, et que nous devons renvoyer à ces articles. A l'une, en effet, nous avons spécifié l'organe qui sert à leur manifestation, et à l'autre nous avons indiqué leur nombre et leurs attributs divers. Nous nous bornerons donc ici à quelques considérations.

1° Les instincts, faisant partie des facultés intellectuelles et morales, n'étant autres que ces mêmes facultés considérées comme commandant les actions des animaux et de l'homme, ont pour organe producteur le cerveau. En vain, on a voulu rapporter leur siége aux différens viscères du corps; nous renvoyons, pour la réfutation de cette opinion, récemment encore professée par M. Broussais, à ce que nous avons dit à l'article ENCÉPHALE, tome VII, page 521 et suivantes.

2° L'instinct n'est pas plus une faculté unique que l'intelligence, et c'est aussi une expression générique désignant toute impulsion intérieure quelconque. Il y a en effet dans chaque être animé autant d'instincts divers, que de facultés intellectuelles et affectives primitives.

3° Que penser dès lors des philosophes qui ont mis en opposition l'*intelligence* et l'*instinct*, faisant de l'une l'attribut spécial de l'homme, et de l'autre celui des animaux? Ils se sont doublement trompés; et en ce que l'intelligence et l'instinct ne sont pas des facultés uniques et élémentaires; et en ce que les animaux et l'homme ont également et à la fois de l'intelligence et des instincts. Il est bien vrai, qu'en appelant intelligence l'ensemble des déterminations raisonnées, et instinct celui des déterminations non réfléchies, on peut dire que celui-ci va en prédominant dans les animaux, à mesure qu'ils s'éloignent de l'homme: il est certain, en effet, qu'à mesure que les animaux sont moins intelligens, la nature a rendu plus impérieuses les impulsions spontanées qui importaient à leur conservation. Mais, dans cette acception même, les animaux et l'homme n'offrent pas moins le concours de facultés intellectuelles et de facultés instinctives: on peut même dire que ces dernières sont chez l'homme en plus grand nombre, puisqu'il est le seul entre les animaux qui possède les instincts précieux et élevés de l'humanité, savoir, ceux du sentiment religieux et de la moralité. D'ailleurs, comme nous l'avons dit au mot *intelligence*, quelle limite précise entre celle-ci et l'instinct? d'un côté, l'acte par lequel l'abeille construit ses cellules géométriques peut, à raison de la science qui y brille, être considéré comme une faculté intellectuelle; et de l'autre, la faculté, on pourrait dire presque l'irrésistibilité avec laquelle certains hommes font dès leur jeune âge des vers, de la musique, semblent faire de ces facultés intellectuelles de véritables instincts.

4° Enfin, quelle est l'origine, la source des instincts? L'école philosophique de Condillac avait avancé qu'ils ne sont que de premiers jugemens, de premières déterminations intellectuelles, devenues irrésistibles par l'habitude. Mais c'est là une erreur qui provient de la trop grande part que cette école attribuait aux impressions des sens dans la formation des diverses déterminations de l'homme et des animaux, et du trop grand oubli qu'elle faisait de l'organisation cérébrale et de la spontanéité d'action du cerveau. Si les instincts avaient dû être primitivement acquis, pourraient-ils se manifester dès les premiers instans de l'existence des animaux? Combien d'animaux périraient dans les premières heures de leur vie, incapables de développer les instincts qui sont destinés à assurer leur conservation! Les instincts, produits de l'organisation cérébrale et de la spontanéité d'action du cerveau, apparaissent dès que ce dernier organe a acquis un peu de développement; le cerveau les engendre de la même manière que l'estomac fait sentir la faim. Souvent même ils se manifestent avant que les organes extérieurs que le cerveau fait servir à leur accomplissement soient formés; c'est ainsi qu'on voit le jeune bélier frapper du front, bien avant que cette partie ait poussé les cornes qui doivent l'armer. M. Lamarck a conclu de ce dernier fait, que les instincts doivent leur origine à l'exercice répété des organes; mais en tout et partout l'organisation précède les phénomènes, par la raison que la cause marche toujours avant l'effet.

En médecine, on a encore désigné du nom d'instincts les désirs que manifestent quelquefois les malades pour certains alimens, certaines boissons, certains médicamens; et on a avancé que souvent il avait été avantageux de céder à ces désirs, quelques bizarres qu'ils aient été. Nous ferons à cet égard les deux réflexions suivantes. D'une part, il est impropre d'appliquer le nom d'instincts à ces désirs; ou ils ne sont que des sensations internes du genre de celles de la faim, de la soif; ou ils ne sont que des produits d'idées préconçues, de calculs intellectuels, à l'origine desquels les malades eux-mêmes souvent ne pourraient pas remonter. D'autre part, ce n'est que dans le premier cas qu'on peut concevoir qu'il a pu être avantageux d'écouter ces désirs : ils ne sont en effet alors que l'existence de ce qu'on observe dans presque toutes les maladies, où les organes, par les sensations qu'ils font éprouver, indiquent assez bien la conduite qu'on doit tenir à leur égard : c'est ainsi que l'inappétence, l'anorexie, détournent de prendre des alimens; que la soif excite à boire; que le frisson, les brisures des membres invitent à se mettre au lit, etc.; et encore ceci n'est pas absolu, et souvent la sensation éprouvée donne une indication fausse, comme lorsque l'irritation de l'estomac développe des nausées, des envies de vomir, etc. Mais à coup sûr ces désirs ne peuvent fournir des indications certaines dans le deuxième cas, c'est-à-dire quand ils sont le produit de systèmes vains et imaginaires que se sont faits les malades, comme il n'arrive que trop souvent. Alors le médecin doit calculer les effets qu'amènerait leur accomplissement, et ne les laisser satisfaire qu'autant qu'ils ne nuiraient pas, et afin de donner aux malades tout le contentement possible, ce qui est toujours une condition heureuse pour leur guérison. En général il faut toujours évaluer les effets qui résulteraient de la satisfaction de ces désirs, avant d'y céder, et démêler s'ils sont des sensations internes dépendantes de l'état des organes intérieurs, ou des produits de raisonnement, de calculs, d'idées préconçues sur lesquels le malade se fait illusion. C'est d'après ces deux bases qu'on pourra décider dans quelle mesure ils pourront être écoutés. (ADELON.)

INSTRUMENT, s. m., *instrumentum;* nom donné à tout agent mécanique employé dans les opérations de la chirurgie, de la physique, de la chimie, etc. — Les instrumens dont on se sert en chirurgie sont extrêmement nombreux, et varient suivant la nature de l'opération qu'on se propose d'exécuter, suivant les parties qui sont l'objet de l'opération, etc. Il serait difficile de présenter, à cause de leur multiplicité et de leurs variétés, des considérations générales sur les instrumens chirurgicaux. *Voyez* les articles OPÉRATION, PANSEMENT, et les articles consacrés à chaque espèce d'instrument, AIGUILLE, BISTOURI, CISEAUX, etc.

INSUFFLATION, s. f., *insufflatio.* On désigne ainsi l'opération qui consiste à introduire un gaz ou une vapeur dans quelque cavité du corps : c'est ainsi qu'on fait pénétrer de l'air dans les poumons des asphyxiés. Les procédés qu'on emploie pour cet effet seront indiqués en parlant du traitement de la MORT APPARENTE, et des maladies des NOUVEAU-NÉS. — L'insufflation est aussi employée, en anatomie, pour développer et rendre plus saillans certaines cavités ou certains vaisseaux dont on veut examiner la disposition. *Voyez* PRÉPARATIONS ANATOMIQUES.

INTELLIGENCE, s. f. Ce mot, synonyme d'*entendement*, d'*intellect*, dans son acception la plus générale, désigne toute faculté de connaître, d'acquérir une notion quelconque, et est employé plus ordinairement pour dénommer la faculté qu'ont à des degrés divers l'homme et les animaux d'acquérir la connaissance d'eux-mêmes et de toute la nature. Considérée comme une faculté unique par les gens du monde, l'intelligence n'est, au contraire, pour les physiologistes et les philosophes, qu'une expression générique désignant l'ensemble de toutes les facultés intellectuelles. Au mot *encéphale*, nous avons prouvé que l'organe qui sert à la manifestation de l'intelligence est le cerveau; et à l'art. *facultés*, nous avons exposé toutes les opinions des philosophes sur les diverses facultés primitives et élémentaires, et sur le concours par lequel les unes et les autres nous font produire les diverses idées qui constituent toutes nos connaissances. Sans donc entrer en de nouveaux détails, nous nous bornerons à trois considérations : 1° les philosophes ayant tous admis la pluralité des facultés intellectuelles, et l'intelligence étant pour eux une expression générique désignant l'ensemble des facultés intellectuelles, on ne peut pas faire de l'intelligence une faculté unique, comme le font les gens du monde; 2° c'est un autre tort que de faire de l'intelligence l'attribut exclusif de l'homme, ne reconnaissant aux animaux que de l'instinct. D'abord, la distinction entre l'intelligence et l'instinct est-elle bien précise? et si l'on donne ce dernier nom à toute faculté entraînant plus ou moins impérieusement les déterminations des animaux et de l'homme et ayant sa source dans l'organisation intérieure, ne peut-on pas dire que les diverses facultés primitives de l'intelligence et de l'entendement sont elles-mêmes des instincts? En second lieu, l'instinct n'est aussi qu'une expression générique désignant toute faculté intérieure, et ne peut pas plus être individualisé que l'intelligence. Enfin, peut-on méconnaître que beaucoup d'animaux n'aient de véritables facultés intellectuelles; et qu'au contraire l'homme, dans sa psychologie, ne manifeste de vrais instincts? 3° La troisième considération que nous voulons rappeler, est que l'intelligence, beaucoup plus bornée chez les animaux que chez l'homme, se réduit, chez les premiers, à l'appréciation des circonstances extérieures les plus grossières, et pour la plupart encore à l'appréciation des circonstances présentes, sans souvenir des passées, ni prévision des futures; tandis que l'intellect de l'homme, non-seulement embrasse le passé, le présent et l'avenir, mais encore pénètre plus avant dans le fond des choses, saisit les rapports des phénomènes, s'élève à la connaissance de leurs causes, et enfante ainsi les arts et les sciences. (ADELON.)

INTEMPÉRANCE, s. f., *intemperantia.* Défaut de modération dans l'usage des alimens et des boissons; l'une des causes les plus puissantes et les plus fréquentes de maladies chez l'homme. *Voyez* DIÈTE, GASTRO-ENTÉRITE, INDIGESTION, IVRESSE.

INTEMPÉRIE, s. f., *intemperies*, *dyscrasia.* Défaut de règle, de mesure. Ce mot, que dans le langage ordinaire on emploie pour désigner certains états défavorables de l'atmosphère, a été introduit dans la pathologie par les anciens humoristes. Galien et ses successeurs entendaient par intempérie du corps et des humeurs une prédominance ou un défaut des qualités qui leur sont inhérentes. Cette expression est abandonnée, ainsi que le système qui lui avait donné naissance.

INTENTION, s. f., *intensio;* but qu'on se propose. On s'est servi d'une manière assez impropre de cette expression en chirurgie. Ainsi l'on a appelé guérison des plaies par *première intention* la cicatrisation qui s'opère par l'adhésion immédiate, primitive, des tissus divisés. La guérison par *seconde intention* avait lieu lorsque la cicatrisation ne se formait que secondairement, après la suppuration des parties. Ces locutions vicieuses doivent être rejetées, et remplacées par de plus correctes. Les mêmes idées seront donc mieux exprimées par les locutions suivantes : cicatrisation primitive ou secondaire; guérison par adhésion ou par suppuration, etc. *Voyez* CICATRISATION, PLAIE.

INTER-ARTICULAIRE, adj., *inter-articularis;* qui est dans l'intervalle des articulations. On donne ce nom aux ligamens et aux fibro-cartilages placés entre les surfaces articulaires des os. (A. B.)

INTERCADENT, adj., *intercadens*, *intercidens*. D'après Galien, on a désigné ainsi le pouls, lorsque entre deux pulsations régulières il en survient une troisième en quelque sorte surnuméraire. *Voyez* POULS.

INTERCALAIRE, adj., *intercalaris*. On appelle ainsi, 1° les jours d'apyrexie dans les fièvres intermittentes, 2° les jours placés entre ceux qu'on nommait *critiques*. *Voyez* CRISE.

INTER-CLAVICULAIRE (ligament). On nomme ainsi un ligament tendu entre les deux clavicules ; il appartient à l'articulation de ces os avec le sternum. *Voyez* ÉPAULE (articulation de l'). (A. B.)

INTERCOSTAL, adj., *intercostalis ;* qui est entre les côtes : *espaces intercostaux*, *muscles*, *vaisseaux*, *nerfs intercostaux*.

INTERCOSTAUX (muscles). Ils remplissent les intervalles des côtes, et sont au nombre de deux dans chacun de ces espaces. L'un, externe, ne s'étend en avant que jusque vers l'union des côtes avec leurs cartilages ; l'autre, interne, se prolonge en avant jusqu'au sternum, mais se termine en arrière vis-à-vis l'angle des côtes. L'intercostal externe est attaché en dehors de la gouttière de la côte supérieure et du bord de la côte inférieure ; l'interne est fixé en dedans de ces mêmes parties : les fibres du premier descendent obliquement vers le sternum ; elles sont croisées par celles du second, qui se rapprochent en descendant de la colonne vertébrale. Beaucoup de ces fibres sont en grande partie aponévrotiques vers l'une ou l'autre de leurs extrémités. Des aponévroses ayant la même direction que ces muscles occupent, du côté du sternum et de la colonne vertébrale, la place de chacun d'eux. L'obliquité des muscles intercostaux est plus marquée dans l'externe, dans les muscles des espaces intercostaux inférieurs, et dans les fibres les plus rapprochées de la colonne vertébrale. Quelques fibres des intercostaux internes s'étendent à plusieurs espaces intercostaux, en se portant d'une côte à la seconde ou à la troisième qui est au-dessous ; les plans irréguliers qu'elles forment ont été décrits sous le nom de muscles *sous-costaux*.

Les muscles intercostaux externes et internes servent à compléter les parois de la poitrine. Leur contraction a pour effet de redresser les côtes sur le sternum et la colonne vertébrale ; mais ils ne peuvent en aucune manière contribuer à l'élévation du premier, et par conséquent n'ont qu'un usage accessoire dans l'inspiration. Ces muscles peuvent aussi agir dans l'expiration forte conjointement avec les puissances expiratrices.

INTERCOSTAUX (nerfs). On donne ce nom aux branches antérieures des nerfs *dorsaux;* quelques auteurs ont aussi appelé le grand nerf sympathique nerf *intercostal.*

INTERCOSTAUX (vaisseaux). On désigne sous ce nom des artères et des veines placées dans les intervalles des côtes.

Les *artères* intercostales sont au nombre de douze de chaque côté; la dernière est située au-dessous de la douzième côte. Une branche de l'artère SOUS-CLAVIÈRE, l'intercostale supérieure, donne les artères des deux ou trois espaces intercostaux les plus élevés, quelquefois de quatre de ces espaces, ou au contraire celle du premier seulement. Les autres artères intercostales proviennent directement de l'aorte, et sont appelées *inférieures* ou *aortiques.*

Celles-ci naissent de l'aorte descendante thoracique, en arrière et latéralement, en formant, avec cette artère, un angle obtus inférieurement, plus ouvert dans les intercostales d'en haut que dans celles d'en bas. Un tronc commun produit quelquefois deux ou même trois artères intercostales des espaces supérieurs ou inférieurs, plus rarement des moyens, soit d'un seul côté, soit des deux en même temps; il en existe plusieurs exemples dans le Muséum anatomique de la Faculté. On dit même avoir vu toutes les intercostales réunies, de chaque côté, en un seul tronc à leur origine. M. Meckel regarde l'origine commune de la première et de la seconde intercostale aortique comme plus fréquente que leur origine séparée.

Ces artères gagnent les intervalles des côtes en remontant plus ou moins obliquement sur le corps des vertèbres; les inférieures sont presque transversales et logées dans les gouttières moyennes de ces os. Celles du côté droit, plus longues dans ce trajet, à cause de la situation de l'aorte à gauche, passent derrière l'œsophage. Lorsque plusieurs intercostales viennent d'un même tronc, la plus inférieure semble la continuation de celui-ci, et les autres montent devant le col des côtes, rarement derrière ces os, pour se porter dans l'espace auquel elles appartiennent. Chaque artère intercostale se divise, vis-à-vis l'union du col des côtes avec les apophyses transverses, en une branche dorsale, et une branche intercostale, plus grosse que l'autre, et faisant suite au tronc. Celui-ci ne donne, avant sa bifurcation, que de très-petits rameaux à la plèvre, aux parties contenues dans le médiastin, aux vertèbres et aux ligamens qui les unissent aux côtes.

Les branches dorsales se portent en arrière, traversent des ouvertures formées par le corps des vertèbres, leurs apophyses transverses et le ligament costo-transversaire supérieur, et parviennent à la partie postérieure du tronc, en dehors des gouttières vertébrales. Elles envoient dans leur passage des rameaux dans le canal vertébral par les trous de conjugaison, pour la moelle de l'épine et ses enveloppes. A leur sortie elles communiquent par des rameaux ascendans et descendans sur la face postérieure des apophyses transverses. Elles en donnent ensuite qui se portent en dehors dans le sacro-lombaire et le long dorsal, ainsi que dans les parties qui recouvrent ces muscles; elles-mêmes se dirigent en dedans, fournissent des rameaux au transversaire épineux, deviennent superficielles à côté du sommet des apophyses épineuses, se recourbent en dehors, et se perdent dans la peau et les muscles sous-cutanés.

Les branches intercostales continuent de marcher dans les intervalles des côtes, d'abord à égale distance de celles-ci et entre la plèvre et les muscles intercostaux internes, puis le long de la côte supérieure, dans la gouttière de son bord inférieur, et entre les deux plans des muscles intercostaux. Avant d'arriver à l'angle des côtes, elles donnent une branche qui descend vers la côte inférieure, suit son bord supérieur jusque vers son milieu, et se distribue à son périoste et aux muscles intercostaux : rarement cette branche s'étend jusqu'à l'extrémité de la côte. Vis-à-vis l'angle de ces os, chaque artère intercostale fournit un rameau qui perce le muscle intercostal externe au côté externe du sacro-lombaire, et descend obliquement en dehors se perdre dans les tégumens et dans les muscles superficiels du dos, tels que le grand dorsal et le trapèze. Dans le reste de leur trajet, ces artères donnent beaucoup de rameaux aux muscles intercostaux et au périoste, et en envoient quelques-uns à travers le muscle intercostal externe au grand dentelé, au grand oblique de l'abdomen, et aux autres muscles couchés extérieurement sur la thorax, ainsi qu'aux tégumens qui les recouvrent. Elles fournissent aussi ordinairement une seconde branche inférieure qui suit le bord supérieur de la côte correspondante. Elles communiquent souvent entre elles par des rameaux placés sur la face interne des côtes. Vers l'extrémité antérieure de celles-ci, elles se rapprochent un peu du milieu des espaces intercostaux : celles qui répondent aux côtes sternales se terminent en s'anastomosant avec les rameaux de la mammaire interne, près de la côte d'en haut, tandis que leur seconde branche inférieure s'unit à la même artère, au-dessus de la côte d'en bas ; celles qui sont placées entre les fausses côtes traversent les attaches du diaphragme, en lui laissant quelques rameaux, et se perdent dans les muscles de l'abdomen. La dernière artère intercostale, couverte près de son origine par le pilier correspondant du diaphragme, est située à une certaine distance du bord inférieur de la dernière côte, devant le muscle carré des lombes ; elle se termine dans les muscles et les tégumens de l'abdomen par deux branches qui s'étendent jusque vers la crête iliaque.

Les artères intercostales communiquent, à la poitrine, avec les thoraciques et la mammaire interne, à l'abdomen avec cette dernière, l'épigastrique, les lombaires, la circonflexe iliaque et les diaphragmatiques inférieures.

Les *veines* intercostales sont en nombre égal à celui des artères. Il existe, de chaque côté, une veine intercostale supérieure, qui répond à l'artère du même nom, et appartient à la veine SOUS-CLAVIÈRE : seulement la veine intercostale supérieure gauche descend plus bas que l'artère du même nom, et reçoit ordinairement les veines des six ou sept espaces intercostaux supérieurs. Les veines intercostales inférieures présentent une disposition analogue à celle des artères qui viennent d'être décrites. Elles s'envoient réciproquement des rameaux devant le col des côtes, et communiquent avec les sinus vertébraux. Les droites se jettent dans la veine azygos, les gauches dans la demi-azygos, excepté les plus élevées, qui vont souvent dans le tronc même de la première : celles-ci communiquent avec l'intercostale supérieure gauche. (A. BÉCLARD.)

INTERCURRENT, adj., *intercurrens*. Sydenham a désigné ainsi les fièvres, ou plutôt les maladies continues qui, différentes par leur origine des *stationnaires*, ne dépendaient pas d'une constitution particulière de l'année, mais survenaient indistinctement, en se mêlant avec toutes sortes de fièvres stationnaires, et les unes avec les autres. *Voyez* CONSTITUTION MÉDICALE, ÉPIDÉMIE, etc.

INTER-ÉPINEUX, adj., *inter-spinalis*. Cette épithète s'applique aux parties situées entre les apophyses épineuses des vertèbres.

INTER-ÉPINEUX (ligament). *Voyez* VERTÈBRES (articulation des).

INTER-ÉPINEUX (muscles), *musculi inter-spinales*. Ils ont été distingués en inter-épineux du cou, du dos et des lombes; mais les premiers méritent seuls cette dénomination, les autres n'étant point distincts du long dorsal. Les inter-épineux du cou sont de petits faisceaux aplatis, au nombre de deux dans chacun des intervalles qui séparent les apophyses épineuses des six vertèbres cervicales inferieures, et dans celui qui existe entre l'apophyse épineuse de la septième et celle de la première dorsale. Chacun d'eux, fixé en dessous du tubercule correspondant de l'apophyse épineuse supérieure, et en dessus de celui de l'apophyse inférieure, est uni à son semblable par du tissu cellulaire; leurs fibres sont longitudinales. Ils peuvent rapprocher légèrement en arrière les vertèbres cervicales, et contribuer à l'extension du cou. (A. BÉCLARD.)

INTERLOBAIRE et INTERLOBULAIRE, adj.; qui est entre les lobes ou les lobules des organes : *scissure interlobaire, tissu cellulaire interlobulaire.* (A. D.)

INTER-MAXILLAIRE, adj., *inter-maxillaris*; qui est entre la mâchoire et les os maxillaires.

INTER-MAXILLAIRE (ligament). C'est une bandelette aponévrotique plutôt que ligamenteuse, étendue entre le sommet de l'apophyse ptérygoïde et le bord alvéolaire inférieur, et servant à l'attache des muscles buccinateur et constricteur supérieur du pharynx.

INTER-MAXILLAIRE (os); os pair que l'on trouve, dans les quadrupèdes, entre les os maxillaires supérieurs. Dans l'homme, cette pièce osseuse n'est distincte des os maxillaires que chez le fœtus. *Voyez* MAXILLAIRE (os). (A. BÉCLARD.)

INTERMÈDE, s. m., *intermedius*. Nom donné à toute substance qui, dans une formule médicinale, est destinée à dissoudre ou à unir certains médicamens. C'est ce qu'on nomme autrement *excipient.*

INTERMISSION ou INTERMITTENCE, s. f. *Intermissio*; indique l'intervalle qui sépare l'apparition de certains phénomènes naturels ou morbides. On dit ainsi, en opposant l'état de veille à l'état de repos, *l'intermittence des fonctions des organes des sens*. On dit encore que le pouls est *intermittent*, pour indiquer l'absence d'une ou de plusieurs pulsations artérielles, sur un nombre déterminé de contractions régulières du cœur. En pathologie, *l'intermittence* indique un état de maladie auquel succède un état de santé ou de repos, après lequel la même affection est reproduite. *L'intermittence* diffère de la *période* en ce que cette dernière expression ne peut s'entendre que des intermittences égales et régulières. Le mot *intermittence* indique exclusivement le temps compris entre la fin d'un accès et l'invasion du suivant; tandis que par *période* on peut entendre tout espace de temps régulier et limité. Aussi cette dernière expression peut-elle être indistinctement appliquée à l'espace de temps compris entre l'invasion d'un premier accès et l'invasion d'un second, ou à un temps limité du cours habituel de certaines maladies continues. Enfin, *l'intermission* ne peut s'entendre que d'un état de repos. (P. R.)

INTERMITTENT, adj. *intermittens;* se dit, en zoonomie, des phénomènes naturels et morbides, des fonctions et des maladies, qui cessent momentanément pour se reproduire ensuite à des intervalles plus ou moins éloignés et plus ou moins réguliers. Toutefois les auteurs ne sont pas d'accord sur les limites dans lesquelles l'acception de ce mot doit être renfermée. Plusieurs s'en servent indistinctement comme du mot *périodique*, quoique cette dernière dénomination ne soit rigoureusement applicable qu'aux maladies intermittentes régulières; la périodicité ne pouvant s'entendre des maladies dont les intervalles n'ont pas de durée déterminée. D'autres veulent que les accès d'une maladie intermittente soient liés entre eux; tandis qu'ils désignent au contraire indistinctement sous le nom de maladies *périodiques* toutes les affections, continues, rémittentes ou intermittentes qui reviennent régulièrement à des époques fixes, dans certaines saisons et sous certaines influences. Et comme on n'avait d'abord donné le nom de maladie *intermittente* qu'aux fièvres quotidienne, tierce, quarte, dont les accès très-rapprochés semblaient liés les uns aux autres par une même cause productrice qui persistait, quoique cachée, pendant l'apyréxie, et que cette dépendance pouvait être difficilement admise pour les retours de certaines maladies séparées par trois, six ou même dix mois d'intervalle et plus, d'autres ont proposé de désigner exclusivement ces dernières sous le nom de *maladies périodiques.* Au reste, tous les auteurs ne sont pas d'accord sur la durée que doit avoir l'intermission pour constituer une maladie *intermittente* ou *périodique.* Les anciens n'admettaient comme fièvres *intermittentes* que les fièvres quotidiennes, tierces ou quartes; Voulonne, moins rigoureux, reconnaît pour telles toutes celles dont les accès ne sont pas séparés par des intervalles plus longs que quatorze jours; mais Sauvages, plus restreint dans l'application de cette mesure arbitraire, bannit des fièvres intermittentes toutes celles qui n'ont pas au moins deux accès dans l'espace de quinze jours. Pour nous, nous avons adopté le mot *intermittent* dans son acception la plus étendue.

§ 2. *Fonctions intermittentes.* — L'intervalle durant lequel l'action de certains organes se trouve naturellement suspendue constitue une véritable *intermittence.* Les actions sensoriales, musculaires, et celles d'expressions volontaires, ne peuvent être produites d'une manière continue; elles réclament du repos, après quelque temps d'exercice. Aussi Bichat vit-il dans l'intermittence d'action un des principaux caractères qui distinguaient les fonctions des organes de *la vie animale* de ceux de *la vie organique.* Ce fut même d'après ces idées qu'il exposa la théorie du sommeil dans ses *Recherches sur la vie et la mort.* Cette intermittence obligée des fonctions des organes de la sensibilité et de la locomotilité partage la vie de relation des animaux en deux états; l'état de veille, dans lequel l'animal peut mettre en jeu ses facultés; et l'état de sommeil, dans lequel elles sont irrésistiblement suspendues. Il paraît certain, au contraire, que la plupart des organes de la vie assimilatrice, tels que les poumons, le foie, le cœur, les reins, etc., sont continuellement en action. Quelques sensations dont l'étude se rattache à celle de la digestion, telles que la faim et la soif, et certaines excrétions, telles que celles l'urine et des matières fécales, sont soumises, il est vrai, à des retours périodiques; mais ces actes rentrent dans les phénomènes de la vie extérieure. Cependant M. Broussais et plusieurs médecins formés à son école ont regardé la digestion comme une fonction éminemment intermittente : ils ont loué Reil d'avoir admis l'intermittence de la nutrition, peut-être par cela même qu'ils plaçaient le siége de la fièvre d'accès dans l'estomac. Enfin, les fonctions des organes de la génération, nulles dans le premier âge, offrent chez les femmes un exemple remarquable de l'intermittence de certaines fonctions, lors de l'établissement du flux menstruel; phénomène qui a donné lieu à un grand nombre d'hypothèses qu'il n'entre pas dans mon sujet d'exposer.

§ 3. *Maladies intermittentes.* — Si on excepte la fièvre intermittente, l'épilepsie et l'hystérie, à peine trouve-t-on quelques observations particulières sur les *maladies intermittentes* dans les anciens auteurs, dont les connaissances positives ont dû être nécessairement très-bornées en pathologie. Des généralités sur les maladies intermittentes n'ont même présenté de véritable intérêt que lorsque les succès du quinquina sont venus justifier ce singulier rapprochement, dont l'utilité a été mieux appréciée lorsqu'il a porté sur un plus grand nombre d'affections.

On doit considérer comme un premier pas vers l'étude des inflammations, des névralgies et des hémorrhagies intermittentes, les observations de Mercado et de Morton sur les fièvres intermittentes accompagnées de *symptômes insolites* plus ou moins graves. Elles établissaient en effet, que certains phénomènes autres que ceux des accès (*douleurs névralgiques de la face, des tempes; douleurs rhumatismales, etc.*) pouvaient être intermittens et sans fièvre; et que d'autres symptômes survenaient quelquefois d'une manière intermittente dans le cours des fièvres d'accès (*désordres fonctionels des organes digestifs, de la respiration, etc.*). Il est vrai que les opinions d'alors conduisirent Morton à considérer ces névralgies, ces rhumatismes intermittens, et les lésions plus ou moins graves qui compliquent la fièvre d'accès, comme des *formes déguisées* de cette maladie; mais Torti observa judicieusement plus tard que cette singulière interprétation ne pouvait être appliquée aux névralgies et aux rhumatismes intermittens, indépendans de toute complication. En reproduisant les observations de Mercado et de Morton, Torti les étaya de quelques faits analogues déjà recueillis par Sennert, Saxonia, Mercurialis, Sydenham, etc., et d'un plus grand nombre d'autres qu'il avait lui-même rassemblés ou qui lui furent communiqués. Il désigna sous le nom de *fièvres intermittentes pernicieuses* celles dans lesquelles des symptômes plus ou moins graves *s'associaient* aux accès, et les rendaient promptement mortels; enfin il insista sur les avantages du quinquina dans le traitement de quelques autres maladies intermittentes. Des observations analogues ne tardèrent pas à être recueillies. Guzman Galeazzi fit voir, entre autres, que des asthmes, des choléra-morbus et autres accidens cédaient à l'emploi du quinquina, *lorsqu'ils étaient joints à une fièvre intermittente*. Storck, Huxham, Paul Gottl. Werlhof, adoptèrent les opinions de Morton sur les maladies périodiques, qu'ils regardèrent comme des fièvres d'accès déguisées. Lautter, qui en a recueilli plusieurs exemples remarquables, et Dehaen qui, le premier, eut l'idée de diviser ces maladies en *pyrétiques* et en *apyrétiques*, partagèrent aussi cette opinion. Enfin Casimir Médicus envisagea les maladies intermittentes *non fébriles* d'une manière générale; et, malgré les défauts trop évidens de sa classification, fondée uniquement sur des symptômes, son ouvrage fut favorablement accueilli. Depuis cette époque, MM. Valentin, Arloing, Peysson, etc., ont publié un certain nombre d'observations de névralgies, d'inflammations et d'hémorrhagies intermittentes. Plus récemment M. Broussais et ses élèves ont assuré avoir observé fréquemment des inflammations, et en particulier des gastro-entérites intermittentes. L'un d'eux, M. Mongellaz, a rattaché toutes les maladies de ce type à quatre classes : 1° les irritations intermittentes *inflammatoires*, ayant leur siége dans le système capillaire sanguin; 2° les *hémorrhagiques*, qui attaquent le même système, mais qui présentent de plus une effusion sanguine plus ou moins considérable; 3° les *sub-inflammatoires* ou *lymphatiques*, qui ont spécialement leur siége dans le système blanc ou lymphatique, absorbant, excréteur, etc.; 4° enfin les *nerveuses*, qui portent le nom du système qu'elles affectent. Quel que soit le mérite de cette division, que Marandel avait proposée, l'auteur qui l'a reproduite me paraît avoir eu trop d'égards pour le titre des observations particulières, et n'avoir pas mis assez de sévérité dans leur choix et dans leur classification. Il rapporte, en effet, comme intermittentes des phlegmasies *continues*, accompagnées de lésions et de phénomènes sympathiques intermittens; la classe des *sub-inflammations* est composée d'élémens hétérogènes; l'intermittence d'action des organes digestifs est évidemment exagérée par M. Mongellaz; celle des fonctions du système nerveux légèrement indiquée; ce qui l'a conduit à avancer cette singulière proposition : « que les phlegmasies intermittentes sont, de toutes les maladies intermittentes, les plus fréquentes, et que les irritations gastriques et intestinales sont à elles seules plus fréquentes que toutes les autres irritations intermittentes réunies. »

§ 4. C'est surtout lorsqu'on consulte les matériaux publiés sur les maladies intermittentes qu'il faut se tenir en garde contre l'impression que produit toujours, au moins au premier abord, le titre d'une observation particulière. Aussi, avant de classer ces matériaux et de les comparer avec ceux que nous avions nous-même recueillis, avons-nous dû relire, avec le plus grand soin, les observations publiées sur ce point intéressant de pathologie. Ce travail préliminaire nous a conduit à rejeter d'abord toutes celles qui, faute de détails nécessaires propres à en attester l'exactitude et à en décéler le caractère, ne pouvaient être jugées et classées ; telles sont les *nœuds* périodiques de Lentilius; les *battemens* périodiques de Gabrielli; *l'enflure* périodique dont parle Ch. Lepois; les *apoplexies* intermittentes quotidiennes de Hoffmann; les *assoupissemens* intermittens de Hellwig; le *mutisme* périodique et la *toux* suffocante intermittente de Galeazzi; la *toux* quotidienne dont parle Ridley, et la toux double-tierce de Franz Home, ou quarte de Storck, etc.; l'*ictère* intermittent avec type quintane dont il est fait mention dans la collection de Breslaw, 1730, etc.

Nous avons dû également rejeter toutes les maladies *continues* qui ont été prises pour des affections intermittentes, par cela seul qu'elles étaient accompagnées de rémissions et d'exacerbations périodiques; telle est la deuxième espèce de la fièvre *péripneumonique intermittente* de Sarcone; et celles encore que les auteurs n'ont indiquées comme intermittentes que parce qu'ils ont confondu les maladies primitives avec les lésions qu'elles suscitent, appellant ainsi *intermittentes* des urétrites, des néphrites évidemment continues, par cela seul qu'elles donnaient lieu à une fièvre d'accès symptomatique. Une maladie du poumon, de l'estomac, de l'urètre, n'est réellement intermittente que lorsque les désordres fonctionnels de ces organes se présentent eux-mêmes sous ce type; l'intermission des phénomènes morbides généraux ne peut s'appliquer qu'aux lésions sympathiques qu'ils représentent. Ces dernières peuvent être intermittentes, lors même qu'elles sont provoquées par une affection continue; et ce n'est pas sans étonnement qu'on a vu M. Broussais et plusieurs de ses élèves méconnaître l'importance d'une observation physiologique aussi simple et aussi fondée.

Il est aussi des maladies qu'on ne peut pas aujourd'hui regarder comme intermittentes, quoiqu'on donne vulgairement le nom d'*accès* aux paroxysmes éloignés et irréguliers qu'elles présentent. Telles sont les exacerbations des maladies du cœur, les paroxysmes de l'éléphantiasis des Arabes, etc. D'autres affections continues, qui apparaissent assez régulièrement à certaines époques de l'année, ne doivent pas être non plus confondues avec les autres maladies intermittentes. De quelle utilité serait, en effet, un rapprochement forcé entre les maladies annuelles ou des saisons déjà notées par Hippocrate et par Avicenne, avec les fièvres d'accès, l'épilepsie, l'hystérie, etc.?

§ 5. Après avoir élagué les faits incomplets ou mal interprétés, nous sommes arrivés à ce résultat, que, si un grand nombre de maladies ont été observées sous le type intermittent, la plupart d'entre elles appartiennent aux *névroses*, plusieurs aux *hémorrhagies* et aux *inflammations*, et un petit nombre aux *hydropisies* ou à des *flux* dont la nature et le mode de production, encore inconnus, ne peuvent être déterminés que par des recherches ultérieures. Toutes les maladies qui appartiennent à ces différentes classes n'ont pas été observées avec le type intermittent; plusieurs altérations, considérées comme des terminaisons de ces diverses affections, se montrent même constamment sous le type continu.

§ 6. Les maladies intermittentes n'ont qu'un caractère commun, leur apparition sous forme d'*accès*. Les expressions physiologiques individuelles de ces maladies sont même très-variables, puisqu'elles peuvent être primitives ou consécutives à d'autres affections auxquelles elles s'associent. Le nombre et la durée des accès ne peuvent être rigoureusement calculés pour aucune d'elles.

§ 7. Dans les maladies intermittentes *idiopathiques*, *primitives*, non *compliquées*, l'intermittence est complète, ou diffère peu de l'état de santé. C'est ce qu'on observe dans plusieurs névroses, dans la fièvre intermittente simple, l'hystérie, l'épilepsie et les névralgies. Quelquefois cependant l'intervalle des accès présente plusieurs phénomènes consécutifs propres à faire soupçonner leur existence antérieure. L'épileptique est parfois reconnaissable à son air égaré, stupide, ou profondément mélancolique; l'expression douloureuse de la face survit assez constamment à certains accès de névralgie faciale. Outre ces empreintes que la maladie laisse dans les organes affectés, on observe encore quelques phénomènes généraux dont l'importance a été exagérée. Personne en effet ne croit aujourd'hui, avec Sydenham, Boerhaave, Medicus, etc., qu'un sédiment briqueté dans l'urine indique toujours la fin d'un accès et le retour d'un accès prochain, et surtout que ce phénomène soit le signe caractéristique d'une fièvre d'accès ou d'une maladie intermittente régulière.

§ 8. Les maladies intermittentes *compliquées* d'une ou de plusieurs affections continues qui les ont précédées ou suivies présentent au contraire, entre les accès, des phénomènes qui en sont indépendans; ils appartiennent aux complications, et sont plus ou moins graves suivant les lésions et les organes qui les produisent.

§ 9. Un grand nombre d'auteurs ont pensé que les maladies intermittentes étaient en partie maintenues dans l'intervalle des attaques, et que les accès ne devaient point être considérés comme absolument indépendans les uns des autres. (Voulonne, Senac, M. Georget, etc.) A l'appui de cette opinion on a cité ce fait remarquable, que, lorsque des accès réguliers dans leur apparition venaient à être momentanément supprimés par une médication quelconque, ils reparaissaient, en général, précisément au même jour où ils se seraient manifestés s'ils n'avaient pas été interrompus. Cette dépendance parait exister surtout entre les accès de certaines névroses, telles que la fièvre intermittente, l'hystérie et l'épilepsie, qui ne se montrent jamais sous la forme continue. On a objecté, dans ces derniers temps, que cette dépendance supposait un nombre d'accès déterminé; qu'il était difficile d'admettre une liaison entre des attaques qui avaient lieu tous les dix, tous les quinze jours ou même tous les mois; que chaque accès avait sa cause, quoiqu'elle fût souvent difficile ou impossible à assigner; enfin qu'un accès constituait une maladie complète: mais ces assertions n'expliquent à leur tour, ni la résistance déplorable de l'épilepsie aux moyens curatifs, ni la persistance des accès d'une fièvre intermittente hors du théâtre de l'épidémie où elle a été contractée, etc.

§ 10. L'imagination des médecins s'est beaucoup exercée sur le phénomène de l'intermittence. Pythagore expliquait celle des fonctions par les nombres harmoniques; Darwin l'attribue au mouvement continuel de composition et de décomposition du corps, et aux retours périodiques de la veille et du sommeil.

Reil rattache l'intermittence des maladies à celle des fonctions et à celle des phénomènes de la nature. Plus judicieux, le docteur Roche attribue l'intermittence des effets à l'intermittence d'action de causes manifestes ou occultes qui les produisent. Jackson, Gillespi, Balfour, R. Mead, accusent l'influence lunaire; d'autres le mouvement périodique du globe (Werlhof); d'autres expliquent ce phénomène par les alternatives d'action du jour et de la nuit, de la nouvelle et de la pleine lune, des équinoxes et des solstices, de la direction des vents (R. Mead), ou par l'influence des attitudes variées du corps pendant le sommeil et la veille (V. Bally), par la périodicité même de l'action des excitans extérieurs, par les variations du froid et du chaud, de la lumière et de l'obscurité, etc. Chaque maladie intermittente a été expliquée par l'une de ces causes, ou par des influences tout-à-fait imaginaires. Les accès de fièvre, par exemple, ont été tour à tour attribués à de petits foyers fébriles dans l'abdomen, à des altérations du sang, du fluide pancréatique, de la bile, etc.; à l'habitude contractée après le premier ou le deuxième accès; à une certaine aptitude à reproduire les mêmes actes, semblable à celle de notre esprit lorsqu'il retrace les objets absens (Dr Pariset): à une vapeur oxygénée accumulée dans le système nerveux (Ackerman), ou à une matière morbifique, qui se déchargent dans l'accès pour se reproduire ensuite; à la fermentation d'un levain fébrile avec les humeurs animales, etc.... Les *types* ont été expliqués par le siége des petits foyers fébriles, par l'inégale subtilité des humeurs affectées;.... et les *heures* des accès par celle du déjeuner. (Stahl.).....

§ 11. On a aussi beaucoup discuté, dans ces derniers temps, pour savoir si le type intermittent devait être considéré en pathologie comme primitif ou secondaire. Il est vrai que la discussion a été presque étrangère aux inflammations, aux hémorrhagies et aux névralgies, qu'on a toujours classées d'après leur siége et leur nature, quel que soit le type sous lequel elles se soient présentées. Cette polémique a porté presque exclusivement sur les fièvres et la fièvre intermittente. L'auteur de cet article, pensant que cette dernière maladie ne se montre réellement, comme l'épilepsie et l'hystérie, que sous le type intermittent, ne discutera pas aujourd'hui pour savoir s'il faut la rattacher à une forme continue. Comme cette opinion sur le caractère de la fièvre intermittente n'était pas admise lors des débats élevés entre les pyrétologistes, plusieurs médecins observateurs, que la *nosographie philosophique* n'avait pu convaincre, se bornèrent à soutenir que la fièvre intermittente était *très-distincte* des fièvres continues, et que le *type* constituait, *dans ce cas*, une différence fondamentale et très-tranchée. Leur opinion était fondée; car il y a autant de différence entre la fièvre intermittente et les entités connues sous le nom de *fièvres continues* qu'entre les objets les plus dissemblables. Cependant les antagonistes de M. Pinel succombèrent, parce que leur argument était mauvais. Ce professeur célèbre fit six espèces artificielles de fièvres intermittentes, qu'il rattacha à chacun de ses six ordres de fièvres continues: ce faux rapprochement fut généralement admis, et l'école de M. Broussais l'a signalé, plus tard, comme un service important rendu à la science.

§ 12. *Névroses intermittentes.* — De toutes les maladies intermittentes, les névroses sont sans contredit les plus fréquentes. Cette particularité tient peut-être à ce que les organes de la sensibilité sont eux-mêmes, dans l'exercice libre et régulier de leurs fonctions, soumis à une intermittence journalière voulue par la nature, et nécessaire à l'entretien de leur activité et de leur énergie. Les névroses se montrent même plus fréquemment sous le type intermittent que sous le type continu; quelques-unes, telles que l'épilepsie, l'hystérie et la fièvre intermittente, se manifestent toujours par *accès*. La manie et l'hypochondrie ont constamment des intervalles de lucidité, bien plus remarquables encore dans la mélancolie. La chorée, l'éclampsie, et même le tétanos, se déclarent parfois avec le type intermittent. S'il y a quelques névralgies continues, on en observe un grand nombre d'autres qui sont intermittentes, atypiques ou régulières. Les *accès* d'asthme et d'angine de poitrine, ceux de coqueluche, paraissent encore à plusieurs médecins être, à leur début, des névroses qui se compliquent, après un certain nombre d'attaques, avec des phlegmasies ou d'autres altérations consécutives. Ne devant pas présenter de généralités sur ces diverses affections, nous ferons remarquer seulement qu'on observe plus de régularité dans les accès des névralgies et de la fièvre intermittente (*névrose cérébro-spinale*) que dans ceux des autres névroses, dont nous aurons soin d'ailleurs d'étudier plus loin les analogies et les différences.

§ 13. *Fièvre intermittente.* — Nous avons prouvé dans un

autre article que les groupes de symptômes connus sous le nom de *fièvres continues essentielles* étaient faux, arbitraires, et nés du rapprochement de faits dissemblables, et nous avons conclu des recherches et de l'examen auquel nous nous étions livrés, M. Coutanceau et moi, que ces groupes ne devaient plus désormais être reproduits dans les cadres nosologiques. La fièvre intermittente est, au contraire, selon moi, une maladie réelle, une lésion distincte, dont l'expression physiologique a été en général fidèlement assignée. Je démontrerai que les symptômes qui caractérisent cette maladie sont produits par une lésion de la portion cérébro-spinale du système nerveux; que, semblable à plusieurs autres affections locales de ce système, la fièvre intermittente se produit par *accès* et n'existe jamais sous le type continu; que, dans les observations présentées comme exprimant la transformation de la fièvre intermittente en fièvre continue, il est toujours facile de reconnaître l'association d'une ou de plusieurs phlegmasies continues dont les symptômes ne sont plus ceux qui caractérisaient la fièvre intermittente primitive; que cette dernière peut disparaître, et même être remplacée par des affections secondaires dans leur apparition; que la *continuité* des accidens, dans les fièvres intermittentes, n'a lieu que dans les cas rares où ces accès semblent se toucher et se confondre, et qui, pour cela, n'en sont pas moins des *fièvres d'accès* (*fièvres intermittentes subintrantes*); que les phénomènes de ces accès, constans et réguliers dans leur manifestation, ne peuvent être confondus avec les groupes artificiels et variables, avec les entités connues sous le nom de *fièvres continues*. Aussi la dénomination de *fièvre intermittente* me paraît-elle d'autant plus vicieuse, qu'elle consacre un faux rapprochement. Au reste, j'aurai soin d'étayer ces assertions de faits nombreux, à l'aide desquels j'établirai également : que la fièvre intermittente est une maladie locale et tout-à-fait distincte des phlegmasies thorachiques et abdominales, et en particulier de la gastro-entérite; qu'elle peut être, comme toutes les maladies, primitive ou consécutive à une autre affection : qu'ainsi elle peut être précédée, accompagnée, et plus souvent suivie d'inflammation des organes digestifs ou de ceux de la respiration; qu'elle peut également se compliquer avec des névralgies de la face et des membres, avec des hémorrhagies nasales, utérines, etc. Un nouvel examen des observations publiées par nos auteurs classiques sur les *fièvres pernicieuses* me mettra à même de prouver encore qu'on a rapporté indistinctement sous ce nom des exemples de phlegmasies continues des viscères qui présentaient des rémissions et des exacerbations périodiques, un petit nombre de cas de phlegmasies intermittentes, et plusieurs observations de névralgies du même type; que cependant le plus grand nombre des faits auquel ce titre a été imposé offre le tableau non équivoque de *complications* variées de la fièvre intermittente avec des lésions des principaux viscères; que c'est faute d'avoir médité et analysé ces observations particulières que les pyrétologistes ont regardé les fièvres intermittentes pernicieuses comme le type des maladies *simples et essentielles*, et que c'est également ce défaut d'examen qui a conduit l'école de M. Broussais à avancer que les fièvres pernicieuses n'étaient que des phlegmasies intermittentes. Nous établirons enfin que le traitement de la fièvre intermittente et des fièvres pernicieuses, ou plutôt des maladies complexes qu'on a décrites sous ce nom, toujours en opposition avec les idées théoriques de M. Broussais et de ses élèves, est compatible avec les opinions que nous avons déjà professées et que nous reproduirons dans cet article.

§ 14. Consultez les auteurs qui ont écrit sur la pathologie, et vous verrez de suite que les différences énormes qui séparent la fièvre intermittente de ce qu'on appelait les fièvres continues ont été aperçues dès la plus haute antiquité. Dans ces derniers temps, deux observateurs célèbres, Cullen et P. Frank, se sont attachés à les faire ressortir. Ces différences paraissent surtout très-tranchées lorsqu'on consulte les observations particulières, et qu'on a soin de ne pas établir ce rapprochement entre des cas complexes. En effet, quelques espèces de fièvres intermittentes admises par plusieurs auteurs, telles que l'*inflammatoire*, la *gastrique*, la *muqueuse*, l'*adynamique*, l'*ataxique*, etc., ont une ressemblance d'autant plus frappante avec une fièvre continue, que la fièvre d'accès se trouve alors associée à des phlegmasies qu'on a décrites sous le nom de *fièvres continues*. Ces observations, qui rappellent des états morbides complexes, ne sont pas plus propres à être employées à l'exposé des caractères généraux de la fièvre intermittente que les complications de la péripneumonie, par exemple, avec la péritonite, la gastroentérite, la cystite, etc., ne le seraient elles-mêmes à donner une idée nette des signes caractéristiques de l'inflammation des poumons. Mais il est des faits d'un autre ordre que des expressions symptomatiques semblables invitent à rapprocher les uns des autres : ils sont intitulés, dans les auteurs, *fièvre intermittente simple*, *franche*, *légitime*, etc., et n'offrent que les phénomènes inséparables des accès. Il ne faudrait pas croire cependant que cette dénomination a toujours été bien appliquée, car on a désigné sous ce nom des complications de la fièvre intermittente avec des inflammations méconnues des organes digestifs et des poumons. Les caractères de la fièvre intermittente ne doivent donc être puisés que dans des observations bien avérées, prises dans cet ordre de faits : nous ferons mention des autres en parlant des complications de cette maladie.

§ 15. J'ai plusieurs fois observé la fièvre intermittente dans cet état de simplicité. P. Frank est, de tous les auteurs, celui qui en a donné la description la plus exacte sous le nom de *fièvre périodique intermittente légitime nerveuse*, et il l'a assez bien désignée lorsqu'il a dit *que c'était à ce genre que toutes les autres fièvres intermittentes devaient être ramenées, avant d'employer les fébrifuges*. La fièvre intermittente nerveuse de Selle, caractérisée par l'absence de toute complication inflammatoire, bilieuse, muqueuse, etc., me paraît devoir être également rattachée à cet état morbide, qui, suivant la remarque judicieuse de cet auteur, diffère non-seulement par le type, mais encore par sa nature, des fièvres continues, ou, pour parler plus exactement, des phlegmasies qu'on a confusément décrites sous ce nom. On doit aussi à M. Fizeau plusieurs exemples de fièvre intermittente simple ou primitive. Il les a rapportés sous le nom singulier de *fièvres quotidiennes qu'on ne peut rattacher à aucun des ordres de fièvres continues* de M. Pinel (*Obs.* 1, 2, 3, 4, 5 et 6), et sous celui de *fièvre quarte simple* (*Obs.* 1, 2 et 3), dans ses *Recherches et Observations pour servir à l'histoire des fièvres intermittentes* (in-8°. Paris 1803). M. Broussais lui-même (*Histoire des Phlegmasies chroniques*, tome II, p. 589, édition de 1824) fut conduit par l'observation à admettre l'existence de cette fièvre intermittente simple. Arrivé à Nimègue en 1805, pays sain et peu marécageux, je n'y rencontrai, dit-il, que des intermittentes *simples*, qui d'ailleurs, existant chez des sujets bien nourris et non épuisés par la fatigue, se montrèrent rarement rebelles, et cédèrent aux amers ou à une légère dose de quinquina, avec une facilité bien satisfaisante pour le médecin. Pendant tout un printemps, je ne trouvai que trois fièvres rebelles au quinquina. A Vourduc, où je recevais les malades du camp de Zeist, dans la saison la plus chaude de l'année, même facilité pour la cure de fièvres intermittentes. Dans un autre passage, cet auteur alla jusqu'à avancer que quelques malades étaient tellement usés par la répétition des accès, qu'ils y succombaient sans que l'examen de leur cadavre fît apercevoir aucune phlogose et sans dilatation du cœur. Il est vrai que M. Broussais conteste l'existence des fièvres intermittentes dans son *Examen des Doctrines*. Mais les faits publiés dans l'*Histoire des Phlegmasies chroniques* ne peuvent être entièrement infirmés par les assertions hasardées qu'on rencontre trop souvent dans l'ouvrage polémique dont nous venons de parler.

§ 16. Comme la fièvre intermittente était, pour ainsi dire, une pierre d'achoppement pour les opinions émises par M. Broussais dans ses cours ou dans son *Examen*, plusieurs médecins formés à son école ont préféré contester l'existence de cette maladie que de discuter les observations particulières qui en avaient été publiées. Ils ont avancé, ce qui est tout-à-fait inexact, que les accès étaient toujours accompagnés de désordres fonctionnels des organes digestifs, tels qu'*inappétence*, *dégoût*, *envies de vomir*, *vomissemens*, *soif vive*, *sensibilité* ou *douleur à l'épigastre*. Ils se sont même étayés d'une assertion de M. Pinel, qui, en contestant l'existence de la fièvre intermittente primitive, incompatible avec sa classification, commit une double erreur, puisqu'il avança que cette maladie ne se présentait jamais avec ce caractère de simplicité qu'après une longue durée, ce qui, en général, est contraire à l'observation, la répétition des accès étant une des causes les plus fréquentes des complications de la fièvre intermittente. Les opinions de M. Pinel et des élèves de M. Broussais ont été partagées sur ce point par M. Boisseau, qui regarde la fièvre intermittente simple ou légitime comme un *être abstrait*; reproche plus applicable, ainsi que nous l'avons prouvé (*voyez* FIÈVRE), aux groupes symptomatiques des fièvres continues, que cet auteur a reproduits d'après la nosographie philosophique, et qu'il a commentés en médecin physiologiste.

La fièvre intermittente se montre ordinairement dans cet état de simplicité à son début, lorsqu'elle se développe, dans une épidémie, chez des sujets dont la santé était intacte au moment de son invasion; elle se présente alors avec les caractères suivans, sous la forme d'accès plus ou moins rapprochés, et le plus ordinairement sous le type tierce.

§ 17. *Caractères physiologiques de la fièvre intermittente* — L'accès d'une fièvre intermittente offre ordinairement *trois stades*, dont le développement est régulier et successif.

§ 18. Le froid ou frisson caractérise principalement le premier stade. L'invasion des accès (*tempus exhorrescentiæ*, Sydenham) est marqué par une sorte de compression qui frappe rapidement ou par degrés toute la surface du corps. Quelques fébricitans n'éprouvent qu'un refroidissement léger; chez d'autres le froid est plus vif et produit la saillie des bulbes des poils et une sorte de frémissement de la peau (*chair de poule*, *horripilation*); souvent il est très-intense dès le début, persiste quelque temps au même degré, ou n'est que passager. Le plus ordinairement il commence par les pieds, les mains, le dos, le visage, les lombes, les genoux, etc.; et de là il gagne rapidement les autres parties. Quelquefois il frappe simultanément toute la surface du corps. Dans le plus grand nombre des cas, quelle que soit la manière dont il ait commencé, le froid finit par devenir général, ou du moins, s'il n'occupe pas à la fois toutes les parties, il se fait sentir successivement dans chacune d'elles. Plusieurs malades trouvent à ce froid morbide quelque chose de piquant; il semble à d'autres qu'on applique des morceaux de glace à la surface de leur corps. Le froid est communément appréciable au toucher; mais, dans quelques cas où le malade accuse un froid très-vif, on ne reconnaît aucune diminution dans la chaleur de la peau.

La durée moyenne du frisson est d'une demi-heure à une heure, et plus rarement de cinq à six heures. Lors des premiers et des derniers accès, il peut être si passager et si peu intense, qu'il échappe à l'observation. D'autres phénomènes accompagnent le frisson : la peau devient pâle ou livide, principalement aux ailes du nez, aux pommettes et à l'extrémité des doigts. Chez quelques sujets elle est parsemée de marbrures, de taches rougeâtres ou bleuâtres, semblables à celles qu'on observe en hiver sur les mains des personnes saines surprises par le froid.

Lorsque le frisson est intense, la tête est ramenée vers le sommet du thorax, les yeux sont hagards, les mâchoires serrées les unes contre les autres; la poitrine est saillante, le ventre rentré, et les muscles droits abdominaux se dessinent sous la peau; les membres sont fléchis, et rapprochés du tronc pour être réchauffés et pour réprimer les secousses convulsives dont ils sont agités; ce tremblement, quelquefois nul ou peu marqué, peut offrir une telle intensité, qu'il est impossible alors aux malades de se tenir debout, ni même assis; on voit trembler le lit sur lequel ils sont couchés; quelquefois on entend des craquemens dans les jointures, et les dents se heurtent avec un bruit et une violence telles, que quelques-unes ont pu être brisées. Dans d'autres cas, les malades sont dans un état de rigidité presque tétanique, et l'on n'observe qu'un tremblement obscur; la voix est altérée et difficilement articulée; le malade accuse des douleurs contusives dans les membres, des déchiremens ou des élancemens insupportables dans les lombes ou dans les jambes, et souvent un picotement incommode dans une portion ou dans toute l'étendue de la peau. Les pulsations artérielles sont petites, fréquentes et inégales, les veines sous-cutanées se désemplissent, la transpiration cutanée est suspendue, l'urine excrétée est limpide et rare, à moins qu'elle n'ait été sécrétée avant l'accès.

§ 19. Le frisson diminue peu à peu pour être remplacé par une *chaleur* morbide. Ce passage du frisson à la chaleur, le plus souvent gradué et insensible, est quelquefois rapide. Le plus ordinairement il existe entre les deux stades un espace de quelques minutes, d'un quart d'heure, et même plus, pendant lequel le malade n'a plus froid et n'a pas encore chaud.

La chaleur, principal symptôme de ce second stade, se présente, comme le frisson, avec des modifications très-variées. C'est ordinairement à la tête ou à l'épigastre, quelquefois aux pieds, qu'elle se fait d'abord sentir: de là elle s'étend progressivement vers les autres parties avec plus ou moins de rapidité; en un instant elle occupe tout le corps, ou elle ne gagne les autres régions qu'avec lenteur. D'abord légère, elle acquiert graduellement plus d'intensité, et presque toujours devient générale. Cependant quelques malades éprouvent encore un froid intérieur, alors même que la chaleur est déjà considérable à la peau.

Sous le rapport de l'intensité, elle offre tous les degrés compris entre une légère sensation de chaud et une ardeur brûlante : ce n'est souvent qu'une sensation propre au malade, et que le médecin ne peut apprécier. Cette chaleur peut être douce, âcre, incommode, ou accompagnée d'un soulagement marqué : souvent sèche au commencement du stade, elle devient humide à sa fin.

A mesure que la chaleur s'établit, la saillie des bulbes des poils disparaît, le tremblement cesse, la peau prend une teinte rouge plus animée à la face que partout ailleurs ; à la diminution réelle du volume du corps succède une légère tuméfaction. Les malades, qui jusqu'alors étaient restés immobiles, se retournent et s'agitent pour trouver une attitude plus commode, ou pour diminuer le malaise et la chaleur qu'ils éprouvent.

La soif se déclare ou augmente avec la chaleur ; la bouche et le gosier sont ordinairement le siége d'une sensation de sécheresse; la respiration cesse d'être difficile, l'haleine devient chaude; quelquefois la chaleur est déjà considérable que le pouls n'a pas encore acquis d'ampleur et une plus grande fréquence. Les battemens des artères temporales sont souvent très-marqués. La peau devient douce au toucher, et quelquefois un peu humide: l'urine sécrétée pendant ce stade est d'autant plus rouge que la chaleur a existé plus long-temps. La durée de ce stade varie depuis quinze à vingt minutes jusqu'à plusieurs heures. Lorsque le frisson est léger et que le malade ne se couche pas, il arrive quelquefois que le stade de la chaleur manque presque entièrement.

§ 20. A ce stade succède, en général, celui de la *sueur;* celle-ci peut consister seulement en une faible moiteur, ou être abondante au point d'humecter en grande partie le lit sur lequel le malade est couché.

La sueur, d'abord légère, augmente par degrés, et cesse peu à peu avec l'accès; elle se montre d'abord à la tête, ensuite sur le devant de la poitrine, au dos, à la partie supérieure et interne des cuisses, et finit par occuper toute la surface du corps.

Presque toujours générale dans les fièvres intermittentes simples, ou seulement plus prononcée sur la poitrine ou le bas-ventre, elle est souvent partielle lorsqu'elles sont consécutives à une inflammation thorachique ou abdominale, etc. Au début, chaude, ténue ou incolore, elle est quelquefois visqueuse et jaunâtre, très-rarement froide. Son odeur, presque toujours aigre et analogue à celle du levain, quelquefois douceâtre ou semblable à celle qui a lieu dans l'état de santé, plus rarement fétide, n'est jamais caractéristique.

Lorsque la sueur commence, la plupart des phénomènes morbides diminuent d'intensité, la respiration devient plus libre, et le corps plus tranquille; la soif, la chaleur, la céphalalgie diminuent; le pouls est plus souple; l'urine, très-foncée, dépose, en se refroidissant, un sédiment épais semblable à de la brique pilée, que plusieurs médecins ont considéré comme un des signes pathognomoniques des fièvres intermittentes.

La durée de ce stade, variable comme celle du frisson et de la chaleur, se prolonge rarement au delà de trois ou quatre heures.

§ 21. La durée et l'intensité de chacun de ces trois stades peuvent être inégales; à un frisson léger succède quelquefois une chaleur très-forte, et à une chaleur excessive une sueur modérée. Il est rare que le mal de tête soit violent, et qu'il persiste après l'accès terminé; quelquefois même, pendant le second stade, le malade s'endort d'un sommeil tranquille.

§ 22. A l'accès succède un état de repos auquel on donne le nom d'*intermission* ou d'*apyrexie*. Souvent il ne reste qu'un peu de fatigue qui se dissipe dans l'espace de quelques heures. Un petit nombre de malades éprouvent de la faiblesse ou de la fatigue dans les membres, et particulièrement dans les hanches et dans les cuisses. En général, plus l'intermittence est longue, plus l'état du malade se rapproche de l'état de santé; aussi les fonctions se rétablissent-elles plus complétement dans l'apyrexie des fièvres qui reparaissent de trois en trois jours, que dans celles dont les accès reviennent de deux jours l'un, et à plus forte raison tous les jours.

§ 23. La fièvre intermittente se montre sous différens types. Lorsque les accès reviennent tous les jours, la fièvre est dite *quotidienne*; lorsqu'un jour entier la sépare, elle est *tierce*; lorsqu'ils ne se montrent point pendant deux jours, elle est *quarte*. Des accès quotidiens revenant à des heures différentes, ou différens sous le rapport de l'intensité, de la durée, etc., mais se correspondant tous les deux jours, forment une *tierce doublée*. La fièvre est *triple*, lorsqu'il y a deux accès tous les deux jours, et un seul dans le jour intercalaire. On a été jusqu'à admettre une *quadruple tierce*, caractérisée par deux accès chaque jour.

Un accès le premier, le deuxième et le quatrième jour, correspondant à un accès survenu quatre jours auparavant, caractérise la fièvre *double quarte*; trois accès de quatre en quatre jours caractérisent la *quarte triplée*. La *quotidienne* peut être *double*, et même *triple*. Quelques auteurs rapportent un très-petit nombre d'exemples de fièvres intermittentes *quintanes*, *sextanes*, *hebdomadaires*, *octoanes*, *nonanes*, *décimales*, *quatuordécimales*, *quindécimales*, *mensuelles*, *bimensuelles*, *trimestrielles*, *annuelles*. Je n'ai jamais observé de faits semblables, et ceux que rapportent ou que citent les auteurs sont loin de mériter une confiance absolue. Il est plus ordinaire de voir les accès revenir à des époques indéterminées, ce qui constitue la fièvre intermittente irrégulière erratique ou atypique, qui est presque toujours symptomatique de phlegmasies thorachiques, abdominales, etc. Enfin, lorsque les accès d'une fièvre quotidienne, double tierce, ou triple quarte, sont tellement rapprochés, que l'un finit à peine que l'autre commence, cette fièvre prend le nom de *subintrante*.

§ 24. Tous ces différens types peuvent alterner entre eux. On voit quelquefois les doubles tierces, les quartes, les tierces même, devenir quotidiennes, et toutes ces fièvres peuvent être remplacées par des phlegmasies des organes digestifs ou de la respiration à *phénomènes morbides continus*, ou s'allier à ces dernières. On dit alors vulgairement que la fièvre intermittente devient continue.

§ 25. Les accès se manifestent ordinairement le matin dans les fièvres quotidiennes, à midi dans les fièvres tierces, les plus fréquentes de toutes, et l'après-midi dans les fièvres quartes; leur durée est plus longue dans les premières que dans les secondes, et dans celles-ci que dans les dernières. Le froid est ordinairement moins prolongé dans les quotidiennes; la chaleur est humide et peu forte, la soif moindre que dans les autres. Le froid est plus prolongé dans les quartes que dans les quotidiennes, et moins violent que dans les tierces. Le malade éprouve un sentiment général de constriction; la chaleur est douce, mais sèche, la sueur modérée; mais toutes ces différences sont loin d'être constantes. La fièvre tierce est la moins opiniâtre de toutes, la quarte celle qui dure le plus long-temps; la première cesse souvent spontanément après quatre, cinq, sept, neuf ou douze accès. La dernière se prolonge fréquemment pendant des mois entiers; la quotidienne tient le milieu pour la durée entre l'une et l'autre. La fièvre tierce et la fièvre quotidienne se montrent de préférence au printemps chez les adultes; la quarte se manifeste le plus souvent en automne chez les sujets en bas âge, lymphatiques, et chez les femmes. Le printemps met souvent fin à la fièvre intermittente que l'automne a vue naître, et *vice versâ*.

§ 26. *Complications de la fièvre intermittente.* — Aucun appareil d'organes n'a de connexions sympathiques aussi nombreuses que le système nerveux; modifié par toutes les impressions, il réagit fortement sur les autres tissus lorsqu'il est affecté : aussi l'étude des *complications* de la fièvre intermittente est-elle, sous le rapport théorique et pratique, un des points les plus importans de son histoire.

§ 27. Ces complications ont été méconnues par la plupart des auteurs, et prises pour des maladies simples par les pyrétologistes. Lorsque ces complications survenaient lentement après un grand nombre d'accès, on regardait ces lésions consécutives comme des *terminaisons* variées de la fièvre; on appelait *fausses, non légitimes, obscures*, les fièvres intermittentes qu'une complication antérieure à son développement, ou survenue plus tard à l'insu du médecin, rendait rebelle aux fébrifuges; on nommait *intermittentes pernicieuses* les fièvres dans lesquelles ces complications survenaient tout à coup avec intensité au deuxième, troisième, quatrième, et quelquefois au quatorzième ou quinzième accès : enfin ces cas complexes étaient pour d'autres autant de fièvres *larvées* ou masquées, dénomination qu'on a également appliquée aux névralgies et aux inflammations intermittentes, considérées comme des fièvres déguisées.

§ 28. Une foule de maladies peuvent précéder la fièvre intermittente et provoquer son développement. Nous insisterons plus spécialement sur les affections qui surviennent après un certain nombre d'accès; et il en est qui par leur gravité et leur fréquence méritent une attention toute particulière. Elles se développent en général d'autant plus facilement dans un organe, qu'il a déjà été antérieurement affecté. Aussi M. Coutanceau observa-t-il que dans l'épidémie de Bordeaux, en 1805, une constitution apoplectique ou des apoplexies antérieures (*Obs.* XII) prédisposaient à la fièvre intermittente pernicieuse *soporeuse*, une imagination vive à la *délirante* (*Obs.* III), des maladies antérieures des voies urinaires à la *cystique* (*Obs.* V), des palpitations habituelles à la *carditique* (*Obs.* VI), la turgescence bilieuse et l'embarras gastrique à la *cardialgique* (*Obs.* X), les maladies de poitrine à la *pleurétique* (*Obs.* XI), etc.

§ 29. L'époque à laquelle se déclarent ces complications est extrêmement variable. Dans les fièvres intermittentes peu intenses, c'est ordinairement après quinze ou dix accès, quelquefois dès le cinquième, ou seulement après plusieurs mois, qu'on les observe. C'était en général au troisième accès, *jamais au premier,* que se manifestaient les symptômes pernicieux dans l'épidémie de Bordeaux.

§ 30. Ces complications sont évidentes ou obscures, suivant leur degré d'intensité, leur marche aiguë ou chronique, et l'importance plus ou moins grande de l'organe affecté. Dans tous ces cas on voit survenir de *nouveaux phénomènes*, variables suivant les lésions qui les produisent, et qui, n'existant pas lors des premiers accès, sont par conséquent indépendans de l'affection que ceux-ci caractérisent.

C'est presque toujours dans le stade du frisson que se déclarent ces affections consécutives. D'abord intermittentes, comme les accès qui les ont provoquées, elles peuvent n'éprouver plus tard que de légères rémissions dans l'apyrexie, ou devenir continues, constituer alors par leur gravité la maladie principale, et quelquefois entraîner rapidement la mort.

§ 31. Nous ne reviendrons pas sur ce que nous avons dit dans un autre article des connexions de l'estomac et de l'intestin avec le système nerveux encéphalique (*voyez* ESTOMAC); elles expliquent à la fois l'influence remarquable des inflammations gastro-intestinales sur la production des fièvres d'accès et le développement fréquent de ces mêmes phlegmasies à la suite des fièvres intermittentes.

Cette complication de la fièvre intermittente avec les inflammations aiguës ou chroniques des organes digestifs est, sans contredit, une des plus fréquentes et des plus graves. M. Broussais (*Phlegm. ch.,* tome II, pages 594, 608, 615, 628, 630, 640, 648, 651, etc.; tome III, page 170) en a rapporté plusieurs exemples, au nombre desquels il faut placer la fièvre vermineuse intermittente de cet auteur. M. Pinel en a également publié quelques observations non équivoques dans sa *Médecine clinique*, sous les noms de fièvre intermittente *gastrique*, de fièvre intermittente *muqueuse ;* et M. Fizeau a consigné plusieurs faits analogues dans le tome IX du *Journal de médecine de Corvisart*, sous le titre de fièvre intermittente *adynamique*. Les observations intitulées dans Morton : *Febris simulans vomitionem, diarrheam, colicam ventriculi, cholera morbum, etc.* (*Obs.* I, II, III, IV, V, VI, VII, VIII, XVI); les cas de fièvre pernicieuse *cardialgique*, *colique*, *atrabilaire*, *etc.*, recueillis par Torti, Werlhof, M. Coutanceau, etc., appartiennent encore à cette redoutable complication, qu'elles montrent dans l'état aigu et sous sa forme la plus intense.

§ 32. Les caractères de cette complication, faciles à saisir lorsqu'on observe à la fois un grand nombre de malades, frappèrent M. Broussais pendant son séjour à Udine, en Frioul. Il ne tarda pas à reconnaître qu'à côté des fièvres intermittentes simples qui cédaient facilement au quinquina, il y avait des fébricitans qui ne pouvaient supporter ni les amers ni l'écorce du Pérou. Il s'aperçut bientôt, en outre, que les malades qui entraient à l'hôpital avec la fièvre intermittente et la diarrhée se trouvaient fort mal du quinquina et des boissons amères. La mort frappa même plusieurs d'entre eux, et l'ouverture des cadavres montra à cet observateur distingué, l'estomac, le petit et quelquefois le gros intestin et les poumons plus ou moins enflammés. M. Broussais acquit enfin la certitude que ces cas complexes ne devenaient mortels que par les suites de l'inflammation gastro-intestinale, qu'il fallait détruire ou du moins affaiblir, avant d'attaquer la fièvre intermittente.

§ 33. Si la gastro-entérite a *précédé* la fièvre intermittente, cette inflammation acquiert ordinairement plus d'intensité, par le seul effet de l'accès fébrile; elle persiste ensuite à un plus haut degré dans les intermissions suivantes. Est-elle, au contraire, *consécutive* à la fièvre intermittente, si l'inflammation est légère, elle ne se manifeste d'abord que pendant l'accès, et s'annonce par des symptômes assez obscurs. Dans tout autre cas, suivant le degré de l'inflammation, on voit les principaux symptômes de la gastro-entérite, tels que la soif, l'épigastralgie, les vomissemens, les coliques, les rapports, les nausées, les douleurs d'entrailles, s'associer aux phénomènes des accès. Toujours plus prononcés dans les premier et deuxième stades de l'accès, ces accidens persistent quelquefois dans l'apyrexie. Les malades qui les éprouvent, soumis à l'action du quinquina, sont promptement saisis de la diarrhée ou rejettent ce médicament par le vomissement.

Enfin, ces inflammations gastro-intestinales peuvent survivre à la fièvre intermittente qu'elles ont accompagnée ou provoquée. M. Broussais rapporte, à ce sujet, qu'un malade ayant été atteint d'une fièvre intermittente compliquée de gastro-entérite, la fièvre fut guérie par les vomitifs et le quinquina, qui, en supprimant les accès, aggravèrent la phlogose de l'estomac. A cette occasion nous croyons devoir faire remarquer, dans l'intérêt d'une discussion que nous ne pourrons éviter, que, si dans ce cas le quinquina a guéri la fièvre et exaspéré la gastrite, il est difficile de supposer avec l'auteur de l'*Examen des doctrines*, que la fièvre d'accès et la gastrite sont une et même chose.

§ 34. Dans plusieurs observations que nous avons citées d'après M. Broussais, et dans quelques autres que nous avons nous-même recueillies, l'inflammation de l'estomac et de l'intestin, qui compliquait la fièvre intermittente, s'étendait également au cœcum et au colon. Elle peut même être quelquefois prédominante ou exclusivement fixée dans cette partie de l'intestin. Cette complication de la fièvre intermittente avec la *dysenterie*, indiquée par Quarin, Spigel, Baillou, Valsalva, Rœderer et Wagler, etc., est mieux exprimée dans plusieurs observations recueillies par M. Broussais. (*Phl. chr.* tome II, pages 617, 640, 648, 651, 654; — tome III, page 51.)

§ 35. La portion sus-diaphragmatique des organes digestifs, plus rarement affectée que l'estomac et l'intestin, à la suite de la fièvre intermittente, peut cependant l'être à son tour. M. Goury a rapporté sous le nom de *fièvre pernicieuse*, dans les *Bulletins de la Faculté de médecine de Paris*, l'observation d'une fièvre intermittente dont les accès furent accompagnés d'une stomatite et d'une névralgie dentaire intermittentes. Sydenham parle d'une fièvre d'accès compliquée d'un flux salivaire très-abondant; et Comparetti a décrit sous le nom de fièvre *larvée pernicieuse* la complication d'une fièvre intermittente avec une angine.

§ 36. Les inflammations des annexes des organes digestifs compliquent si fréquemment la fièvre intermittente, que les auteurs ont regardé tour à tour chacune d'elles comme la cause prochaine de cette maladie. Senac a spécialement signalé la complication de la fièvre intermittente avec l'hépatite; Lepois et Th. Bonet ont fait mention de l'inflammation du pancréas, qu'ils ont trouvé squirrheux; d'autres ont été frappés par la tuméfaction des ganglions du mésentère diversement altérés;

enfin, la rate et le péritoine ont quelquefois offert des altérations non moins remarquables.

§ 37. L'engorgement sanguin et l'hypertrophie de la rate, avec ou sans ramollissement, a été, en particulier, si fréquemment observé, que la plupart des auteurs ont désigné cette altération sous le nom ridicule de *gâteau fébrile* (*placenta febrilis*). Un son mat rendu par la percussion dans l'hypocondre gauche, habituellement très sonore, peut faire soupçonner cet engorgement, lors même que la rate ne dépasse pas le rebord cartilagineux des cotes asternales : parvenu à un plus haut degré de développement, cet engorgement est reconnaissable au toucher. La rate peut s'étendre alors dans le flanc gauche, se prolonger jusqu'à l'ombilic, et parfois jusqu'à la crête iliaque. Cette altération suit dans ses progrès le développement de la fièvre intermittente, et peut persister après sa guérison, sans que cette sorte d'hypertrophie exerce sur les autres organes une influence remarquable. Enfin, cette affection de la rate, toujours liée à un obstacle au cours du sang dans le tronc ou les branches de la veine-porte, n'appartient pas exclusivement à la fièvre intermittente; toutes les maladies du foie, des ovaires, du pancréas, etc., qui gênent la circulation veineuse abdominale peuvent donner lieu à son développement. *Voyez* RATE (pathol.)

§ 38. J'ignore si la péritonite peut être produite par les secousses convulsives des muscles de l'abdomen, qu'on observe quelquefois dans la fièvre intermittente; mais, soit qu'on rejette ou qu'on adopte ce singulier mécanisme, sur lequel M. Broussais a beaucoup insisté, il est toujours vrai qu'on voit quelquefois la péritonite prendre naissance pendant le cours des accès, et que cette complication a été principalement observée dans les pays froids et humides, où les fièvres intermittentes ont des frissons plus longs et plus forts que dans les régions tempérées. Dans d'autres circonstances, l'inflammation du péritoine peut être primitive, et produire une fièvre d'accès symptomatique, comme M. Osiander en a rapporté un exemple sous le nom de *fièvre intermittente pernicieuse puerpérale*.

§ 39. D'autres lésions peuvent encore s'associer à la fièvre intermittente et aux inflammations des organes digestifs : telles sont, par exemple, les hémorrhagies de l'utérus (Gaillard, *fièvre intermittente maligne. Journal général de médecine*, tome XII), les inflammations de la peau (Bourgeois, *fièvre larvée pernicieuse gastralgique avec urticaire. Journal général de médecine*, tome LXVI), la phlogose de la membrane muqueuse des bronches (Lesaive, *Journal général de médecine*, tome XIX) ou des poumons (Broussais, *Phl. chr.* tome II, page 601), ou les inflammations des principaux viscères (*ibid.*, tome I, page 146).

§ 40. Les observations particulières sont seules propres à donner une idée exacte des expressions physiologiques variées qui résultent de l'association de la fièvre intermittente avec les nuances multipliées des inflammations aiguës ou chroniques des différentes portions des organes digestifs ou de leurs annexes. Il est cependant quelques expressions symptomatiques qu'il importerait peut-être de signaler seulement à cause de leur gravité, alors même que d'anciennes divisions récemment reproduites n'exigeraient pas de nous une mention particulière : je veux parler des fièvres pernicieuses *cardialgique*, *dysentérique*, *atrabilaire*, *colique*, etc. Quoique les descriptions générales de ces prétendues fièvres essentielles ne soient pas toutes résultées du rapprochement de faits analogues, la fièvre *cardialgique* rappelle assez bien les gastro-entérites très-aiguës, qui s'annoncent vers le troisième ou quatrième accès d'une fièvre intermittente par une vive douleur à l'épigastre ou vers l'orifice supérieur de l'estomac, ou par un sentiment de morsure, de déchirement insupportable, accompagné de nausées, de vomissemens, et quelquefois de syncope : douleur qui peut aller jusqu'à arracher des cris au malade, dont la face est pâle, les traits profondément altérés, le pouls petit, rare, à peine sensible, etc. Cette complication, unie probablement à une lésion profonde du cerveau, se retrouve encore dans quelques observations intitulées fièvre *algide*, dans lesquelles il est dit que les malades éprouvèrent un frisson et un froid excessif, que la soif était inextinguible, etc. Cette phlogose des organes digestifs est cependant plus évidente dans les observations de fièvre pernicieuse *cholérique* ou *dysentérique* : elle s'y décèle d'une manière non équivoque par des vomissemens de matières bilieuses abondantes et d'un vert poracé; par une vive douleur et de la chaleur à l'estomac; par la sécheresse de la langue, le hoquet, la petitesse et la faiblesse du pouls, la lividité et le froid des extrémités, etc. On retrouve encore tous les signes d'une violente affection du canal intestinal dans la *fièvre intermittente colique*, qui, suivant

Morton, avait pour signes pathognomoniques de vives douleurs dans les intestins, lesquelles consistaient tantôt dans un sentiment de tension et de torsion très-incommode, ou dans un frémissement, une sorte de *tremor* avec pouls petit, anxiété extrême, spasme, vomissement, soif, sueur froide, et sécheresse de la langue. La fièvre pernicieuse *atrabilaire* ou *hépatique* n'est-elle pas encore une autre nuance sous laquelle se montre l'association de la fièvre intermittente avec les inflammations des organes digestifs et de leurs annexes, lorsque ces dernières sont accompagnées d'une hémorrhagie gastro-intestinale? Au deuxième, troisième ou quatrième accès d'une fièvre intermittente, selles abondantes et répétées, soit de matières semblables à de la lavure de chair, soit de sang noirâtre, liquide, coagulé en partie ou en totalité; faiblesse extrême, pouls faible et petit, voix éteinte, corps froid, surtout aux extrémités; syncopes imminentes au plus léger mouvement. La fièvre *pernicieuse ictérique* de Guilbert ne présente elle-même qu'un symptôme de plus à ajouter à ceux de la complication de la fièvre intermittente avec une inflammation des organes digestifs. Enfin, la complication d'une vive inflammation du *rectum* et du col de la vessie avec une fièvre intermittente est encore plus évidente dans une espèce de fièvre pernicieuse décrite par P. Frank dans son *Epitome*.

§ 41. Presque tous les malades atteints d'une fièvre intermittente font entendre une petite toux, peu de temps après l'invasion de l'accès. Cette circonstance a conduit à penser que le frisson des fièvres intermittentes avait sur le poumon le même effet que le frisson produit par le froid ou l'impression de l'eau froide. M. Broussais croit même qu'il faut avoir des poumons bien robustes pour n'être pas *enrhumé par la fièvre* lorsqu'elle se répète souvent, et que tous les fébricitans s'enrhument pendant la saison froide. Il étaye cette assertion de plusieurs exemples d'inflammations chroniques des poumons survenues à la suite de la fièvre intermittente. Ce fut particulièrement à Bruges qu'il observa cette fâcheuse complication, qui fit succomber plusieurs malades, peu de jours après qu'il eut pris le service de l'hôpital. Il s'assura que tous ces individus avaient eu plusieurs rechutes de fièvre intermittente, qu'on avait toujours combattues par de fortes doses de quinquina; que chez eux la fièvre avait cessé depuis quinze jours ou trois semaines, etc. Les malades fatigués par une toux sèche et nocturne avaient le teint pâle et une légère bouffisure : une moitié d'entre eux mourut subitement et sans fièvre; les autres périrent dans une exaspération violente. L'auptosie des cadavres lui fit voir le parenchyme des poumons dans un état d'induration, plus rarement des exsudations albumineuses à la surface de la plèvre, la rate souvent augmentée de volume, et quelquefois de la sérosité dans la cavité du péritoine.

§ 42. Ces inflammations chroniques des organes de la respiration ne guérissent pas toujours lorsqu'on parvient à faire disparaître la fièvre qui les a produites. Quelquefois même leur marche vers l'état chronique n'est pas ralentie par la suppression des accès de fièvre; et la phthisie peut être la suite d'une fièvre intermittente négligée ou mal combattue.

§ 43. Des inflammations chroniques des organes de la respiration peuvent, dans d'autres circonstances, développer de véritables accès de fièvre intermittente très-distincts des paroxysmes que présentent ordinairement ces maladies. Morton a décrit cette fièvre intermittente symptomatique sous le nom de *febris phthisicorum putrida intermittens*, Van Swieten et Bayle en ont également fait mention dans leurs ouvrages.

§ 44. On voit plus rarement des inflammations aiguës des organes de la respiration se développer sous l'influence d'un accès de fièvre intermittente. Cependant Sauvages rapporte qu'il régnait à Montpellier, au mois de mai 1760, une fièvre tierce qui, après le troisième accès, imitait parfaitement la pleurésie. M. Arloing a vu également une pleurésie ou une péripneumonie survenir au second accès d'une fièvre intermittente tierce, et céder à l'usage du quinquina.

§ 45. C'est avec de semblables observations plus ou moins fidèlement recueillies et regardées comme l'expression d'une maladie simple et essentielle qu'on a fait une prétendue *fièvre pernicieuse péripneumonique ou pleurétique*, dans laquelle il survenait, disait-on, au second ou au troisième accès, un violent frisson, un froid général, une douleur intense de poitrine augmentant dans l'inspiration, de la dyspnée, une faiblesse extrême, de la toux, etc., et qu'on disait en outre caractérisée par un pouls d'abord petit et formicant, puis dur et fréquent, etc.

La fièvre *pernicieuse catarrhale* décrite par Comparetti me paraît différer de la péripeumonique de Morton et de Lautter, en ce que l'affection des poumons était elle-même accompagnée d'une irritation sympathique des voies digestives, et peut-être du cerveau.

Il n'est pas aussi facile de rattacher aux complications de la fièvre intermittente avec les inflammations des organes de la respiration, la fièvre *dyspnéique* ou *asthmatique* de quelques pyrétologistes. L'état du cœur et des poumons n'ayant point été exploré avec soin chez les malades dont on a rapporté l'histoire, il est assez probable qu'on aura décrit, sous ce nom, des fièvres intermittentes compliquées avec des maladies aiguës ou chroniques du cœur ou des poumons, dont la nature est restée indéterminée. Mes doutes à cet égard me paraissent d'autant plus fondés, que les auteurs disent expressément que chez plusieurs malades l'oppression subsista après la suppression des accès. J'ai éprouvé le même embarras lorsque j'ai voulu analyser l'observation que M. Alibert a rapportée d'après M. Double, sous le nom de *fièvre pernicieuse intermittente aphonique*, parce qu'on n'y a fait mention, ni de l'exploration de la gorge, ni de celle de la poitrine et du bas-ventre. On dit seulement que les accès étaient caractérisés par une grande chaleur, la privation totale de la voix, l'agitation convulsive des muscles de la face, une langue comme *brûlée*, une soif extrême, un sentiment général d'inquiétude, de douleur, de pesanteur; ce qui n'est pas suffisant pour déterminer si dans cette prétendue fièvre essentielle, qu'on aurait pu appeler également *convulsive*, l'inflammation de la langue coïncidait avec celle du pharynx et de l'estomac ou seulement avec celle du larynx.

§ 46. Si le trouble que les accès de fièvre jettent dans la circulation est décelé, pendant la vie, par les différens phénomènes qu'on observe dans les trois stades de la fièvre intermittente, il l'est aussi, après la mort, par des altérations que la répétition des accès développe dans le cœur et dans le système veineux. De toutes les causes, en effet, qui peuvent donner aux ventricules du cœur l'impulsion vers l'élargissement (dilatation anévrysmatique), il n'en est peut-être pas de plus efficace que les fièvres intermittentes. M. Broussais explique cette influence par l'accumulation obligée du sang dans les viscères pendant la période du froid, ou par l'obstacle qu'oppose à la progression de ce fluide, lancé par les ventricules, le resserrement des capillaires de la circonférence.

§ 47. A l'ouverture des cadavres d'individus qui avaient succombé aux progrès de la fièvre intermittente, on a également plusieurs fois observé *l'engorgement sanguin des veines* et *la dilatation variqueuse de ces vaisseaux.* Aussi plusieurs auteurs ont-ils pensé que dans le frisson des accès de fièvre intermittente, la plus grande partie du sang refluait dans le système veineux. Les concrétions fibrineuses jaunâtres et solides qu'on trouve alors fréquemment, soit dans les cavités droites du cœur, ou dans les veines caves supérieure et inférieure, dans la veine porte, etc., me portent à penser que les hydropisies qu'on observe à la suite de fièvres intermittentes prolongées sont presque toutes de la nature de celles que nous avons dit dépendre d'un obstacle mécanique au cours du sang veineux ou du ralentissement du cours naturel du sang noir. (*Voyez* Hydropisie.) Ces sortes d'hydropisies surviennent plus fréquemment chez les vieillards que chez les adultes; elles se montrent d'abord aux pieds le soir, et au visage le matin, et elles s'étendent peu à peu aux jambes, aux cuisses, et aux parois de l'abdomen. La sérosité peut même s'épancher dans la cavité du péritoine ou dans celle des plèvres.

§ 48. Il peut arriver sans doute qu'une inflammation aiguë ou chronique du cœur ou du péricarde se complique avec une fièvre intermittente : mais je ne connais point de fait qui établisse rigoureusement l'existence de cette complication : les principaux caractères d'un semblable état morbide se retrouvent cependant dans la fièvre *pernicieuse carditique*, dont M. Coutanceau a rapporté plusieurs exemples, d'après Jouquet. « Un des malades qui en fut atteint se plaignait pendant l'accès, non-seulement de violentes palpitations du cœur, mais encore d'une douleur cruelle, semblable à celle que ferait éprouver une morsure dans ce viscère ». Cette douleur, parvenue à un certain degré, déterminait la sensation indéfinissable qui précède et annonce la syncope; le malade perdait l'usage de tous ses sens, excepté celui de l'ouïe; il entendait, et avait envie de parler, sans pouvoir articuler un mot. Pendant cet état, le pouls et la respiration n'avaient plus lieu, les battemens du cœur étaient plus faibles et plus lents qu'à l'ordinaire. Les syncopes duraient environ un quart-d'heure, et d'autant plus qu'elles étaient séparées par de grands intervalles qui duraient une heure ou deux heures. Le premier accès pernicieux, précédé de deux autres accès assez légers, avait été calmé par l'application de sangsues. L'opium et le quinquina diminuèrent l'intensité du troisième, et le quatrième n'eut pas lieu. Les deux autres observations sont encore plus équivoques. Aurait-on pris une vive douleur dans la partie supérieure de l'estomac pour une douleur dans le cœur ou ses annexes? S'il en était ainsi, ces deux prétendues fièvres pernicieuses devraient être rapportées à la complication de la gastro-enterite aiguë avec la fièvre intermittente.

Les observations particulières intitulées *fièvres intermittentes pernicieuses syncopales* ont été recueillies avec si peu de soin, qu'il est impossible de se faire une idée nette des faits qu'elles devraient rappeler. Si la syncope a lieu parce que le cœur suspend ses battemens, cette suspension de l'action d'un viscère si peu exposé à l'action directe des causes morbifiques, elle peut même être l'effet d'un état morbide de l'estomac et surtout du cerveau. Lorsqu'on a dit que la fièvre intermittente syncopale se distinguait des autres variétés de fièvres pernicieuses dans lesquelles il y avait des défaillances, en ce que, lorsqu'elle avait lieu, le malade perdait connaissance pour peu qu'on le remuât ou qu'il voulût faire le plus léger mouvement; qu'il ne se plaignait d'ailleurs d'aucune douleur, mais d'une grande faiblesse; que sa face et son cou étaient couverts de sueur, son pouls petit, déprimé et fréquent; que la syncope se renouvelait à chaque instant dans les cas les plus graves, quelques précautions que l'on prît, etc.; on n'a réellement rien fait pour faire entrevoir le siége primitif et la nature de la lésion ou des lésions qui produisaient ces phénomènes.

§ 49. On ne voit ordinairement la fièvre intermittente se compliquer avec une maladie des voies urinaires, que lorsque celle-ci existait déjà antérieurement au développement des accès. Dans la fièvre *pernicieuse néphrétique*, qu'on a établie d'après une observation de Morton, les accès furent évidemment symptomatiques d'une néphrite produite par des calculs. On aurait pu avec autant de raison faire une fièvre *pernicieuse urétrale*, car l'inflammation de l'urètre est peut-être, de toutes les phlegmasies des voies urinaires, celle qui provoque le plus souvent le développement de la fièvre d'accès. Vous trouverez plusieurs exemples de cette complication dans le traité de la *gonorrhée virulente* de Benjamin Bell, traduit par Bosquillon. Cette complication a été signalée par J. Hunter et par Giannini. Ce dernier rapporte l'observation d'un homme dont le canal de l'urètre fut blessé, et qui fut pris d'une fièvre intermittente symptomatique dont la guérison n'en eut pas moins lieu par le quinquina. Elle a été observée par M. Broussais et par Girardot, qui, comme tous les médecins qui fréquentent les hôpitaux, ont vu des fièvres intermittentes produites par la présence d'une sonde dans le canal de l'urètre. M. Broussais ne dit pas, il est vrai, si, dans ce cas, les phénomènes des accès étaient l'expression symptomatique d'une gastro-entérite intermittente, ce qu'il eût été bon de démontrer dans l'intérêt de sa théorie.

§ 50. Si un malade atteint d'une inflammation aiguë ou chronique de la vessie contracte une fièvre d'accès dans une épidémie de fièvre intermittente, les symptômes de l'inflammation des voies urinaires deviendront plus intenses par l'effet seul des accès, comme le démontre une observation rapportée, d'après Jouquet, par M. Coutanceau, sous le nom de *fièvre intermittente cystique*.

§ 51. L'influence que la fièvre d'accès exerce sur les organes de la génération, nulle ou obscure chez l'homme, est quelquefois très-remarquable chez la femme. La fièvre peut suspendre ou augmenter le flux menstruel, si elle survient pendant son cours. Dans la grossesse, elle peut provoquer le vomissement, favoriser la formation des hernies, déterminer des hémorrhagies utérines et l'avortement, rendre l'accouchement laborieux, troubler l'écoulement des lochies, etc. On a vu chez les nourrices les mamelles s'affaisser, la quantité du lait diminuer, sa qualité s'altérer, et quelquefois même sa sécrétion se supprimer peu à peu.

Sydenham parle d'une fièvre d'accès accompagnée de flueurs blanches. M. Arloing décrit sous le nom de *fièvre pernicieuse ménorrhagique* une fièvre d'accès qui se compliqua d'une hémorrhagie de l'utérus : un second exemple d'une semblable complication a été rapporté par M. Routier (*Journal* de Corvisart, Leroux, etc. Janvier 1815.); et un troisième a été publié par M. Gaillard, sous le nom de fièvre *pernicieuse utérine*. Les accès étaient caractérisés à la fois par des phénomènes qui leur sont propres, et par des vomissemens et une ménorrhagie qui se prolongeait jusque dans l'apyrexie. La langue était blanchâtre, la face pâle, le pouls petit, concentré, fréquent, l'abdomen tendu et douloureux. La moindre potion rappelait le vomissement et l'hémorrhagie, etc. Plusieurs observations publiées par Morton (*Hist.* 19. 20. *Febris intermittens dolores partûs simulans*); une autre raportée par M. Pinel, dans la *Nosographie philosophique*, établissent encore la complication de la métrite avec la fièvre intermittente; cette dernière peut aussi coïncider avec d'autres altérations de l'utérus. (Torti, *Thérapeut. spécial.*, lib. 4, caput 5. *Hist.* 12.)

§ 52. Enfin, une observation rapportée par Stoll (*Médecine pratique*) tend à établir qu'une fièvre intermittente peut être produite par une inflammation douloureuse des parties génitales externes, et Prüchel assure qu'il a vu un écoulement périodique de semence accompagner chaque accès de fièvre quotidienne.

§ 53. Après un certain nombre d'accès de fièvre intermittente, il est rare que la *peau* du visage ne présente pas une teinte jaune et terne, assez uniformément répandue. Elle diffère de celle qui est propre à l'ictère, en ce qu'elle est moins foncée et ne s'étend pas aux sclérotiques; elle se distingue de la couleur jaune de la peau dans le cancer, non-seulement par un ton particulier, mais parce qu'elle est alliée, dans ce dernier, à une altération profonde des traits qui n'existe pas dans les fièvres intermittentes.

La peau présente d'autres phénomènes dont l'importance a été exagérée. On a cru, par exemple, devoir donner le nom de *fièvre pernicieuse diaphorétique* aux fièvres d'accès dont le premier et le second stade étaient très-courts, et dans lesquelles une sueur abondante coulait de toutes parts, presque aussitôt que la chaleur était établie : et on a confondu sous ce nom des fièvres simples et idiopathiques, et d'autres qui étaient compliquées d'une inflammation de l'estomac et de l'intestin, par cela seul que toutes étaient accompagnées de sueurs considérables. Ce serait donc consacrer un faux rapprochement, que de reproduire ici la description symptomatique informe qui a dû naître de la combinaison de faits aussi dissemblables.

Mais nous devons signaler la complication de la fièvre intermittente avec diverses inflammations exanthématiques de la peau. Storck a vu l'érythème survenir pendant l'accès d'une fièvre intermittente; Planchon a rapporté l'exemple d'une fièvre tierce compliquée d'une gastro-entérite et d'une urticaire;

M. Golfin a décrit une semblable complication comme une espèce particulière de fièvre *intermittente pernicieuse ortiée :* enfin, c'était encore une des nuances des complications de la fièvre d'accès avec la gastro-entérite et une légère inflammation de la peau, que la *fièvre pernicieuse pétéchiale* dont parle M. Comparetti, et qui était caractérisée par un resserrement douloureux de l'estomac, avec vomissement, et quelquefois avec soif, et par une éruption de taches rouges dont l'existence à la peau n'aurait pas annoncé un état morbide susceptible d'occasioner la mort, sans l'affection plus grave des organes digestifs qui fut méconnue.

§ 54. Si les inflammations de la peau sont quelquefois consécutives à la fièvre intermittente, elles peuvent aussi la précéder et la produire. M. A. Richard a rapporté dans les *Annales de la médecine physiologique* l'exemple remarquable d'une fièvre intermittente qui fut déterminée par un vésicatoire, et dont chaque accès était précédé par une vive douleur dans la peau enflammée. L'auteur, qui déjà avait vu des fièvres intermittentes, développées et entretenues par des ulcères vénériens douloureux, cesser avec la guérison de ces ulcères, fit appliquer un cataplasme arrosé de laudanum sur la peau enflammée, et dès ce moment la douleur et la fièvre ne se reproduisirent plus.

§ 55. On trouve dans les Ephémérides des curieux de la nature l'observation remarquable d'une fièvre intermittente qui au second accès se compliqua d'un rhumatisme articulaire (*Ephem. nat. cur. an.* 8. *Obs.* 46.) : Musgrave et Morton ont vu la goutte naître dans un accès de fièvre, et succéder à une prompte disparition de cette maladie. C'est avec de semblables observations rapprochées de quelques exemples de vrais rhumatismes articulaires intermittens qu'on a fait la *fièvre pernicieuse rhumatismale ou athritique*, caractérisée, disait-on, par des douleurs vives, d'abord tensives, gravatives, contusives, puis lancinantes, qui empêchaient tout mouvement des membres. Comme la gastro-entérite était, dans quelques cas, associée à l'affection rhumatismale, quelques-uns des caractères de l'inflammation de l'estomac et de l'intestin, tels que l'anxiété, la chaleur précordiale, une soif inextinguible, etc., ont été nécessairement reproduits dans ce groupe symptomatique.

§ 56. Les organes des *sens* peuvent être eux-mêmes le siége de lésions plus ou moins graves. M. Colombot rapporte, par exemple, sous le nom de *fièvre pernicieuse intermittente ophthalmique*, une observation dans laquelle chaque accès de fièvre était accompagné d'une injection des ailes du nez et de la conjonctive. (*Mémoire sur une épidémie de fièvre intermittente adynamico-ataxique.*) Stoll fait mention d'un coryza qui accompagnait une fièvre quotidienne. Enfin, on a vu plusieurs fois des hémorrhagies nasales, des névralgies dentaires ou frontales simples ou compliquées d'ophthalmie, des névralgies sciatiques ou lombaires, etc., se développer pendant l'accès d'une fièvre intermittente, cesser avec lui, pour se reproduire ensuite de la même manière.

§ 57. Si, comme nous espérons le prouver, la fièvre intermittente est une névrose de la portion cérébro-spinale du système nerveux, faut-il regarder certains phénomènes cérébraux qui accompagnent quelquefois les accès (céphalalgie, coma, délire, convulsion, etc.), et dont l'existence a conduit à admettre des fièvres pernicieuses *céphalalgiques*, *apoplectiques*, *carotiques*, *délirantes*, *convulsives*, *épileptiques*, etc., comme produits par un plus haut degré de développement de l'affection primitive qui constitue la fièvre intermittente, ou sont-ils le résultat constant d'altérations de la substance du cerveau ou des membranes de ce viscère, qui viendraient alors compliquer une affection primitive? J'adopte volontiers cette dernière opinion.

Toutefois, plusieurs de ces fièvres pernicieuses devront être écartées de cet examen, par cela même qu'elles sont nées du rapprochement de faits dissemblables. Par exemple, pour établir l'existence d'une fièvre pernicieuse *céphalalgique*, M. Alibert s'est fondé sur trois observations. Dans l'une, extraite de Morton (*Opera omnia, obs.* 27), il n'est réellement fait mention que d'une névralgie qui occupait tout le côté gauche de la tête. Dans l'autre, empruntée à Comparetti, il s'agit d'une fièvre intermittente ordinaire dont chaque accès était seulement remarquable par une céphalalgie plus violente que celle qu'on observe ordinairement. Enfin, il en est une troisième que l'auteur ne rapporte pas, et qui lui est propre. D'un autre côté, pour établir l'existence de la fièvre pernicieuse *épileptique*, on s'est contenté d'emprunter à Lautter (*Hist. med. bienn. casus.*) l'exemple d'une véritable épilepsie qui revenait de deux jours l'un, et qui n'était point accompagnée des phénomènes qu'on observe dans l'accès d'une fièvre intermittente. C'est encore un exemple d'affection nerveuse intermittente, recueillie par Morton, qui servit d'abord de fondement à la fièvre pernicieuse *convulsive* dont l'observation suivante donne une idée plus exacte, quoiqu'on eût pu appeler la fièvre aussi-bien pernicieuse *soporeuse* que convulsive : il s'agit d'un enfant de quatre ans qui avait éprouvé deux accès d'une fièvre tierce ordinaire, dont le troisième accès fut caractérisé par un état de somnolence très-profonde, et qui, au quatrième accès, outre la somnolence, présenta la dilatation des paupières et des mouvemens convulsifs de la bouche et des yeux; on administra le quinquina, le cinquième accès fut presque imperceptible, et fut le dernier. (Coutanceau, *Mémoire cité.*)

Croirait-on qu'une fièvre intermittente ordinaire est devenue une fièvre pernicieuse *algide*, parce que le froid, qui durant les premiers accès ne se faisait sentir qu'aux pieds, s'est élevé jusqu'au genoux dans les accès suivans? (Alibert, *Traité des fièvres intermittentes pernicieuses*, pages 30 et 31), et qu'on ait rapproché d'un fait semblable une observation de Rivière (*Obs.* 56 *cent.* 4), dans laquelle il s'agit d'une femme attaquée d'un *flux de ventre* considérable et d'une fièvre continue, qui chaque jour éprouvait des exacerbations pendant lesquelles la malade ressentait un refroidissement qui durait plusieurs heures?

§ 58. Ces preuves du peu de soin qu'on a mis dans l'appréciation et le rapprochement des faits particuliers justifieront, j'espère, le parti que j'ai pris de ne pas reproduire ici les groupes symptomatiques connus sous les noms de fièvre intermittente *soporeuse*, *délirante*, *convulsive*, etc. On voit dans tous, en effet, les principaux phénomènes des maladies aiguës du cerveau s'associer aux symptômes d'une fièvre intermittente lors du deuxième, troisième ou quatrième accès. Il faut d'ailleurs attacher d'autant moins d'importance à ces dénominations, que deux exemples de fièvre *soporeuse* rapportés par M. Alibert présentent un délire si marqué qu'on eût pu en faire des pernicieuses *délirantes* avec autant de raison que des pernicieuses *soporeuses*. La dernière observation de fièvre intermittente *convulsive* du même auteur offrait également une somnolence assez marquée durant les accès, pour devenir, au choix du lecteur, une pernicieuse *soporeuse*, ou une pernicieuse *convulsive*. Enfin, n'aurait-on pas pu désigner sous le nom de *délirante* la fièvre intermittente *hydrophobique* dont parle Dumas, et dans laquelle le malade éprouvait une hydrophobie avec *fureur ma-*

niaque, envie de mordre, sécrétion abondante de salive, etc.? Et fallait-il rapprocher de ce fait, pour en faire une maladie essentielle, une observation de M. Boullon dans laquelle il est facile de reconnaître les principaux symptômes d'une inflammation très-aiguë du pharynx, de l'estomac et de l'intestin?

§ 59. Dans toutes ces prétendues fièvres intermittentes essentielles pernicieuses, et dans quelques autres, telles que la *paralytique* décrite par Molitor et Jonquet; dans l'*amaurotique*, qui l'a été par Vacca Berlingheri, il est toujours facile de reconnaître une lésion profonde du cerveau ou de ses annexes; et si dans les descriptions qu'on a données de ces fièvres pernicieuses, quelques-uns des symptômes propres aux lésions des organes digestifs et des poumons figurent pêle-mêle avec les désordres fonctionnels du cerveau, c'est que dans quelques cas particuliers plusieurs de ces viscères avaient été primitivement ou successivement affectés, et que tous les faits recueillis, quoique non identiques, ont été indistinctement employés lorsqu'il s'est agi de faire un tableau symptomatique propre à représenter ces différentes espèces.

§ 60. Je dois ajouter que, si l'on observe soigneusement un malade qui a déja éprouvé un certain nombre d'accès violens de fièvre intermittente, on acquiert bientôt la certitude qu'aucun de ces accès ne ressemble rigoureusement à celui qui le suit ou qui l'a précédé. On les voit quelquefois fatiguer tour à tour, et plus ou moins, le cerveau ou les viscères enfermés dans la poitrine et l'abdomen, jusqu'à ce que l'un de ces organes, ou plusieurs d'entre eux, deviennent le siége de lésions plus ou moins graves, et qui apparaissent en première ligne. Ces influences variées qu'exerce la fièvre intermittente sur les principaux organes sont peintes avec force dans l'observation suivante, que j'emprunte à M. Broussais, qui l'a rapportée dans son *Examen des doctrines*: « Un homme délicat eut un accès de fièvre pernicieuse, évidemment *péritonique*, pendant lequel le pouls était déprimé et petit: j'ajournai, dit cet auteur, les fébrifuges, pour laisser à la maladie le temps de se caractériser. Le surlendemain l'accès fut *péripneumonique* et *hémoptoïque*, avec un pouls fort et une vive chaleur. Je continuai à rester dans l'expectative; le lendemain l'accès fut *syncopal* avec pâleur et dépression des traits, pouls petit, tremblant, presque insensible. Je me hâtai d'administrer le quinquina, qui arrêta les accès. »

§ 61. Il résulte de cette étude des complications de la fièvre intermittente, dont j'aurais désiré abréger les détails, si l'état de la science ne les eût rendus nécessaires, que ces complications peuvent être *primitives* ou *consécutives ;* que les premières acquièrent toujours plus d'intensité par l'effet seul des accès ; que les secondes peuvent se montrer à la fois ou successivement dans plusieurs organes, se développer pendant les accès, cesser avec eux, ou persister dans l'apyrexie ; que ces complications peuvent frapper des organes plus ou moins importans, et quelquefois devenir la lésion principale ; que la gravité de ces complications est subordonnée au nombre et à l'importance des organes affectés, à la nature et à l'intensité de la lésion; que sous ce rapport on a pu avec raison appeler *pernicieuses* des fièvres intermittentes compliquées de lésions brusques et profondes du cerveau, des poumons, des organes digestifs, etc.; que cette qualification n'aurait pas dû être appliquée aux inflammations de la peau, du rectum ou de la conjonctive. Il résulte également de ces recherches que les phlegmasies qui précèdent les accès sont toujours continues; que celles qui leur sont consécutives, d'abord intermittentes comme les accès qui les produisent, finissent souvent par devenir rémittentes ou continues; qu'en considérant comme intermittentes toutes ces phlegmasies, quelques médecins physiologistes ont confondu la lésion dont les accès de fièvre sont l'expression symptomatique, avec les affections locales qui peuvent susciter ou suivre le développement de ces accès ; enfin nous croyons avoir établi que les *fièvres pernicieuses intermittentes* sont des cas *complexes*, et non des maladies simples, comme l'ont pensé les pyrétologistes.

§ 62. *Causes de la fièvre intermittente.* — Toute irritation locale un peu vive, quel que soit son siége, peut, par son influence sympathique sur le système nerveux, déterminer le développement d'une fièvre intermittente. Nous avons rapporté plusieurs faits semblables en parlant de la complication de la fièvre intermittente avec les inflammations de la peau, des organes de la digestion, de la respiration, des voies urinaires, etc. Les causes qui produisent les fièvres intermittentes épidémiques et endémiques n'agissent elles-mêmes sur le système nerveux qu'après avoir modifié les fonctions de certains organes, et en particulier celles de la peau, ou après avoir altéré la composition du sang, suivant d'autres pathologistes. Une action plus directe a lieu dans d'autres circonstances, s'il est vrai, comme le pensent M. Vaidy et plusieurs médecins, que la fièvre intermittente peut être contractée par imitation ou se développer à la suite d'affections morales plus ou moins vives.

§ 63. On a principalement observé la fièvre intermittente sur les bords de la mer, dans les lieux voisins des marais, des lacs, des étangs et des mares dont les eaux sont stagnantes et vaseuses. Elle règne d'une manière épidémique sur les bords de la mer Adriatique, à partir du golfe de Lépante, le long des lagunes de Venise, des marais de Mantoue, du golfe de Tarente, des marais Pontins, du golfe de Terracine, et de l'embouchure du Tibre, etc. Cette fièvre règne encore le long des golfes de Gènes et de Lyon, à Malaga, à Gibraltar, à Cadix, à Lisbonne, à Bayonne, à Rochefort, à Flessingue et dans la Hollande. On l'observe, en France, dans les contrées marécageuses de la Sologne, de la Touraine, du Languedoc, etc. Les épidémies de fièvre intermittente, qui sévissent spécialement dans les pays tempérés, sont presque inconnues dans le Nord, en Suède, en Norwége, etc. Elles sont rares entre les tropiques; elles ne règnent jamais sur les lieux élevés, et se montrent passagèrement dans les lieux humides, à la suite des pluies abondantes ou des inondations. Elles sont plus fréquentes aussi dans les contrées dont le sol est argileux; circonstance que Linnæus explique par la présence de l'argile dans les eaux dont on fait usage comme boisson, et qui me paraît tenir bien plutôt à l'humidité que l'eau, dont la filtration est difficile, doit nécessairement entretenir à la surface du sol. Les vapeurs qui s'élèvent de la terre au printemps, lors des premières chaleurs, et en automne lors que les pluies ont amolli l'espèce de croûte que les chaleurs ont formée, sont aussi une des principales causes de cette maladie.

§ 64. Les fièvres intermittentes ne se manifestent qu'en automne dans quelques lieux, et au printemps dans quelques autres; mais elles règnent également à ces deux époques dans un grand nombre de contrées. L'élévation subite de la chaleur, et les pluies abondantes après un hiver rigoureux rendent les fièvres *vernales* plus communes; et les fièvres d'automne sont beaucoup plus fréquentes après un été sec et très-chaud.

§ 65. Les expériences eudiométriques faites sur l'air des marais n'ont point encore fait connaître si les fièvres intermittentes étaient produites par un agent particulier, ou si elles étaient uniquement le résultat de l'action du froid et de l'humidité sur la surface du corps, comme le pense M. Broussais. Il est vrai qu'on a supposé assez généralement qu'elles étaient dues à l'absorption d'un miasme qui émane des marais lorsque la baisse des eaux met la vase à nu pendant l'automne, ou lorsque dans le printemps une chaleur plus considérable favorise la putréfaction des matières animales et végétales que ces eaux tiennent en suspension. Cette hypothèse semble fortifiée par le mode de propagation de certaines épidémies de fièvre intermittente qui dans leurs progrès ont suivi la direction des vents, et par la répartition même des malades, dont le plus grand nombre, dans ces épidémies, s'est trouvé dans le voisinage des foyers d'infection. D'ailleurs une température froide et humide ne paraît pas suffire pour produire la fièvre intermittente, au moins d'une manière épidémique, dans les lieux éloignés des lacs, des marais ou des bords la mer; à Paris, par exemple.

§ 66. MM. Grég. Bannarez et Ant. Cibat en Espagne, Cleghorn en Angleterre, MM. Bailly et Audouard en France, ont avancé que la fièvre intermittente était contagieuse, c'est-à-dire qu'elle pouvait se transmettre d'un individu malade à un individu sain, hors du théâtre de l'épidémie où le premier l'aurait contractée. Il serait difficile de contester cette assertion, si elle était appuyée de plusieurs faits analogues au suivant que j'emprunte à M. Bailly, n'en ayant jamais observé de semblable. « Une dame arrive à Paris avec une fièvre intermittente qu'elle avait contractée à la campagne, dans un site marécageux. Cette fièvre était accompagnée de vomissemens violens et d'autres symptômes graves qui se prononçaient à chaque accès, et qui me forcèrent à donner le quinquina. Elle fut à peine guérie que son mari, *qui n'avait pas quitté Paris*, mais qui avait eu l'imprudence de ne point se séparer d'elle pendant sa maladie, fut frappé des mêmes symptômes, et d'une manière tout-à-fait semblable. »

§ 67. Au reste, quelle que soit la nature des causes qui produisent les fièvres intermittentes épidémiques, ces causes agissent plus activement pendant la nuit et pendant le sommeil, et atteignent plus facilement les étrangers que les habitans des pays marécageux.

§ 68. *Traitement de la fièvre intermittente.* — Répéter aujourd'hui avec Galien que la fièvre quarte guérit quelquefois des épilepsies, des obstructions de la rate, la lèpre et les varices; avec Boerhaave, que la fièvre quarte dispose à la longévité : ne serait-ce pas à la fois accorder trop d'importance à des observations incomplètes, et ne tenir aucun compte des recherches multipliées faites sur les lésions graves et variées que provoque la répétition des accès? Qui ne sait d'ailleurs que les habitans des lieux humides et malsains où la fièvre intermittente règne d'une manière endémique sont déjà vieux à l'âge de trente ou quarante ans? D'un autre côté, faudra-t-il rester témoin passif des accès d'une fièvre tierce, parce qu'on aura vu cette maladie cesser au 3, 4, 5, 7, 8, 9, 11, 17, 21 ou 27me accès, lorsqu'il est constant que, par la seule répétition des accès, les malades s'affaiblissent en général plus ou moins rapidement, les organes digestifs ou ceux de la respiration devenant alors le siége de lésions variées qui rendent toujours le traitement plus long et plus difficile? Sydenham, Cullen, Voulonne, P. Frank, etc., blâment avec raison cette pratique, fondée sur l'espoir incertain d'une guérison spontanée. Toute fièvre intermittente doit être combattue dès son début, mais avec des moyens variés, suivant que la fièvre intermittente est idiopathique ou symptomatique, simple ou compliquée.

§ 69. Autrefois il était d'usage de préparer les malades à l'action des fébrifuges; et, pour la plupart des pathologistes, préparer les malades, c'était désemplir les vaisseaux et nettoyer les voies gastriques. Les individus atteints d'une fièvre intermittente simple et idiopathique ne doivent être soumis à aucune préparation, à moins qu'ils ne soient pléthoriques; alors la saignée est indiquée. Dans toute autre circonstance, préparer les malades, c'est s'attacher à détruire les affections qui trop souvent compliquent la fièvre intermittente; affections qui persistent quelquefois entre les accès, et sont susceptibles de convertir l'action salutaire des fébrifuges en une action désorganisatrice.

§ 70. Il est peu de maladies dont le traitement soit mieux connu aujourd'hui que celui de la fièvre intermittente indépendante de toute complication. *Pendant l'accès* et dans le stade du froid, il faut entretenir autour du malade une douce température, ou la provoquer par quelques verres d'une boisson mucilagineuse et tiède. A mesure que le stade de la chaleur commence, on délivre peu à peu le malade des couvertures qu'on avait accumulées sur lui, et on substitue aux tisanes chaudes des boissons fraîches et acidulées. Enfin, dans le stade de la sueur, il convient de revenir aux boissons tièdes, et, à la fin de l'accès, de remplacer les linges mouillés par des linges secs et chauds.

§ 71. Dans l'*apyrexie*, on a recours à l'action de certains médicamens qui jouissent de la propriété de prévenir le retour des accès de fièvre. A la tête de ces fébrifuges on doit placer le quinquina jaune royal (*Cinchona calysaya*. Incol.); le quinquina rouge, et surtout le quinquina gris, sont moins efficaces. D'après de nouvelles expériences de M. Bréra, il paraîtrait cependant qu'une écorce à laquelle on a donné le nom de *cinchona bicolor*, jouirait de propriétés fébrifuges plus certaines que le meilleur *cinchona calysaya*.

On emploie avec succès la poudre de quinquina en bols ou délayée dans l'eau, le lait, et le plus souvent dans du vin. La dose doit être d'autant plus considérable, que la maladie est plus violente, que le type de la fièvre est moins rapproché, que le malade est plus âgé, et que la saison est plus froide et plus humide. Chaque dose est ordinairement d'une demi-once pour un adulte, et d'un demi-gros à un gros pour un enfant. Elle doit être administrée en une ou plusieurs prises, qu'on donne à des intervalles d'une ou deux heures, en commençant, dans la fièvre quotidienne, aussitôt que l'accès est terminé, vingt-cinq heures après l'accès dans la fièvre tierce, et après quarante-huit heures dans la fièvre quarte.

La première dose peut prévenir complétement le retour de l'accès suivant, ou diminuer seulement sa longueur et sa violence, ou bien encore en retarder l'apparition. Dans le premier cas, on persistera dans l'emploi de la poudre de quinquina, d'abord à des doses semblables, puis à doses décroissantes, pendant une ou plusieurs semaines, suivant le type de la fièvre et son ancienneté. Si au contraire la première dose a seulement rendu l'accès moins long ou moins intense, la dose du fébrifuge sera augmentée, et administrée à doses brisées, si elle avait été donnée en une seule prise : et la guérison de la fièvre sera prompte et facile.

MM. Double, Chomel, etc. ont constaté les premiers que le sulfate de quinine avait tous les avantages de la poudre de quinquina, que beaucoup de malades prennent avec répugnance. Six à huit grains de ce sel dissous dans une cuillerée d'eau suffisent quelquefois pour supprimer les accès d'une fièvre intermittente : on répète deux ou trois fois la même dose de ce sulfate, dont on administre ensuite des doses décroissantes, les jours où les accès se seraient reproduits, si la maladie avait été abandonnée à elle-même.

§ 72. Le vin de quinquina à la dose de quatre à huit onces, la décoction de quinquina en boisson, en lavement ou en bains; la teinture de cette écorce en friction; sa poudre en cataplasme, sont beaucoup moins sûrs dans leurs effets que l'administration à l'intérieur de la poudre de quinquina et du sulfate de quinine, dont l'action m'a paru également toujours plus certaine que celle de l'extrait alcoolique de quinquina, qui jouit cependant d'une grande activité.

§ 73. A peine les succès du quinquina furent-ils constatés dans le traitement de la fièvre intermittente, qu'on voulut savoir comment ce remède en opérait la guérison. L'un affirme que le quinquina combat la faiblesse générale (Brown); l'autre qu'il fortifie l'estomac débilité (Cullen); un troisième assure que le quinquina irrite l'estomac, qui est adynamique dans l'apyrexie, et enflammé dans l'accès (Broussais); suivant d'autres, ce remède est un puissant antiseptique, ou un astringent, etc. On a dit aussi très-sérieusement que ce remède guérissait la fièvre parce que c'était un *anti-intermittent*, explication qui, au moins, a le mérite de ne rappeler que ce qui est en question.

§ 74. Le désir assez puéril d'attacher son nom à une formule a conduit plusieurs médecins à proposer d'associer le quinquina à beaucoup de substances, à la rhubarbe, au carbonate de magnésie, à l'opium, à la cannelle, au macis, etc. D'autres ont recommandé ces mélanges pour corriger certaines propriétés du quinquina, et pour prévenir en particulier les vomissemens, la diarrhée et les anxiétés précordiales qu'il détermine quelquefois. Dans de semblables circonstances, loin de se confier à ces moyens, le médecin devra rechercher s'il n'existait pas une gastro-entérite concomitante au moment où le quinquina a été administré, ou si ce remède n'a pas lui-même déterminé le développement de cette inflammation, qu'il importerait de combattre. Ajoutons enfin que, pendant l'usage du quinquina, le malade devra éviter l'impression du froid et l'humidité, n'user que d'alimens d'une facile digestion, se livrer à un exercice modéré à pied ou à cheval, et sortir du lieu où il a contracté la fièvre, si cela est possible.

§ 75. Sous le rapport historique seulement, je rappellerai qu'une foule de remèdes ont été employés contre les fièvres intermittentes. Les fleurs de camomille, la gentiane, la centaurée, le chaussetrape, la petite centaurée, l'absinthe, l'écorce d'oranger, étaient usitées comme fébrifuges avant la découverte du quinquina ; les écorces du marronnier, d'aristoloche, de tulipier, de chêne, d'épice noire, de frêne, d'orme, etc.; les décoctions de tiges d'artichaut, de feuilles de houx, de quassia amara, de saule, etc.; diverses substances rangées parmi les antispasmodiques, telles que les éthers, l'ammoniaque, l'huile animale de Dippel, le camphre, le musc, l'opium gommeux, le laudanum, la thériaque, les extraits de ciguë et de jusquiame, et autres fébrifuges, sont aussi plus rarement employées depuis qu'on connaît des moyens plus certains.

§ 76. Dans ces derniers temps, M. Peysson a publié un assez grand nombre d'observations qui attestent les succès de l'émétique uni à l'opium dans le traitement des fièvres intermittentes. Il fait prendre aux malades une potion *stibio-opiacée*, composée de huit onces d'eau, d'un grain de tartre stibié, d'une once de sirop diacode, d'un scrupule de gomme adragante, et de deux gros de fleurs d'eau d'oranger. Si le malade ne peut se passer d'alimens solides, on lui fait prendre entre les accès une cuillerée la première heure, deux la seconde, trois la troisième, ainsi de suite jusqu'aux repas. On fait reprendre de ce mélange deux heures après le repas, en commençant par deux cuillerées et augmentant par degrés. Si le malade peut se passer d'alimens solides, on administre la potion par cuillerées, comme à l'ordinaire; seulement, au lieu d'augmenter le nombre des cuillerées, on rapproche le temps de leur administration, jusqu'à ce que le malade en prenne une tous les quarts d'heure, ou au moins toutes les demi-heures : on cesse pendant l'accès.

§ 77. Les purgatifs n'ont jamais joui d'une grande réputation comme febrifuges, si on en excepte l'épiderme des feuilles de tithymale linéaire, préconisées sans mesure, puis tombées dans un oubli presque complet. Cependant plusieurs sels qui provoquent des évacuations alvines ou la transpiration cutanée ont été désignés sous le nom de fébrifuges salins. Ce sont les carbonates de potasse, de chaux et de magnésie, les muriates d'ammoniaque, de potasse, et de protoxyde de mercure, le tartrate acidule de potasse, etc. Toutefois les sulfates de fer et de cuivre, les arséniates de potasse et de soude sont les seuls fébrifuges salins qui aient, dans ces derniers temps, conservé quelque réputation. Le sulfate de fer ne produit jamais d'accidens, même à forte dose; mais il est bien moins puissant que les arséniates, qui ne peuvent être administrés qu'avec beaucoup de précautions, et à la dose d'un seizième ou d'un huitième de grain (*solutions de Fowler* ou *de Pearson*).

§ 78. Diverses substances qui irritent les tégumens ou qui n'ont d'autre effet que celui que produit leur emploi sur l'imagination des malades, ont encore été employés contre la fièvre intermittente. Telles sont les feuilles de sureau et de plantin, le senneçon, le tabac, la rue, la renoncule des prés, etc. Ces diverses substances, réduites en pâte, ou mélangées avec du vinaigre, de l'alcool ou du muriate de soude, étaient appliquées sur les poignets ou les pieds, l'épigastre, les aisselles ou les jarrets. Un poisson cuit ou cru, un lézard, une grenouille, une sauterelle, un anneau mystique, etc., ont aussi été placés ou attachés sur quelques parties du corps, et plusieurs fois cette pratique a été suivie de la disparition de la fièvre.

§ 79. Enfin on a conseillé des frictions faites avec l'encens, l'huile de camomille, et d'autres substances aromatiques sur la région vertébrale avant ou pendant le frisson; d'autres ont préconisé les bains tièdes au nombre de huit à quinze, les jours d'apyrexie, et les bains de vapeurs les jours des accès. MM. Roux et Darcet ont recommandé l'emploi de la gélatine. M. Peysson a quelquefois employé avec succès une pommade stibiée composée de vingt-trois grains d'émétique incorporés dans une once d'axonge : une demi-once de cette pommade, dont on fait des frictions sur le ventre, les cuisses, les bras, le rachis, etc., suffit pour la guérison d'une fièvre intermittente ordinaire. MM. George Kellie et Lallemand assurent avoir quelquefois employé avec succès la *compression* exercée par le tourniquet jusqu'à suspendre la circulation veineuse dans les deux membres à la fois. Enfin Sénac rapporte avoir guéri des fièvres intermittentes en réduisant les malades à ne prendre que de l'eau pour toute boisson et pour toute nourriture pendant quelques jours; mais aucune de ces pratiques ne peut être comparée, sous le rapport de ses avantages, à l'action des préparations de quinquina, auxquelles il me paraît toujours préférable de recourir.

§ 80. L'importance de l'étude des complications de la fièvre intermittente serait, au besoin, justifiée par les nombreuses modifications que leur existence imprime au traitement de cette maladie.

Lorsque la fièvre intermittente est *précédée* d'une inflammation locale, aiguë ou chronique, et surtout lorsqu'elle est symptomatique d'une inflammation de l'estomac et de l'intestin, des tégumens, des voies urinaires, des organes de la respiration, etc., la première indication est de détruire complétement ces foyers d'irritation avant de procéder à l'administration des remèdes propres à combattre l'accès fébrile. Cette méthode offre d'autant plus d'avantages, que souvent la fièvre intermittente disparaît avec l'inflammation qui l'a produite. J'ai observé, par exemple, un assez grand nombre de gastrites chroniques et quelques gastro-entérites aiguës qui étaient compliquées d'accès de fièvre; et j'ai vu ces dernières céder à la persévérance dans la diète, à l'usage des boissons adoucissantes, aux saignées locales à l'épigastre, etc. : dans ce cas, au contraire, l'emploi intempestif du quinquina est souvent sans influence sur la fièvre d'accès; et alors même qu'il la supprime, il aggrave toujours l'inflammation qui la précède ou qui l'entretient, et fomente sourdement les altérations profondes, vulgairement connues sous le nom d'*obstructions*.

§ 81. Lorsque les complications ne se montrent que *pendant les accès*, et qu'elles sont évidemment sous la dépendance de la fièvre intermittente, le traitement doit être, dans l'*apyrexie*, le même que dans les cas de fièvre intermittente simple; il faut seulement employer une plus forte dose de quinquina ou de sulfate de quinine, afin de combattre dès leur début ces affections consécutives, qui, lorsqu'elles sont aiguës et intenses, peuvent devenir promptement mortelles; et qui, lorsqu'elles sont légères, finissent ordinairement par acquérir plus d'intensité, ou bien deviennent continues et passent souvent à l'état chronique.

§ 82. Lors donc que, dans l'accès d'une fièvre intermittente simple et idiopathique, on voit survenir des symptômes plus ou moins graves, mais qui n'avaient pas encore paru; lorsque le stade du froid se prolonge excessivement en même temps que le pouls se maintient petit et serré, et que les traits du malade subissent une altération profonde, on doit craindre que l'accès prochain ne soit marqué par quelque grave complication. Si l'apyrexie est complète, il faut recourir à une forte dose de quinquina, sans attendre que la maladie soit devenue plus intense et plus évidente. Si, malgré le quinquina, l'accès se renouvelle avec le caractère d'une des complications que nous avons décrites (§ 26 et suiv.), il n'y a plus un instant à perdre, il faut saisir ce moment favorable pour administrer le quinquina à haute dose; à plus forte raison doit-on agir ainsi lorsqu'on est appelé durant une apyrexie très-courte, qui a été précédée d'un ou de plusieurs accès pernicieux. Dans ce dernier cas, on administrera le quinquina en une seule dose, ou on la partagera en plusieurs prises, si on a lieu de soupçonner que l'apyrexie sera longue; mais alors la première dose doit être assez forte pour mettre à l'abri d'un événement fâcheux, si l'accès avançait.

Après qu'on a donné le quinquina, si l'accès revient avec des symptômes non moins ou même plus alarmans, il faut prescrire ce médicament à plus forte dose. Si l'accès revient, mais dépouillé des symptômes qui faisaient redouter une terminaison funeste, il n'est pas nécessaire d'augmenter la dose de cette substance, mais il faut continuer à l'administrer. Enfin, si l'accès ne se renouvelle pas, il faut employer le quinquina à la même dose, pendant plusieurs jours, puis à doses graduellement décroissantes, pendant une ou plusieurs semaines.

§ 83. Lorsqu'on est appelé *à l'instant d'un de ces accès pernicieux*, marqué par une lésion profonde du cerveau, des poumons, de l'estomac et de l'intestin, etc., et s'il y a eu déjà deux ou trois accès du même caractère, de sorte qu'on ait lieu de redouter que la mort seule y mette fin, Torti conseille, dans ces cas graves, de donner sur-le-champ le quinquina. Je crois, au contraire, que ces lésions profondes doivent être combattues par des moyens appropriés à leur caractère et à leur nature, que ne peut changer la fièvre intermittente qui a provoqué leur développement. C'est ainsi, d'ailleurs, que des médecins célèbres, Morton, Sarcone, etc., ont agi dans ces cas difficiles. Lors donc qu'on sera appelé au moment même de l'accès d'une fièvre intermittente compliquée d'une gastro-entérite très-intense (*fièvre cardialgique*), on cherchera à calmer les douleurs atroces de l'épigastre par les saignées locales, les ventouses, les potions opiacées, et par l'application de corps chauds à la plante des pieds. Pendant l'accès d'une fièvre pernicieuse *pleurétique*, il faudra, à l'exemple de Morton, pratiquer une large saignée du bras; et dans les fièvres *soporeuses*, *délirantes*, etc., il conviendra d'ouvrir la saphène, ou d'appliquer au cou ou aux régions mastoïdiennes un nombre de sangsues proportionné à l'intensité de l'affection cérébrale. Je ne puis entrer dans d'autres détails sur le traitement de ces complications, d'autant plus qu'il ne se compose réellement que de celui de la fièvre intermittente simple, et de celui des diverses lésions qui peuvent la compliquer. *Voyez* GASTRO-ENTÉRITE, PLEURÉSIE, HÉPATITE, PÉRITONITE, MÉTRORRHAGIE, etc.

§ 84. Les maladies qui compliquent la fièvre intermittente, peuvent aussi *persister dans l'apyrexie*, où elles présentent toujours moins d'intensité. Lorsqu'elles sont plus graves que la fièvre elle-même, il faut s'attacher à les détruire avant d'insister sur l'emploi du quinquina, et les combattre peut-être encore avec plus de soin lorsque la violence des accès précédens oblige de recourir à son usage. De toutes ces complications, la plus fréquente, et celle qui présente le plus de difficulté dans son traitement, est, sans contredit, celle de la fièvre intermittente avec la gastro-entérite continue. Il faut alors constamment débuter par l'application des sangsues à l'épigastre, n'employer le quinquina qu'en lavemens, en bains ou en frictions, ou recourir à l'action de la pommade stibiée. Si au bout de quelques jours la langue est parfaitement nette dans l'apyrexie, sans rougeur à sa pointe ou vers ses bords, on peut administrer le sulfate de quinine à une dose peu élevée. Si, dans l'intermission de l'accès suivant, de nouveaux symptômes d'irritation gastrique ne se sont point manifestés, on continuera l'usage du sulfate de quinine jusqu'à ce que les accès cessent, ou que la gastro-entérite devienne prédominante : dans ce dernier cas, il faudra suspendre l'administration de ce remède, et quelquefois même revenir de nouveau aux émissions sanguines. Les autres affections *continues*, qui peuvent compliquer la fièvre intermittente seront également combattues par des moyens appropriés à leur siége et à leur nature. Il en est qui, comme la céphalalgie, qui survit souvent aux accès de fièvre intermittente, cèdent facilement aux émissions sanguines; et d'autres, telles que le gonflement de la rate et les hydropisies consécutives, qui ne se dissipent ordinairement qu'avec beaucoup de lenteur.

§ 85. Les rechutes n'exigent pas en général d'autres moyens que l'affection primitive et les maladies qui les compliquent.

Elles peuvent être caractérisées par le développement d'une fièvre intermittente simple ou compliquée de lésions plus ou moins graves, ou consister dans une ou plusieurs inflammations aiguës, et plus souvent chroniques, des organes de la digestion ou de la respiration.

§ 86. On ne se préserve réellement de la fièvre intermittente qu'en prévenant toutes les causes qui peuvent la produire. Si des circonstances impérieuses ne permettent pas de choisir une habitation plus saine que celle des contrées marécageuses, il faut au moins tâcher de s'établir sur un lieu élevé, exposé au midi ou à l'est. Dans le nord de l'Allemagne, dans la Zélande, on regarde vulgairement l'usage des harengs salés comme un moyen propre à prévenir la fièvre intermittente. Plusieurs médecins ont recommandé, dans le même but, de mâcher ou de fumer du tabac, etc.; mais les seuls moyens prophylactiques sur lesquels on puisse compter, ce sont l'émigration ou l'assainissement des lieux dans lesquels la fièvre intermittente est endémique.

§ 87. *Siége et nature de la fièvre intermittente.* Si l'on ne répète plus gravement aujourd'hui que l'altération du sang est la source de la fièvre quotidienne, que la fièvre tierce dérive des humeurs épaissies de la rate et du pancréas, et la fièvre quarte de l'altération des fluides atrabilaires, plusieurs pyrétologistes persistent à croire que le sang est altéré dans la fièvre intermittente, comme dans toutes les maladies par empoisonnement miasmatique. *Voyez* INFECTION, MIASME, MARAIS, TYPHUS.

§ 88. De tous les auteurs qui ont placé le siége de la fièvre intermittente dans les organes digestifs, M. Broussais est celui qui a cherché à étayer cette assertion d'un plus grand nombre de preuves. Ce médecin distingué pense que les fièvres intermittentes sont des gastro-entérites périodiques. Il admet en outre que l'encéphale et les autres viscères sont irrités sympathiquement, de même que dans les fièvres continues, et peuvent devenir le siége principal de l'irritation. Il étaie cette assertion des propositions suivantes: 1° M. Pinel regarde les fièvres intermittentes ordinaires comme de même nature que les fièvres essentielles; et, par ce judicieux rapprochement, il a préparé la découverte de leur siége. 2° La plupart des auteurs se sont accordés à placer le siége des fièvres intermittentes dans les voies digestives ou leurs annexes. 3° On voit souvent des fièvres intermittentes devenir bilieuses, adynamiques et continues; et réciproquement, des fièvres bilieuses et muqueuses se transformer en fièvres périodiques. 4° La plupart des causes assignées par les auteurs aux fièvres intermittentes agissent directement ou sympathiquement sur l'estomac. 5° Un accès de fièvre intermittente présente tous les phénomènes d'une fièvre continue. 6° L'anorexie, le dégoût, les envies de vomir, la sensibilité, et quelquefois la douleur à l'épigastre, sont les prodromes de l'accès. Ces mêmes symptômes, et de plus la soif, la rougeur de la langue, l'aversion pour les boissons stimulantes, l'appétence des boissons froides et aqueuses, et quelquefois les vomissemens, se font remarquer pendant la période de la chaleur; or on sait que ce sont les symptômes de la gastro-entérite. 7° Les praticiens ont reconnu la nécessité des antiphlogistiques, et le danger des stimulans pendant l'accès. 8° Ils ont aussi observé que le quinquina administré avant d'avoir astreint les malades à la diète, et de les avoir soumis pendant quelque temps à un traitement antiphlogistique (quand la gastro-entérite n'est pas parfaitement intermittente, que le malade conserve entre les accès quelques signes de l'irritation gastrique, lors même qu'il y a apyrexie complète), exaspérait très-souvent la maladie, rendait la fièvre continue, en la faisant quelquefois passer à l'état adynamique et ataxique. M. Broussais assure en même temps qu'il a souvent observé ces accidens en Espagne et en Italie, où il attaquait ces fièvres intermittentes dès leur début par l'émétique et le quinquina. 9° Un grand nombre de fièvres intermittentes traitées par les stimulans laissent à leur suite, et surtout lorsqu'on n'a pas usé des précautions précédemment indiquées, des dyspepsies, des hypocondries, et d'autres phénomènes morbides qu'on sait appartenir à la gastrite chronique, et des hépatites chroniques qui sont toujours liées aussi à cette dernière. 10° Un grand nombre de fièvres intermittentes, la moitié, suivant M. Broussais, cèdent aux saignées à l'épigastre, à la diète et aux boissons rafraîchissantes. 11° L'intermittence de l'irritation, et l'identité parfaite des fièvres continues et des fièvres intermittentes étant démontrée, il en résulte nécessairement que, les fièvres essentielles ordinaires étant des gastro-entérites, les fièvres intermittentes deviennent par cela même des gastro-entérites intermittentes. 12° Cependant, de même que l'irritation de tous les organes peut déterminer une fièvre continue, elle peut aussi produire une fièvre intermittente simple, ou une fièvre pernicieuse; mais il est constant que l'estomac participe très-souvent à l'irritation. 13° On ne doit pas être étonné que la gastro-entérite existe plus souvent sous le type intermittent que les autres irritations, parce que c'est la plus fréquente de toutes les phlegmasies, et que l'estomac est un des organes qui sont le plus soumis à l'intermittence d'action dans l'état de santé, et que c'est sur ce viscère, d'ailleurs, qu'agissent la plupart des causes productrices des fièvres intermittentes. Enfin, suivant M. Goupil, auquel j'emprunte ce tableau des opinions de l'école de M. Broussais, les fièvres intermittentes ordinaires sont des gastro-entérites périodiques, le plus souvent primitives, quelquefois sympathiques. Toutefois elles peuvent être produites, dans quelques cas, par l'irritation de tout autre organe, sans complication de gastro-entérite.

§ 89. Il y a, ce me semble, dans ces diverses propositions autant de contradictions que d'erreurs, et quelques vérités qui ne prouvent rien en faveur de l'opinion de M. Broussais et de son école. Depuis que M. Coutanceau et moi avons prouvé que les fièvres continues étaient des groupes de symptômes nés du rapprochement de faits dissemblables, que ces groupes étaient faux, et qu'ils ne pouvaient être appliqués à aucun état morbide distinct, n'est-il pas permis de demander ce que peut avoir de judicieux un rapprochement entre de semblables descriptions (1re *proposition*) et une maladie réelle dont l'expression physiologique est aussi caractéristique que celle de la fièvre intermittente ? D'un autre côté (2e *proposition*), qu'importe qu'Hippocrate ait attribué les fièvres quotidiennes et les fièvres tierces à la bile versée en trop grande quantité dans les premières voies, et la fièvre quarte à l'atrabile ; que d'autres aient accusé l'existence d'humeurs accumulées dans les premières voies (Dioclès), ou des obstructions abdominales (Asclépiade); que Galien et ses sectateurs aient placé le siége de cette maladie dans l'estomac, le mésentère et les intestins ; que d'autres l'aient circonscrit dans l'estomac, le duodénum et le foie (Fernel, Th. Bartholin, Baillou, Desbois de Rochefort), ou l'aient étendu à tous les viscères de l'abdomen (Hoffmann, Fizes, Huxham, Senac, Médicus), parce qu'ils les auront trouvés plus ou moins altérés à l'ouverture des cadavres ; que quelques humoristes aient accusé l'âcreté, l'épaississement de la bile et du suc pancréatique (Sylvius, Dippel, Trnka, Stoll, etc.) de produire les fièvres intermittentes ? cette foule d'assertions prouvent-elles, non-seulement que la fièvre intermittente soit une gastro-entérite, mais même que l'inflammation de l'estomac et de l'intestin peut exister sous le type intermittent?

Lorsque M. Broussais dit (3e *proposition*) qu'on a vu des fièvres intermittentes se changer en fièvres bilieuses et adynamiques, etc., il répète une erreur grave que l'assentiment des pyrétologistes ne peut justifier. En effet, il suffit de comparer les symptômes d'une fièvre d'accès à son début avec ceux qu'elle présente lorsqu'elle devient continue ou qu'elle se transforme, comme on dit, en fièvre bilieuse ou en fièvre adynamique, pour reconnaître de suite que, dans ce cas, de nouvelles lésions, *caractérisées par de nouveaux phénomènes*, se sont associées à l'affection primitive qu'elles ont quelquefois remplacée; et que ce n'est pas ici une maladie qui change de type comme lorsqu'une névralgie faciale devient continue. D'ailleurs nous répétons encore que cette assertion de M. Broussais est d'autant moins exacte que nous avons prouvé que les groupes de symptômes connus sous les noms de *fièvres bilieuse* et *adynamique* étaient faux, et ne pouvaient être appliqués à aucun état morbide distinct.

Quant aux fièvres continues qui se changent en fièvres intermittentes, cette proposition n'est pas plus vraie que la précédente. Ou les fièvres continues n'existent pas, comme M. Coutanceau et moi croyons l'avoir prouvé, ou ce sont des gastro-entérites, comme le pense M. Broussais; et, dans cette dernière hypothèse, à qui persuadera-t-on que le *froid*, le *frisson*, le *malaise*, les *tremblemens*, la *céphalalgie*, la *contraction*, les *convulsions des muscles*, les *bâillemens*, les *pandiculations*, etc., symptômes observés dans le premier stade d'une fièvre intermittente, sont des désordres fonctionnels des organes digestifs ? En vain dirait-on que la gastro-entérite donne souvent lieu à ces phénomènes sympathiques : nous avons prouvé qu'ils pouvaient exister sans elle, être primitifs ou produits par d'autres affections; et alors même que la fièvre intermittente se développerait constamment à la suite d'une inflammation de l'estomac, elle n'en constituerait pas moins une lésion distincte que l'analyse physiologique conduirait encore à rattacher au système nerveux. D'ailleurs, si la fièvre intermittente était une gastro-entérite intermittente, on devrait toujours, lorqu'elle a existé pendant un certain temps, trouver des traces d'inflammation dans l'estomac et l'intestin; et je lis cependant dans les *Annales de la médecine physiologique*, janvier 1822, que les viscères de l'abdomen furent trouvés dans une *intégrité parfaite* à l'ouverture du cadavre d'un homme mort d'un ulcère gangréneux et d'une fièvre quarte.

On ajoute que la plupart des causes assignées aux fièvres intermittentes agissent directement ou indirectement sur l'estomac (4e *proposition*). Mais n'agissent-elles pas d'une manière aussi évidente sur d'autres organes? Le système nerveux encéphalique est-il moins impressionnable que les organes digestifs? Prend-il une part moins active et moins directe aux affections des autres parties ou aux modifications qu'elles éprouvent? D'un autre côté, comment a-t-on pu avancer (5e *proposition*) qu'une fièvre intermittente présentait tous les phénomènes d'une fièvre continue! Vous supposez donc qu'il existe des maladies de ce nom, que les symptômes qu'on a assignés à chacune d'elles sont vrais et parfaitement semblables; vous supposez qu'une seule et même maladie, la fièvre intermittente, peut ressembler à la fois à la fièvre inflammatoire, à la fièvre bilieuse, à la fièvre muqueuse, à la fièvre ataxique, etc.? Observez donc des péritonites, des gastro-entérites, des encéphalites, des métrites, enfin toutes les maladies qu'on a intitulées *fièvres continues* : essayez de les combattre par le quinquina, les amers, les arséniates de soude, dont les avantages dans la fièvre intermittente sont incontestables; ou, si vous aimez mieux, montrez les trois stades d'une fièvre intermittente dans les désordres fonctionnels de l'estomac, de l'intestin, du poumon, de l'utérus enflammés; ou bien encore transcrivez dans six ou sept colonnes d'un même tableau les symptômes des entités morbides désignées sous le nom de fièvres *bilieuse*, *muqueuse*, *adynamique*, *ataxique*, et ceux de la fièvre intermittente, et prouvez, je ne dirai pas l'identité, mais seulement l'analogie de ces groupes, que, suivant vous, le type seul est appelé à séparer.

L'anorexie, le dégoût, les envies de vomir, la sensibilité, la douleur épigastrique, etc. (6e *proposition*), ne sont les prodromes des accès que lorsque la fièvre intermittente est précédée d'une gastro-entérite, comme elle peut l'être d'une néphrite, d'une urétrite, d'une brûlure, etc. On n'observe point ces prodromes dans les fièvres intermittentes simples, ou dans celles qui sont symptomatiques d'une inflammation de la peau, de l'urètre, etc. Les praticiens peuvent avoir reconnu le danger des stimulans et l'utilité des antiphlogistiques pendant l'accès (7e *proposition*), sans que cette circonstance prouve que la fièvre intermittente soit une gastro-entérite : d'ailleurs M. Vaidy a plusieurs fois administré l'émétique, avec succès, dans l'accès même. La 8e *proposition* et la 9e signalent le danger des toniques dans les cas de complication de la fièvre intermittente avec la gastro-entérite, et rien de plus. La *dixième* est tout-à-fait inexacte : les saignées à l'épigastre guérissent seulement quelques fièvres intermittentes symptomatiques d'une gastro-entérite ou qui se sont compliquées d'une inflammation de l'estomac et de l'intestin après un certain nombre d'accès. On est même parfois obligé de recourir au quinquina pour combattre la fièvre, alors même que l'inflammation qui en a provoqué le développement a disparu. Dans d'autres circonstances, le quinquina fait finir les accès en même temps qu'il aggrave l'inflammation de l'estomac et de l'intestin, ce qui certainement n'aurait pas lieu si la fièvre intermittente et la gastro-entérite étaient une même maladie. Il me paraît superflu d'examiner la onzième proposition, qui n'est qu'une simple conclusion déduite des précédentes. Je ferai remarquer seulement qu'elle est en contradiction manifeste avec la *douzième* proposition, qui la suit. En effet, si une fièvre intermittente simple peut naître de l'irritation de tous les organes sans que l'estomac participe à l'irritation, elle ne sera plus, dans ce cas, une gastro-entérite. Que sera-ce donc ? Supposez-vous, avec un pyrétologiste moderne, qu'une même maladie peut être tour à tour une gastro-entérite, une péripneumonie, une encéphalite, etc., sans changer de nom et de caractère ? Enfin (13e *proposition*), de ce que la gastro-entérite continue est la plus fréquente des phlegmasies, on ne peut en conclure qu'elle affecte plus souvent que les autres inflammations le type intermittent ; et, lors même que cela serait prouvé, ce ne serait pas suffisant encore pour établir, en opposition avec l'analyse des symptômes de la fièvre intermittente, que cette dernière est une gastro-entérite. Il est donc permis de conclure de ces observations, en les rapprochant de celles que nous avons faites dans deux autres articles (*Voyez* FIÈVRE, GASTRO-ENTÉRITE), que M. Broussais a assigné des expressions physiologiques *fausses* à la gastro-entérite en lui appliquant les groupes de symptômes connus sous le nom de *fièvres essentielles;* qu'il a méconnu le siége et la nature de la fièvre intermittente en la rapprochant, avec les pyrétologistes, des groupes connus sous le nom de *fièvres continues*, et en la regardant comme une gastro-entérite intermittente; enfin, que les seules observations pratiques qui soient résultées de ses recherches ne sont applicables qu'à la complication de la fièvre intermittente avec la gastro-entérite.

§ 90. J'insisterai moins sur d'autres opinions émises sur le siége et la nature de la fièvre intermittente; il me suffira de rappeler, sans doute, que M. Pinel paraît supposer que la fièvre intermittente a tour à tour son siége spécial dans les *vaisseaux*, dans les *organes digestifs*, dans le *système musculaire*, dans le *cerveau*, suivant qu'elle est inflammatoire, bilieuse, muqueuse, adynamique ou ataxique; que, suivant M. Boisseau, la fièvre intermittente inflammatoire dépend le plus souvent d'une irritation profonde de l'estomac, quelquefois d'une irritation de l'encéphale et de l'utérus, des bronches, etc.; que les fièvres intermittentes gastriques, muqueuse, adynamique, sont des variétés de gastro-entérite intermittente : d'où il résulterait, dans cette hypothèse, que la fièvre intermittente serait un véritable Protée, puisqu'elle pourrait être tour à tour une maladie des vaisseaux, des poumons, de l'estomac et de l'utérus, etc. Je n'insisterai point non plus sur l'opinion de plusieurs médecins qui ont placé le siége de la fièvre intermittente dans les pores exhalans de la peau, ou qui la font consister dans un spasme de cette membrane; je ferai remarquer seulement que M. Peysson n'a été conduit à reproduire cette dernière opinion que parce qu'il avait acquis la conviction, par un grand nombre d'observations cliniques, que les symptômes d'irritation gastrique ne sont que des phénomènes consécutifs; assertion qui serait parfaitement juste, si elle n'était pas exprimée d'une manière aussi générale, et qui ne prouve pas d'ailleurs que la peau soit l'organe primitivement et spécialement affecté dans la fièvre intermittente.

§ 91. La science ne possède que deux moyens principaux pour déterminer le siége et la nature d'une maladie : *l'analyse des phénomènes morbides*, et *les recherches anatomiques*.

Pour trouver le premier mobile des désordres fonctionnels

observés dans la fièvre intermittente, il faut donc en étudier les phénomènes, et surtout ceux du premier stade; et cela avec d'autant plus de raison que Schenck, Wolf, Morgagni, etc., assurent que ces symptômes ont été presque les seuls observés dans plusieurs fièvres d'accès. D'ailleurs, puisque les trois stades se succèdent régulièrement et constamment dans l'ordre dans lequel nous les avons décrits, tout annonce que le second et le troisième sont une dépendance du premier, dont les phénomènes sont nécessairement l'expression d'une lésion primitive et caractéristique. Or ces phénomènes morbides sont-ils autre chose que des désordres fonctionnels de la portion cérébro-spinale du système nerveux, et des organes qu'elle a sous sa dépendance? *froid* ou *frisson*, *malaise général*, *lassitude*, *quelquefois engourdissement des fonctions intellectuelles*, *douleurs ou élancemens dans le dos et les membres*, *céphalalgie qui commence avec le frisson et dure pendant l'accès*, *tremblement plus ou moins marqué*, *contractions quelquefois convulsives des membres*, *bâillemens*, *pandiculations*, *peau froide*, *etc.*? Si de la douleur et un sentiment de fourmillement suivant le trajet du nerf sciatique ou du nerf facial suffisent pour caractériser une lésion de ces organes, les phénomènes graves et multipliés du premier stade d'une fièvre intermittente sont-ils donc insuffisans pour indiquer une affection du cerveau et de la moelle épinière? Est-ce sérieusement qu'on propose de regarder ces symptômes comme des désordres fonctionnels de l'estomac, par cela seul sans doute qu'une affection de ce viscère peut précéder ou accompagner une maladie du cerveau?

Faudra-t-il, d'un autre côté, chercher à dissimuler l'importance de ces phénomènes, sous le vain prétexte que la plupart des phlegmasies sont accompagnées, à leur début, d'un frisson plus ou moins prolongé? Ce frissonnement, qui cesse et se reproduit par intervalles, est-il le même que celui qu'on observe dans la fièvre intermittente? Les phénomènes généraux, et le frisson en particulier qui accompagnent le début des gastro-entérites, des érysipèles, des péripneumonies, etc., représentent-ils les trois stades d'une fièvre intermittente? Peuvent-ils enfin être considérés comme des désordres fonctionnels de l'estomac, de l'intestin, de la peau, etc.? Qu'importe donc que la fièvre d'accès soit primitive ou sympathique? elle n'en a pas pour cela un autre caractère; et l'affection passagère du système nerveux qui produit le frisson, au début des phlegmasies, n'est pas plus une fièvre intermittente qu'une hystérie, une épilepsie, ou toute autre névrose dans laquelle le frisson se manifeste.

L'analogie des phénomènes de la peur comparés à ceux de la fièvre intermittente; la manifestation de cette maladie sous forme d'accès, comme l'hystérie et l'épilepsie; l'intermittence même de ses phénomènes, si bien en rapport avec celle des fonctions du système nerveux; les nombreuses et importantes connexions de ce système avec les autres organes de l'économie, qui expliquent si facilement la production des fièvres d'accès symptomatiques et les lésions consécutives à la fièvre; l'action très-marquée du quinquina sur les autres névroses; l'influence que l'imagination a sur la production et la terminaison de cette maladie qui, comme d'autres affections nerveuses, paraît propre à l'espèce humaine; et surtout l'analogie frappante des phénomènes des névralgies intermittentes (fièvres locales ou topiques), qui, dans un petit espace correspondant à l'étendue du nerf affecté, présentent quelquefois les principaux phénomènes d'une fièvre intermittente, sont autant des circonstances qu'on a justement invoquées pour placer le siége de la fièvre intermittente dans le système nerveux: opinion que Bellini, Boerhaave, Cullen, Borelli, J. P. Frank, MM. Fizeau, Vaidy, Georget, etc., ont professée, et que plusieurs d'entre eux se sont attachés à démontrer.

§ 92. On peut objecter sans doute que bon nombre d'affections qui ne sont pas nerveuses sont propres à l'espèce humaine; que quelques autres ont une invasion subite et se reproduisent périodiquement; que toutes les maladies peuvent être modifiées par des affections morales; que l'action des médicamens est trop peu connue et trop peu circonscrite pour être propre à démontrer le siége d'une maladie; que les opinions des auteurs ne sont pas des preuves, etc.; mais il n'en reste pas moins établi que l'analyse des phénomènes de l'accès, point fondamental dans cette discussion, et vers lequel il faudra toujours revenir, est tout-à-fait concluante en faveur de l'opinion que j'ai développée dans cet article.

Cependant, faisant allusion au second stade des fièvres intermittentes, et ne tenant aucun compte du premier, M. Broussais demande qu'est-ce qu'une névrose qui rend la peau brûlante, qui échauffe l'estomac et les intestins au point de leur donner la facilité d'absorber des *torrens* d'eau froide, en inspirant l'horreur des alimens ; qui pousse le sang hors de ses vaisseaux avec une *violence épouvantable ;* qui produit des *inondations sanguines*, des apoplexies dans le poumon et dans la pulpe cérébrale ; qui sous l'influence des stimulans se convertit, *actu ipso*, en péripneumonie suivie d'hépatisation ou de péritonite suppurante ; qui fait vomir des *flots* de bile, et couler des *ruisseaux* de sueur ; qui, par sa répétition, rend le foie *énorme*, le cœur anévrysmatique, le poumon *variqueux*, hépatisé, suppuré ; qui, devenue chronique, remplit l'estomac et l'intestin d'ulcérations, et *inonde* le tissu cellulaire d'une sérosité qui rend le corps monstrueux....? (*Annales de la médecine physiologique*, avril 1823.) De bonne foi, que signifie cette énumeration des complications de la fièvre intermittente, tracée en style hyperbolique ? Suppose-t-on que la fièvre intermittente entraîne nécessairement toutes ces lésions, ou qu'elle se compose d'élémens aussi nombreux et aussi variés ? Pense-t-on que ces altérations du foie, de l'estomac, des poumons, du cœur, etc., soient des dépendances obligées de la gastrite ? ou bien cette inflammation seule peut-elle donner lieu à des péripneumonies, à des anévrysmes, et à des hydropisies consécutives ? L'influence de la portion cérébro-spinale du système nerveux sur les autres organes est-elle donc moins remarquable que celle de l'estomac et de l'intestin ? Et s'il est constant qu'une névralgie frontale et sus-orbitaire intermittente est souvent accompagnée d'une ophthalmie pendant l'accès, répugne-t-il donc d'admettre qu'une névrose cérébro-spinale puisse donner lieu à des lésions sympathiques plus nombreuses et plus variées ?

§ 93. Les résultats fournis jusqu'à ce jour par les recherches anatomiques sont très-variés, et ont été mal interprétés. En effet, il suffit de lire attentivement les auteurs qui ont écrit sur la fièvre intermittente, pour se convaincre qu'aucun malade ne meurt d'une fièvre d'accès simple et primitive, et présentant les phénomènes que nous avons énumérés § 17—20. Dans les cas devenus mortels, il s'est constamment déclaré, à une époque plus ou moins éloignée de premiers accès, de nouveaux phénomènes dont l'existence suppose toujours celle d'une ou de plusieurs affections consécutives. Si l'ouverture des cadavres n'a jamais démontré de lésions du cerveau et de la moelle épinière à la suite de la fièvre intermittente, il faut en accuser d'abord les observateurs, qui ont négligé d'ouvrir le crâne et le rachis; s'ils font mention, au contraire, de lésions du foie, de la rate, du mésentère, des poumons, etc., on n'en peut rien conclure relativement à la nature et au siége de la fièvre intermittente, à moins qu'on ne suppose, ce qui serait évidemment absurde, qu'elle peut être tour à tour une maladie du foie, du poumon, du cœur, etc.

§ 94. Aucun des désordres fonctionnels observés dans l'accès d'une fièvre intermittente n'indiquant une lésion du nerf trisplanchnique; plusieurs observations établissant d'un autre côté la possibilité de la complication de la fièvre intermittente avec une névralgie sciatique, faciale, etc., j'ai cru devoir limiter le siége de la fièvre d'accès à la portion cérébro-spinale du système nerveux; l'influence bien connue de la moelle épinière sur la circulation, la production de la chaleur animale, les mouvemens volontaires, etc., s'opposant à ce qu'on en restreigne exclusivement le siége dans le cerveau.

§ 95. En résumé, je crois avoir établi que la fièvre intermittente n'est point une gastrite, et que rien n'autorise à penser qu'elle est tour à tour, suivant les circonstances, une gastrite, une métrite, une péritonite, etc. Je crois en outre avoir démontré, au moins autant qu'il était possible de le faire dans l'état acuel de la science, que cette maladie est une affection locale, une névrose cérébro-spinale qui, comme l'épilepsie et l'hystérie, se montre exclusivement *sous la forme d'accès;* qu'elle peut être simple ou compliquée, primitive ou symptomatique; qu'elle peut s'allier à des phlegmasies, à des hémorrhagies, à des hydropysies, etc., qui rendent l'état des malades plus ou moins grave, et quelquefois *pernicieux;* que la fièvre d'accès diffère autant des fièvres continues que ce qui existe diffère de ce qui n'existe pas; enfin, que le traitement de cette maladie, loin d'être en opposition avec les résultats fournis par les progrès de l'anatomie et de la physiologie pathologiques, a réellement acquis par ces recherches, qu'on avait d'abord mal interprétées, plus de précision et un nouveau degré de certitude.

§ 96. Nous avons déjà dit que presque toutes les NÉVROSES pouvaient se montrer sous le type intermittent, et qu'il en était même quelques-unes, telles que la fièvre d'accès, l'hystérie et l'épilepsie, qui affectaient constamment ce type. Ces deux dernières maladies peuvent, en effet, emprunter tous les types dont nous avons parlé en traitant de la fièvre intermittente. Pontier, Gott. Hahn, Duncan Blaine, ont observé l'*épilepsie* sous le type bi-quotidien ; un exemple d'épilepsie intermittente tierce a été rapporté par Lautter sous le nom de fièvre *larvée;* deux observations semblables ont été publiées depuis, l'une par Strack, et l'autre par Tissot ; Duncan Blaine et Lanzoni font mention d'une épilepsie intermittente quarte ; enfin on a vu les accès de cette maladie se manifester régulièrement toutes les semaines (Wedel, Prætorius), tous les douze jours (Dumas), tous les quinze jours (Maisonneuve), tous les mois (Houlier, Maisonneuve, Stahl), tous les trois mois (Hoffmann), tous les six mois ou tous les ans (Lieutaud, Hoffmann). L'*hystérie* a été également observée sous les principaux types que peut affecter la fièvre intermittente. Il y a toutefois cette différence remarquable entre les accès de la fièvre intermittente et ceux de l'hystérie et de l'épilepsie, que ces derniers se reproduisent quelquefois trois, quatre, cinq, six, et jusqu'à vingt fois par jour; ou bien encore, affectant une marche opposée, n'apparaissent, d'une manière irrégulière, qu'après plusieurs semaines ou quelques mois d'intermission; tandis que dans la fièvre intermittente les accès ne se succèdent jamais en si grand nombre dans vingt-quatre heures, et ne sont que très-rarement séparés par des intermissions aussi longues, même lorsque la fièvre est atypique.

§ 97. L'épilepsie, l'hystérie et la fièvre d'accès étant, seules de toutes les névroses, constamment intermittentes, on a nécessairement remarqué moins de variété dans les types des autres affections du système nerveux, qui, assez ordinairement continues ou rémittentes, présentent cependant quelquefois de véritables intermissions. De toutes ces névroses, l'*hypocondrie* est celle qui apparaît le plus souvent sous la forme d'accès. Plusieurs autres telles que le *tétanos*, les *convulsions*, la *catalepsie*, la *chorée*, n'ont été observées, pour ainsi dire, que sous le type quotidien, comme l'attestent quelques faits recueillis par Stork, Strack, Sauvages et M. Godelle : enfin la mélancolie et la folie sont le plus ordinairement atypiques.

§ 98. Les nerfs encéphaliques et rachidiens peuvent être également le siége de *névralgies* intermittentes qui présentent différens types. Ces affections, successivement indiquées sous les noms de *fièvres locales*, de *fièvres déguisées*, de *pyrexies limitées*, et enfin sous celui plus convenable de névralgies intermittentes, ont été principalement étudiées, dans ces derniers temps, par M. Arloing, qui les a décrites sous le nom de *fièvres larvées* dans le *Journal général de médecine*, et par M. Peysson, qui en a rapporté plusieurs observations dans les *Annales de la médecine physiologique.*

Les névralgies intermittentes se développent principalement dans les parties les plus voisines du cerveau, et pourvues d'un plus grand nombre de filets nerveux, comme à l'extérieur du crâne et de la face, dans l'orbite, etc. Elles peuvent atteindre à la fois un ou plusieurs nerfs, ou bien siéger dans plusieurs branches de nerfs appartenant à une même région. Les nerfs de tout un côté de la face sont quelquefois affectés, comme dans un cas rapporté par Morton. Cette névralgie, qu'il considéra comme une fièvre d'accès *simulant la céphalalgie*, affectait le type quotidien, sous lequel se présenta également celle observée par M. Labonardière, et dont l'histoire a été publiée dans le tome XXXIV du *Journal général de médecine*. Une observation qui ne diffère des deux précédentes qu'en ce que la névralgie était accompagnée d'une irritation manifeste des organes digestifs a été rapportée par Stoll; et deux autres exemples dans lesquels cette névralgie se montra sous le type quotidien ou sous le type octane ont été publiés par M. Arloing et par Tissot.

On a également observé l'*otalgie* sous les types quotidien (M. Arloing), ou tierce (Rost), l'*odontalgie* sous les types quotidien et double tierce (M. Arloing), la névralgie *occipitale* sous le type tierce (Stoll), la névralgie *prétibiale* sous le type tierce (M. Carron), et la névralgie *sciatique* sous le type quarte (M. Audouard). Enfin on a considéré comme des névralgies intermittentes du nerf pneumo-gastrique certains cas rares de dyspnée, intitulés *asthme*, *dyspnée*, *angine suffocante*, dans lesquels une exploration scrupuleuse du thorax n'a pu faire découvrir de lésion appréciable des autres organes renfermés dans cette cavité.

§ 99. Les névroses et les névralgies intermittentes peuvent, comme la fièvre d'accès, être précédées, accompagnées ou suivies de lésions plus ou moins graves. Les inflammations chroniques des organes digestifs, par exemple, précèdent quelquefois les accès d'épilepsie, d'hystérie et d'hypocondrie, et se développent plus souvent encore à la suite des attaques de ces maladies; certaines névralgies donnent souvent lieu à des inflammations consécutives, qui apparaissent et disparaissent avec l'accès, et qui, d'abord intermittentes, finissent quelquefois par devenir continues. Van Swieten et M. Arloing ont vu, ce que j'ai moi-même plusieurs fois observé, des névralgies surcilières, temporo-maxillaires ou sous-orbitaires, donner lieu, après plusieurs accès, à une inflammation de la conjonctive. M. Carron rapporte, dans le tome XL du *Journal général de médecine*, l'exemple d'une névralgie faciale quotidienne dont chaque accès était accompagné d'un coryza ; et M. Arloing a vu une névralgie dentaire compliquée, pendant l'accès, d'une fluxion de la joue. Lorsque les névralgies sont très-étendues et très-douloureuses, elles peuvent donner lieu à d'autres lésions sympathiques plus ou moins graves, ou seulement troubler momentanément les fonctions du cœur, des organes digestifs ou du cerveau. En général, elles modifient presque toujours la sécrétion de l'urine, qui présente un sédiment briqueté, comme dans les fièvres intermittentes; circonstance sur laquelle Morton et tous les auteurs qui l'ont suivi ont beaucoup insisté, et que M. Arloing, MM. Vaidy et Fournier ont encore invoquée, dans ces derniers temps, pour soutenir l'existence des *fièvres larvées*.

Ces névralgies peuvent aussi se compliquer entre elles, ou alterner les unes avec les autres, comme le prouveraient au besoin deux observations rapportées par M. Arloing. Dans l'une, on voit une odontalgie alterner régulièrement avec une céphalalgie du même type; et dans l'autre, au contraire, c'est une céphalalgie qui succède momentanément, dans un même accès, à une odontalgie. Enfin ces névralgies, d'abord bornées à quelques filets nerveux, peuvent s'étendre aux rameaux voisins, passer d'un côté de la face à l'autre, et plus rarement à d'autres parties.

§ 100. Les causes de ces névroses ne paraissent pas différer, sous le rapport de leur nature, de celles qui leur donnent lieu lorsqu'elles sont continues. On sait seulement que le printemps et l'automne, époques auxquelles règnent ordinairement les fièvres intermittentes, sont aussi les saisons de l'année dans lesquelles on observe spécialement les autres névroses qui affectent le type intermittent. En effet, les accès de folie, de mélancolie et d'épilepsie se manifestent surtout au printemps, et les névralgies intermittentes, sur la production desquelles le froid et l'humidité ont tant d'influence, se déclarent souvent pendant l'automne.

§ 101. Les symptômes de ces névroses intermittentes sont les mêmes que ceux de ces maladies à l'état continu. La durée des accès varie de quelques minutes à plusieurs jours; et, dans une même névrose, elle présente des différences en plus ou en moins qui peuvent être assez considérables. Il n'y a rien de fixe pour le nombre d'accès de chacune d'elles, ni pour leur durée et leur degré d'intensité. La période de quatorze jours, qu'un physiologiste moderne a assignée comme durée moyenne d'une fièvre intermittente, me paraît, en particulier, tout-à-fait arbitraire.

L'intermission ou l'intervalle qui sépare les accès des névroses est très-variable, puisqu'elles peuvent se présenter sous tous les types connus d'intermittence. Le plus souvent, elles se terminent avec le type qu'elles ont eu dès leur origine, et ce n'est ordinairement qu'après avoir été quelque temps irrégulières qu'elles affectent successivement plusieurs types. La manifestation des accès a lieu ordinairement d'une manière très irrégulière, et à la suite d'intermissions très-inégales, dans l'hystérie, l'épilepsie et l'hypocondrie ; tandis que les névralgies se rapprochent davantage de la fièvre intermittente par la régularité de leurs accès, et cèdent, par cela même, plus facilement à l'action des fébrifuges. Enfin les recherches anatomiques n'ont encore rien appris de bien positif sur la nature de ces névroses, dont le siége, comme celui de la fièvre intermittente, n'a pu être établi que d'après des considérations physiologiques.

§ 102. A peine les succès du quinquina furent-ils constatés dans le traitement de la fièvre d'accès, qu'on essaya ce remède contre les névralgies intermittentes régulières. Les résultats avantageux qu'on obtint de cette méthode de traitement conduisirent facilement à considérer les névralgies comme des fièvres *déguisées* ou des *fièvres locales*; opinion fausse, si on la prend à la lettre, mais qui rappelle l'analogie des phénomènes de la fièvre d'accès et des névralgies intermittentes, et une autre circonstance non moins remarquable de l'histoire de ces maladies, leur siége commun dans le système nerveux.

Le traitement des névralgies intermittentes régulières est en général d'autant plus facile, qu'on n'a presque jamais à redouter les funestes effets que le quinquina produit lorsqu'on l'ingère dans les organes digestifs enflammés, comme cela a quelquefois lieu dans la fièvre d'accès. De toutes les préparations de quinquina, le sulfate de quinine est celle qui mérite presque constamment la préférence. On a cependant plusieurs fois employé avec succès l'action combinée de l'opium et du quinquina en poudre : elle a décidé la guérison de certaines névroses intermittentes, rebelles à toute autre médication.

Plusieurs observations recueillies par M. Peysson prouvent que sa potion stibio-opiacée peut être employée avec un égal succès dans le traitement des névralgies et de la fièvre intermittentes. On peut également rapprocher les observations de M. Marc sur l'utilité du sulfate de fer dans le traitement de la fièvre d'accès, de celles que M. Arloing a publiées pour démontrer les heureux effets de ce médicament employé contre quelques névralgies.

103. De même aussi qu'on avait reconnu que la guérison de certaines fièvres d'accès *symptomatiques* de lésions plus ou moins graves était subordonnée à celle de ces affections elles-mêmes, de même encore il est demeuré constant que les névralgies intermittentes, quotidiennes, tierces, etc., entretenues par un corps étranger, une dent cariée, ou par toute autre inflammation chronique, ne cédaient qu'après l'évulsion ou l'extraction du corps étranger, ou après la cessation de l'affection première qui les avait produites. Si, dans quelques cas rares, les premiers accès de ces névralgies intermittentes symptomatiques ont été calmés par l'emploi des fébrifuges, ils n'ont pas tardé à se reproduire et à acquérir plus d'intensité; semblables encore, sous ce point de vue, à ces fièvres intermittentes *fausses* dont parle Voulonne, qui, momentanément calmées par le quinquina, sont bientôt exaspérées par l'emploi de ce remède ou de tout autre fébrifuge. Enfin, pour indiquer un dernier trait de ressemblance entre la fièvre d'accès et les autres névroses intermittentes, je crois devoir ajouter que les succès du quinquina, fort équivoques dans le traitement des fièvres d'accès atypiques, le sont encore plus dans le traitement des névroses et des névralgies dont les accès se manifestent d'une manière irrégulière. *Voyez* ÉPILEPSIE, HYSTÉRIE, FOLIE, NÉVRALGIE.

§ 104. *Phlegmasies intermittentes.*—En général, les inflammations ont une marche continue ou rémittente, et ne se montrent qu'assez rarement avec le type intermittent ; dans ce cas même, elles sont le plus souvent consécutives à d'autres affections.

Si quelques modernes ont émis une opinion contraire à celle que je viens d'énoncer, c'est qu'ils ont pris des rémissions et des exacerbations pour de véritables intermissions, et qu'ils ont considéré comme primitives les inflammations qui viennent quelquefois compliquer les fièvres intermittentes lors de leur premier, deuxième, troisième, quatrième, etc., accès.

§ 105. J'ai déjà établi que la plupart des phlegmasies, et en particulier l'érythème, l'érysipèle, l'ophthalmie, le coryza, la pleurésie, la pneumonie, la cystite, la gastro-entérite, etc., pouvaient se développer *pendant l'accès* d'une névralgie ou d'une fièvre intermittente, et persister avec lui. D'autres causes dont l'action est intermittente comme celle des accès de fièvre ou de névralgie, peuvent encore donner lieu à une phlegmasie intermittente; mais ces accès en sont sans contredit la cause la plus fréquente. On voit cependant des inflammations intermittentes se développer sous l'influence des exacerbations périodiques d'une phlogose qui a son siége dans d'autres organes; mais il est plus rare d'observer des phlegmasies intermittentes indépendamment de ces deux conditions.

§ 106. Les organes des *fonctions de relation* sont sans contredit ceux qui sont le plus souvent atteints de phlegmasies intermittentes. Quelques-unes des inflammations de la peau que j'ai désignées collectivement, dans un autre article, sous le nom d'*exanthèmes,* sont cependant à peu près les seules affections de cette membrane qu'on ait observées sous le type intermittent. Lorsqu'elles ne sont pas consécutives à une fièvre d'accès, ces phlegmasies cutanées se développent le plus ordinairement pendant les exacerbations d'une inflammation des organes digestifs. La gastro-entérite a surtout une influence très marquée sur la production des érythèmes intermittens, comme je m'en suis plusieurs fois assuré, et sur celle de l'urticaire, qui peut se montrer sous les types bi-quotidien, quotidien ou tierce, comme le prouvent des observations recueillies par MM. Godard, Golfin et Planchon, et qui sont insérées dans le *Journal de médecine*, années 1779, 1762, et dans le tome LV du *Journal de M. Sédillot.* — Kaiman, Hagedorn, Conrad-Gmelin, Lorry, Deleau, etc., ont vu des *érysipèles* se manifester périodiquement toutes les six semaines, tous les six mois, ou tous les ans à la même époque; mais, dans la plupart des cas, quoique cette inflammation exanthématique et bulleuse se soit déclarée à des époques régulières, elle ne s'est point présentée sous la forme d'accès, et elle a affecté une marche continue. Le plus souvent encore son existence a été liée à une affection des organes digestifs. Néanmoins les inflammations intermittentes des organes des sens sont quelquefois primitives. Tels sont deux cas d'ophthalmie intermittente tierce, rapportés, l'un par M. Arloing, et l'autre par M. Burnier-Fontanel; tels sont encore deux exemples de coryza publiés par Vandermonde et M. Deschamps fils, et quelques histoires moins complètes d'otite intermittente recueillies par M. Arloing.

§ 107. De toutes les phlegmasies des organes renfermés dans les trois grandes cavités du corps, l'encéphalite et la méningite sont celles dont l'existence sous le type intermittent me paraît le mieux établie. Il résulte en effet de plusieurs observations recueillies par MM. J. J. Lemaire, Parent du Châtelet, Martinet, Deslandes, et Audouard, que les inflammations du cerveau ou de ses membranes se montrent quelquefois sous le type quotidien, plus rarement sous le type tierce, et plus rarement encore sous le type quarte. Dans les observations que je viens d'indiquer, il est facile de reconnaître que les désordres fonctionnels du cerveau étaient réellement intermittens; aussi me paraissent-elles concluantes. Mais je pense que M. Mongellaz s'est trompé lorsqu'il a placé au nombre des encéphalites intermittentes plusieurs cas où cette maladie, évidemment continue, présentait seulement des exacerbations le soir (Obs. 80, 85, 88). Les obs. 81 et 82, empruntées à Torti par M. Mongellaz, sont trop incomplètes pour être de quelque valeur. Dans l'observation 83, on remarque plutôt une rémission dans les désordres fonctionnels du cerveau qu'une véritable intermittence.

§ 108. Après le système nerveux, les organes du mouvement sont peut-être ceux dont les inflammations se montrent le plus ordinairement sous le type intermittent. Morton, Sénac et M. Havard rapportent des exemples de rhumatismes quotidien ou tierce, et l'on sait depuis long-temps que cette maladie et la goutte se déclarent ordinairement sous la forme d'accès.

§. 109. Nous avons établi que plusieurs phlegmasies des organes digestifs, l'angine, la gastro-entérite, la dysenterie, etc., pouvaient se développer avec l'accès d'une fièvre intermittente et cesser avec lui, et par conséquent affecter le même type. Il est assez rare, au contraire, quoique cette opinion ait été soutenue dans ces derniers temps par M. Broussais et son école, que les inflammations gastro-intestinales se montrent, dans d'autres circonstances, sous le type intermittent. Au nombre de ces cas rares, je citerai cependant un exemple de gastro-entérite intermittente rapporté par M. Havard, et un semblable, publié par M. Picqué dans le *Journal de médecine*, t. XLII, année 1774, sous le nom de *diarrhée intermittente tierce*; mais je crois devoir faire remarquer qu'on s'est étrangement trompé lorsqu'on a cité comme des exemples de phlegmasies intermittentes huit observations rapportées par M. Mongellaz. Les prétendues gastrites intermittentes quotidiennes indiquées par cet auteur sous les n°s 132 et 133 étaient réellement continues, et persistaient dans l'apyrexie; cette continuité de l'inflammation me paraît encore évidente dans l'obs. 138, citée comme un exemple de gastrite intermittente tierce; de même encore il eût fallu écarter des inflammations intermittentes un cas de colite continue qui s'exaspérait pendant les accès d'une fièvre intermittente, et qu'on a considéré comme une colite tierce (Obs. 149). Enfin M. Mongellaz n'eût pas dû faire entrer dans la classe des irritations intermittentes inflammatoires une foule d'observations qu'il regarde lui-même comme appartenant aux inflammations rémittentes ou continues de la membrane muqueuse des organes digestifs (Obs. 134, 143, 146, 150, 151, 155).

Si on en excepte quelques cas rares, où l'hépatite s'est développée d'une manière intermittente sous l'influence d'une fièvre d'accès, à peine existe-t-il quelques observations propres à établir l'existence des inflammations des annexes des organes digestifs sous le type intermittent. C'était en particulier une inflammation continue du péritoine, et probablement de l'intestin, que celle dont l'histoire est rapportée par M. Mongellaz, sous le n° 130, comme un exemple de péritonite tierce et quarte.

§ 110. Je ne connais pas non plus d'exemples bien avérés d'inflammation intermittente du cœur, du péricarde, des artères, des veines, des vaisseaux et des ganglions lymphatiques. Heister parle, il est vrai, d'une inflammation des glandes du cou qui revenait tous les mois chez une jeune fille; mais cette inflammation, qui durait plusieurs jours, ne se montrait point par accès, et se terminait par suppuration : c'était enfin une inflammation continue et périodique.

§ 111. Il est constant, au contraire, que les organes de la voix et de la respiration peuvent être quelquefois le siége de phlegmasies intermittentes. En effet, si, de trois observations de croup intermittent recueillies par Jurine, deux n'offrent guère que des rémissions telles qu'on les observe dans les croups ordinaires, on remarque de véritables intermissions dans la troisième, sur le caractère de laquelle, à la vérité, M. Royer-Collard a élevé quelques doutes. Le catarrhe, la pleurésie, la péripneumonie, accompagnent quelquefois les accès d'une fièvre intermittente. Un exemple de catarrhe quotidien, rapporté par M. Coquereau dans les *Mémoires de la Soc. roy. de Médecine*, année 1778, prouve même qu'une inflammation intermittente peut se développer primitivement dans les organes de la respiration. Ce fait n'autorise cependant pas à rattacher, comme on l'a fait dans ces derniers temps, aux inflammations thorachiques intermittentes les observations de toux quotidienne, double, tierce et quarte, recueillies par Rydley, Fr. Home, M. Chomel, etc., et dans lesquelles le siége et la nature du mal sont réellement restés indéterminés. Il faut également rayer du nombre des pleurésies et des pneumonies intermittentes, plusieurs observations citées par M. Mongellaz (Obs. 103, 104, 106, 109, 110, 111), dans lesquelles l'intermittence de l'inflammation n'a pas été constatée. J'ajouterai même qu'un semblable fait ne pouvait être établi avant la découverte des signes fournis par l'auscultation du thorax.

§ 112. Les organes des voies urinaires et de la génération peuvent-ils être le siége de phlegmasies intermittentes primitives? Quatre observations de néphrite intermittente rapportées par M. Mongellaz, d'après Morton, Lemery, Vitus Ridlinus et Grabielli, sont peu concluantes. Dans la première et la quatrième, on peut avoir pris des exacerbations pour de véritables accès; et la seconde et la troisième sont rapportées avec trop peu de détails pour qu'on en puisse tirer quelques inductions. Les observations de cystite et d'urétrite primitives intermittentes, indiquées dans les *Annales de la méd. physiologique*, sont encore moins concluantes. Enfin l'observation rapportée par Morton sous le titre de *febris intermittens spasmos lumborum et abdominis et dolores partûs simulans*, était-elle une métrite intermittente ou une névralgie des plexus lombaires et sacrés?

§ 113. Il résulte de cette revue analytique que les phlegmasies intermittentes primitives sont beaucoup moins fréquentes que ne l'a pensé M. Mongellaz; que la cause la plus évidente de ces inflammations est, sans contredit, l'existence antérieure d'une fièvre d'accès ou d'une névralgie intermittente, et que ces inflammations se développent rarement dans d'autres circonstances; enfin que les organes des sens, le système nerveux et les organes du mouvement, dont les fonctions naturelles sont intermittentes, sont aussi ceux dont les inflammations se montrent le plus souvent sous la forme d'accès.

§ 114. Ces phlegmasies, d'abord intermittentes comme la cause qui les a produites, acquièrent souvent plus d'intensité au fur et à mesure que les accès se répètent; elles finissent quelquefois par persister incomplétement pendant l'apyrexie, et même par devenir continues. Nous avons déjà insisté sur cette transformation des phlegmasies intermittentes en continues: mais nous croyons devoir déclarer ici, en opposition avec une opinion vulgaire, que nous ne connaissons pas un seul fait qui établisse qu'une inflammation continue soit jamais devenue intermittente.

§ 115. Toutes choses égales d'ailleurs, les inflammations intermittentes offrent moins de danger que les continues. Lorsqu'elles sont symptomatiques d'une fièvre d'accès ou d'une névralgie, elles cèdent ordinairement aux moyens employés contre ces dernières. Toutefois leur intensité et leur gravité peuvent exiger qu'on les combatte directement dans l'intermission, et surtout pendant l'accès, avant d'employer le quinquina, qui doit prévenir leur développement.

§ 116. Lorsque l'apparition d'une inflammation intermittente coïncide au contraire avec les exacerbations ou les paroxysmes d'une inflammation aiguë ou chronique des organes digestifs, de la respiration, ou de toute autre partie, loin d'employer les fébrifuges comme dans le cas précédent, il faut s'attacher à combattre les inflammations primitives. Ce précepte s'applique surtout au traitement de la goutte, du rhumatisme et de l'urticaire intermittens, qui semblent avoir une correspondance particulière avec les maladies des organes digestifs, et dont les accès présentent presque toujours des symptômes gastriques plus ou moins remarquables.

Enfin les inflammations intermittentes idiopathiques et primitives peuvent céder spontanément aux boissons délayantes et à la saignée, lorsqu'elles sont légères : dans tout autre cas, elles doivent être combattues par les émissions sanguines et les fébrifuges dans l'apyrexie ; par la saignée, les boissons délayantes, et quelquefois les dérivatifs, pendant l'accès.

§ 117. *Hémorrhagies intermittentes.* — Sous le rapport de leur fréquence, les hémorrhagies tiennent le troisième rang dans la série des maladies intermittentes. Elles se déclarent quelquefois pendant l'accès d'une fièvre intermittente ou d'une névralgie, et plus souvent peut-être, lorsque les causes intermittentes qui les produisent sont tout-à-fait inconnues.

Les hémorrhagies intermittentes ont été principalement observées à la surface des membranes muqueuses. Darwin cite, par exemple, une épistaxis quotidienne qui revenait toutes les nuits à la même heure ; et d'autres ont vu cette hémorrhagie affecter le type tierce (Rosen) ou mensuel (Schulze, M. Caestrick). Des hémorrhagies cutanées se sont quelquefois déclarées tous les mois (Cazenave, Renivenius); des hémorrhagies buccales tous les quatre mois (Arnold-Boot); des hématémèses tous les jours (Dallar et Campardon), tous les huit jours (Gesner), tous les mois (Cumes), tous les ans (Th. Bartholin). Les exemples d'hémorrhoïdes intermittentes mensuelles sont très-nombreux, et Tissot a vu cet écoulement avoir lieu régulièrement tous les jours. Plusieurs auteurs parlent d'hémoptysies intermittentes quotidienne (Chr. Schrader), tierce (Storck), quarte (Alex. Thomson), mensuelle (N. Pechlin), sexti-mensuelle (Brechtfeld), et annuelle (Albrecht). L'hématemèse affecte quelquefois le type quoditien (Chr. Burgmans), ou mensuel (Lebœuf, Chaumeton); enfin on a vu la ménorrhagie revenir tous les jours (Picqué), ou tous les quinze jours (Hatte). En rapprochant ces observations des faits analogues qui ont été publiés, il est facile de reconnaître que, si certaines hémorrhagies se manifestent par accès réguliers et rapprochés, comme ceux de la fièvre intermittente, le plus grand nombre de ces hémorrhagies affectent le type mensuel, soit qu'elles suppléent à l'absence du flux menstruel, ou qu'elles soient produites par toute autre cause.

§ 118. Indépendamment des hypothèses communes à toutes les maladies intermittentes, il en est de particulières qui ne s'appliquent qu'aux hémorrhagies. Stahl croyait que l'intermittence des évacuations sanguines était en rapport avec le besoin plus ou moins fréquent de rejeter du sang, et qu'elle était, dans certains cas, le résultat d'une habitude de la nature. Cullen expliquait ce phénomène par la permanence de la cause qui avait produit la première hémorrhagie, et par la pléthore que doit engendrer, suivant lui, la diminution des excrétions pendant et après les hémorrhagies. M. Lordat pense que le *génie* intermittent des effusions sanguines est provoqué par des impressions intermittentes externes, et même par des sensations internes insolites; il croit, en outre, qu'elles peuvent avoir lieu, indépendamment de toute provocation et de toute habitude par la nature propre de la maladie. Il est certain au moins que ces hémorrhagies se développent moins souvent que les inflammations sous l'influence d'une cause intermittente appréciable, telle qu'un accès de fièvre ou de névralgie.

§ 119. Les hémorrhagies qui surviennent dans les accès d'une fièvre ou d'une névralgie intermittente sont salutaires lorsqu'elles ne font que suppléer aux évacuations sanguines qu'un état pléthorique, une congestion, une phlegmasie imminente auraient rendues nécessaires. Trop abondantes, elles doivent être combattues, pendant l'accès, par des moyens appropriés à leur siége et à leur nature, et de la même manière que lorsque elles affectent une marche continue. Dans l'apyrexie, on insistera sur les fébrifuges, pour prévenir le prochain retour de cette double affection.

Dans le traitement des hémorrhagies intermittentes indépendantes d'accès de fièvre ou de névralgies, il faut s'attacher à reconnaître si ces évacuations sanguines ne coïncident pas avec les exacerbations périodiques de quelques phlegmasies; il faut rechercher si le sang ne s'échappe pas d'un organe enflammé, ou lié par des connexions plus ou moins intimes avec quelque autre partie en proie à une irritation aiguë ou chronique; car, dans ce cas, le plus sûr moyen de prévenir les hémorrhagies intermittentes est de détruire les inflammations dont elles sont une suite trop fréquente. On recherchera ensuite si ces hémorrhagies ne dépendent pas de quelque obstacle apporté momentanément ou d'une manière continue au cours du sang veineux, et qu'il s'agirait de détruire, ou dont il faudrait au moins diminuer l'influence. Dans tout autre cas, suivant que ces hémorrhagies seront suivies d'un soulagement marqué ou de symptômes plus ou moins graves, il sera convenable de les abandonner à elles-mêmes ou de les combattre. Si elles ont des accès réguliers et rapprochés, on emploiera les moyens vulgairement connus sous le nom de *fébrifuges*, dans l'intermission, et pendant l'accès la méthode la plus généralement usitée contre elles, lorsqu'elles sont continues.

§ 120. *Hydropisies*, *sécrétions morbides*, *intermittentes*, *etc.* — Je me bornerai à rappeler que deux espèces d'hydropisies, l'œdème qu'on observe le soir chez les convalescens, et qui disparaît ordinairement pendant la nuit, et l'anasarque aigu intermittent dont parlent Storck et M. Delabigne-Villeneuve, sont deux exemples d'épanchemens séreux intermittens faciles à rattacher aux deux divisions que j'ai adoptées. (*Voyez* HYDROPISIE.) J'ignore, au reste, si la sérosité peut momentanément s'épancher dans les membranes séreuses, être promptement résorbée pour être de nouveau déposée et reprise à plusieurs fois, de manière à simuler de véritables accès. C'est aussi uniquement dans le dessein de provoquer des recherches ultérieures que je ferai mention ici de plusieurs observations qui, la plupart, ne peuvent être rattachées à des conditions organiques bien déterminées. En effet, au lieu de se borner à annoncer qu'ils avaient observé des *sueurs* quotidiennes, octanes, ou mensuelles, Piquer, Schutzer, Senac, le docteur Gignoux, Schulze, etc., n'auraient-ils pas dû rechercher d'abord si ces sueurs étaient ou non symptomatiques de quelque inflammation des viscères? L. Willis et Rodolph. Camérarius citent des exemples de diabètes intermittens; mais peut-on admettre de tels faits sans restriction, lorsqu'ils sont énoncés avec une concision désespérante, et lorsqu'on voit Casimir Médicus rapporter, comme des exemples de diabètes intermittens, des cas de *rétention d'urine* non équivoques, dans lesquels ce fluide, rendu d'abord goutte à goutte, fut ensuite excrété avec abondance? Les *salivations* intermittentes qui accompagnent l'invasion de la grossesse ou celle des menstrues; les *écoulemens* de semence qui ont lieu pendant le sommeil, quelquefois tous les jours, ou d'un jour l'un, ont sans doute plus d'analogie avec les autres affections intermittentes : mais ces faits particuliers doivent être étudiés de nouveau, afin qu'on en précise mieux les conditions. Désigner aujourd'hui, avec quelques auteurs, ces épanchemens, ces sécrétions et ces excrétions sous le nom de *sub-inflammations intermittentes*, et appliquer indistinctement cette expression nosologique à quelques inflammations continues du système lymphatique et aux hydropisies, ne serait-ce pas réellement rassembler sous une même dénomination générique une foule de faits dissemblables? (P. RAYER.)

INTERMUSCULAIRE, adj.; qui est situé entre les muscles : *aponévrose intermusculaire, tissu cellulaire intermusculaire.* (A. B.)

INTEROSSEUX, adj., *interosseus*; qui est situé entre les os (ligamens). On donne ce nom à deux membranes ligamenteuses qui remplissent l'intervalle des os de l'avant-bras et de la jambe, et à des ligamens irréguliers situés entre plusieurs os de la main et du pied.

INTEROSSEUX (muscles). Ils occupent, à la main et au pied, les intervalles des os du métacarpe et du métatarse, et sont destinés aux mouvemens d'écartement et de rapprochement des quatre derniers doigts. Chaque intervalle en contient deux, dont l'un est plus rapproché de la face dorsale du membre, et l'autre, de sa face opposée; toutefois il n'y en a qu'un, qui est dorsal, dans le premier intervalle; de sorte qu'il existe à chaque membre sept muscles interosseux, dont quatre sont dorsaux et trois palmaires.

A la main, le premier et le second interosseux dorsaux, qui sont placés en dehors du médius, sont abducteurs de ce doigt et de l'index, tandis que le troisième et le quatrième, situés de l'autre côté du doigt du milieu, sont adducteurs de celui-ci et de l'annulaire. Les trois interosseux palmaires complètent pour l'index, l'annulaire et le petit doigt, qui a déjà son adducteur propre, les paires de muscles nécessaires aux mouvemens latéraux de ces doigts : le premier est, en effet, adducteur de l'index, tandis que le second et le troisième sont abducteurs de l'annulaire et du petit doigt.

Les interosseux dorsaux sont attachés supérieurement aux ligamens du métacarpe et à toute la longueur des faces latérales des os métacarpiens, entre lesquels ils sont placés, excepté le premier, qui, du côté du pouce, n'est fixé qu'à la partie supérieure du premier métacarpien; mais ces muscles ne s'implantent qu'au tiers environ de la largeur de l'os du métacarpe opposé au doigt qu'ils meuvent. Chacun de ces muscles s'attache inférieurement par un tendon aplati au côté de la base de la première phalange du doigt auquel il appartient, et au bord correspondant du tendon extenseur de ce doigt. Les trois derniers interosseux dorsaux sont couverts, vers le dos de la main, par des aponévroses fixées aux bords voisins des os du métacarpe. Les deux attaches supérieures de tous ces muscles, aux os qu'ils séparent, laissent entre elles une ouverture qui donne passage, dans le premier, à l'artère radiale, et dans les autres, aux rameaux perforans de l'arcade palmaire profonde.

Chacun des interosseux palmaires, fixé, en haut, à un seul os du métacarpe, dans les deux tiers antérieurs de celui-ci, que n'occupe point l'interosseux dorsal correspondant, et aux ligamens des articulations supérieures de cet os, se termine inférieurement comme les interosseux dorsaux.

Les interosseux qui existent au pied ne diffèrent de ceux de la main qu'en ce que c'est le second orteil, et non celui du milieu, qui reçoit deux interosseux dorsaux; en sorte que le premier est un adducteur, et les trois autres des abducteurs; ce qui rend les trois interosseux plantaires des adducteurs. Leurs attaches aux os du métatarse et aux premières phalanges des orteils sont du reste absolument les mêmes que celles des interosseux de la main au métacarpe et aux doigts.

Les muscles interosseux, en même temps qu'ils produisent l'adduction ou l'abduction des doigts et des orteils, servent encore à fixer les tendons des muscles extenseurs de ces parties.

INTEROSSEUX (vaisseaux). On nomme ainsi des artères et des veines situées entre les os de l'avant-bras, ainsi qu'entre ceux du métacarpe et du métatarse. *Voy.* CUBITALES, RADIALES, TIBIALES POSTÉRIEURES (artères et veines). (A. BÉCLARD.)

INTERSECTION, s. f., *intersectio*. On appelle ainsi, en anatomie, l'interruption de la continuité d'un muscle par des fibres tendineuses ou aponévrotiques, auxquelles s'attachent des deux côtés les fibres charnues. (A. B.)

INTERSTICE, s. m., *interstitium*, intervalle. On donne quelquefois ce nom, dans la description des os, à la partie moyenne de leurs bords, comprise entre les côtés ou lèvres de ceux-ci, qui répondent aux faces qu'ils séparent. (A. B.)

INTER-TRANSVERSAIRE, adj., *inter-transversarius*. Cette épithète s'applique à des ligamens et à des muscles situés entre les apophyses transverses des vertèbres.

INTER-TRANSVERSAIRES (ligamens). Admis par quelques auteurs seulement, ils consistent en quelques fibres irrégulières qui unissent les apophyses transverses dans la région dorsale, et qui se continuent avec les aponévroses des muscles intercostaux.

INTER-TRANSVERSAIRES (muscles); petits muscles placés dans les intervalles des apophyses transverses de toutes les vertèbres.

Au cou, les muscles inter-transversaires sont doubles dans chaque espace, excepté entre l'atlas et l'axis, et entre la septième vertèbre cervicale et la première dorsale. Les antérieurs sont attachés par des fibres tendineuses aux tubercules antérieurs des apophyses transverses, au devant de la gouttière de ces apophyses; les postérieurs sont fixés de la même manière aux tubercules postérieurs.

Les inter-transversaires du dos sont très-étroits et entremêlés de fibres aponévrotiques; ce qui fait que la plupart des anatomistes ont nié leur existence. Au nombre de onze de chaque côté, ils s'implantent à la partie postérieure du sommet des apophyses transverses dorsales, près de l'attache des muscles surcostaux. Ceux des espaces supérieurs sont moins marqués que ceux des espaces inférieurs.

Les inter-transversaires des lombes ont une largeur proportionnée à celle des espaces qu'ils remplissent, et une forme à peu près quadrilatère. Ils sont attachés aux bords supérieur et inférieur des apophyses transverses des vertèbres, des lombes et de la dernière du dos.

Les muscles inter-transversaires peuvent contribuer à la flexion latérale de la colonne vertébrale, en rapprochant les apophyses transverses auxquelles ils s'insèrent. (A. BÉCLARD.)

INTERVERTEBRAL, adj., *intervertebralis;* qui est situé entre les vertèbres : *ligamens intervertébraux*, *trous intervertébraux*. (A. B.)

INTESTIN, s. m., *intestinum*, ἔντερον. Ce nom, pris dans son acception la plus étendue, s'applique, ainsi que celui de *conduit alimentaire* ou *digestif*, à un long canal, garni de plusieurs appendices glandulaires, qui, commençant à la bouche et finissant à l'anus, parcourt toute la longueur du tronc en présentant dans sa longueur des renflemens, et en décrivant dans son trajet divers contours. Ce canal, ainsi que ses appendices, est formé, à l'intérieur et dans toute son étendue, par la membrane muqueuse, sorte de peau intérieure absorbante et sécrétante, obscurément sensible, et renforcée presque partout d'une couche de tissu musculaire. Il est dans l'embryon un des premiers organes formés, car quelques-unes de ses parties préexistent dans le germe à la fécondation. Son existence est si générale dans les animaux, qu'on peut le citer comme le caractère le plus constant de leur organisation. La digestion, c'est-à-dire la conversion des alimens en chyle, est la fonction de ce canal, dont les altérations et les maladies sont nombreuses et importantes.

La situation, la conformation, la texture et les actions variées des diverses parties de ce grand appareil l'ont fait diviser en plusieurs parties qu'on peut rapporter à trois principales, savoir : 1° le commencement, ou la partie préparatoire, située à la tête, au col, dans la poitrine, et qui comprend *la bouche*, *le pharynx* et *l'œsophage*; 2° la partie moyenne ou principale qui comprend *l'estomac* et l'intestin grêle; 3° la fin ou la partie excrétoire de l'appareil, ou le gros intestin. Les deux dernières parties du canal alimentaire, savoir : l'estomac, l'intestin grêle et le gros intestin, sont situées l'une et l'autre dans l'abdomen : un peu différentes par leur volume et par leur conformation, puisque l'estomac forme un renflement conoïde recourbé, et les intestins un canal cylindroïde, ces deux parties du canal digestif se ressemblent beaucoup par leur texture.

La partie abdominale du canal alimentaire, ou le canal gastro-intestinal, comme on l'appelle quelquefois, est en effet composé de trois couches membraneuses superposées, qui présentent dans les divers points de sa longueur des ressemblances génériques qui vont être exposées d'abord, et des différences spécifiques qui seront indiquées ensuite.

La membrane intérieure, muqueuse ou villeuse, gastro-intestinale, est très-mince, demi-transparente, d'une couleur blanchâtre, blanche, blanche-cendrée, blanche-rosée, etc.; souvent compliquée ou altérée par la couleur des vaisseaux et des autres parties sous-jacentes que sa demi-transparence laisse apercevoir, et surtout par la pénétration ou la transsudation cadavérique du sang, des fécès, de la bile, et des matières colorantes du foie, de la rate, des muscles, etc. Cette membrane forme par son excès d'étendue, relativement aux autres, des rides, des replis et des valvules : les premières, bornées à l'estomac et au rectum, sont variables et momentanées; les seconds, propres à l'intestin grêle, et qu'on appelle *valvules conniventes*, sont des plis constans formés par la membrane muqueuse et le tissu cellulaire sous-jacent; en troisième lieu enfin, se trouvent la valvule du pylore et celle qui existe à l'embouchure de l'intestin grêle dans le gros intestin : elles sont constantes comme les valvules conniventes, et contiennent de plus qu'elles du tissu musculaire dans leur épaisseur.

La surface libre de cette membrane présente des enfoncemens ou des dépressions et des saillies villeuses. Les enfoncemens alvéolaires sont fort petits ou microscopiques, dans l'homme, et on ne les observe guère que dans l'estomac et le gros intestin. Les villosités, au contraire, sont des saillies fines et microscopiques, qui existent surtout dans la moitié pylorique de l'estomac et dans l'intestin grêle, où elles sont de moins en moins abondantes à mesure qu'on approche de sa terminaison. Ces villosités, qui sont dans les animaux ce que sont dans les végétaux les radicules, sont des petits prolongemens lanugineux de la surface libre de la membrane; elles ne sont ni canaliculées, ni capitées, comme divers auteurs l'ont dit, mais elles paraissent sous la forme de filamens dont le nombre et le rapprochement sont tels que leur aspect rappelle celui d'un gazon touffu ou d'un duvet épais. Ces villosités, vues sous divers aspects, paraissent de forme diverse; elles sont demi-diaphanes; leur surface est lisse, et l'on n'aperçoit ni les ouvertures, ni l'ampoule, ni la texture vasculaire qu'on leur a attribuées; mais seulement on voit dans leur substance gélatiniforme quelques globules microscopiques, et à leur base des ramuscules vasculaires d'une excessive ténuité.

Dans l'épaisseur de la membrane muqueuse on aperçoit des follicules ou des cryptes muqueux, les uns simples et discrets, disséminés dans tout le canal gastro-intestinal, les autres agminés ou réunis en plaques occupant surtout la dernière moitié de l'intestin grêle, où leur rapprochement et leur étendue augmentent dans la proportion où les villosités diminuent. La face adhérente de la membrane muqueuse tient aux parties sous-jacentes par une couche de tissu cellulaire fibreux qu'on appelle *membrane nerveuse* ou *propre*, et dans laquelle rampent les vaisseaux avant de se ramifier dans cette membrane.

La seconde membrane du canal gastro-intestinal est musculaire et formée d'un plan de fibres circulaires qui ne manque nulle part, d'un plan de fibres longitudinales rares dans l'estomac et réduites à trois bandes rubanées dans le gros intestin, et de plans obliques qui sont propres à l'estomac.

La membrane externe du canal gastro-entérique est une couche séreuse fournie par le péritoine, qui, dans la plupart des points, forme derrière le canal, en se réfléchissant de la paroi postérieure de l'abdomen sur lui, des freins plus ou moins prolongés, lesquels renferment les vaisseaux et les nerfs du canal, le soutiennent et qu'on appelle des *mésentères*; qui s'étend sous le nom d'*épiploons* d'un organe à un autre, et qui, dans quelques endroits, se prolonge avec des vaisseaux au delà du canal qu'il enveloppe, sous forme de franges flottantes, qu'on appelle *appendices épiploïques*.

Le canal gastro-entérique reçoit ses nerfs du pneumo-gastrique et du grand sympathique; ses artères viennent, sous les noms de *stomachique* et de *mésentériques supérieure* et *inférieure*, de la partie antérieure de l'aorte; ses veines constituent avec la veine splénique les racines de la veine-porte; ses vaisseaux lymphatiques et chylifères, interrompus par beaucoup de ganglions, se rendent dans la partie inférieure du grand canal thoracique.

Dans une acception restreinte, le nom d'*intestin* ou *canal intestinal* ne s'applique qu'à la partie du canal alimentaire qui s'étend depuis la fin de l'estomac jusqu'à l'anus. Il est situé dans l'abdomen (*voyez* ce mot), dont il occupe une grande partie, et surtout la partie antérieure et moyenne. Il a une longueur qu'on évalue à cinq ou six fois celle du corps, ou dix à douze fois celle du tronc; dans son trajet dans l'abdomen il décrit un grand nombre de contours. Le canal intestinal est divisé par des différences tranchées de situation, de volume, de figure, de texture et de fonctions, en deux parties bien limitées, qui sont l'intestin grêle et le gros intestin.

L'intestin grêle, *intestinum tenue*, est la première et la plus longue partie du canal intestinal, dont elle forme environ les quatre cinquièmes; il commence à la valvule pylorique et finit à celle du colon. Sa figure est celle d'un long cylindre, ou plutôt d'un long cône tronqué, un peu évasé à son commencement et légèrement rétréci vers sa terminaison; sa coupe transversale est circulaire quand il est rempli, ovale quand il l'est incomplétement, et aplatie quand il est vide. Sa partie supérieure ou son commencement, assez fixe, est seulement courbée; dans le reste de son étendue il est flottant au bord du mésentère, et décrit un grand nombre de replis contournés ou de circonvolutions, couvertes en devant, et plus ou moins complétement par le grand épiploon, et occupant la région ombilicale et l'hypogastre. Il présente, à son intérieur et dans la plus grande partie de son étendue, des replis circulaires ou presque circulaires qu'on appelle *valvules conniventes* ou de *Kerkring*. Ces valvules ont environ trois lignes de largeur ou de hauteur vers le milieu de leur étendue, et se terminent en pointe vers les deux bouts. Elles sont formées d'un pli saillant de la membrane muqueuse qui contient dans son épaisseur du tissu cellulaire fibreux, qui renferme à sa base une artériole et une vénule, et dont les deux faces et le bord libre sont hérissés de villosités. Ces replis ou valvules sont mobiles ou flottans ; leur rapprochement est tel vers la partie supérieure de l'intestin grêle, que, quand ils sont couchés contre la paroi de l'intestin, ils se recouvrent les uns contre les autres comme les briques des toits ; leur largeur, leur longueur diminuent, et la distance à laquelle ils sont placés augmente à mesure qu'on descend dans l'intestin grêle. Ces replis multiplient singulièrement l'étendue de surface de la membrane muqueuse.

La membrane musculaire de l'intestin grêle est mince ; elle n'a guère qu'un tiers de ligne d'épaisseur. Le plan externe ou longitudinal est surtout très-mince ; il occupe toute la circonférence du canal et adhère très-intimement au plan circulaire ou interne.

La membrane séreuse ou péritonéale se comporte très-différemment sur le commencement et sur le reste de l'intestin grêle.

L'intestin grêle est divisé en deux parties ; l'une, supérieure, fixe, large, extensible, porte le nom de *duodenum* ; l'autre, mobile ou flottante et moins large, est connue sous ceux de *jéjunum* et d'*iléon*, à cause d'une division arbitraire de quelques anatomistes ; mais elle n'a point reçu de nom qui s'applique à toute son étendue.

Le duodénum, ainsi nommé à cause de son étendue, évaluée à douze fois l'épaisseur du doigt, commence au pylore et finit au-dessous du mésocolon tranverse ; il parcourt entre ces deux points un trajet assez compliqué : à partir du pylore, il se porte à droite, en haut, et en arrière jusqu'au col de la vésicule biliaire ; là il se courbe, descend plus ou moins bas derrière le péritoine, devant la veine-cave inférieure et le rein droit, et à droite de la tête du pancréas ; il se recourbe ensuite et se dirige à gauche et en haut dans l'épaisseur du mésocolon transverse, au-dessous du pancréas et des vaisseaux mésentériques supérieurs, jusqu'au côté gauche du corps de la seconde vertèbre lombaire, d'où enfin il se courbe une dernière fois en devant et à droite pour sortir au-dessous du mésocolon transverse. Dans cette direction assez compliquée et très-contournée, il forme une courbure générale dont la concavité répond au côté droit de la colonne vertébrale et em rasse la tête du pancréas; il présente trois portions successives dont la direction ou le trajet est à droite et en arrière pour la première, en bas pour la seconde, et à gauche et en avant pour la troisième et dernière. C'est au côté externe et postérieur de la seconde portion, près de sa réunion avec la première, que le canal pancréatique et le canal cholédoque, après avoir traversé obliquement les parois de l'intestin, s'ouvrent à son intérieur par un orifice commun, allongé de haut en bas.

La membrane interne du duodénum forme des replis ou des valvules conniventes moins nombreuses que dans la partie suivante de l'intestin grêle; elle est hérissée de beaucoup de villosités ou saillies microscopiques; mais elle contient surtout dans son épaisseur une très-grande quantité de follicules solitaires ou discrets qui ont reçu le nom particulier de *glandes de Brunner* : ils ont la forme lenticulaire et à peu près une ligne de diamètre; ils s'ouvrent dans l'intestin par des orifices très-distincts; ils sont d'autant plus volumineux et rapprochés que l'on considère le duodénum plus près de l'estomac; au-dessous du pylore ils forment presque par leur rapprochement une couche uniforme. C'est dans le duodénum que le chyme est soumis à l'action de la bile et de l'humeur pancréatique.

L'*intestin grêle*, proprement dit, n'a pas, comme le duodénum, une situation exactement déterminée; mais il forme des circonvolutions mobiles dans les régions de l'ombilic et de l'hypogastre, où il est entouré par le gros intestin et recouvert en avant par le grand épiploon. Depuis le devant de la seconde vertèbre lombaire où il commence, là où finit le duodénum, en traversant la lame inférieure du mésocolon transverse, jusqu'à la fosse iliaque droite où il finit en s'enfonçant obliquement dans le gros intestin, il constitue un long canal cylindroïde, courbé sur lui-même de manière à présenter un côté antérieur convexe et libre et un côté postérieur, concave et attaché au mésentère; replié, contourné sur lui-même un très-grand nombre de fois, en formant des circonvolutions vermiculaires ou serpentines, mo-

biles et changeantes. La coupe transversale de l'intestin grêle est ellipsoïde ou un peu ovale; l'extrémité étroite répondant à l'attache mésentérique. Le diamètre moyen de la cavité de l'intestin grêle est d'environ un pouce. L'épaisseur de ses parois est un peu moindre que celle de l'estomac, et même que celle du gros intestin.

La membrane externe de l'intestin grêle fournie par le péritoine produit, en s'adossant derrière le canal intestinal sur les deux côtés de ses vaisseaux et de ses nerfs, le *mésentère*.

La membrane moyenne est formée de deux plans distincts de fibres musculaires.

La membrane interne présente les replis ou valvules de Kerkring, décrits plus haut, et dont l'etendue et le rapprochement vont en diminuant de la partie supérieure vers la partie inférieure de l'intestin. Les villosités microscopiques diminuent dans le même rapport. Les follicules muqueux, discrets ou solitaires, moins nombreux et moins gros que dans le duodénum, sont remplacés dans l'intestin grêle flottant par des follicules agminés ou glandes de Peyer. Ces amas de follicules forment des plaques opaques et légèrement en relief, rarement irrégulières, ordinairement ovalaires ou ellipsoïdes, dont le grand diamètre répond à la longueur de l'intestin au bord libre ou convexe duquel elles sont toujours placées. Ce n'est guère que dans la moitié inférieure de l'intestin grêle que l'on rencontre ces amas : les premiers, formés par le rapprochement et la réunion de deux ou trois follicules, sont séparés les uns des autres par de grands intervalles; plus loin ils deviennent plus volumineux et se rapprochent davantage; à la fin de l'intestin grêle, ces plaques, larges d'un demi-pouce environ et moitié moins larges, sont rapprochées au point de se toucher presque, ou même tout-à-fait. Partout elles occupent les intervalles des valvules de Kerkring, qui s'interrompent et se terminent sur leurs côtés, mais ne passent jamais par-dessus.

La couche cellulaire propre ou sous-muqueuse est plus épaisse qu'aucune des trois membranes. Les artères de l'intestin grêle sont fournies par l'artère mésentérique supérieure; ses veines forment la plus grande partie de la grande veine mésaraïque; ses vaisseaux lymphatiques et chylifères se rendent aux ganglions mésentériques, placés au nombre de cent ou cent cinquante, dans le mésentère; ses nerfs viennent, en accompagnant l'artère et ses branches, du plexus mésentérique supérieur.

C'est la membrane interne de cet intestin qui absorbe le chyle.

On a assez généralement partagé cetteportion de l'intestin en *jéjunum* et en *iléon;* mais, quoiqu'il y ait des différences graduées ou successives dans la texture, il n'y aucune démarcation tranchée. Les différences principales sont, une diminution progressive dans l'épaisseur des parois et de chacune des membranes, une diminution dans le rapprochement et la grandeur des valvules et des villosités, dans le nombre et le volume des vaisseaux chylifères, et une augmentation graduelle dans le volume et le rapprochement des follicules agminés. Mais aucun de ces caractères n'est tranché, et une division métrique serait sans aucune utilité; on continue cependant en général à appeler *jéjunum* le commencement, et *iléon* la fin de l'intestin grêle proprement dit.

Le gros intestin ou le colon, *intestinum crassum, S colon*, est la partie du canal intestinal qui commence à la terminaison de l'intestin grêle et qui finit à l'anus; il est ainsi appelé et à cause de sa capacité et à raison de l'épaisseur de ses parois qui sont plus grandes que dans l'intestin grêle, dont il diffère encore par sa situation, sa fixité, sa figure, sa longueur et sa texture.

Il commence dans la fosse iliaque droite; de là il monte le long de la région lombaire droite jusqu'au-dessous et en arrière du foie, d'où il se porte en travers en passant au-dessous de l'estomac, derrière et au-dessous de la rate; de là il descend le long de la région lombaire gauche jusqu'à la fosse iliaque du même côté, où il décrit une flexuosité en S; enfin, parcourant, devant le sacrum et le coccyx, le bassin de haut en bas, il se termine à l'anus. Ces diverses portions du colon, distinctes par leur situation et leur direction, ont été regardées comme autant d'intestins, et ont chacune reçu des noms propres; la portion iliaque droite ou le commencement a été appelée *cœcum;* la portion lombaire droite, *colon droit* ou *ascendant;* la portion transversale, *colon transverse, arc* ou *zône du colon;* la portion lombaire gauche, *S* ou *flexure sigmoïde du colon;* enfin la terminaison, ou la portion pelvienne, porte le nom de *rectum*.

Mais ces divisions sont purement arbitraires; car la situation elle-même, seul caractère distinctif entre ces parties, est variable; il n'y a que le commencement et la fin qui constituent des parties distinctes du reste du colon. La longueur du gros intestin est environ un quart de celle de l'intestin grêle; elle est un peu moins longue que trois fois la longueur du tronc, ou qu'une fois et demie la longueur du corps entier; son diamètre est d'environ deux pouces, c'est-à-dire le double de l'intestin grêle. Sa forme, au lieu d'être régulièrement cylindrique ou cylindroïde, comme dans celui-ci, est celle d'un cylindre bosselé à l'extérieur et présentant des cellules correspondantes à l'intérieur. Excepté la flexure sigmoïde qui présente des circonvolutions, le reste décrit en général un grand arc qui entoure à droite, en haut, et à gauche, le paquet formé par les replis de l'intestin grêle.

Le gros intestin est, comme l'estomac et l'intestin grêle, formé de couches membraneuses, réunies entre elles par du tissu cellulaire.

La membrane externe est fournie par le péritoine, qui ne revêt pas également toutes les parties du colon. Plusieurs parties, comme le colon droit et le colon gauche, en sont ordinairement dépourvues à leur face postérieure, qui est plongée dans le tissu cellulaire et appliquée contre les muscles lombaires; l'arc du colon et la portion iliaque gauche sont au contraire enveloppés par le péritoine et suspendus chacun par un mésentère ou mésocolon plus ou moins long; le cœcum est tantôt dans ce dernier cas, et tantôt dans celui du colon lombaire. Au delà du colon transverse le péritoine se prolonge comme au delà du bord convexe de l'estomac pour former le grand épiploon; il se prolonge de même au delà d'un grand nombre de points du gros intestin, en formant de petits sacs membraneux remplis de tissu adipeux, que l'on appelle appendices épiploïques, *omentula*.

La membrane musculaire du colon est formée de deux plans de fibres. Les fibres longitudinales sont disposées en trois bandes ou rubans étroits, distincts, et séparés dans toute la largeur de l'intestin, excepté à ses deux extrémités, le cœcum et le rectum, où les bandes, élargies, se touchent et se confondent par leurs bords. Ces bandes, beaucoup plus courtes que le reste des parois de l'intestin, le raccourcissent et lui font produire, dans leurs intervalles, les bosselures ou cellules dont il vient d'être question. De ces trois bandes l'une est postérieure ou mésocolique; elle répond au mésentère; une autre est antérieure ou épiploïque, et répond à l'omentum; la troisième est libre. Entre ces trois bandes on trouve quelques autres fibres musculaires longitudinales. Il y a au-dessous un plan, distinct et fort, de fibres musculaires annulaires.

La membrane interne ou muqueuse présente des rides ou des plis variables. Elle offre une apparence villeuse beaucoup moins marquée que dans l'intestin grêle, et des enfoncemens alvéolaires microscopiques analogues à ceux de l'estomac. Elle présente également des follicules muqueux solitaires, abondans surtout vers les deux extrémités du canal.

Les vaisseaux sanguins du gros intestin proviennent des vaisseaux mésentériques supérieurs pour la première moitié du gros intestin, et des mésentériques inférieurs pour la moitié gauche et inférieure. Ses vaisseaux lymphatiques, beaucoup plus petits et moins nombreux que ceux de l'intestin grêle, se rendent d'abord dans trente à quarante ganglions lymphatiques placés dans le mésocolon et derrière le gros intestin, et enfin par les glandes lymphatiques de la racine du mesentère de l'intestin grêle dans le canal thoracique. Les nerfs du colon proviennent des deux plexus mésentériques.

Le *cœcum* ou le commencement du gros intestin est situé dans la fosse iliaque droite; c'est l'extrémité conique, obtuse ou arrondie, et longue d'un pouce et demi à trois pouces, de l'intestin, située au-dessous de l'insertion latérale de l'intestin grêle; c'est à cause de cette sorte de cul-de-sac que cette partie du colon porte le nom de *cœcum*. Elle est composée des mêmes tissus membraneux que les autres parties du colon; elle est sujette à beaucoup de variétés relatives à la fixité de sa situation et à sa grandeur.

Le fond ou le cul-de-sac du cœcum se prolonge en un appendice vermiforme long d'environ trois pouces et du diamètre de deux lignes à peu près. Cet appendice, creux, mais très étroit, communique par son extrémité supérieure ou sa base dans le cœcum; l'autre extrémité est obtuse et close. Il est formé des mêmes couches membraneuses que le gros intestin, et contient ordinairement du mucus seulement.

L'intestin grêle se termine dans le gros intestin, en s'insérant obliquement dans celui-ci, à la distance d'un pouce et demi à trois pouces au-dessus du cul-de-sac ou du fond du cœcum par lequel il commence. Pour cette insertion oblique, le colon présente, à son côté gauche et postérieur, une fente transversale ou horizontale; le bout de l'intestin grêle est tronqué ou coupé transversalement, et engagé un peu obliquement en haut dans cette fente, de manière à s'unir ou se continuer par le côté supérieur de son contour avec la lèvre supérieure de la fente du colon, et à s'engager par son côté inférieur dans cette fente en s'unissant avec sa lèvre inférieure. Il résulte de là deux valvules ou plis, l'un inférieur, qu'on appelle *iléo-cœcal*, et l'autre supérieur ou *iléo colique;* on les appelle aussi du nom collectif de *valvule de Bauhin.* Les lèvres de la valvule se réunissent en avant et en arrière dans des commissures, à partir desquelles un faisceau assez fort de fibres circulaires entoure la partie opposée du gros intestin. Les lèvres de cette valvule sont formées par les couches musculaire et muqueuse adossées de l'intestin grêle et du gros intestin. Pour la bien voir il faut fendre le gros intestin du côté opposé à la valvule et la faire flotter dans l'eau. Elle permet facilement le passage des matières de l'intestin grêle dans le gros, et en empêche le retour.

Le *rectum*, ou la fin du gros intestin, sera, à raison de ses particularités de structure et de fonction, l'objet d'un article spécial.

De tout le canal alimentaire, l'intestin est la première partie formée. Wolff a reconnu que dans les oiseaux le canal alimentaire n'est autre chose qu'un double prolongement, vers la tête et vers le bassin, ou vers la bouche et vers l'anus, du sac vitellaire qui fait partie de l'œuf. Oken, un des premiers, a appliqué aux mammifères ce que Wolff a observé dans les oiseaux, en admettant l'analogie déjà observée entre la vésicule ombilicale et le *vitellus.* Il a regardé l'appendice vermiforme du cœcum comme le résidu du sac vitellaire. M. Meckel, au contraire, trouve ce vestige dans un diverticule ou appendice digital que l'on rencontre quelquefois vers la fin de l'iléon. Quoi qu'il en soit, le canal, d'abord imperforé aux deux bouts, ainsi que la peau qui en recouvre les extrémités, s'ouvre à la bouche et à l'anus; ce canal devient aussi par ses productions, ses prolongemens rameux, et par leur connexion avec les vaisseaux sanguins, l'origine des glandes qui en sont des dépendances.

Le canal intestinal, d'abord très-court et continu avec la vésicule ombilicale, est alors situé en grande partie et avec elle dans la base du cordon ombilical, où il forme une saillie coudée ou angulaire unie à la vésicule. Cette partie contenue dans la base du cordon, est la fin de l'iléon et le commencement du colon. L'intestin grêle, d'abord très-court, forme plus tard des circonvolutions; plus tard encore l'intestin se sépare de la vésicule et entre dans l'abdomen.

Le colon est d'abord assez court pour aller presque directement de l'ombilic vers le bassin. Ensuite il acquiert successivement l'étendue proportionnelle et la situation qu'il affecte à la naissance.

La longueur totale du canal intestinal est d'abord très-peu considérable relativement à celle du corps. Elle devient ensuite plus grande que dans l'adulte, proportion qui existe encore, quoique déjà diminuée, à la naissance. Le gros intestin est au commencement plus long que le grêle; il lui devient successivement égal, puis inférieur en longueur : à six mois la proportion est déjà établie comme elle doit subsister toute la vie.

La largeur du canal intestinal est d'abord très-grande relativement à sa longueur. Cette largeur est probalement égale dans toutes les parties du canal. Lorsque le méconium commence à parcourir de haut en bas l'intestin, sa partie supérieure est plus ample que l'inférieure; dans les derniers mois de la vie utérine, le gros intestin commence à prendre plus d'ampleur que le grêle.

Les valvules conniventes ou de Kerkring ne commencent à paraître sous la forme de petits plis variables que vers sept mois; à la naissance elles sont encore peu développées.

Les villosités au contraire paraissent de fort bonne heure, vers trois mois de la vie utérine, sous forme de plis longitudinaux, qui se divisent ensuite en dents de scie. D'abord volumineuses et également répandues partout, ces villosités se rapetissent et finissent par disparaître presque tout-à-fait dans le colon.

L'intestin est sujet à plusieurs vices de conformation originels dont les principaux sont : 1° son absence; elle n'a guère lieu pour l'intestin grêle que dans l'acéphalie complète : quant au gros intestin, son absence totale est rare; mais on voit quelquefois manquer l'une de ses extrémités; 2° la diminution de son diamètre ou même son oblitération, assez fréquente au voisinage de l'anus et rare dans les autres parties; 3° sa situation dans la base du cordon ou la hernie congénitale, de naissance; des traces plus ou moins complètes de sa connexion avec l'ombilic, comme une vésicule, un appendice, ou des vaisseaux omphalo-mésentériques.

Les principaux vices accidentels de conformation de l'intestin sont des dilatations, des rétrécissemens, des intussusceptions, des faux diverticules, etc. Les altérations de texture de l'intestin sont très-nombreuses, et sont le sujet d'une partie importante de la pathologie : ce sont des inflammations et leurs résultats variés, des productions de tissus accidentels, etc.

Les corps étrangers animés qui existent quelquefois dans l'intestin sont le tricocéphale, l'ascaride lombricoïde, le bothriocéphale large, le tænia solitaire, et l'oxyure vermiculaire. On y trouve aussi quelquefois des concrétions : ce sont des calculs biliaires et des calculs intestinaux. (A. BÉCLARD.)

INTESTINAL, adj., *intestinalis;* qui appartient aux intestins : canal *intestinal.* (A. B.)

INTUMESCENCE, s. f., *intumescentia;* augmentation du volume d'une partie ou de tout le corps. (*Voyez* TUMEUR.) Sauvages a fait, sous le nom d'*intumescentiæ*, un ordre de maladies dans lequel il comprend la polysarcie, la pneumatose, l'anasarque, l'œdème, la physconie et la grossesse.

INTUSSUSCEPTION, s. f., *intussusceptio;* mouvement du dedans en dehors par lequel s'effectue l'accroissement des corps organisés. C'est, en effet, par une application de parties nouvelles immédiatement venues de l'intérieur ou puisées au dedans d'eux-mêmes que se développent les corps vivans. L'intussusception est opposée par là à la *juxtaposition* ou superposition de parties, mode par lequel on sait que les corps bruts augmentent leur masse. *Voyez*, à ce sujet, ACCROISSEMENT, CORPS, et NUTRITION.

L'*intussusception*, prise dans une autre acception, désigne encore le mouvement désordonné par lequel une partie d'intestin se renverse et s'introduit dans celle qui lui est contiguë : mais cette affection, qui porte plus communément encore le nom d'*invagination*, sera traitée à ce dernier mot, auquel nous renvoyons. (RULLIER.)

INULINE, s. f. M. Rose a découvert dans la racine d'aulnée ou élécampe (*inula helenium*) cette substance, qui se présente sous la forme d'une poudre blanche, et analogue à l'amidon. (*Voyez* ce mot.) Mais on l'en distingue en ce qu'elle se dissout facilement dans une petite quantité d'eau à la température de

60° + 0, sans former une gelée par le refroidissement, en ce qu'elle ne fournit pas de traces d'huile par la distillation, et qu'elle forme avec l'iode un composé jaune verdâtre. Elle est sans usages. (ORFILA.)

INVAGINATION, s. f., de *invaginare*, engaîner; entrée contre nature d'une portion d'intestin dans une autre portion. Ce mot, qui est synonyme d'intussusception, s'emploie pour désigner tantôt un état morbide des intestins, tantôt pour indiquer une opération chirurgicale qui consiste à introduire un des bouts de l'intestin divisé dans l'autre, afin de rétablir la continuité du canal intestinal. Je ne m'occuperai de ce moyen thérapeutique, qui peut être mis en usage dans certaines lésions du tube digestif, que lorsque j'aurai considéré l'invagination accidentelle.

Les parties du canal intestinal qui sont libres et flottantes dans la cavité abdominale sont le plus ordinairement affectées d'invagination. Cet accident, qui peut se manifester aussi sur l'anse intestinale renfermée dans une tumeur herniaire, est désigné par plusieurs écrivains sous le nom de *volvulus*.

La disposition que les intestins contractent, et au moyen de laquelle une portion de ce tube pénètre dans l'autre, est fort remarquable. Tantôt la partie supérieure s'insinue dans l'inférieure; tantôt, au contraire, l'inférieure remonte dans la supérieure (Henricus ab Heers); quelquefois une double invagination a lieu dans le même intestin. On a vu l'iléon rentré dans lui-même en quatre endroits différens; chacune de ces invaginations est parfois si considérable, qu'une très-grande portion d'intestin est susceptible de pénétrer dans l'autre. (Lieutaud.) Le nombre des invaginations intestinales sur le même individu peut être assez multiplié; on en a compté cinq, six, et quelquefois davantage.

L'intestin grêle, spécialement l'iléon, est affecté plus fréquemment d'invagination que le gros intestin. Cependant l'intussusception de ce dernier a été observée un grand nombre de fois; en effet, on a vu le cœcum et la plus grande partie du colon pénétrer dans l'extrémité inférieure de ce dernier intestin et dans la partie supérieure du rectum, l'iléon engagé dans le cœcum et le colon, et des vers lombrics au-dessus et au-dessous de l'étranglement. Thomas Blizard, chirurgien de Londres, a trouvé sur le cadavre d'un enfant de cinq mois six pouces de l'intestin iléon, le cœcum avec son appendice, le colon ascendant et sa portion transverse, invaginés dans la courbure sigmoïde du colon et se prolongeant jusque dans le rectum. M. Moutard-Martin a eu occasion d'observer une invagination double : le cœcum, qui avait quitté la région iliaque et avait reçu dans son intérieur les portions ascendante et transversale du colon, s'était invaginé à son tour avec la masse intestinale qu'il contenait dans le commencement de la portion descendante du colon. C'est ordinairement le rectum qui reçoit le colon, et la portion invaginée est quelquefois si considérable, qu'elle franchit l'anus. M. Band, médecin à Brest, a publié un cas d'invagination plus extraordinaire peut-être que ceux que j'ai déjà cités. Quatre à cinq pouces d'intestin boursouflé et noir faisaient saillie à travers l'anus. Après avoir incisé les parois du ventre, on trouva la partie gauche du duodénum, le pancréas, le commencement du jéjunum, le mésocolon transverse et la partie droite du grand épiploon invaginés dans le colon descendant, lequel, ainsi que le rectum, contenait en outre la fin de l'iléon, le cœcum, le colon ascendant et le transverse.

Quoique l'accident qui m'occupe ici ait été observé très-fréquemment dans l'iléus, il est nécessaire de faire remarquer qu'il peut se manifester dans d'autres maladies. Ce désordre mécanique, que l'on ne doit pas considérer comme une affection primitive, est ordinairement l'effet d'une irritation vive fixée sur le canal intestinal. Cette irritation peut reconnaître pour cause des lésions extérieures, un régime très-excitant, des purgatifs violens, des poisons corrosifs, des vers, etc. On est disposé à croire que l'invagination se forme dans les convulsions qui agitent la masse intestinale. L'irritation déterminant des mouvemens convulsifs, on peut penser que l'intussusception est l'effet des convulsions. Une expérience de Peyer jette un grand jour sur la nature du volvulus; il a vu cet accident se manifester sur des grenouilles dont il irritait les intestins.

Plusieurs écrivains pensent que l'invagination s'établit et se dégage plusieurs fois avant de persister; mais lorsqu'elle est formée définitivement, il y a dès lors un obstacle au cours des matières contenues dans les intestins; l'inflammation frappe bientôt la portion d'intestin déplacée; une péritonite très-grave se déclare. Le malade éprouve des douleurs vives dans tout l'abdomen; d'autres fois la douleur est fixée sur un point; il est tourmenté par des vomissemens continuels; la constipation est opiniâtre ; la fièvre se manifeste, etc., etc. A cet état inflammatoire, à cette espèce d'étranglement interne succèdent souvent la gangrène et la mort. Lorsqu'on ouvre le corps des personnes mortes de volvulus, on trouve le plus ordinairement sur la partie affectée des traces d'une inflammation considérable; il n'est pas rare de voir les deux surfaces intestinales unies par de fausses membranes. Les parties déplacées adhèrent quelquefois d'une manière tellement intime aux parois qui les renferment, qu'on ne peut pas les séparer. (Simson, M. Portal.)

Les suites de l'invagination ne sont pas toujours aussi funestes. On a trouvé les intestins déplacés chez des sujets qui n'avaient éprouvé aucun accident. Louis rapporte avoir vu à la Salpêtrière un très-grand nombre d'enfans dont la mort reconnaissait pour cause les accidens de la dentition ou une affection vermineuse. Cependant on trouvait, en ouvrant le corps de ces enfans, deux, trois, quatre et même un plus grand nombre de volvulus; on n'apercevait aucune trace d'inflammation, et les enfans n'avaient pas souffert de ce déplacement des intestins.

La mort n'est pas le résultat constant de l'invagination avec gangrène. En effet, la portion d'intestin invaginée et frappée de gangrène ne peut-elle pas se séparer complétement et sortir par la voie des selles sans que la continuité du canal intestinal soit interrompue? On connaît plusieurs faits bien constatés qui prouvent qu'une portion du jéjunum, de l'iléon et du mésentère, le cœcum et une partie du colon se sont séparés par la gangrène et ont été entraînés avec les matières fécales.

Le volvulus n'a aucun caractère distinctif propre à le faire connaître dans le corps vivant : en effet, la plupart des symptômes énoncés appartiennent à la phlegmasie des intestins ou à des étranglemens internes.

Les moyens proposés contre l'invagination sont assez nombreux. On a préconisé successivement les vomitifs, les purgatifs, le mercure coulant donné à haute dose, les globes métalliques, la gastrotomie, etc.; enfin les médecins modernes qui ont proscrit toutes ces méthodes emploient les antiphlogistiques.

En donnant le tartrite antimonié de potasse, on se proposait de dégager l'intestin invaginé, en imprimant une forte secousse aux organes digestifs. On a rejeté cette méthode dangereuse, ainsi que les purgatifs. Le mercure, vanté par Zacutus Lusitanus, Rivière, Ambroise Paré, Hoffmann, n'est plus employé aujourd'hui; on peut en dire autant des balles d'or préconisées par Sylvius de Leboë, et des balles de plomb recommandées par un grand nombre d'auteurs. Ces moyens mécaniques sont inutiles ou dangereux.

Barbette, Frédéric Hoffmann, Félix Plater, etc., ont proposé, dans ce mode d'étranglement, d'ouvrir le ventre, de chercher la portion d'intestin invaginée, de faire cesser cet état, et de réunir les bords de la plaie après avoir replacé les intestins dans la cavité abdominale. Cette opération est aujourd'hui proscrite par presque tous les chirurgiens, parce que nous manquons de signes propres à faire reconnaître l'invagination; en supposant même cette maladie connue, il est bien difficile de déterminer le lieu qu'elle occupe; car souvent tout le ventre est douloureux, et on s'expose à être obligé de développer toutes les circonvolutions des intestins pour découvrir le foyer de la maladie; enfin on peut dire qu'il existe souvent plusieurs volvulus sur le même sujet. *Voyez* GASTROTOMIE.

M. Lacoste (*ancien journal de Médecine*) a guéri un iléus en réduisant le colon qui s'était invaginé dans le rectum et faisait saillie au dehors. On devrait imiter la conduite tenue par ce médecin, si on se trouvait dans des circonstances semblables.

Si l'inflammation qui accompagne le volvulus en cause généralement tout le danger, c'est à combattre cet état que doit s'attacher le praticien : ainsi les saignées générales, lorsque les symptômes sont intenses, les sangsues appliquées à l'anus et dans la direction de la douleur, les bains tièdes réitérés, les fomentations émollientes, les lavemens de même nature, les boissons délayantes, un régime sévère, sont les seuls moyens convenables.

L'invagination, considérée comme moyen thérapeutique, a été conseillée dans le cas ou tout le diamètre du tube intestinal a été divisé en travers par un instrument tranchant, ou lorsque, étant affecté de gangrène et sans adhérence, on s'est vu dans la nécessité d'en retrancher une portion. Les procédés imaginés pour rétablir la continuité du canal intestinal sont assez nombreux : leur description serait ici sans utilité; aussi je me bornerai à jeter un coup d'œil rapide sur ceux qui me semblent les plus remarquables.

Lorsqu'on veut procéder à l'invagination, il faut chercher d'abord à reconnaître les deux bouts de l'intestin divisé. Le supérieur, c'est-à-dire celui qui répond à l'estomac, devant être introduit dans le bout qui correspond à l'anus, on sent qu'il est très-important de les bien distinguer. Cette distinction n'est pas toujours facile, surtout dans les premiers momens : en effet, ils fournissent tous les deux beaucoup de matière alimentaire ou fécale, suivant l'espèce d'intestin lésé ; cette matière coule jusqu'à ce que le canal intestinal soit dégorgé. Louis recommande, dans l'intention de reconnaître l'extrémité supérieure d'avec l'inférieure, de retenir, pendant quelques heures, les deux bouts de l'intestin dans la plaie, et de profiter de ce temps pour faire prendre au malade deux ou trois onces d'huile d'amande douce. La sortie d'un liquide oléagineux indique d'une manière certaine le bout du conduit intestinal qui répond à l'estomac.

L'introduction d'un des bouts de l'intestin dans l'autre devant présenter d'assez grandes difficultés dans son exécution, à cause de la mollesse et de la très-grande souplesse des parois du tube digestif, on a dû sentir la nécessité d'employer un corps cylindrique qui, ayant plus de consistance, pût les soutenir. Les quatre maîtres, au rapport de Guy de Chauliac, ont essayé les premiers d'introduire un morceau de trachée-artère d'un animal dans les deux bouts de l'intestin, de les invaginer ensuite, et de fixer ce corps étranger à l'intestin au moyen de quelques points de suture. Ritch, d'après le conseil de Sabatier, a proposé de substituer au morceau de trachée-artère une carte roulée, d'un diamètre moindre que celui de l'intestin, enduite d'essence de térébenthine. On introduit ce cylindre dans le bout supérieur ; on porte ensuite celui-ci et la carte dans le bout inférieur ; on maintient le cylindre et les deux extrémités de l'intestin en les traversant par un seul trait d'aiguille. Chopart et Dessault ont cherché à modifier ce procédé. Une carte à jouer roulée suivant sa longueur forme un cylindre d'un diamètre moindre que celui de l'intestin ; on la colle, on la trempe ensuite dans de l'essence de térébenthine, et, au moment de s'en servir, dans de l'huile d'olive. La carte préparée, on prend un fil ciré d'un pied de long, garni à chacune de ses extrémités d'une aiguille droite. Une de ces aiguilles perce de dehors en dedans le cylindre de carte vers la partie moyenne de sa longueur, et sort à trois lignes de distance du point par où elle a pénétré ; on l'enfonce ensuite une seconde fois, également à trois lignes du diamètre par lequel on l'a fait sortir. Les choses ainsi disposées, on perce de dedans en dehors le bout supérieur de l'intestin avec les deux aiguilles, à une distance de son orifice égale à la moitié de la longueur du cylindre; on introduit ensuite celui-ci dans le bout supérieur, pendant qu'un aide tire les extrémités du fil transversalement. Cela fait, on perce de la même manière le bout inférieur : tandis qu'un aide tient les extrémités du fil et les tire en sens contraire, le chirurgien introduit le cylindre et le bout supérieur de l'intestin dans l'inférieur.

Le procédé de Ramdhor est plus simple : il consiste à introduire l'extrémité supérieure du tube intestinal dans l'inférieure, et à les maintenir dans cet état par un point du suture. Ce procédé, qui a été employé une seule fois avec succès par son auteur, doit présenter de grandes difficultés dans son exécution.

Un jeune experimentateur, M. Jaubert, qui a fait tout récemment des recherches curieuses relativement à l'invagination des intestins grêles, pense que cette opération réussirait beaucoup plus souvent, si les points de suture étaient moins multipliés, et si on mettait en contact deux membranes de même nature; on sait, en effet, qu'en multipliant les points de suture, on détermine l'inflammation du péritoine et de l'intestin. En mettant en rapport une membrane séreuse avec une membrane muqueuse, ainsi que cela a lieu dans les procédés que je viens de décrire, on ne peut espérer d'obtenir qu'une réunion imparfaite; car il y a dans la première, pour produit morbide, une fausse membrane, et dans l'autre une sécrétion folliculaire. M. Jaubert a pensé que les membranes séreuses mises en contact pourraient produire au contraire une réunion par première intention. (On sait avec quelle facilité et avec quelle promptitude l'inflammation adhésive se manifeste dans ces membranes.) Dans plusieurs expériences faites sur des animaux vivans, il est parvenu à introduire le bout supérieur d'un intestin dans le bout inférieur. Avant de procéder à cette invagination, il avait eu l'essentielle précaution de renverser en dedans le bord libre de chaque extrémité de l'intestin, de manière à mettre en contact immédiat et à maintenir accolées les membranes séreuses, circonstance importante pour que la réunion puisse s'effectuer. M. Jaubert a communiqué le résultat de ses recherches à l'Académie royale de médecine. Les commissaires nommés par cette société savante pour l'examen de ce travail intéressant ont constaté, par l'ouverture d'un chien sur lequel M. Jaubert avait pratiqué l'invagination suivant son procédé, que les deux bouts de l'intestin étaient parfaitement réunis, et que le passage des matières fécales s'était complétement rétabli. Ces commissaires pensent que cette nouvelle manière d'invaginer est applicable aux divisions complètes de l'intestin par des causes extérieures, et peut-être aux hernies avec gangrène, quand les deux bouts de l'intestin n'ont contracté aucune adhérence.

Quel que soit le procédé qu'on adopte, il faut, lorsque le mésentère s'oppose à l'invagination, le couper transversalement et y faire une ligature pour prévenir l'hémorrhagie. L'opération terminée, on réduit l'intestin; mais on a le soin de le retenir près de la surface interne de la plaie au moyen du fil qui a servi à faire la suture, et que l'on fixe au dehors avec un emplâtre agglutinatif. (MURAT.)

INVISCANT, adj., *inviscans*. Synonyme d'*incrassant*.

IODATE, s. m.; genre de sels formés par la réunion de l'acide iodique avec une base. Ces sels sont tous décomposés à une température rouge; quelques-uns fusent sur les charbons incandescens. Ils sont peu solubles dans l'eau. Les acides sulfureux et hydrosulfurique en précipitent de l'iode en s'emparant de l'oxygène de leur acide iodique.

IODE, s. m., de ἰωδής, violet; nom donné à un corps simple non métallique, découvert en 1813 par M. Courtois. Il n'existe dans la nature qu'à l'état de combinaison. C'est, suivant M. Gaultier de Claubry, le *fucus saccharinus* qui fournit une plus grande quantité d'hydriodate de potasse, sel dont on retire l'iode. Les eaux minérales de Salles et de Castelnuovo contiennent une certaine quantité d'iode. Les caractères de ce corps sont les suivans : il est solide, en petites lames d'une couleur grise noirâtre, d'un éclat métallique assez prononcé, d'une faible ténacité, et ayant l'aspect de la plombagine. Sa saveur est forte et désagréable; son odeur est analogue à celle du chlorure de soufre; sa pesanteur spécifique est de 4,946. Il colore la peau et le papier en jaune; mais cette couleur est de peu de durée, elle ne tarde pas à disparaître. Il entre en fusion à 107° centigr., et se volatilise à 175°, en répandant des vapeurs violettes extrêmement belles. Si l'on reçoit ces vapeurs sur un corps quelconque, elles se transforment, en se refroidissant, en des lames cristallines en tout analogues à celles que l'iode présentait avant de changer d'état. L'hydrogène peut se combiner directement avec l'iode et le transformer, à une température élevée, en acide hydriodique. M. Serulas a récemment fait connaître une combinaison triple, d'iode, d'hydrogène et de carbone, à laquelle il a donné le nom d'*hydriodure de carbone*. Le phosphore se combine à la température ordinaire avec ce corps, et produit des phosphures d'iode dont les proportions et les propriétés varient en raison de la quantité respective des deux corps employés. L'iode est *électro-résineux* par rapport au soufre et à l'hydrogène, et *électro-vitré* par rapport au chlore et à l'oxygène. Pour obtenir ce corps, on introduit dans une cornue une certaine quantité des eaux-mères de la soude de varech, on y ajoute de l'acide sulfurique, et on élève légèrement la température du mélange (des différences légères dans la température amènent la cessation ou le dégagement des vapeurs); il se produit des vapeurs violettes que l'on condense dans les autres parties de l'appareil adaptées à la cornue. Les eaux-mères employées contiennent de l'hydriodate de potasse; l'acide sulfurique décompose l'acide hydriodique de l'hydriodate, et se décompose lui-même en partie; son oxygène s'unit à l'hydrogène de l'acide hydriodique, forme de l'eau, met l'iode à nu; il repasse à l'état d'acide sulfureux, qui se dégage en même temps que les vapeurs d'iode : la portion d'acide sulfurique non décomposée se combine avec la potasse de l'hydriodate de potasse pour former du sulfate de potasse. Il suffit de laver les lames cristallines d'iode dans une légère dissolution de potasse pour l'avoir entièrement privé d'acide sulfureux. L'iode est vénéneux. *Voyez* POISON. (ORFILA.)

IODE (thérap.). Les médecins administraient depuis long-temps l'iode sans s'en douter, en employant les diverses préparations d'éponges ou quelques fucus recommandés pour le goître, et certaines eaux minérales sulfureuses qui contiennent cette substance, comme l'a prouvé M. Cantu pour celles de Saint-Genets, d'Aix en Savoie, et de Castelnuovo-d'Asti, et comme l'a également démontré M. Angelini pour les eaux de Salles, province de Noghara. Cependant ce n'est réellement que depuis que les travaux des chimistes ont mieux fait connaître l'iode qu'il est devenu un véritable moyen thérapeutique entre les mains du docteur Coindet de Genève, qui publia, en 1820, le résultat des succès qu'il avait obtenus avec cette substance dans le goître.

Les médecins donnent maintenant l'iode à l'intérieur, soit sous forme solide et en pilules, à la dose d'un à deux grains, soit dissous dans le suc gastrique, l'alcohol, l'éther ou tout autre véhicule, soit sous forme saline à l'état d'hydriodate de potasse, ou d'iodure de mercure. On emploie à l'extérieur l'iode pur ou à l'état salin, sous forme de liniment ou de pommade. La teinture d'iode se prépare en faisant dissoudre, d'après la méthode de M. Coindet, deux scrupules d'iode pur dans une once d'alcohol ou d'éther, de sorte que douze gouttes de cette teinture contiennent à peu près un grain d'iode. Mais il faut observer que cette solution, laissant déposer au bout d'un certain temps des cristaux d'iode pur, perd nécessairement de son activité. On administre cette teinture à la dose de trente gouttes pour commencer. La solution d'hydriodate de potasse recommandée par M. Coindet est faite dans la proportion de trente-six grains pour une once d'alcohol. Les protochlorures et les deutochlorures d'iode peuvent être employés en substance sous la forme de pilules ou en solution; mais ces sels sont doués d'une action plus énergique que l'iode pur et l'hydriodate de potasse, et ne doivent être mis en usage qu'à la dose d'un huitième de grain pour commencer. Les pommades ou les linimens iodés sont faits avec l'iode pur à la dose d'un scrupule par once, ou avec l'hydriodate de potasse à la dose d'un à deux gros pour une once d'axonge, de cérat ou d'huile. Les pommades préparées avec l'iode colorent fortement la peau en violet ou en jaune; les sels préparés avec l'hydriodate de potasse ont aussi cet inconvénient, parce que le sel se décompose en partie, et met de l'iode à nu. Cette décomposition est moins prompte avec le cérat qu'avec l'axonge. J'ai même vu des pommades préparées ainsi dans les pharmacies allemandes n'offrir aucune espèce de décomposition, ni par conséquent de décoloration, au bout de plusieurs mois. On ajoute quelquefois aux linimens ou aux pommades d'hydriodate de potasse quelques grains d'iode, et ces linimens sont alors iodurés.

Toutes les préparations d'iode produisent des effets généraux analogues, avec des différences seulement d'intensité, suivant le degré d'énergie des préparations qu'on emploie et des doses auxquelles on les donne. Appliquées à l'extérieur, elles stimulent la peau, déterminent des picotemens et des élancemens quelquefois douloureux, et, dans certains cas même, des érythèmes avec desquamation de l'épiderme. Les pommades ou les linimens hydriodatés mis en contact avec les ulcères causent une douleur assez vive, les irritent, avivent ceux qui sont blafards et atoniques, favorisent leur suppuration, et hâtent souvent les progrès de la cicatrice. Les solutions alcoholiques d'iode pur ou d'hydriodate de potasse produisent une chaleur assez vive à la gorge et dans l'œsophage, excitent quelquefois la soif, et causent des douleurs d'estomac et des indigestions ou un peu de diarrhée. Souvent ces accidens sont accompagnés de céphalalgie et d'engourdissement des extrémités supérieures; et lorsque ces préparations sont administrées imprudemment et à haute dose, elles occasionent des gastro-entérites intenses avec ulcération de l'estomac, et qui peuvent devenir mortelles ou laisser après elles de longues suites plus ou moins fâcheuses. (*Voy.* POISON.) Mais lorsque les teintures d'hydriodate de potasse sont administrées graduellement, en commençant d'abord par vingt-cinq à trente gouttes, distribuées en plusieurs fois par jour, elles stimulent seulement les organes gastro-intestinaux sans les irriter, et réagissent secondairement sur toutes les membranes muqueuses, principalement sur celles des organes génitaux, et ensuite sur tous les autres systèmes; elles activent seulement la circulation, et, chez les individus faibles, augmentent l'appétit et les forces. C'est à ces propriétés générales qu'il faut attribuer les prétendues propriétés emménagogues et antiscrofuleuses de l'iode. Mais, indépendamment de ces effets généraux, cette substance en a, en quelque sorte, de spécifiques par la manière dont elle agit sur le corps thyroïde et sur les mamelles. C'est un fait bien constaté maintenant par les observations du docteur Coindet, qui ont été vérifiées par la plupart des praticiens, que l'action excitante de l'iode a une sorte d'affinité pour le corps thyroïde, comme le mercure pour les glandes salivaires. En effet, l'irritation dérivative que l'iode produit sur les organes de la digestion ne suffit pas, comme le prétend M. Richond pour expliquer l'énergie avec laquelle cette substance parvient à résoudre les engorgemens de la glande thyroïde, et les dérivatifs les plus actifs sur le canal intestinal, tels que les drastiques, n'ont point d'effets comparables, sous ce rapport, à ceux de l'iode. Son action spécifique sur les mamelles n'est pas si prononcée. Néanmoins son usage long-temps continué, en atrophiant la thyroïde, flétrit presque toujours la glande mammaire. Cependant le docteur Barbier d'Amiens cite un exemple remarquable de l'inefficacité de l'iode donné à l'intérieur dans un cas d'hypertrophie des mamelles. Mais l'iode ne fut point, dans ce cas, appliqué localement, et c'est surtout lorsqu'on l'emploie en liniment qu'il produit le plus d'effet sur la thyroïde et les mamelles. D'ailleurs il est possible que ce développement prodigieux des mamelles fut dû plutôt à une sorte d'hypertrophie du tissu graisseux que de la glande mammaire elle même. La plupart des goîtres qui ne sont pas dus à des altérations ou à des dégénérescences profondes de tissu cèdent presque constamment à la teinture d'iode, administrée à l'intérieur, et aux préparations de cette substance en frictions.

On a également obtenu de très-bons effets des préparations d'iode dans les leucorrhées et blennorrhagies chroniques. M. Richond a même publié des observations qui constatent son efficacité dans les urétrites aiguës, lorsque les symptômes inflammatoires ont cessé. Il a guéri plus promptement cette maladie par la teinture d'iode à la dose de soixante à quatre-vingts gouttes, qu'on ne le fait ordinairement par toute autre méthode. Mais lorsqu'il administrait ce médicament avant la cessation des symptômes inflammatoires, il augmentait évidemment l'inflammation et la douleur, et était obligé alors de recourir aux antiphlogistiques.

Plusieurs praticiens recommandables, et particulièrement le docteur Brera, prétendent avoir obtenu des avantages des préparations d'iode dans différens engorgemens scrofuleux et dans le carreau. Cependant mes observations ne sont point d'accord avec celles de ce médecin distingué. J'ai souvent employé l'iode dans la ganglite tuberculeuse, et j'en ai donné à l'intérieur jusqu'à cent quatre-vingts gouttes à des scrofuleux de douze à quinze ans : j'ai secondé l'effet de ce moyen par des frictions avec la pommade d'hydriodate de potasse à haute dose, et je n'ai jamais vu que ces moyens thérapeutiques produisissent des effets très-marqués, même lorsque j'interrompais immédiatement le traitement pour combattre la douleur par l'application des sangsues et les émolliens. Il m'a paru seulement que ces agens thérapeutiques augmentaient l'appétit, activaient la circulation, favorisaient même la nutrition; mais, dans aucun cas, je n'ai jamais pu parvenir, par ce moyen, à résoudre un seul ganglion tuberculeux. L'iode atrophie les ganglions tuméfiés dont le tissu se développe à la suite d'une simple inflammation, et devient analogue par sa structure à celle du tissu même de la thyroïde. Il est probable que l'iode agit de même sur les ganglions bronchiques qui sont dans cet état; mais je ne connais aucun exemple des bons effets de l'iode dans une véritable phthisie tuberculeuse. Les observations citées par M. le docteur Brera appartiennent à des filles chlorotiques dont quelques-unes avaient eu de la diarrhée et des crachemens de sang; mais ces symptômes ne suffisent pas pour caractériser la phthisie pulmonaire tuberculeuse. Les préparations d'iode ont dû agir, dans ces différens cas, en relevant les forces, favorisant la nutrition, et, par conséquent, en provoquant la menstruation. M. Coster prétend avoir obtenu de bons effets de l'application de l'électricité sur les ganglions tuberculeux concurremment avec les préparations d'iode; mais n'est-ce pas alors l'électricité qui est le moyen le plus efficace?

Les préparations d'iode à l'extérieur et à l'intérieur m'ont paru recommandables dans cette espèce d'affection ulcéreuse de la peau, connue sous le nom de *dartre scrofuleuse*. Elles ont évidemment favorisé sous mes yeux la guérison de cette maladie opiniâtre sur deux individus atteints de cette maladie. J'ai aussi employé l'iode avec avantage dans plusieurs ulcères scrofuleux qui succèdent à des abcès froids. J'ai vainement continué pendant deux mois les frictions d'hydriodate de potasse dans la teigne granulée et le favus. J'ai obtenu une amélioration momentanée, mais jamais de guérison.

Notre confrère le docteur Biett a, un des premiers, associé avec avantage l'iode au mercure, et obtenu, tant à l'intérieur qu'à l'extérieur, des succès marqués avec le protoiodure et le deutoiodure de mercure dans plusieurs engorgemens syphilitiques des ganglions. Ces préparations d'iode méritent autant et plus que d'autres d'être conservées dans la thérapeutique, et promettent de lui être un jour très-utiles lorsqu'elles seront maniées habilement à cause de leur activité.

Il résulte de tous les faits énoncés sur les propriétés bien constatées des préparations d'iode, qu'elles sont en général un puissant stimulant des organes gastro-intestinaux et des membranes muqueuses génitales en particulier; mais leur administration doit être sagement dirigée. Il faut s'abstenir de les employer lorsque quelques signes d'inflammation se manifestent du côté des voies digestives, car elles deviendraient alors des irritans très-dangereux et de véritables poisons. Aussi, dès les premiers accidens qui se manifestent vers les organes de la digestion, il est nécessaire de suspendre de suite les préparations d'iode pour recourir aux mucilagineux et à la diète lactée. L'amaigrissement rapide qui se manifeste pendant l'usage de ces préparations doit suffire seul pour déterminer le médecin à les suspendre, quand bien même on n'observerait aucun désordre dans les fonctions de la digestion. (GUERSENT.)

IODEUX (acide). Cet acide vient d'être découvert par M. Sementini. Il est liquide, incolore, oléagineux, d'une saveur acide et astringente, d'une odeur analogue à celle de l'oxyde de chlore. L'acide sulfureux en précipite de l'iode; le soufre, à une température peu élevée, en dégage des vapeurs violettes; il enflamme le potassium et le phosphore, même à la température ordinaire. Il est sans usages. (ORFILA.)

IODIQUE (acide); combinaison d'oxygène et d'iode dans les proportions suivantes : iode 100 parties; oxygène 31,927 parties en poids. Corps solide, blanc, demi-transparent, inodore, plus pesant que l'acide sulfurique, rougissant les couleurs bleues végétales et les détruisant ensuite. Une température de 200° suffit pour le décomposer en ses élémens. Le charbon, le soufre, l'acide phosphoreux, en séparent l'iode lorsque l'on agit à une température légèrement élevée. L'acide sulfureux produit le même phénomène, mais à la température ordinaire. Cet acide est sans usages. (ORFILA.)

IODURE, s. m.; nom donné aux combinaisons d'iode et d'un corps simple. *Voyez* chacun de ces corps simples en particulier. (ORFILA.)

IPÉCACUANHA, *radix ipecacuanhæ*. Sous le nom d'*ipécacuanha*, on désigne plusieurs racines exotiques dont la propriété commune est de déterminer le vomissement. Marcgrave et Pison sont les premiers auteurs qui, vers le milieu du dix-septième siècle, nous aient parlé de l'ipécacuanha dans leur Histoire naturelle et médicale du Brésil. Pison cite deux espèces dont les racines sont également employées et jouissent des mêmes propriétés; l'une est plus petite, croît dans les prés, s'étale et offre des feuilles lanugineuses, et une racine blanchâtre extérieurement, de là le nom d'*ipecacuanha blanca* qui lui est donné par les Brasiliens; l'autre, dont il donne une figure, est plus élevée, glabre; sa racine est noueuse, brunâtre extérieurement, et légèrement charnue. Elle est plus active que la précédente, et croît particulièrement dans les forêts vierges.

Les Brasiliens, au rapport des deux auteurs précédemment cités, emploient ces racines dans une foule de maladies, et toujours avec le plus grand succès.

Tels sont les premiers renseignemens que l'on eut sur l'ipécacuanha à l'époque où cette racine commença à s'introduire en Europe. Mais ils ne purent fournir aux naturalistes les moyens de reconnaître les plantes qui le produisent. En effet, la description de Pison et de Marcgrave est tellement vague, si peu propre à caractériser l'objet dont ils parlent, que, malgré la figure assez bonne qui l'accompagne, aucun botaniste ne put déterminer positivement ni le genre ni l'espèce de plante dont ces auteurs avaient voulu parler. De là le vague et la confusion qui ont régné pendant plus d'un siècle sur l'origine de l'ipécacuanha, et les opinions diverses qui ont été émises par les naturalistes sur cet objet. Les uns, en effet, ont cru que l'ipécacuanha était la racine d'une espèce de *Paris* de la famille des asparaginées; les autres celle d'un chèvrefeuille; ceux-ci, et en plus grand nombre, l'ont attribuée à une espèce de violette, espèce qui n'était pas encore déterminée.

Plusieurs causes ont dû contribuer à augmenter cette obscurité. 1° Le soin que les naturels du pays ont toujours mis à cacher aux Européens les plantes officinales dont ils nous envoyaient les produits; 2° la fraude qui ne tarda pas à s'introduire dans cette branche de commerce. En effet, dans les premiers temps de son introduction en Europe, l'ipécacuanha, comme tous les remèdes nouveaux, jouit d'une très-grande vogue, et l'on en employa des quantités considérables. Les marchands, soit au Brésil, soit à son arrivée en Europe, y mélangèrent d'autres racines jouissant aussi de la propriété de faire vomir, mais généralement moins énergiques. Dès lors l'ipécacuanha du commerce ne fut plus, comme autrefois, la racine d'une plante originaire du Brésil dont Marcgrave et Pison avaient donné les premiers la description et la figure, mais un mélange de racines appartenant à des végétaux fort différens.

Tel était l'état de la science sur cet objet quand le célèbre Mutis, directeur de l'expédition botanique de *Santa-Fé de Bogota*, dans le royaume de la Nouvelle-Grenade, fit parvenir à Linné, en 1764, la description et la figure du végétal qui, dans cette partie du Nouveau-Monde, produisait la racine d'ipécacuanha. Ces précieux renseignemens restèrent inconnus jusqu'en

1781, que Linné fils publia dans son Supplément la description de la plante de Mutis, sous le nom de *psychotria emetica*. Il crut, mais à tort, que la plante de Mutis était la même que celle de Marcgrave et de Pison; de sorte que, depuis cette époque, il fut généralement admis que l'ipécacuanha du commerce était la racine du *psychotria emetica*.

Cette erreur se prolongea jusqu'au commencement du dix-neuvième siècle, époque où M. Brosero, professeur de botanique à l'université de Coïmbre en Portugal, décrivit et figura, en 1800, dans les Actes de la société Linnéenne de Londres, la plante qui, au Brésil, fournit le véritable ipécacuanha du commerce. Ce végétal, qui est le même que celui de Pison et de Marcgrave, reçut le nom de *callicocca Ipecacuanha*. On sut dès lors que deux plantes différentes produisaient l'ipécacuanha; mais on ignorait encore à quels caractères on pouvait reconnaître auquel de ces deux végétaux se rapportaient les diverses racines du commerce, qui, ainsi que nous l'avons dit, étaient un mélange appartenant à plusieurs végétaux différens. Ce fut pour éclaircir ce point que M. de Candolle publia, en 1802, un mémoire, inséré dans le premier volume des Mémoires de la société médicale d'émulation, où il démontra que, loin d'être uniquement produites par les deux seuls végétaux décrits par Linné fils et Brotero, les racines répandues dans le commerce sous le nom d'ipécacuanha provenaient d'un très-grand nombre de plantes de genres et de familles différentes, telles que les Rubiacées, les Violariées, les Euphorbiacées, les Apocynées, etc.

Déjà l'on avait cherché à établir quelque distinction parmi les racines du commerce, et c'est d'après la couleur que l'on en avait fait trois espèces, savoir : l'ipécacuanha noir ou brun, le gris et le blanc. Le premier était généralement rapporté au *psychotria emetica*; le second au *callicocca Ipecacuanha*, et le troisième au *viola Ipecacuanha*. Mais cette distinction, uniquement fondée sur la couleur, est loin d'être constante, ainsi que nous l'avons prouvé dans un mémoire lu en 1818 à la Faculté de Médecine de Paris, et imprimé dans le sixième volume de ses Bulletins. Très-souvent le même végétal fournit des racines qui, par la variété des nuances qu'elles présentent, peuvent être rapportées et au *psychotria* et au *callicocca*. La couleur ne peut donc aucunement servir pour distinguer ces deux espèces, ce qui est cependant fort important, puisque l'une est moitié plus active que l'autre. Nous avons cherché dans leur organisation même, qui n'est point sujette à varier, les moyens de les distinguer avec certitude et facilité, et nous y sommes parvenu. En effet, les racines du *psychotria emetica* sont cylindracées, d'un brun plus ou moins noirâtre, légèrement sinueuses, étranglées de distance en distance, et striées longitudinalement. Celles du *callicocca*, au contraire, sont allongées, quelquefois rameuses, d'un brun-rougeâtre, ou grises et composées d'un grand nombre de petits anneaux saillans et irréguliers, séparés par des étranglemens étroits. Nous avons donné à la première espèce le nom d'ipécacuanha *strié*, et à la seconde le nom d'ipécacuanha *annelé* : ces noms, tirés de l'organisation même de ces racines, nous ont paru préférables à ceux fournis par la couleur, qui n'a rien de fixe.

Or ces deux espèces étant les seules qui soient répandues dans le commerce, et par conséquent les seules dont on fasse usage en France, c'est d'elles seulement qu'il sera question dans cet article. Néanmoins, pour compléter autant que possible l'histoire des ipécacuanhas, nous allons énumérer rapidement les principaux végétaux dont les racines ont reçu le nom d'*ipécacuanha*.

Famille des RUBIACÉES. C'est à cette famille, si intéressante par le grand nombre d'autres médicamens importans qu'elle fournit, qu'il faut d'abord rapporter les deux espèces réellement officinales, savoir l'ipécacuanha annelé, et l'ipécacuanha strié. Outre ces deux espèces principales, cette famille nous offre encore plusieurs autres racines employées sous le nom d'ipécacuanha dans diverses contrées de l'Amérique méridionale. Ainsi, au rapport de M. Auguste de St.-Hilaire, on emploie dans diverses parties du Brésil les racines du *Spermacoce Poaya* et du *Spermacoce ferruginea*, celles du *Richardsonia rosea* et du *Richardsonia scabra*. Cette dernière a même beaucoup de rapports avec l'ipécacuanha annelé; mais les anneaux qu'elle offre sont beaucoup plus larges que ceux de cette espèce, et sa saveur est moins âcre. Selon Dendrada, on ferait également usage des racines du *psychotria herbacea*.

Famille des VIOLARIÉES. Les Ipécacuanhas fournis par les plantes de cette famille ont en général une couleur blanchâtre, et sont beaucoup moins énergiques. L'espèce principale est l'*Ionidium Ipecacuanha* de Ventenat, ou *Pombalia* de Vandelli, à laquelle il faut réunir le *Viola Itoubou* d'Aublet, qui n'en pas est spécifiquement différent. Cette plante croît à Cayenne. On la trouve également par intervalles sur le littoral du Brésil, depuis le fleuve des Amazones jusqu'au cap Frio; mais on ne la revoit pas au midi de ce cap. Ces racines, employées fréquemment à Cayenne et au Brésil, sont d'un blanc pâle, cylindriques, allongées, quelquefois rameuses, grosses comme une plume à écrire, un peu tortueuses, offrant quelquefois des étranglemens ou des intersections plus ou moins marquées. L'axe ligneux est en général plus épais que la couche corticale, et plus jaune; la cassure est assez nette, peu résineuse; son odeur est manifestement herbacée et nauséeuse; sa saveur est comme amylacée, d'abord faible, mais bientôt un peu amère, et surtout d'une âcreté remarquable. Nous en avons fait l'analyse. *Voyez* au second paragraphe.

M. de St.-Hilaire a fait connaître une espèce nouvelle qu'il nomme *ionidium poaya*, et que les habitans des provinces intérieures du Brésil emploient pour remplacer l'ipécacuanha annelé. On peut en dire autant du *viola parviflora* de Linné fils, qui appartient au genre *ionidium*. On la désigne aussi au Pérou sous le nom d'ipécacuanha blanc.

Cette propriété émétique des Violariées exotiques se retrouve également dans la racine de nos violettes indigènes, mais avec moins d'énergie. *Voyez* VIOLETTE.

Famille des APOCYNÉES. Les genres de cette famille sont généralement remarquables par le suc blanc et laiteux qu'elles renferment, et qui leur donne des qualités âcres et plus ou moins irritantes. Aussi plusieurs fournissent-elles des racines que l'on désigne, dans les pays où elles croissent, sous le nom d'ipécacuanha. Tels sont : 1° le *cynanchum vomitorium* de La Marck, ou *C. ipécacuanha* de Willdenow, qui croît à Ceylan et à Java et qu'on cultive à l'Ile-de-France; 2° le *cynanchum mauritianum* de Commerson, aux îles de France et de Bourbon; 3° le *cynanchum lævigatum* de Retz, au Bengale; 4° le *cynanchum tomensosum* de La Marck, dont les racines sont employées sous le nom d'ipécacuanha dans les hôpitaux de Ceylan. 5° Aux Indes orientales, on emploie aussi les racines du *periploca emetica* de Retz; 6° enfin, aux Antilles, les racines de l'*asclepias curassavica* L., et de plusieurs autres espèces du même genre, sont employées comme émétiques, et désignées communément sous le nom de *faux ipécacuanha brun*.

Famille des EUPHORBIACÉES. De même que les apocynées, les plantes de cette famille contiennent un suc laiteux d'une extrême âcreté, et la racine de plusieurs euphorbes est employée comme émétique ; telle est celle de l'*euphorbia ipécacuanha* dans l'Amérique septentrionale, de l'*euphorbia tiraculli* de Linné aux grandes Indes, etc.

Il nous serait facile de citer encore ici un grand nombre d'autres végétaux dont les racines ont été employées comme succédanées de l'ipécacuanha ; mais un pareil développement nous entraînerait trop loin du but que nous nous proposons dans cet article, qui ne doit avoir pour objet que les deux Ipécacuanhas du commerce, l'*annelé* et le *strié*.

Nous partagerons en trois paragraphes l'histoire des Ipécacuanhas du commerce : le premier comprendra la description abrégée de la plante qui les fournit, et les caractères de la racine telle qu'elle nous est apportée par le commerce ; le second sera consacré à faire connaître les résultats de l'analyse chimique qui a été faite de chacune de ces espèces, et enfin, dans le troisième, nous exposerons le mode d'action de l'ipécacuanha sur l'économie animale, et les maladies principales contre lesquelles il a été employé.

§ I. *Histoire naturelle des Ipécacuanhas.* — IPÉCACUANHA ANNELÉ. — Cette espèce est sans contredit celle qui mérite surtout de nous occuper, étant non-seulement la plus active, mais presque la seule qui soit répandue dans le commerce ; aussi sera-ce de l'ipécacuanha annelé seulement que nous parlerons dans la troisième section, quand nous traiterons du mode d'action et des propriétés médicales de l'ipécacuanha en général. C'est cette espèce dont Marcgrave et Pison ont parlé, et dont ils ont donné une description et une figure dans leur *Histoire naturelle et médicale du Brésil.*

L'ipécacuanha annelé est la racine d'un petit arbuste qui croît naturellement au Brésil, dans les bois ombragés. M. Brotero, qui l'a fait connaître le premier, l'a rapporté au genre *callicocca* de Schreber, qui est le même que le *tapogomea* d'Aublet ou *cephœlis* de Swartz ; et comme ce dernier nom a été le seul adopté par les botanistes, nous avons donné à cette plante le nom de *cephœlis ipecacuanha*. Selon M. Auguste de St.-Hilaire, ce précieux végétal croît dans les forêts humides et ombragées des provinces de Fernambouc, Bahia, des Mines, du Saint-Esprit, de Rio de Janeiro, et s'étend vers le sud, jusqu'aux environs de *Guaratingueta*, dans la province de Saint-Paul. Il est surtout abondant dans les îles du *Parahyba* et sur les bords des rivières appellées *Rio-Xipotò* et *Pomba*, d'où il s'en fait des envois considérables à Rio de Janeiro.

Depuis qu'on a bien connu ce végétal, il a été transplanté dans d'autres parties de l'Amérique méridionale. M. de Humboldt l'a vu cultiver au Pérou et à la Nouvelle-Grenade, au sud de Narès; en sorte que, suivant la remarque de cet illustre naturaliste, l'ipécacuanha qui nous vient du Pérou, et qui est essentiellement fourni par le *psychotria emetica* de Mutis, peut également contenir des racines de *cephælis*, puisque cette plante y est cultivée. Les caractères diagnostiques que nous avons donnés de ces deux espèces les feront sur-le-champ distinguer, puisque la première est simplement *striée* longitudinalement, tandis que la seconde présente des anneaux saillans et très-rapprochés les uns des autres.

Le *cephælis ipecacuanha* est un petit arbuste d'environ un pied de hauteur, offrant une souche ou tige souterraine horizontale, d'où naissent un grand nombre d'espèces de tubercules allongés, rameux, marqués d'impressions annulaires très-rapprochées. La tige est toujours simple, offrant inférieurement la cicatrice des feuilles qui sont tombées et les stipules qui les accompagnaient. Les feuilles sont opposées, courtement pétiolées, ovales, acuminées, entières. Les stipules sont découpées dans leur bord supérieur en cinq ou six lanières étroites; de même que la partie supérieure de la tige, ces stipules sont velues. Les fleurs sont très-petites, blanches, réunies en un capitule pédonculé, qui semble être en quelque sorte la continuation de la tige. Le fruit est pisiforme, légèrement charnu, contenant deux noyaux.

Telles que le commerce nous les apporte du Brésil, les racines d'ipécacuanha annelé sont ordinairement de la grosseur d'une plume à écrire, allongées, irrégulièrement contournées, simples ou rameuses, offrant de petits anneaux saillans inégaux, très-rapprochés les uns des autres, ayant environ une ligne d'épaisseur, séparés par des enfoncemens moins larges. Les racines sont formées de deux parties, savoir d'un axe ligneux, plus ou moins grêle, et d'une couche corticale beaucoup plus considérable.

Elles sont compactes, cassantes, lourdes; leur cassure est brunâtre, manifestement résineuse dans la partie corticale; leur saveur herbacée, un peu amère et assez âcre; leur odeur faible, mais nauséeuse, surtout celle de la poudre.

Relativement à sa coloration extérieure, cette espèce présente trois variétés principales, savoir : 1° l'ipécacuanha annelé brun, qui est la plus commune et la plus abondante dans le commerce. C'est la plus énergique. On la désigne quelquefois sous le nom d'ipécacuanha noir. M. Pelletier, dans son travail analytique, l'a désignée sous le nom d'ipécacuanha brun, et la croirait fournie par le *psychotria emetica*. 2° La seconde variété est l'ipécacuanha annelé gris. Son épiderme est d'un gris cendré. 3° C'est l'ipécacuanha annelé rouge. Ces trois variétés appartiennent évidemment au *cephœlis*, ainsi que je m'en suis assuré, et ainsi que chacun peut s'en convaincre en examinant leur organisation et la comparant à celle des racines du *psychotria emetica*. *Voyez* pour leur analyse chimique le second paragraphe.

IPÉCACUANHA STRIÉ. — Cette espèce est bien moins répandue dans le commerce, et bien moins énergique que la précédente. C'est sur elle que Mutis de Santa-Fé de Bogota envoya à Linné des renseignemens précieux, qui ne furent publiés que longtemps après par le fils de cet immortel naturaliste. Aujourd'hui cette espèce est excessivement rare dans le commerce européen; tandis qu'il paraît que c'est presque la seule qu'on emploie au Pérou et dans la Nouvelle-Grenade. Elle est produite par le *psychotria emetica* de Mutis, petit arbuste qui, par son port, ressemble beaucoup au *cephœlis*, et qui, comme ce dernier, appartient à la famille naturelle des rubiacées.

La racine du *psychotria emetica* est une souche presque horizontale, d'où s'élève une tige d'un pied à un pied et demi d'élévation, cylindrique, et finement pubescente. Les feuilles sont opposées, lancéolées, aiguës; les stipules sont dressées, entières. Les fleurs sont petites, blanches, formant des espèces de petites grapes courtes à l'aisselle de chacune des feuilles. Les fruits sont ovoïdes, couronnés par les dents du calice, et contiennent deux noyaux. Les racines de l'ipécacuanha strié sont cylindracées, le plus souvent simples, de la grosseur d'une plume de cygne, non rugueuses, offrant de distance en distance des espèces d'étranglemens ou d'intersections circulaires profondes, éloignées les unes des autres; épiderme d'un brun foncé, formant des stries longitudinales; cassure brune-noirâtre, peu résineuse; couche corticale moins cassante que dans l'espèce précédente; odeur presque nulle, saveur fade, nullement amère, à peine âcre.

D'après ces caractères, on voit qu'il est impossible de confondre les deux espèces d'ipécacuanha que nous avons désignées sous le nom d'*ipécacuanha annelé* et d'*ipécacuanha strié*, et que cette dénomination, tirée de leur structure, est bien préférable à celle qui n'était basée que sur leur coloration extérieure.

§ II. *Analyses chimiques et préparations de l'ipécacuanha.* — Ce médicament a été l'objet des recherches d'un grand nombre de chimistes distingués, parmi lesquels nous citerons Boulduc, Lassone fils, MM. Henry, Masson-Four et Irvine. Mais le travail le plus important sur ce sujet est sans contredit celui que notre collaborateur M. Pelletier a publié en 1817, et dont les résultats ont été consignés dans le *Bulletin de pharmacie*. Nous avons également, dans notre histoire naturelle et médicale des diverses espèces d'ipécacuanha du commerce, repris ce travail, et nous sommes presque constamment arrivé aux mêmes résultats que M. Pelletier. Le plan et le but de cet ouvrage ne nous permettant pas de décrire ici les différens procédés chimiques à l'aide desquels on est parvenu à une analyse exacte des divers principes contenus dans la racine d'ipécacuanha, nous nous contenterons d'en offrir les résultats.

Ce qui distingue surtout l'analyse de M. Pelletier de celles de ses prédécesseurs, c'est la découverte d'un principe immédiat nouveau, de nature alcaline, qu'il a nommé *émétine*, et qui est certainement le principe actif de l'ipécacuanha. Voici le résultat des diverses analyses faites par M. Pelletier et par nous.

Ipécacuanha annelé (*cephœlis ipecacuanha*, Rich.) : émétine, 16; cire, matières grasses de différente nature, 1,2; matière résineuse, 1,2; gomme et matières salines, 2,4; amidon, 53; matière animale albumineuse, 2,4; ligneux, 12,5; acide gallique, des traces; total 100 parties.

L'analyse de l'ipécacuanha strié (*psychotria emetica*) ne diffère sensiblement de la précédente que par la quantité d'émétine, qui est moitié moindre que dans l'ipécacuanha annelé.

Dans la première analyse faite par M. Pelletier, cet habile chimiste n'était pas parvenu à obtenir l'émétine pure; elle était sous la forme d'un extrait brunâtre; mais ayant repris son travail, il l'a privée de toute matière étrangère. Elle est alors blanche et pulvérulente, et d'une activité beaucoup plus grande. *Voyez* ÉMÉTINE.

L'ipécacuanha s'administre sous différentes formes. La plus usitée est sans contredit la poudre. Pour la préparer, il faut d'abord monder avec soin les racines, puis on les concasse dans un mortier de fer. Par cette première opération, on détache la couche corticale, qui est plus friable que l'axe. On retire ce dernier, qui est beaucoup moins actif, et l'on continue la pulvérisation. Cent parties de bon ipécacuanha annelé donnent environ quatre-vingts parties de substance corticale, qui se réduit en poudre. Cette poudre est d'une couleur fauve-grisâtre très-claire; son odeur est extrêmement nauséabonde et désagréable, sa saveur âcre et amère. Aussi beaucoup de personnes ne peuvent-elles la supporter. Il faut alors en masquer l'odeur et la saveur par une eau distillée odorante et un peu de sirop. Cette précaution est presque toujours indispensable quand on administre la poudre d'ipécacuanha aux enfans. Sa dose est variable suivant l'âge et la disposition particulière du sujet, et suivant le but qu'on se propose. Chez un adulte, 20 à 25 grains suffisent pour provoquer le vomissement. Il est convenable de partager cette dose en deux ou trois parties que l'on fait prendre successivement de quart d'heure en quart d'heure. Un à trois grains de la poudre dans une cuillerée à bouche d'eau sucrée suffirent pour faire vomir un enfant de deux à quatre ans. On a remarqué que, chez les enfans, on pouvait augmenter la dose dans la proportion de deux grains par année. Néanmoins la dose doit toujours être déterminée d'après la susceptibilité individuelle des malades.

Quelquefois on a donné la poudre d'ipécacuanha, non pour provoquer le vomissement, mais pour amener une diaphorèse, ou une sorte de révulsion vers un autre point. Dans ce cas, elle doit être administrée à doses réfractées, c'est-à-dire en petite quantité, mais répétées fréquemment. Ainsi on en prescrira un à deux grains, tous les quarts d'heure ou toutes les demi-heure, dans une potion gommeuse ou autre. Une infusion d'un à deux gros d'ipécacuanha concassé dans dix à douze onces d'eau est moins désagréable et aussi efficace que la poudre administrée en suspension dans un liquide.

Les *pastilles* sont, après la poudre, la préparation d'ipécacuanha dont on fait le plus fréquemment usage. Elles se préparent avec du sucre, de la gomme adragant et de l'ipécacuanha en poudre, dans des proportions telles, que chaque pastille, qui pèse environ huit à dix grains, contient un quart ou au plus un demi-grain d'ipécacuanha. On en prend ordinairement plusieurs dans le cours de la journée. Quelquefois on provoque le vomissement chez les enfans en leur en donnant deux ou trois de suite le matin à jeun.

La poudre d'ipécacuanha entre dans plusieurs préparations officinales, parmi lesquelles nous citerons la poudre de Dower, la poudre vomitive d'Helvétius, etc.

Quant au sirop d'ipécacuanha, on le prépare de deux manières différentes, savoir au moyen de l'infusion aqueuse et du macéré alcoholique. Celui qu'on obtient par ce dernier moyen est beaucoup plus efficace que le premier, et devrait généralement lui être préféré. A la dose d'un à deux gros, il peut déterminer le vomissement chez les enfans. Cette dose devrait être portée à une once pour un adulte. Mais on ne l'emploie guère que pour les enfans. Le sirop délayé dans de l'eau agit comme laxatif.

De l'émétine. — Un des grands avantages de l'émétine, c'est d'agir avec énergie à des doses dix ou douze fois plus faibles que l'ipécacuanha, et de ne point avoir, comme la poudre de ce dernier, cette odeur nauséabonde si repoussante pour la plupart des individus ; elle est simplement amère. L'émétine étant très-soluble dans l'eau, on peut l'administrer directement dans ce liquide. La dose de l'émétine pure et blanche est de deux grains pour un adulte. On les fait dissoudre dans six à huit onces d'eau, que l'on édulcore encore avec un sirop agréable, et que l'on fait prendre en trois doses. On peut également préparer un sirop et des pastilles d'émétine, propres à remplacer les pastilles et le sirop d'ipécacuanha.

§ III. *Propriétés médicales de l'ipécacuanha.* — Marcgrave et Pison, ainsi que nous l'avons dit précédemment, furent les premiers qui, vers le milieu du dix-septième siècle, signalèrent les propriétés de l'ipécacuanha, principalement dans le traitement de la diarrhée. Malgré les éloges qu'ils donnèrent à cette nouvelle substance, son usage se répandit lentement dans la pratique médicale. En 1672, un médecin nommé Legras, qui avait fait trois fois le voyage d'Amérique, rapporta avec lui une certaine quantité d'ipécacuanha, qu'il déposa chez un pharmacien très-renommé. Celui-ci l'administra à des doses tellement fortes, qu'il en résulta quelques accidens. L'usage du médicament fut totalement abandonné. Environ quatorze ans après, vers l'année 1686, un négociant français, nommé Grenier, revenant d'Espagne, en rapporta à Paris près de cent quarante livres. Pour favoriser le débit de ce médicament, il s'adjoignit Adrien Helvétius, médecin renommé de la ville de Reims, qui se chargea de le prescrire et d'en surveiller avec soin l'administration. Les premiers essais d'Helvétius ayant eu du succès, il obtint de Louis XIV de les continuer à l'Hôtel-Dieu de Paris, où par l'expérience même il constata les effets avantageux de la racine du Brésil, surtout contre la diarrhée. Le remède, jusqu'alors tenu secret, fut acheté par le roi, et la connaissance en fut rendue publique. C'est depuis cette époque que l'usage de l'ipécacuanha fut réellement introduit en France, et répandu bientôt après dans les autres contrées de l'Europe.

L'ipécacuanha, réduit en poudre et mis en contact avec une membrane muqueuse, agit différemment, suivant la dose à laquele il est administré. Si la dose est peu considérable, il imprime aux organes avec lesquels il est mis en contact une action tonique plus ou moins intense, surtout lorsque leur excitabilité naturelle a été accidentellement diminuée. Si au contraire on le donne à des doses plus élevées, ou qu'on l'applique immédiatement sur une membrane muqueuse, sans l'étendre dans un véhicule convenable, il agit alors comme un irritant local. Ainsi c'est un sternutatoire puissant lorsqu'il est placé sur la membrane pituitaire; s'il est ingéré dans l'estomac, il détermine le vomissement. Quelquefois l'irritation ne se borne pas à l'estomac; elle s'étend aux autres parties du canal alimentaire, et l'on voit l'ipécacuanha agir comme purgatif.

L'une des propriétés les mieux constatées de ce médicament est sans contredit celle de déterminer le vomissement. C'est même pour cet effet qu'on l'emploie le plus souvent. Cependant l'ipécacuanha est un émétique infidèle ; cela peut dépendre de la mauvaise qualité du médicament. Cette substance exotique, d'un prix assez élevé, est quelquefois sophistiquée ou mélangée avec d'autres substances bien moins énergiques. Dès lors un individu qui n'aurait pas vomi avec un pareil ipécacuanha le pourrait probablement très-bien avec le même médicament pur.

Cette sophistication est même très-fréquente. Quand je m'occupais de l'analyse de l'ipécacuanha pour la dissertation que j'ai publiée sur ce médicament, j'achetai chez un droguiste une livre d'ipécacuanha en poudre. L'ayant analysé avec soin, nous n'y trouvâmes aucune trace d'émétine, mais une substance rougeâtre qui se précipitait rapidement au fond de l'eau, et que nous reconnûmes pour du kermès minéral. Souvent aussi on emploie des genres d'ipécacuanha qui ne contiennent pas la même quantité de principe actif.

Quelques praticiens prétendent que l'ipécacuanha agit plus sûrement par dose de six grains répétée que par une seule dose très-forte.

L'ipécacuanha, administré comme vomitif, agit de deux manières différentes : 1° comme simplement évacuant; 2° comme évacuant et dérivatif à la fois. Mais comme ce mode d'action est commun à toutes les autres substances vomitives, nous renvoyons au mot *vomitif* pour les détails qui appartiennent à cette médication. Au même article, il sera examiné s'il est toujours indifférent d'employer l'ipécacuanha ou le tartre stibié comme vomitif. Souvent on emploie l'ipécacuanha à des doses non assez considérables pour déterminer le vomissement, mais propres à produire des nausées et des vomituritions. C'est peut-être à cet effet qu'on doit attribuer les propriétés anti-dysentérique et expectorante de cette substance, par l'irritation dont l'estomac est le siége, et qui est dérivative dans un cas, et excitatrice de l'action des bronches dans l'autre.

Nous avons déjà dit précédemment que l'ipécacuanha administré à faibles doses, mais fréquemment répétées, exerçait une action tonique sur le système des membranes muqueuses. Est-ce à ce mode d'agir que l'on doit les succès qui lui sont attribués dans les circonstances suivantes? Nous en doutons. Marcgrave et Pison ont beaucoup vanté ses effets merveilleux dans la diarrhée, et depuis on l'a employé avec avantage dans cette maladie, quand toutefois on a su l'administrer dans des circonstances favorables. En effet, quelques auteurs avaient avancé que l'ipécacuanha était le véritable spécifique de la dysenterie. Cette assertion est entièrement fausse; seulement, dans certains cas, l'ipécacuanha a pu être utile; mais cette substance est loin de l'être dans tous. *Voyez* DYSENTERIE.

L'ipécacuanha a joui aussi d'une assez grande vogue dans le traitement de la péritonite qui survient à la suite des couches,

C'est surtout à Doulcet, médecin de l'Hôtel-Dieu de Paris, que sont dues le plus grand nombre d'observations à cet égard. Mais l'usage de cette substance, qui n'agit pas autrement que comme émétique, est loin de présenter tous les avantages qu'on lui a attribués, et a souvent des effets funestes. *Voyez* VOMITIF, PÉRITONITE.

L'ipécacuanha est employé fréquemment dans le catarrhe pulmonaire chronique. Il paraît principalement agir en facilitant l'excrétion des matières épaisses qui s'amassent dans les bronches, et qui, par leur présence et la gêne qu'elles occasionent, deviennent la cause de la toux qui fatigue si cruellement les malades. Dans ce cas on emploie généralement de préférence les pastilles d'ipécacuanha. C'est probablement de la même manière que ce médicament agit dans la coqueluche et le croup, maladies contre lesquelles on l'emploie assez fréquemment, mais dont il ne doit pas être considéré comme le seul remède, ainsi que l'ont voulu quelques auteurs.

Outre les différens cas cités précédemment et où l'emploi de l'ipécacuanha est prescrit par presque tous les praticiens, il en est encore un grand nombre dans lesquels il a été singulièrement vanté. Aasheim, dans les Mémoires de la société de Copenhague, Bergius, dans sa Matière médicale, prétendent en avoir retiré de très-bons effets dans différentes hémorrhagies; d'autres dans la phthisie pulmonaire. Quels remèdes en effet n'a-t-on pas employés contre cette funeste maladie! Mais comme certains catarrhes pulmonaires chroniques peuvent quelquefois en imposer au point d'être pris pour des phthisies, il est très-probable que les cas de guérison cités par ces auteurs étaient plutôt des inflammations chroniques des bronches que des dégénérescences tuberculeuses du tissu pulmonaire.

L'ipécacuanha a aussi été administré comme emménagogue. Les secousses qu'il imprime, lors du vomissement, dans toute l'économie rendent cette propriété très-vraisemblable.

Propriétés médicales de l'émétine. — Lors de son analyse chimique des ipécacuanhas, M. Pelletier s'adjoignit M. Magendie pour expérimenter l'émétine sur les animaux et sur l'homme. Après plusieurs essais, cet habile physiologiste reconnut que ce principe était réellement la partie active de l'ipécacuanha, et qu'il en possédait toutes les propriétés médicales. Depuis cette époque je me suis moi-même occupé du même sujet, et les résultats que j'ai obtenus ont pleinement confirmé ceux de M. Magendie. L'avantage que le praticien trouvera dans l'emploi de l'émétine, c'est que son odeur est nulle, que sa saveur, au lieu d'être nauséabonde et repoussante comme celle de l'ipécacuanha, est simplement amère; enfin, que ce médicament est bien plus certain dans son mode d'action que l'ipécacuanha, qui peut être de mauvaise qualité ou sophistiqué par des substances inertes.

Lorsque l'émétine est donnée à grande dose, telle que six à dix grains d'émétine colorée, ou quatre à six grains d'émétine pure, elle devient dangereuse, et peut occasioner des accidens graves. Si, par exemple, on l'introduit dans l'estomac d'un chien à la dose que nous venons d'indiquer, elle détermine d'abord d'abondans vomissemens, des déjections alvines copieuses, qui bientôt sont suivis d'un assoupissement profond. Au bout d'un temps plus ou moins long, tel que douze ou quinze heures, l'animal meurt, et son ouverture montre les poumons gorgés de sang et la muqueuse intestinale rouge et enflammée dans toute son étendue. C'est donc à tort que l'on a prétendu que l'ipécacuanha même, donné à grandes doses, ne pouvait déterminer aucun accident. Comme l'acide gallique, et surtout l'infusion de noix de galle, précipitent l'émétine de toutes ses dissolutions, on aurait dans ces réactifs un moyen sûr d'en neutraliser les effets délétères. *Voyez* EMPOISONNEMENT et POISONS. (A. RICHARD.)

IRIDÉES, *irideæ*. Les caractères généraux des plantes qui appartiennent à la famille naturelle des Iridées sont les suivans: fleurs d'abord renfermées dans une spathe; ovaire infère, calice pétaloïde, tubuleux à sa base, limbe à six divisions souvent irrégulières; étamines au nombre de trois, libres et distinctes, tantôt soudées par leurs filets et monadelphes; style simple ou trifide: chacune de ses divisions est terminée par un stigmate le plus souvent plane et pétaloïde; le fruit est une capsule à trois loges, renfermant un grand nombre de graines disposées sur deux rangées longitudinales, et s'ouvrant en trois loges. La racine est bulbifère ou rampante. Les bulbes sont solides et charnus. La hampe est tantôt nue, tantôt couverte de feuilles.

De toutes les iridées, il n'y a guère que dans le genre *crocus* que les stigmates soient odorans et jouissent d'une propriété excitante aussi manifeste que celle du safran. Mais une partie qui offre dans toutes ces plantes une analogie frappante sous le rapport de ses propriétés, c'est la racine; en effet, elle est toujours charnue, et contient, outre la fécule qui en forme la majeure partie, un principe irritant et âcre. En général, cette famille ne renferme point de végétaux vénéneux. Ceux qui intéressent particulièrement la médecine sont en petit nombre; ce sont quelques espèces d'iris et le safran cultivé.

IRIEN, adj., *irinus*; qui appartient à la membrane iris: *nerfs iriens, artères iriennes.* (A. B.)

IRIS, s. m., *iris*. Genre de plantes de la triandrie monogynie, L., et de la famille des Iridées, J., qui a pour caractères: calice tubuleux à sa base, limbe partagé en six segmens, dont trois dressés, et trois alternes avec ceux-ci, et réfléchis; trois étamines opposées aux divisions réfléchies du calice; style simple à sa base, divisé supérieurement en trois lanières pétaloïdes, recourbées en voûte, stigmatifères et recouvrant les trois étamines; capsule trigone, triloculaire, trivalve, renfermant des graines planes ou arrondies; racine charnue, rampante. Parmi les espèces de ce genre, nous ne devons faire mention que des suivantes:

IRIS DES MARAIS, *iris pseudo-acorus*; cette espèce, qui croît partout en Europe dans les marais, exhale une odeur forte lorsqu'elle est fraîche, odeur qui se dissipe par la dessiccation. Sa racine tubéreuse, ou plutôt sa tige souterraine contient un suc âcre qui lui donne des propriétés émétiques et purgatives très-prononcées, surtout lorsqu'elle est récemment recueillie. Elle n'est plus guère employée par les médecins. Ses graines torréfiées ont une saveur amère, une odeur assez aromatique, qui l'ont fait proposer comme un succédané indigène du café.

IRIS D'ALLEMAGNE, flambe, *iris germanica*. Cette espèce, que l'on cultive dans les jardins, est commune en France, et croît dans les lieux stériles, les décombres, sur les vieux murs. Les propriétés de sa souche horizontale sont les mêmes que dans l'iris des marais, et sont beaucoup plus actives, lorsque la plante est fraîche, qu'après la dessiccation. C'est un drastique dont les médecins ont fait usage particulièrement dans le traitement des hydropisies, et qui n'est plus employé que par les gens de la campagne.

IRIS DE FLORENCE, *iris florentina*. Cette troisième espèce, qui se rapproche beaucoup, par ses caractères botaniques, de la précédente, croît communément en Italie; on la trouve également dans la Provence. Sa racine tubéreuse partage les propriétés assignées aux autres espèces d'iris ; elles paraissent seulement plus prononcées; son odeur, âcre, désagréable dans l'état frais, se change par la dessiccation en une odeur de violette beaucoup plus forte et plus persistante que dans l'iris d'Allemagne. Préconisé autrefois comme tonique et purgatif, l'iris de Florence n'est plus guère employé en médecine que pour former de petites boules propres à entretenir la suppuration des cautères. Ses principaux usages concernent l'art du parfumeur.

IRIS, s. m., *iris*, de ἶρις, arc-en-ciel. On désigne sous ce nom une membrane située à l'intérieur de l'œil, à cause des couleurs variées qu'elle présente. *Voyez* OEIL. (A. B.)

IRITIS, s. f., *iritis;* inflammation de l'iris. *Voy.* OPHTHALMIE.

IRRADIATION, s. f., *irradiatio.* On appelle ainsi en physique l'émission, dans tous les sens, des rayons calorifères et lumineux. Cette expression, prise au figuré, a été transportée en médecine pour désigner l'influence que l'action d'un organe a sur l'action de plusieurs autres. C'est ainsi qu'on dit : les irradiations sympathiques du cerveau, de l'estomac, etc. D'autres fois le mot *irradiation* est pris dans un sens tout physique en physiologie, lorsque, supposant l'existence d'un fluide analogue à l'électricité, on parle des irradiations du fluide nerveux, du principe nerveux.

IRRÉDUCTIBLE, adj., qui n'est pas susceptible de réduction. On désigne ainsi en chirurgie les fractures, les luxations et les hernies, lorsque les parties déplacées ne peuvent pas être remises au lieu qu'elles occupent naturellement.

IRRÉGULIER, adj., *irregularis;* qui n'a pas de règle, qui est contraire à la règle. On caractérise ainsi tous les actes, toutes les dispositions organiques, physiologiques ou morbides, qui ne sont pas conformes aux lois qu'ils suivent ordinairement. Dans ces derniers temps, on a substitué souvent à ce mot celui d'*anormal*, qui a tout-à-fait la même signification. On a particulièrement appelé *irrégulier* le pouls formé de pulsations semblables entre elles par le développement et la force, mais séparées par des intervalles inégaux. Ce sont les caractères opposés qui constituent le pouls *inégal.*

IRRITABILITÉ, s. f. *irritabilitas*; mot d'une signification très-peu précise, et même vague, dans le langage de la science, et par lequel Glisson, de Gorter et plusieurs modernes entendent la force organique qui produit dans l'ensemble des êtres vivans, animaux et végétaux, tous les mouvemens tant insensibles qu'apparens qui suivent la stimulation de leurs fibres ou parties solides par les agens qui leur sont immédiatement appliqués, tandis que, d'après Haller et son école, l'irritabilité, plus restreinte, signifierait seulement la force inhérente aux muscles qui les fait se contracter d'une manière apparente sous l'influence de leurs excitans naturels ou accidentels. Dans une autre acception, à la vérité plus vulgaire que physiologique, l'irritabilité désignerait chez l'homme en particulier la disposition morale à l'impatience et à l'agacement, qui a reçu d'ailleurs avec plus d'exactitude le nom d'*irascibilité*.

D'après ce simple aperçu, l'on entrevoit déjà que l'irritabilité est une force sur laquelle on s'entend très-peu; aussi n'appartient-elle plus guère aujourd'hui qu'à l'histoire de la science. C'est en effet ainsi qu'en y réfléchissant on se convainc qu'envisagée dans le sens général que lui ont donné les uns, l'irritabilité embrasse simultanément, non-seulement tous les phénomènes de l'impressionnabilité non perçue, ceux des deux modes de contractilité organique, mais encore les actions qui dérivent de l'affinité vitale; tandis que, renfermée dans le sens que lui donne la doctrine de *Haller*, elle correspond à peu près à la contractilité organique sensible, force qui, comme nous l'avons dit, sans être exclusive aux muscles, leur appartient cependant en très-grande partie.

Par une conséquence de ces considérations, l'irritabilité n'entrant pas comme une force vitale distincte dans celles que nous avons admises, nous nous contenterons de renvoyer à son sujet aux articles que nous avons consacrés aux mots *affinité vitale*, *force*, *impressionnabilité*, ainsi qu'aux articles *sensibilité*, *ton* et *tonicité*. Nous ferons seulement remarquer ici, comme une sorte de développement nécessaire à ce qui regarde la séparation de la contractilité en contractilité cérébrale, volontaire ou animale, et en contractilité organique ou irritabilité hallérienne, que cette distinction justement fondée ressort principalement de cette foule de belles expériences de Haller et de son école, propres à constater l'indépendance réelle dans laquelle la contraction des muscles irrités se trouve, à la fois, de la sensibilité, des nerfs et du centre cérébro-spinal. Parmi ces expériences nous rappellerons seulement celles qui montrent la persistance de l'irritabilité des muscles après la mort des animaux, la ligature des nerfs, la destruction du cerveau, de la moelle épinière, et l'avulsion de ces mêmes parties; expériences que confirment, d'ailleurs, comme on sait, l'état des fœtus acéphales et celui des muscles dans les membres paralysés. Les expériences de Le Gallois avaient, toutefois, jeté des doutes sur la vérité de cette théorie appliquée à l'irritabilité du cœur en particulier. On sait que cet expérimentateur habile, en dilacérant la moelle épinière, rendait en effet le cœur inhabile à se contracter ; mais depuis Le Gallois, M. Wilson Philip, en Angleterre, par des expériences nombreuses, répétées parmi nous par M. le docteur Hallyday (*Dissertation inaugurale, Paris* 1824), s'est convaincu que, si, au lieu de *léser* la moelle, on la *détruisait* entièrement à l'aide d'un fer rouge, les battemens du cœur n'en continuaient pas moins; preuve irrécusable que l'irritabilité de cet organe, indépendante du prolongement rachidien, est bien, en effet, inhérente à l'organisation du cœur lui-même. Toutefois, MM. Philip et Halliday, en rétablissant l'irritabilité du cœur comme cause essentielle des mouvemens de cet organe, ont constaté par de nouvelles expériences qu'une foule de modifications imprimées soit au cerveau, soit à la moelle épinière, agissaient manifestement, quoique d'une manière indirecte, sur le rhythme des mouvemens du cœur, que retardent ou accélèrent les irritations ou les sédations alternatives de ces deux centres nerveux. (RULLIER.)

IRRITANT, adj. et subst., *irritans*; qui détermine l'irritation. Toutes les substances, toutes les actions organiques susceptibles de développer dans un tissu vivant le phénomène que l'on a désigné par le nom d'*irritation* (*Voyez* ce mot), sont des irritans. Il s'ensuit que, dans les cas où les organes sont le siége d'une susceptibilité particulière ou d'une inflammation, les substances qui ordinairement calment l'irritation peuvent devenir des irritans, et n'ont qu'une propriété relative. En thérapeutique, cependant, on a appelé irritant toute substance qui, par son action mécanique, chimique ou spécifique, produit l'injection sanguine, l'inflammation des tissus sur lesquels elle est appliquée; tels sont les rubéfians, les vésicans. On a fait aussi sous le nom d'*irritans* une classe des poisons qui produisent l'inflammation de la membrane muqueuse gastro-intestinale avec laquelle ils sont en contact. *Voyez* RUBÉFIANT, VÉSICANT, POISON.

IRRITATION, s. f., *irritatio*, *irritamentum*. Tous les phénomènes de l'économie animale supposent l'action d'un ou plusieurs organes, et une cause extérieure ou intérieure qui détermine cette action : c'est pour cela même que toutes les parties des corps organisés sont douées de la faculté de réagir d'une certaine façon, quand elles ont été sollicitées par un agent en rapport avec leur nature. Brown a généralisé cette pensée en disant que la vie est le produit de l'excitabilité par les excitans, c'est-à-dire l'excitation elle-même. La vie suppose donc deux choses, des organes impressionnables ou susceptibles d'être excités, et des agens qui mettent en jeu ces mêmes organes. Sans ces deux conditions il ne saurait y avoir ni mouvement musculaire, ni exercice de la sensibilité de relation, ni action vitale d'aucune sorte.

Pour qu'un muscle se contracte il faut, en effet, qu'il soit excité, stimulé ou *irrité* par l'application immédiate d'un agent physique ou chimique, ou bien qu'il reçoive l'impulsion cérébrale au moyen des cordons nerveux qui se distribuent dans son tissu. Pour qu'une sensation ait lieu, il est indispensable que la lumière, ou les vibrations de l'air qui engendrent le son, les particules sapides ou odorantes, enfin un corps quelconque, fluide ou solide, viennent agir sur la pulpe nerveuse qui se trouve en rapport de nature avec les divers genres d'impressions. La même loi s'observe dans l'exercice des fonctions intérieures ou nutritives. Les muscles de la vie organique ne se meuvent qu'en vertu d'une stimulation mécanique, comme on le voit dans les contractions du cœur, de l'estomac, de la vessie, de la matrice; et la plupart des sécrétions, par exemple celles de la salive, des sucs gastriques, de la bile, des larmes, du sperme, etc., sont constamment excitées, d'après l'observation de Bordeu, par les ballottemens, les pressions et les mouvemens en divers sens imprimés à l'organe glanduleux, ou, d'après la remarque plus physiologique de Bichat, par l'action d'une cause irritante qui agit soit à l'extrémité du conduit sécréteur, soit sur la muqueuse en rapport avec l'appareil sécrétoire. Enfin, sans l'excitation produite et entretenue par le sang artériel, les tissus organisés cesseraient de sentir, de se mouvoir, de se réparer, et par conséquent de vivre.

Ainsi l'excitation est nécessaire à l'action régulière et bien ordonnée de tous nos organes; mais elle doit se renfermer dans une certaine mesure d'activité; si elle devient trop forte ou trop faible, l'action vitale s'exagère ou languit. Quand une trop vive lumière vient à frapper ma rétine, l'intensité de la sensation qui en résulte s'accroît jusqu'à produire de la douleur. Il en est de même quand les ondulations de l'air produites par un corps sonore agissent trop vivement sur mon tympan. Je dis alors que cette membrane et celle de la rétine sont sur-excitées ou *irritées*. J'introduis de la racine de pyrèthre ou quelques grains de poivre dans ma bouche; ces substances stimulent immédiatement la muqueuse, et sympathiquement les glandes salivaires : l'action sécrétoire de ces glandes en est augmentée, la sécrétion de la salive et des mucosités buccales devient très-abondante. Je dis encore que la muqueuse de la bouche et les glandes salivaires sont dans un état de sur-excitation ou d'*irritation*. La présence d'un calcul produira un effet analogue sur la paroi interne de la vessie, il la fatiguera, il l'*irritera*. Un grain de tartre stibié agit immédiatement sur la muqueuse de l'estomac, et sympathiquement sur la tunique musculeuse de ce viscère : la première fournit une abondante sécrétion de sucs blancs, la seconde entre en contraction; l'individu vomit, l'estomac a été *irrité*. Des alimens pris en trop grande quantité ou de mauvaise nature, au lieu de couler paisiblement dans les intestins, y déterminent de la douleur, un accroissement de l'action sécrétoire de leurs cryptes muqueux, et par suite la diarrhée; les intestins sont *irrités*. Enfin la lésion d'un cordon nerveux par la présence d'un corps étranger, par une piqûre ou par toute autre cause, a-t-elle excité non-seulement la convulsion des muscles auxquels aboutit ce cordon, mais sympathiquement un désordre notable dans tout le système nerveux de la vie animale, il y a encore là sur-excitation du tissu nerveux, *irritation*.

C'est en poursuivant par l'analyse ce phénomène morbide dans toutes les circonstances où il se manifeste, sous toutes les formes qu'il revêt et dans tous les tissus qui en peuvent devenir le siége, qu'on parviendra à s'en former une idée plus nette que celle qui résulterait d'une exposition synthétique, plus brillante sans doute, mais trop favorable à l'esprit de système dont il importe de se garantir. Dans tous les cas que nous venons de citer, la cause de l'irritation se trouvait dans la présence d'un corps irritant; elle était donc évidente et matérielle. Il n'en est pas toujours ainsi; quelquefois elle consiste seulement dans un surcroît d'action vitale, comme on le voit dans les névroses produites par un excès de travail intellectuel, par les chagrins ou les passions, et dans les exercices forcés qui peuvent donner naissance à des douleurs musculaires qui ne sont autre chose qu'un commencement de phlegmasie. Ici la cause irritante est encore facile à reconnaître. Mais on observe souvent des phénomènes d'irritation dont nous ne saurions nous rendre compte par l'action des stimulans connus, et qui se développent en quelque sorte spontanément par la réaction des organes les uns sur les autres. Ainsi certains états de l'utérus ou de l'estomac, la présence des vers dans le conduit digestif, et mille autres causes aussi éloignées détermineront des signes manifestes d'irritation de l'encéphale; l'état de grossesse, la présence d'un calcul dans le rein ou son inflammation irriteront l'estomac jusqu'à produire le vomissement. Ces phénomènes, fort communs dans la pratique médicale, sont ce que l'on appelle les *irritations sympathiques*.

D'autres fois la cause de l'irritation est bien manifeste; mais elle a cessé d'agir, et ses effets n'en persistent pas moins pendant un temps plus ou moins long. L'estomac continue à se contracter convulsivement après s'être débarrassé du vomitif; quelquefois même il est devenu si irritable, que l'ingestion de la substance la plus douce, la plus inoffensive, suffit pour renouveler ses contractions. C'est l'*irritation* qui a survécu à sa cause productrice et s'est établie à demeure dans le viscère irrité. Ce nouveau phénomène a lieu dans une multitude de circonstances des maladies; l'impulsion une fois donnée persiste, comme il arrive pour le mouvement imprimé à un projectile qui se mouverait éternellement dans l'espace, si la loi de la gravitation n'était là pour retarder sa course et l'arrêter.

Il existe enfin certains états morbides qui prédisposent tellement à l'irritation, que ses signes les moins équivoques résultent de causes tellement légères, qu'elles auraient à peine suffi dans l'état normal pour produire une stimulation médiocre. Qui ne sait que l'impression d'une faible lumière, le bruit le plus léger suffisent pour exciter les convulsions chez un individu atteint d'hydrophobie; que des femmes, dans leurs accès d'hystérie, perçoivent des sons et des odeurs qui échapperaient à toute autre organisation; que la diarrhée ou le vomissement surviennent chez certains individus pour la moindre cause? Enfin l'irritation est la compagne ordinaire de l'inflammation. Une partie naturellement peu sensible, mais enflammée, devient par cela seul douloureuse au moindre contact extérieur, ou même par le seul effet de la tension des vaisseaux surchargés par le sang qui abonde dans son tissu.

Cette vue générale n'avait point échappé à Brown; ce chef de secte avait observé que l'excitation n'est pas seulement en raison de la quantité ou de l'énergie des excitans, mais aussi en raison de l'état où se trouve l'excitabilité de l'individu; et, suivant qu'une mesure donnée d'excitation exigeait une action plus ou moins énergique de la part des excitans, il disait que l'excitabilité se trouvait en défaut ou en excès chez l'individu.

Dans les divers phénomènes d'irritation que nous venons de parcourir, nous avons particulièrement fixé nos regards sur l'exagération de l'action naturelle d'un organe. Il nous faut aussi considérer l'irritation comme la source commune des affections les plus diverses, et le premier phénomène d'une multitude de maladies. Une épine, un corps étranger quelconque vient-il à agir comme corps vulnérant, une douleur plus ou moins vive se fait d'abord sentir, et si ce corps étranger n'est promptement enlevé, le sang aborde de toutes parts vers le point irrité; les capillaires se gonflent et se remplissent; ceux qui n'admettaient que des fluides blancs reçoivent du sang; une fluxion manifeste s'établit, et bientôt avec elle tous les phénomènes d'une inflammation véritable. Le virus varioleux, le virus vaccin, le virus syphilitique, et d'autres encore introduits sous l'épiderme produiront plus lentement, et après un intervalle de temps à peu près déterminé pour chacun d'eux, des phénomènes également inflammatoires, mais avec des caractères variés et tellement distincts, que pas une de ces inflammations ne ressemblera aux autres par son développement, sa marche, ses formes, sa durée et sa terminaison. Il en sera de même de la morsure d'un serpent et de la piqûre d'un insecte.

D'autres fois une cause irritante agira uniquement sur l'action sécrétoire d'un organe; elle augmentera, elle dénaturera le produit de la sécrétion, sans altérer son tissu comme le fait l'inflammation. Le diabète, les maladies vraiment bilieuses, la diarrhée simple ou séreuse, l'embarras gastrique muqueux, les divers catarrhes chroniques offrent des exemples de cette manière d'agir de l'irritation.

On suppose avec raison qu'une action un peu forte de la cause irritante, ou plutôt un mode particulier de cette action sur les vaisseaux exhalans peut, au lieu d'une simple fluxion sécrétoire, déterminer une hémorrhagie. Les cas de ce genre ne sont pas rares; souvent on voit des hémorrhagies produites par une irritation fixée sur les capillaires sécréteurs répandus en abondance sur la muqueuse. Mais qui oserait affirmer que toute congestion semblable, tout abord de fluides dans les capillaires sanguins est le résultat d'une irritation locale? ou, en d'autres termes, que les phénomènes de la fluxion sont constamment subordonnés à ceux de l'irritation? Voudrait-on complétement méconnaître et l'influence de la pléthore sanguine générale dont les livres ne parlent plus, mais que la nature ne cesse pas de nous présenter, et ces mouvemens fluxionnaires en quelque sorte spontanés qui partent d'un organe, vont aboutir à un autre, et dont Barthez a donné une théorie dont toutes les parties sans doute ne sont pas à mépriser? Un assez grand nombre de phénomènes morbides pourraient nous servir à rajeunir ces opinions surannées, et il ne serait pas difficile de citer des cas où une fluxion hémorrhagique n'a été prédédée d'aucune irritation dans le point organique où elle est venue aboutir. Les hémorrhoïdes actives et la fluxion périodique des règles ne seraient-elles pas de ce nombre, mais surtout les déviations de menstrues qui se font par un organe éloigné de l'utérus, sans qu'on puisse assigner aucune cause à cette anomalie?

D'autres fois une cause irritante qui aura agi directement ou secondairement sur un nerf mis à nu, sur un ganglion ou sur une partie quelconque de l'encéphale, déterminera des convulsions, le tétanos, l'épilepsie, la manie, et toutes les formes variées et terribles des névroses, sans altération matérielle appréciable de l'organe irrité.

Quelquefois enfin, et ce sont les cas les plus rares, les effets de l'irritation se bornent à un accroissement d'activité dans la fonction nutritive, et à une augmentation proportionnelle du volume de l'organe irrité. La cause permanente de l'irritation agit avec lenteur; c'est le plus souvent un exercice soutenu et plus qu'ordinaire de l'organe qui en est le siége; ses effets sont un développement plus ou moins considérable de cet organe, et un degré d'énergie quelquefois extraordinaire dans la fonction qu'il est chargé d'accomplir. Ce résultat n'a ordinairement rien de fâcheux: il peut arriver toutefois, comme M. Marandel le fait observer en traitant de ce qu'il appelle les *irritations nutritives*, que, lorsqu'un organe, tel que le cœur, est constitué de façon qu'une certaine augmentation de volume dans une de ses parties nuit nécessairement à l'exercice de ses fonctions, ce superflu de nutrition, devienne une cause de maladie grave, et même de mort.

Ainsi les effets de l'irritation, c'est-à-dire l'affection morbide qui en est la suite, diffèrent d'après les organes et les appareils sur lesquels elle agit comme d'après la cause irritante qui l'a produite : ils diffèrent également et varient à l'infini suivant les prédispositions natives ou accidentelles des individus qui en sont atteints. Il est donc très-important, surtout dans la pratique médicale, de conserver à chaque maladie son caractère propre, de ne pas confondre l'irritation avec ces mêmes maladies, et surtout avec l'inflammation qui a tant de rapports avec elle; mais qui néanmoins réclame souvent, surtout dans son état chronique, des médications capables de produire elles-mêmes l'irritation. C'est faute d'avoir voulu faire cette distinction capitale que l'école physiologique a confondu sous une même dénomination la plupart des maladies, et par conséquent des phénomènes très-divers. En négligeant tous les caractères qui les distinguaient autrefois dans les cadres nosologiques pour les réunir avec effort sous un titre commun et en faire une seule entité morbide qui serait l'irritation, les médecins de cette école, renonçant par cette vue trop synthétique à cet esprit d'analyse qui seul apprend à bien connaître les diverses parties de l'édifice médical, pour s'attacher exclusivement à la construction systématique de l'ensemble, se sont exposés à tout confondre en pathologie, et se sont privés d'un moyen commode de signaler dans la pratique une multitude de différences qu'il importe de savoir apprécier quand on veut exercer avec discernement la médecine. La fluxion, l'hémorrhagie, l'hypertrophie, les névroses, les dégénérations de tissu si nombreuses et si redoutables, toutes ces affections diverses, quoiqu'elles reconnaissent souvent une cause commune, n'en doivent pas moins avoir, en pathologie, une existence aussi réelle et aussi peu constatée que l'irritation elle-même. L'inflammation, aujourd'hui si généralement confondue avec cette affection dont elle est, il est vrai, la suite la plus ordinaire, et qu'elle compte presque toujours au nombre de ses élémens, n'en doit être distinguée qu'avec plus de recherche et de soin. L'inflammation est une lésion matérielle de tissu qui a des caractères propres et percevables à nos sens; elle suppose toujours la fluxion sanguine et l'engorgement des vaisseaux blancs. L'irritation, au contraire, est un phénomène fugitif, souvent inaperçu, qui se transforme ou disparaît quand la maladie se montre et se développe ; en un mot, elle est la source ou l'origine commune d'une multitude de maladies, et non une maladie elle-même. Le terme de *maladie* ne s'applique qu'à une altération matérielle des tissus ou à une forme particulière et à peu près fixe de lésions fonctionnelles à laquelle on n'a pu reconnaître encore une cause organique constante. L'irritation au contraire destinée à produire dans l'économie des lésions matérielles, variables suivant la structure et les fonctions de l'organe qui en est le siége, borne son action immédiate aux parties sensibles de notre organisation, à celles par lesquelles les autres se meuvent et agissent ; en un mot, elle a son siége exclusif dans les *propriétés vitales*, quelque défaveur qu'on ait voulu jeter sur cette expression, qui en vaut une autre quand elle est entendue comme elle doit l'être. L'irritation les met en jeu, et son impulsion, qui se communique à une partie plus ou moins étendue de l'organisme, produit secondairement la plupart des phénomènes qui sont l'objet de la pathologie : mais elle s'arrête à leur début, ne se confond point avec eux dans leur succession inévitable, dans leurs transformations diverses, et il importe à la clarté des notions pathologiques autant qu'à la précision du langage médical de l'en séparer.

Cette conclusion n'est point conforme aux principes d'une doctrine nouvelle qui remue le monde médical jusqu'en ses fondemens, et dans laquelle l'irritation toujours identique à elle-même, toujours considérée comme une simple exagération de l'action organique, est représentée à nos yeux comme le phénomène primitif et caractéristique de presque toutes les maladies, et la seule base solide de la pathologie et de la thérapeutique. Cette doctrine, décorée du nom de *physiologique*, soit par la raison que tout système de médecine repose sur des données physiologiques plus ou moins positives, plus ou moins applicables à la connaissance raisonnée des phénomènes morbides, soit plutôt parce que son célèbre fondateur se mettait par-là en opposition ouverte avec des ouvrages modernes très-accrédités dans lesquels on affectait le dedain de toute théorie médicale, et la prétention de ramener la médecine à l'empirisme pur ; cette doctrine, dis-je, nous paraît mériter, à plus juste titre, le nom de doctrine de l'*irritation*, puisqu'elle n'est, à proprement parler, que l'histoire complète de ce phénomène et c'est sous cette dernière dénomination que nous offrirons à nos lecteurs une courte analyse.

Exposition de la doctrine générale de l'irritation.

§ I. *Prolégomènes physiologiques.*—Le point de départ du physiologiste pour l'étude de la vie a presque toujours été la faculté de sentir, et celle de se mouvoir. Ces deux facultés, distinctes pour certains médecins, réunies en une seule par d'autres, ne sont aux yeux de M. Broussais que la seule contractilité, parce que, suivant lui, dire qu'une partie est sensible, c'est dire aussi qu'elle est susceptible de se contracter. Il faut cependant séparer complètement de cette faculté ce que M. Broussais appelle *la chimie vivante*, c'est-à-dire les phénomènes de composition et de décomposition, placés, avant cet auteur, sous l'influence des propriétés vitales, et qu'il subordonne lui-même à une force vitale, préexistante à la chimie vivante; distinction un peu subtile, et qui ne nous paraît pas la partie la plus lumineuse de sa doctrine.

La contractilité n'est qu'une; mais elle est plus ou moins intense, suivant le tissu dans lequel on l'observe. *La sensibilité percevante ou de relation* n'est que la contractilité de la fibre nerveuse; et la douleur qui la décèle résulte de la transmission au cerveau, par le moyen des nerfs, de l'état d'exaltation de la contractilité dans le point irrité. La perception de la douleur n'est ainsi que le résultat de l'exercice d'une fonction, résultat correspondant à une exaltation de la contractilité, mais qui n'en est nullement inséparable.

La contractilité, *l'irritabilité ou l'excitabilité* (car ce sont trois mots synonymes), ne manifeste son existence que sous l'influence des excitans. Ces excitans sont de deux ordres; ceux qui agissent à l'extérieur sur les organes des sens, et ceux qui agissent sur les muqueuses intérieures. Dans l'un et l'autre cas, l'excitation est transmise aux autres tissus en vertu des sympathies. Les membranes muqueuses et les organes des sens sont donc les foyers de l'irritabilité et le point de départ de tous les phénomènes organiques.

L'excitabilité n'est pas la même dans tous les tissus; la peau, plus irritable que le tissu cellulaire, l'est moins que les membranes muqueuses. La dose d'excitation est, en outre, subordonnée à l'intensité des excitans; d'où il résulte qu'elle n'est pas la même dans tout l'organisme; que la force et la faiblesse, bien éloignées d'êtres générales et exclusives l'une de l'autre, comme on a eu tort de l'admettre, sont au contraire locales et peuvent co-exister chez le même individu ; enfin que les maladies ne sont pas générales, et qu'un organe languit pendant qu'un autre est sur-excité ou irrité. C'est de cette loi physiologique qu'émane toute la théorie des révulsions, comme on le verra dans la suite.

Les dispositions individuelles, l'âge, les climats, les saisons, le régime impriment à la somme d'excitabilité des modifications importantes qui peuvent servir à expliquer des faits pratiques peu connus, et surtout la prédominance de l'activité vitale dans certaines occasions et dans certains appareils organiques.

Les tempéramens et les idiosyncrasies résultent également de la dose de l'excitabilité dévolue à tel ou tel organe. De là la disposition plus ou moins grande de ces organes à l'irritation. Celui qui est doué de plus d'énergie naturelle est aussi le plus exposé aux lésions qui dépendent d'un excès de l'excitation. C'est de cette loi physiologique que découle cette vérité pratique d'une grande importance, que plus un organe est excité, plus il est susceptible de recevoir un nouveau degré d'excitation. Faisons remarquer toutefois que cette loi vitale n'exclut pas la possibilité d'une excitation supérieure dans un autre organe, fût-il même naturellement languissant, surtout si un agent extérieur l'a irrité d'une manière très-énergique.

L'excitation d'un organe quelconque, portée à un degré supérieur à celui qui convient au maintien de la santé, détermine une congestion morbide qui devient alors ce que M. Broussais appelle spécialement l'*irritation*. La *débilité*, qui est l'opposé de l'irritation, a lieu quand l'excitabilité est trop faiblement sollicitée.

En poursuivant rigoureusement la conséquence de ces propositions, la maladie serait le résultat ou de l'augmentation, ou de la diminution de l'excitabilité dans un ou plusieurs organes ; et cette définition rentre parfaitement dans l'idée de *l'équilibre* imaginé par les pères de l'art.

Il reste à rendre compte des irritations spécifiques ; mais M. Broussais ne consent à donner ce nom de *spécifique* qu'aux causes seules qui produisent ces sortes d'irritations, et non aux phénomènes qui en dérivent ; car, dit-il, l'irritation que produisent ces causes spécifiques n'en est pas moins soumise aux mêmes lois vitales qui président à toutes les maladies d'irritation.

§ II. *De l'irritation en général.* L'irritation des tissus et la congestion qui en est inséparable sont susceptibles d'être produites par une multitude de causes qui doivent être divisées en quatre ordres : 1° l'action trop énergique des stimulans ; 2° l'influence sympathique d'un organe sur un autre ; 3° la soustraction des stimulans habituels à un organe ; 4° enfin la diminution de l'excitation dans un ou dans plusieurs organes, diminution qui ne peut avoir lieu dans un point sans augmentation de l'irritabilité dans un autre, c'est-à-dire, sans que l'organe sain jusqu'alors, mais qui est sympathiquement lié à l'organe devenu moins irrité, n'en acquière tout à coup une somme plus grande d'excitation, qui souvent amène à son tour dans l'organe primitivement moins excité une réaction suivie d'une irration nouvelle. Ce quatrième ordre exclut presque complétement les maladies asthéniques proprement dites, et les fait toutes rentrer dans le domaine des irritations.

On voit clairement que M. Broussais est loin d'admettre les théories professées sur les stimulans et les débilitans généraux. Il ne saurait exister pour lui des modificateurs véritablement débilitans ou stimulans, puisque ceux qui accroissent l'excitation dans une partie la diminuent dans une autre, et ne peuvent conséquemment mériter une dénomination absolue. Il faudrait pour cela qu'ils pussent agir sur tous les organes à la fois, et la chose est impossible.

L'action des stimulans sur une partie est toujours identique à elle-même, c'est-à-dire que l'irritation qui la suit peut avoir lieu chez les individus les plus faibles comme chez les plus robustes, et que la plus grande débilité peut aussi exister chez le même sujet accompagnée du plus haut degré d'excitation.

Les stimulans agissent ou directement, ou sympathiquement. Ressentie d'abord par les nerfs et bornée à ces organes, *l'irritation* constitue les névroses de tout genre. Parvenue au système capillaire sanguin, elle prend le nom d'*irritation sanguine*. L'irritation sanguine est ou inflammatoire (les inflammations), ou hémorrhagique (les hémorrhagies). Si elle attaque les vaisseaux blancs, *l'inflammation* prend le nom de *sub-inflammation*. Quelquefois l'irritation des vaisseaux rouges accompagne l'engorgement indolent des glandes et des vaisseaux blancs ; alors il y a *irritation ou inflammation mixte*.

Cette distinction des inflammations entre elles, au moyen de laquelle M. Broussais a voulu caractériser avec précision les formes et les conditions diverses de l'irritation en général, est le point fondamental de sa doctrine pathologique et thérapeutique. J'en poursuis l'exposition.

L'irritation d'un organe entraîne toujours, dit-il, la débilité d'un autre organe. Lorsque c'est un viscère qui en est le siége, les organes musculaires sont les premiers débilités; et c'est là la cause des erreurs grossières commises par les pyrétologistes et les sectateurs de Brown, qui ne s'attachent qu'au phénomène de la faiblesse extérieure, sans se donner la peine de remonter à sa source.

L'irritation ne marche jamais que d'une manière progressive : elle part d'un point pour s'étendre successivement à tous les autres.

L'irritation se borne rarement à un seul organe; elle se répand bientôt par irradiations à plusieurs autres, et les principales routes qu'elle parcourt sont tracées par les sympathies. Les nerfs établissent les communications sympathiques; mais ces communications n'ont jamais lieu que par suite de l'exagération des phénomènes sympathiques naturels.

Dans certains cas, l'irritation se transmet d'une partie à une autre avec tous les caractères qu'elle possédait primitivement (cancer, tubercules). Cette circonstance amène ce qu'on a appelé les *diathèses*.

A l'imitation de Bichat, M. Broussais admet deux espèces de sympathies, suivant qu'elles se manifestent dans l'une ou l'autre des deux vies, c'est-à-dire, des sympathies de relation et des sympathies organiques. Les unes et les autres constituent les symptômes de la maladie ou l'appareil morbide. Les sympathies organiques peuvent exister seules; celles de relation supposent toujours un foyer d'irritation qui doit avoir aussi ses sympathies organiques. L'étendue et l'activité des sympathies sont subordonnées 1° à l'intensité de l'irritation, 2° à sa durée, 3° à la nature du tissu irrité, 4° à la somme de vitalité existant dans l'organe irrité.

Plus les organes irrités provoquent de sympathies, plus ils sont exposés à la réaction sympathique des autres organes : c'est pourquoi la muqueuse digestive est affectée dans presque toutes les irritations aiguës. Le nombre des sympathies ajoute aussi au danger de l'irritation locale primitive.

Quelquefois l'irritation primitive est remplacée par une irritation secondaire, qui devient la plus forte; ce qui a toujours lieu à l'aide des sympathies. D'autres fois c'est le contraire qui s'observe, et l'irritation primitive ou bien conserve sa prédominance, ou bien s'accroît de tout ce que la sympathie qu'elle avait fait naître lui a renvoyé de force et d'activité.

Les irritations secondaires qui sont devenues prédominantes constituent les *métastases;* et les irritations primitives sont accompagnées de *crises*, quand les irritations sympathiques qu'elles ont développées dans d'autres organes y ont fait naître des inflammations suivies d'abcès, ou bien ont augmenté la quantité ou altéré la nature des fluides sécrétés.

C'est au moyen de la théorie des irritations sympathiques que s'explique l'action des révulsions, et qu'on peut donner la solution de tout le problème thérapeutique considéré dans l'esprit de la nouvelle doctrine.

L'irritation affecte dans sa marche trois types bien distincts: le continu, le rémittent, et l'intermittent. La différence des types ne change nullement la nature des irritations; elles sont toutes identiques, et ne diffèrent que sous le rapport de leur marche. Leurs phénomènes locaux et sympathiques, leurs résultats et leurs causes sont toujours les mêmes. Il faut observer toutefois que certaines vicissitudes atmosphériques, telles que les miasmes marécageux, exercent plus spécialement leur action sur le développement des irritations intermittentes, et les produisent plus souvent que les continues.

§ III. *Thérapeutique de la doctrine de l'irritation.* — M. Broussais ne s'est pas contenté de renouveler toute la théorie pathologique; il a étendu ses principes à la thérapeutique, et a soumis toute la pratique médicale à un certain nombre de règles applicables aux différentes formes que présente l'irritation, suivant qu'elle affecte les vaisseaux sanguins, les lymphatiques et les capillaires nerveux. Une modification importante qu'il a aussi introduite dans la médecine pratique, est d'avoir presque entièrement détruit l'usage des méthodes expectantes dans le traitement des maladies aiguës, méthodes que dans ces derniers temps on voulut opposer en France au brownisme qui avait envahi la presque totalité de l'Europe.

M. Broussais, au contraire, se demanda s'il n'était pas toujours utile de prévenir, et souvent imprudent d'attendre le développement des irritations? Convaincu par ses recherches que le plus grand nombre des inflammations aiguës ne passent à l'état chronique que parce qu'elles ont été mal ou imparfaitement traitées à leur origine, et que l'art de prévenir la désorganisation des tissus n'est autre que celui d'arrêter assez à temps la marche des phlegmasies, ce professeur n'hésite pas dans la solution de cette question importante. Il peut se vanter, avec raison, d'avoir entraîné sur ce point de pratique l'opinion générale. Sans avoir aucun égard aux phénomènes appelés critiques, qui, le plus souvent, sont l'effet et non la cause de la cessation des affections morbides dans lesquelles on les observe, il pense qu'il ne suffit pas d'avoir imposé aux praticiens la loi de combattre vigoureusement dès leur début la plupart des irritations, mais qu'il faut encore étendre l'application d'un précepte aussi salutaire. C'est ainsi qu'il enseigne qu'on ne doit s'arrêter, dans le traitement de l'irritation, que lorsqu'elle a cédé aux moyens qu'on a dirigés contre elle, ou bien quand on a la certitude qu'elle va bientôt cesser à la suite de ces moyens.

Ce n'est point la perte du sang qui prolonge la convalescence, ce sont les points d'irritation qui restent dans les viscères, et s'y maintiennent par l'emploi même des stimulans et des prétendus toniques que l'on s'empresse de prodiguer dans le vain espoir de relever les forces abattues.

Les sympathies qui accompagnent les irritations locales ne réclament pas ordinairement un traitement spécial; elles cessent avec l'irritation qui les a produites. Il est cependant une circonstance dans laquelle elles devraient fixer l'attention du médecin; c'est celle où elles persistent après la disparition de la cause organique qui leur avait donné naissance.

Le traitement de l'irritation en général consiste d'abord dans la soustraction de ses causes productrices. Les moyens de parvenir à ce but se rapportent à trois ordres qui constituent autant de méthodes antiphlogistiques : 1° les débilitans; 2° les irritans révulsifs; 3° les stimulans, appliqués sur le siége même de l'irritation. Enfin on doit joindre à ces moyens ceux qui jouissent de propriétés spécifiques contre certaines irritations, comme le mercure dans les irritations syphilitiques.

A. Les débilitans sont : la diète, la saignée générale et locale, l'ingestion des boissons mucilagineuses, l'application extérieure des topiques de même nature, et le repos de l'organe malade.

Tous ces agens concourent au traitement des irritations sanguines aiguës.

Les saignées locales conviennent dans les irritations des tissus membraneux. On peut cependant débuter par les saignées générales, dans le cas où il existerait chez le malade une prédominance du système sanguin. Les saignées générales sont toujours indiquées dans les irritations des organes parenchymateux. Ces deux espèces de saignées présentent entre elles cette grande différence, que les unes (les générales) n'agissent sur les tissus irrités que par la déperdition sanguine qu'elles entraînent, et que les autres (les locales), outre cette action déplétive commune, exercent évidemment une action révulsive.

Les irritations nerveuses, semblables en cela aux irritations sanguines, réclament l'emploi des débilitans.

Enfin les sub-inflammations sont efficacement combattues par les mêmes moyens.

B. Les stimulans locaux font cesser l'irritation en produisant une autre irritation dans une partie différente de celle qui a été préalablement irritée. Leur mode d'action s'appelle *révulsion*, et ils prennent alors le nom de *moyens révulsifs*. Ils concourent souvent avec les débilitans au traitement des irritations, et peuvent devenir la ressource exclusive du médecin quand ces derniers moyens ont échoué. Voici les règles à suivre dans leur administration.

Les révulsifs, en général, doivent être précédés de l'emploi des débilitans, et on en obtient alors un bien plus grand avantage dans les irritations assez intenses pour avoir provoqué des sympathies, et qu'ils ne feraient qu'augmenter. Leur emploi cependant est indispensable dans les irritations aiguës où le danger est pressant; mais, dans ce cas, le siége de leur application doit ne point avoir de rapport sympathique avec l'organe malade.

Les révulsifs combattent efficacement les irritations chroniques, surtout quand elles sont apyrétiques.

Toutes les fois que des topiques irritans appliqués dans le but d'opérer une révulsion ont augmenté l'irritation à laquelle on les opposait, il est important de calmer non-seulement l'irritation locale qu'on a produite, mais encore d'attaquer de nouveau celle dont on se proposait d'obtenir la solution.

Dans toute application de révulsifs, il faut bien se garder de développer des sympathies nuisibles. C'est ainsi que dans l'irritation de la muqueuse intestinale, qui a des rapports si multipliés avec toutes les parties de l'organisation, il est prudent de renoncer complètement à ces moyens thérapeutiques, à moins qu'on n'ait une connaissance parfaite de la gastro-entérite, qui est *la clef de toute la pathologie.*

Quand les révulsifs n'ont ni détruit ni augmenté une irritation, on doit persister dans leur emploi, et les rendre plus énergiques. Ce n'est qu'en leur supposant parfois un effet particulier dû plutôt à une sorte de hasard qu'à une juste et sage appréciation des phénomènes morbides les plus ordinaires, que M. Broussais peut se rendre raison, dans son système, du petit nombre de succès qu'il avoue pouvoir être la suite de la méthode incendiaire des anciens Browniens, et de celle des contre-stimulistes qui leur ont succédé en Italie. Aussi le professeur du Val-de-Grace comprend-il dans une proscription commune la classe entière des stimulans administrés à l'intérieur dans les maladies aiguës.

C. La doctrine physiologique restreint singulièrement l'emploi des stimulans autres que les révulsifs, et leurs succès tant préconisés sont attribués par son auteur à quelques circonstances auxquelles on n'avait pas accordé avant lui une attention assez scrupuleuse. D'abord, dit-il, dans un grand nombre de cas, les malades ont guéri malgré le traitement mis en usage. En second lieu, les moyens perturbateurs appliqués sur la partie malade ont pu susciter une crise; c'est-à-dire qu'ils ont étendu leur influence à d'autres parties que celle que l'on a directement stimulées, et ont ainsi provoqué une irritation révulsive. Pour preuve de cette assertion, M. Broussais affirme qu'on observe constamment des phénomènes critiques, soit locaux, soit généraux, dans les irritations traitées de cette manière; tandis que ces phénomènes n'ont jamais lieu à la suite du traitement antiphlogistique convenablement administré. Enfin beaucoup de stimulans excitent des évacuations qui sont quelquefois suivies de succès, par le seul fait de l'évacuation elle-même, mais qui le plus souvent aussi ne détruisent pas l'irritation, et ajoutent au contraire à son intensité. En un mot, une évacuation assez abondante pour résoudre la congestion et la phlogose, ou une crise qui serait le résultat sympathique de cette sur-excitation locale artificielle, tels sont les seuls phénomènes qui puissent servir à résoudre le problème du petit nombre de succès obtenus par la méthode excitante des contre-stimulistes, et à l'aide desquels un médecin peut quelquefois tirer un parti avantageux de l'emploi des stimulans.

§ IV. *Nouveaux développemens de la doctrine de l'irritation.* — Ce que nous venons de dire de l'irritation d'après M. Broussais ne serait pas suffisant pour se faire une idée complète de son système; il faut le suivre pas à pas dans l'étude spéciale de ce qu'il appelle les différentes formes de l'irritation, examiner avec lui les phénomènes locaux dépendans de ces diverses formes, et apprécier leur influence sur l'organisme.

Nous avons vu plus haut que les capillaires nerveux ressentaient les premiers l'influence des stimulans; voici comment M. Broussais conçoit ce qui se passe quand ils l'ont ressentie. Si l'irritation est bornée à leur tissu, il n'y a encore qu'une exaltation isolée de la sensibilité, qui peut entraîner la plupart des résultats généraux de l'irritation, faire développer des sympathies dangereuses, amener même la mort avant que la phlegmasie, c'est-à-dire l'irritation proprement dite ou fluxionnaire, se soit manifestée. Mais si cette irritation nerveuse se concentre dans les ramuscules des nerfs, l'exaltation de la sensibilité y appelle peu à peu les fluides, et il survient une phlogose chronique; car rarement les névroses sont primitives ou essentielles.

Le plus ordinairement l'action de la cause stimulante se transmet bientôt aux vaisseaux capillaires sanguins; la circulation y devient alors plus active, une plus grande quantité de sang les traverse, une partie même de ce sang pénètre dans les vaisseaux blancs; de là, rougeur, calorification augmentée, douleur et tuméfaction des tissus. Mais il ne faut pas se faire illusion sur la nécessité absolue de la présence de ces quatre symptômes de l'irtation; elle peut exister indépendamment de chacun d'eux, et n'en être pas moins une irritation véritable. C'est ainsi que la douleur n'est pas ordinairement observée dans les inflammations les plus intenses, à moins que les tissus enflammés ne soient exposés à une compression. Ce symptôme, qui accompagne toujours la phlegmasie des membranes séreuses, est rare dans celle des muqueuses. Le sommeil qui ne permet pas la transmission de la douleur au cerveau, les convulsions et le délire qui la remplacent dans les irritations très-violentes prouvent également que l'absence de la douleur n'exclut pas l'existence de la phlegmasie. Souvent la douleur ne part pas du point irrité; celui-ci, comme on le sait, a pu déterminer des sympathies violentes, et il peut arriver ou bien que le siége de ces sympathies soit celui de la douleur, ou bien encore que ce nouveau foyer d'irritation fasse naître de nouvelles sympathies douloureuses. Il faut donc chercher ailleurs que dans la douleur le signe pathognomonique de l'inflammation.

L'afflux du sang dans la partie enflammée, son passage dans les vaisseaux blancs y déterminent une rougeur plus ou moins vive, qui persiste jusqu'après la cessation de l'irritation des capillaires sanguins. A ce signe, que l'autopsie cadavérique peut démontrer jusqu'à l'évidence, on a opposé des objections tirées de l'atonie des tissus après la mort et de l'infiltration cadavérique. Mais quoique décisif en faveur de l'existence de l'inflammation, l'absence de ce même signe n'autorise pas néanmoins à la nier. Il a pu arriver que la mort, survenue promptement par suite de la violence de l'état inflammatoire, n'ait laissé aucune trace de phlegmasie, aucune rougeur dans l'organe malade. Dans ce cas, qui n'est pas commun, pour ne pas se refuser à admettre qu'une affection en apparence aussi légère ait été capable d'entraîner des conséquences aussi graves, il faut ne pas ignorer que la phlegmasie de l'estomac ou de l'intestin grêle, par exemple, peut amener rapidement cette conséquence funeste au moyen des influences sympathiques que ces viscères exercent sur le cœur et le cerveau. Cette vérité paraîtra d'autant plus démontrée, que nous connaîtrons mieux la théorie des sympathies, et que nous les aurons étudiées avec plus de soin et d'application dans le cours des irritations locales.

L'état d'engorgement qui est immédiatement lié à la rougeur des tissus irrités ne réclame pas d'article séparé, et peut se concevoir de la même manière.

L'augmentation de la chaleur est inséparable de l'irritation sanguine, et elle est en rapport avec l'énergie de cette irritation. Quand elle s'étend à toutes les parties de l'économie, elle provoque dans le système circulatoire les phénomènes sympathiques qui constituent l'état fébrile.

L'inflammation donne lieu en outre à plusieurs autres phénomènes dont la succession constitue le cours naturel de cette maladie. Mais ce cours peut être interrompu par la cessation de l'irritation, par la mort de la partie enflammée, et par la mort de l'individu.

L'inflammation disparaît graduellement (résolution) ou brusquement (délitescence), sous l'influence des circonstances suivantes : 1° lorsque la cause irritante a cessé d'agir avant que l'inflammation ait atteint un haut degré d'intensité ; 2° lorsqu'on a soumis la partie enflammée à l'action de substances astringentes ou sédatives ; 3° lorsque l'organe enflammé a développé une irritation sympathique supérieure à la sienne ; 4° lorsque, avant l'apparition de la phlegmasie, il en existait une autre plus forte, ou bien une plus faible, mais qui a repris des forces nouvelles ou même supérieures à l'aide des sympathies que lui a renvoyées l'inflammation secondaire. 5° Enfin quand on a artificiellement établi dans un autre point une phlegmasie plus intense que celle qui existait.

La gangrène qui interrompt le cours de l'inflammation survient par l'excès de l'irritation, par la compression, l'étranglement des parties enflammés, enfin par l'action de certains principes délétères. Dans ce dernier cas, l'agent délétère commence par irriter le point sur lequel il porte son influence, et en même temps que la gangrène s'établit, on voit souvent une vive réaction s'allumer dans les parties environnantes, ou bien encore les viscères s'enflammer ; et alors, suivant le degré de l'une ou de l'autre de ces irritations sympathiques, ou *la fièvre inflammatoire* ou *la fièvre adynamique* survenir. D'où l'on peut inférer que ces principes appelés *délétères* n'en sont pas moins de véritables irritans, malgré leur tendance à detruire la vie de la partie qu'ils ont touchée.

La mort a lieu lorsque l'inflammation a surpris un organe d'une nécessité absolue pour l'entretien de la vie, ou bien lorsque l'irritation locale a fait naître dans un tel organe des irritations sympathiques trop fortes pour être supportées.

La suppuration est le but de l'inflammation : quand le pus part d'un organe extérieur, tout phénomène sympathique cesse. Quand il part d'un foyer interne, il entretient l'irritation des tissus et perpétue les accidens.

Lorsque les circonstances que nous venons d'indiquer n'ont pas interrompu le cours de l'inflammation, elle passe à l'état chronique. Dans ce cas, les sympathies provoquées par l'irritation de l'organe malade s'éteignent souvent ; d'autres fois, en persistant, elles perdent de leur intensité ; les phénomènes locaux deviennent obscurs, et la maladie n'est plus appréciable que par le trouble des fonctions. Il résulte du parallèle établi par M. Broussais entre les phlegmasies aiguës et les phlegmasies chroniques, 1° que ces dernières sont produites par les mêmes causes que les aiguës; 2° qu'elles en sont le plus souvent la conséquence; 3° que leurs effets locaux sont les mêmes, à l'intensité près; 4° qu'elles se propagent aux parties voisines et éloignées, comme les inflammations aiguës, à l'aide des sympathies; 5° que leur traitement est le même, sauf les modifications apportées par leur moindre degré d'intensité.

Remarquons toutefois ici que le peu d'intensité des symptômes locaux et généraux de l'inflammation se fait souvent remarquer dès son origine, soit par le peu d'énergie de la cause irritante, soit par le peu de vitalité de l'organe malade, et qu'ainsi il peut exister des *phlegmasies chroniques primitives.* C'est pour cela aussi que M. Broussais a donné indistinctement le nom de *phlegmasies chroniques* à toutes celles qui se dessinent sous les nuances les plus obscures.

Le tissu atteint de phlegmasie chronique éprouve des changemens qui dépendent de sa structure, du degré et de l'ancienneté de l'irritation. Dans les organes riches en capillaires sanguins et en tissu cellulaire la tumeur inflammatoire persiste, devient rénitente et acquiert plus d'intensité (l'hépatisation, les callosités, les épaississemens de membranes). Cet état, désigné par M. Broussais sous le nom d'*induration rouge*, persévère indéfiniment, à moins qu'il n'existe dans un organe dont le trouble des fonctions peut entraîner la mort.

L'induration blanche remplace souvent l'induration rouge; et souvent aussi l'induration rouge entretient dans l'organe une suppuration chronique.

Quand l'inflammation chronique dure long-temps, la chaleur et la rougeur disparaissent, le sang pénètre avec peine dans la partie malade, les vaisseaux blancs s'irritent et s'engorgent, et le tissu prend une consistance homogène, de couleur blanche, indolente, dans laquelle se développent des tubercules, des mélanoses, des squirrhes, etc. Après un temps plus ou moins long, ces tissus accidentels se ramollissent, se liquéfient, enflamment les parties qui en sont le siége, et déterminent leur ulcération.

§ V. *Des sub-inflammations.* — Elles peuvent être primitives ou consécutives, c'est-à-dire que l'inflammation peut avoir débuté par les vaisseaux blancs, ou par les vaisseaux rouges. Les irritations primitives lymphatiques peuvent certainement exister; mais elles sont très-rares, et ne doivent le plus souvent leur développement qu'à la préexistence des irritations sanguines.

Il est évident que dans les bubons vénériens et pestilentiels l'irritation primitive est la sub-inflammation ou inflammation lymphatique; mais les phénomènes vraiment inflammatoires se passent dans le tissu cellulaire qui unit ces vaisseaux.

Au reste les tissus glanduleux qui sont le siége d'une inflammation chronique deviennent denses, prennent une couleur grisâtre ou blanchâtre, et si la résolution n'a pas lieu, il se dépose une matière blanche, inodore, caséiforme dans le centre de la glande, puis dans ses parties extérieures; c'est *le tubercule crû.* Chez les vieillards, et principalement dans leurs poumons, il s'y joint une matière colorante que M. Broussais croit être du carbone, et qui forme ce qu'on appelle *la mélanose.* Le tubercule a passé à l'état de *coction*, quand la matière qui le formait s'est liquéfiée et est devenue semblable au pus. Dans cet état de choses, l'irritation affecte bientôt les vaisseaux sanguins de la partie désorganisée, l'enflamme, l'ulcère, la fait suppurer; les irradiations sympathiques se développent de toutes parts, mais principalement dans le cœur et la muqueuse digestive; la fièvre hectique paraît. Cette sympathie générale et secondaire n'a lieu qu'après le ramollissement des matières tuberculeuses, squirrheuses, etc., etc.

Tous les tissus peuvent être le siége de la désorganisation tuberculeuse par l'intermède de l'exhalation des vaisseaux lymphatiques irrités.

L'albumine accumulée dans les tissus qui éprouvent l'induration blanche donne quelquefois lieu à des cartilages et à des fibro-cartilages accidentels. Ces nouveaux tissus peuvent être le résultat de la sub-inflammation; il en est de même des tumeurs graisseuses, stéatomateuses, des mélicéris, etc., et même du ramollissement des os.

Les indurations rouges et blanches donnent aussi naissance à ces tissus que l'on a décrits sous le nom de tissus *lardacés*, *squirrheux* et *encéphaloïdes*. Ils sont donc la conséquence des irritations chroniques, et sont bien éloignés de constituer des maladies d'une nature particulière. Après un temps plus ou moins long, l'inflammation s'empare de ces tumeurs; elle s'y élève ordinairement au plus haut degré d'acuité; les douleurs sont vives et lancinantes, la chaleur brûlante, la rougeur livide, le gonflement considérable; des vaisseaux se développent dans la partie malade, ceux qui y existaient primitivement augmentent de volume; elle devient alors le siége d'une vie plus active; sa surface s'ulcère, l'induration s'étend, et dispose ainsi les tissus voisins à une désorganisation nouvelle.

L'ulcération cancéreuse peut se manifester également dans les tissus qui n'ont pas été affectés de l'une des dégénérations que nous venons de décrire.

Dans les inflammations des tissus squirrheux et tuberculeux, les sympathies sont bientôt mises en jeu avec activité, et la fièvre hectique, la consomption et la mort viennent terminer la scène variée de tous ces désordres.

Les irritations sympathiques déterminent souvent dans des parties voisines ou éloignées des désorganisations semblables à celle qui a préexisté; telle est l'explication véritable des *diathèses*. Par les mots *cachexie cancéreuse* et *tuberculeuse* il faut entendre l'ensemble des désordres sympathiques produits par les désorganisations consécutives à l'inflammation chronique.

Toutes ces désorganisations ne sont donc point des entités morbides, mais bien la conséquence de l'irritation chronique. Aucun médecin ne met en doute aujourd'hui que plus un système organique a acquis de développement, plus son action est énergique. Or, nous avons vu que ce surcroît d'énergie vitale constitue l'irritation, ou, en d'autres termes, l'exaltation des forces de la vie au delà du rhythme normal. Donc la prédominance d'action et de développement du système lymphatique sur les autres systèmes de l'économie constitue une véritable irritation. Les scrofules ne sont donc pas, comme on l'a cru si long-temps, la conséquence de la débilité du système lymphatique; la manière dont se forment les indurations blanches, les lieux qu'elles occupent détruisent tous les doutes qu'on pourrait élever à cet égard. Les entérites accompagnées d'indurations blanches dans le mésentère expliquent parfaitement la pensée de M. Broussais à cet égard. C'est ainsi que l'induration blanche de cette membrane correspond toujours à la partie la plus irritée de l'intestin, ou à son ulcération, et cela par l'intermède d'une ligne rougeâtre qui unit les deux points malades.

La phthisie pulmonaire a été généralement regardée comme la suite possible d'un catarrhe pulmonaire très-intense, ou de rhumes passagers et fréquens. Si l'on poursuit l'analyse des causes de cette terrible maladie, on remarque toujours que son développement a été l'effet d'une action irritante portée sur le poumon. La phthisie et la dégénerescence tuberculeuse qui la décèle, sont donc aussi une irritation, ou plutôt sa conséquence funeste. L'étude pathologique de la formation des tubercules, suivant M. Broussais, prouve cette vérité jusqu'à l'évidence. Le développement de tubercules qui a préférablement lieu dans le lobe supérieur du poumon ne prouve rien contre l'influence nécessaire qu'exerce toujours l'irritation sur cette dégénérescence. Cette particularité indique seulement que l'irritation se fixe le plus ordinairement dans les lobes supérieurs. Les tubercules qui se forment sans inflammation manifeste se trouvent absolument dans les mêmes circonstances que le pus qui a lieu dans les abcès froids.

Le succès des toniques dans les maladies du système lymphatique doit s'expliquer de la sorte : chez les sujets atteints de sub-inflammations ; il existe deux constitutions organiques opposées. Quelquefois une grande mobilité du système sanguin est unie chez eux à la constitution lymphatique : d'autres fois le développement du système lymphatique prédomine sur le système sanguin, et dans ce cas, qui est le plus fréquent, l'équilibre est rompu ; le tempérament lymphatiqué devient plus prépondérant encore ; la stimulation, en agissant sur une de ses régions, porte l'exaltation jusqu'à l'irritation phlegmasique. C'est ainsi que les causes débilitantes produisent les sub-inflammations en augmentant l'énergie du système lymphatique aux dépens du système sanguin. Dans ce dernier cas seulement, les toniques peuvent amener la guérison des scrofules en stimulant le système sanguin, et en rétablissant par-là une sorte d'équilibre.

Si l'on voulait remonter de la même manière jusqu'à la nature des causes qui ont donné naissance aux ulcérations cancéreuses et aux cancers, on arriverait toujours à des irritations primitives développées sous l'influence des stimulans de toute espèce.

La sub-inflammation est sans douleur ; mais cette circonstance, comme nous l'avons prouvé, n'exclut pas l'irritation.

Quant à l'explication des désorganisations variées produites par la même cause et sur les mêmes tissus, chez des individus différens, il faut admettre pour cela une aptitude particulière à contracter telle affection plutôt que toute autre, en un mot, des *dispositions morbides*, mais non *un germe* inné, un *germe* transmis par l'hérédité. M. Broussais combat cette hypothèse comme une conséquence de cette ontologie qu'il poursuit partout, et il ne veut reconnaître que la possibilité de l'existence et de la transmission de la disposition morbide.

§ VI. *Hémorrhagies et névroses.* — Ce sont deux formes nouvelles que peut encore revêtir l'irritation, et qui nous restent à examiner.

A. *Les hémorrhagies.* Elles sont toutes actives, quelle que soit d'ailleurs la faiblesse du sujet, et sont le résultat de l'irritation des capillaires sanguins. Cette explication détruit à l'égard de ces maladies toutes les théories qu'on avait admises, et fait disparaître principalement la division que M. Pinel avait établie. Les hémorrhagies ne peuvent pas être passives, comme on l'a supposé, parce qu'il faut que les capillaires sanguins conservent toujours assez d'énergie pour pousser le sang dans les vaisseaux exhalans.

Les hémorrhagies étant toujours actives, la force du sujet met seule une différence notable dans l'intensité des symptômes précurseurs. L'absence du *molimen hæmorrhagicum* ne doit donc pas faire illusion. Il y a des hémorrhagies *avec* faiblesse, mais jamais *par* faiblesse.

Ce n'est pas une hémorrhagie passive que celle qui est la suite d'une hémorrhagie antérieure qui aura été précédée de tous les phénomènes du *molimen hæmorrhagicum ;* car la même partie ne peut pas être frappée, dans l'espace de peu de temps, de surexcitation et d'atonie.

Les effets des toniques et des astringens ne peuvent pas davantage faire admettre des hémorrhagies passives. Ne voit-on pas l'application de ces substances combattre avec succès des irritations commençantes ? N'arrêtent-elles pas aussi la perspiration cutanée ? Il faudra donc dire que la transpiration cutanée est passive, ou que la guérison des hémorrhagies par ces mêmes moyens ne prouve pas que celles-ci le soient. Mais il arrive souvent au contraire que l'application des topiques astringens augmente l'intensité de l'irritation hémorrhagique, en la faisant passer subitement au degré de l'inflammation. L'action puissante qu'exercent les révulsifs pour arrêter toutes les hémorrhagies suffirait seule pour détruire l'idée de leur *passivité* ; car il est impossible que les révulsifs puissent rendre à une partie éloignée sa vitalité accoutumée.

Les ecchymoses et les pétéchies qui se montrent dans les fièvres de mauvais caractère sont bien éloignées d'être des hémorrhagies essentiellement passives comme on a voulu le soutenir. S'il en était ainsi, elles paraîtraient préférablement aux derniers momens de la vie, alors que la faiblesse est extrême. Bien loin de là, les pétéchies pâlissent à ce moment, les fluides se concentrent dans les viscères irrités, et paraissent abandonner les capillaires extérieurs. M. Broussais regarde au reste ces phénomènes comme les résultats sympathiques de l'irritation des organes profondément situés.

Les hémorrhagies et les taches qu'on appelle scorbutiques ne sont pas davantage l'effet de l'asthénie; elles sont, chez les sujets affectés de scorbut, la conséquence nécessaire de l'altération du sang et de la nutrition, et elles n'excluent pas les inflammations ni les phénomènes de la chaleur morbide. Enfin les hémorrhagies et les taches scorbutiques ont lieu bien plus souvent dans la propre substance des tissus qu'à la surface des muqueuses.

La disposition hémorrhagique est donc toujours la même; elle se rapporte au phénomène général de l'irritation et consiste 1° en une disposition des exhalans à s'ouvrir et à livrer passage au sang quand l'irritation l'accumule dans les capillaires sanguins. 2° En une hématose considérable jointe à une grande irritabilité du système sanguin. M. Broussais appelle *diathèse hémorrhagique* cette disposition qui rend un organe, qui a été déjà le siége d'une hémorrhagie, plus propre qu'une autre à des congestions sanguines et à des exhalations du même genre.

Le traitement de l'hémorrhagie est tout antiphlogistique; les saignées générales combattent avec avantage celles qui sont précédées du *molimen hæmorrhagicum*, et les saignées locales celles qui en sont dépourvues. Quand la débilité du malade ne permet plus les antiphlogistiques, il faut recourir à la méthode révulsive, aussi puissante dans le traitement des hémorrhagies que dans celui des inflammations.

B. *Les névroses*. Nous avons déjà parlé de l'irritation nerveuse; nous avons dit qu'elle peut être concentrée dans les nerfs; que, si elle est vive, elle peut réveiller un grand nombre de sympathies, retentir dans des viscères importans, et produire la mort. Nous avons fait remarquer aussi qu'elle paraissait toujours la première dans les irritations étrangères aux nerfs. On ne peut donc pas l'étudier seule, ou plutôt il ne faut véritablement lui accorder le nom d'*irritation nerveuse* que lorsqu'elle n'est pas accompagnée d'un mouvement fluxionnaire apparent.

Les névroses *actives* sont celles dont nous venons de parler; les *passives* consistent dans la diminution ou l'abolition de la sensibilité et de la contractilité musculaires.

La cause des névroses est l'irritation; et, comme les phlegmasies, les névroses peuvent être le résultat immédiat de l'action des stimulans.

Les névroses, en général, sont essentielles ou symptomatiques. Les essentielles, s'il en existe véritablement, seraient celles qui viennent brusquement sous l'influence d'une impression morale ou d'une stimulation sympathique que le cerveau a reçue récemment de la part d'un organe malade. Les symptomatiques sont les plus nombreuses; elles existent peut-être même d'une manière exclusive, et elles sont la suite de l'action des sédatifs généraux ou locaux, de l'inflammation ou de la sub-inflammation du centre sensitif, de l'inflammation ou de la sub-inflammation des poumons, de l'estomac, etc.; de la compression ou de l'inflammation d'un gros tronc nerveux, etc.; mais elles doivent toujours leur existence à l'irritation.

Ce que nous venons de dire s'applique d'une manière plus spéciale aux névroses de la vie de relation qui sont les plus nombreuses. Celles de la vie de nutrition sont extrêmement rares, et ont été encore diminuées par les travaux récens des médecins anatomistes, mais surtout par ceux de l'auteur du système que nous exposons.

Dans les névroses actives permanentes la circulation capillaire est exaltée; il y a congestion; l'inflammation, ou la sub-inflammation menace de s'établir dans les tissus affectés de névrose, et dans la partie du cerveau ou de la moelle épinière où correspondent les nerfs de ces mêmes tissus. C'est ainsi que les névroses les plus franches finissent par se transformer en phlegmasies chroniques, et que l'épilepsie, la catalepsie, la manie entraînent souvent la céphalite ou l'apoplexie, surtout si elles ont une existence de longue durée.

Les névroses symptomatiques d'une phlegmasie cèdent aux

antiphlogistiques ou aux révulsifs; les essentielles guérissent par l'emploi des stimulans antispasmodiques. La sobriété, les adoucissans, l'exercice musculaire et les révulsifs sont bien souvent les meilleurs de tous les antispasmodiques.

En résumé, ce qu'on appelle névrose est presque toujours suivi de la phlogose véritable des tissus. Cette affection n'est primitive que dans l'expansion des nerfs; elle est toujours la suite d'une irritation sanguine ou nerveuse; elle a été souvent confondue avec des symptômes de phlegmasie chronique; enfin elle tient de fort près aux inflammations, aux sub-inflammations, aux lésions organiques, et l'on ne saurait bien l'étudier que dans les irritations des viscères qui présentent toutes les nuances possibles de l'inflammation.

§ VII. *Phénomènes sympathiques de l'irritation.* — On sait déjà que l'irritation se borne rarement à la partie qu'elle a d'abord affectée, et que, lorsqu'elle est très-vive elle produit sympathiquement une stimulation plus ou moins forte dans d'autres organes. La membrane muqueuse gastro-intestinale, le cerveau et le cœur sont les premiers influencés, et de leur irritation sympathique résulte l'accélération de la circulation, le trouble des fonctions digestives et des sécrétions, la diminution des forces musculaires, des douleurs vagues et un sentiment de fatigue dans les membres. Ces phénomènes constituent l'état fébrile.

L'irritation d'un organe ne produit donc la fièvre que sympathiquement, et toujours en réagissant sur la muqueuse du tube digestif, le cerveau et le cœur. La muqueuse des intestins ne ressent les irritations sympathiques qu'à cause des nombreux rapports qu'elle entretient avec tous les organes. Aussi n'y a-t-il pas d'état fébrile sans perte de l'appétit, soif, rougeur du pourtour de la langue, etc., en un mot, sans les signes de l'irritation de l'estomac, du moins pendant les premiers temps de l'existence de la fièvre.

Un point fondamental, et qui est une espèce de conséquence de ce qui vient d'être dit, c'est que toute fièvre qui n'à pas pu être rapportée à la céphalite, à la pneumonie, à la pleurésie, etc., en un mot, à une phlegmasie quelconque, est une gastro-entérite simple ou compliquée. De cette manière toutes les fièvres essentielles des nosologistes se trouvent rayées du tableau des maladies, et rentrent dans l'une des lésions matérielles d'organes déjà connues.

Toutes *les fièvres essentielles* se composent d'un ou de deux symptômes prédominans et en quelque sorte spéciaux, et de phénomènes qui sont communs à toutes. Ceux-ci ont été groupés autour des premiers qui forment le caractère distinctif de ces maladies ; et les différens ordres de fièvres créés par les ontologistes correspondent parfaitement aux formes variées que peut revêtir la gastro-entérite. Ainsi, si elle survient brusquement chez un individu robuste dont le système sanguin est prédominant, les phénomènes sympathiques consistent principalement dans l'exaltation d'action de ce système : on observe *la fièvre inflammatoire*.

Si l'irritation prédomine dans le foie ou plutôt dans le duodénum, la gastro-entérite est accompagnée de symptômes bilieux. Le premier degré d'irritation de l'estomac, du duodénum et du foie, est *l'embarras gastrique*. Lorsque tous les symptômes augmentent d'intensité la *fièvre bilieuse* survient. La complication de *la fièvre bilieuse* avec *l'inflammatoire*, désignée par les auteurs sous le nom de *fièvre ardente*, est tout simplement une *gastro-entérite* avec prédominance d'*irritation hépatique*, qui est survenue chez un individu sanguin.

La fièvre muqueuse n'est autre chose qu'une gastro-entérite qui a attaqué des individus lymphatiques, faibles, des enfans, etc. L'irritation peut prédominer ici dans les cryptes muqueux et donner lieu au développement de tous les symptômes observés dans ces sortes de cas.

La gastro-entérite est-elle négligée ou exaspérée par un traitement stimulant, les sympathies deviennent plus nombreuses et plus actives; les méninges, le cerveau se trouvent excités à un haut degré, l'ataxie se développe (fièvre ataxique). Peu importe de décider si, toutes les fois qu'il y a céphalite ou méningite, la gastro-entérite a pris l'initiative. L'encéphalite, parvenue au point d'exciter la fièvre, fait toujours développer la gastro-entérite, et cela avec un danger plus imminent. La gastro-entérite existera donc toujours, et son influence sera la même.

L'irritation encéphalique qui accompagne l'inflammation de la muqueuse gastro-intestinale ne se montre pas toujours sous des formes aussi tranchées que celles qui constituent *l'ataxie*. Il peut arriver que le délire soit sourd, qu'il y ait seulement stupeur, prostation des forces, etc. Cette forme de la gastro-entérite représente alors *la fièvre putride* ou *adynamique*.

Les fièvres contagieuses offrent les mêmes symptômes et les mêmes altérations organiques que celles qui sont sporadiques. Ce sont des gastro-entérites, produites par un empoisonnement miasmatique, et compliquées presque toujours d'une autre phlegmasie, mais principalement de celle du cerveau. La différence des climats paraît influencer le développement de ces sortes de maladies, et fait varier leurs formes et les éruptions exanthématiques qui les accompagnent.

Les fièvres intermittentes ne sont pas plus essentielles que les continues. Ces affections, ainsi que les rémittentes, sont des gastro-entérites périodiques. L'encéphale et les autres viscères sont irrités sympathiquement dans les fièvres intermittentes de la même manière que dans les continues. L'identité de ces fièvres avec les continues est prouvée par la ressemblance des symptômes durant les accès, par la nécroscopie et par les succès fréquens du traitement antiphlogistique.

Comme l'irritation de tous les organes peut déterminer une fièvre continue, elle peut aussi produire une fièvre intermittente, mais alors l'estomac participe souvent à la maladie. Cette denté-ropathie est-elle aussi constante dans les intermittentes que dans les continues dont la muqueuse gastro-intestinale n'a pas été le siége primitif? L'intermittence, qui ne permet pas quelquefois, à cause de son peu de durée, que son influence s'étende sur l'estomac, pourrait la rendre moins fréquente.

Il ne faudrait pas s'étonner de voir l'inflammation de la muqueuse gastro-intestinale exister plus souvent sous le type intermittent que les autres irritations. La raison en est que, l'inflammation de l'estomac est la plus fréquente de toutes les inflammations, et que dant l'état de santé cet organe est le plus exposé de tous à l'intermittence d'action des causes irritantes.

Nous venons de donner un aperçu du rôle important que joue la gastro-entérite dans le développement des phénomènes fébriles, nous allons maintenant étudier l'influence qu'elle exerce sur plusieurs autres maladies, toujours d'après la doctrine de l'irritation.

Après avoir établi que les fièvres essentielles des auteurs ne sont que les formes variées de la gastro-entérite simple ou compliquée, et que dans toutes les inflammations fébriles l'estomac et l'intestin grêle sont irrités, du moins pendant les premiers temps de leur existence, M. Broussais annonça que la partie la plus importante des phénomènes morbides dans les phlegmasies éruptives se rapporte à la gastro-entérite; que l'hépatite est ordinairement produite par l'extension de l'irritation du duodénum au foie; que le délire, les convulsions, la manie, l'apoplexie, et les autres irritations encéphaliques prennent le plus souvent leur source dans l'inflammation aiguë ou chronique des voies digestives; que dans beaucoup de cas la goutte dépend d'une gastro-entérite chronique; que la plupart des prétendues névroses de l'estomac et le squirrhe de ce viscère sont le résultat d'une gastrite chronique; enfin que, chez les individus débilités, une gastro-entérite chronique entretient souvent la faiblesse générale, et qu'un grand nombre de médicamens, dont l'action est dirigée contre d'autres organes, peuvent faire naître des accidens graves en déterminant une gastro-entérite aiguë, ou en sur-excitant une gastro-entérite chronique.

La fièvre d'incubation des phlegmasies éruptives est une vraie gastro-entérite; la cessation de la fièvre, quand l'éruption est achevée, est le résultat de la révulsion de la phlogose gastrique sur la peau, et la fièvre secondaire celui de la réaction de la phlegmasie cutanée sur la muqueuse gastrique. Les phénomènes morbides qui ont lieu avant et durant l'éruption sont des preuves irrécusables de l'identité de la gastro-entérite avec les fièvres éruptives. Leur durée et leur intensité sont toujours en rapport avec la phlegmasie de l'estomac. Ces nouvelles données doivent éclairer puissamment le traitement de ces maladies, et dans ces sortes de cas fixer toute l'attention du médecin sur l'état de la muqueuse gastro-intestinale.

Les connexions étroites qui lient le foie à la muqueuse intestinale, à la surface de laquelle son canal excréteur vient s'ouvrir, expliquent l'influence que joue la gastro-entérite dans le développement de l'hépatite: les causes qui produisent ces deux maladies sont presque toutes les mêmes, et l'examen des symptômes fournit encore de plus fortes preuves de leur intime liaison. Le traitement de l'hépatite retire des avantages bien précieux de cette vérité physiologique, et sous ce point de vue on peut rapprocher les hépatites traumatiques de celles qui ne le sont pas; car, si l'estomac et le duodénum enflammés produisent l'inflammation du foie, l'inflammation du foie à son tour entraîne celle de la muqueuse gastro-intestinale, quelle que soit la cause de la première. L'irritation de la muqueuse digestive et celle des membranes articulaires offrent aussi des rapports qui ne sont pas moins remarquables. Quand la dernière n'est pas produite par une violence extérieure, ses causes rentrent parfaitement dans l'ordre de celles de la gastro entérite, et celle-ci ne tarde pas à en être la suite, si elle n'en est même le principe, ce qui a lieu le plus souvent. Cela est tellement vrai et a été si bien senti depuis long-temps, quoique mal expliqué, qu'un grand nombre d'auteurs ont placé dans les viscères de la digestion la cause de la goutte, qui est considérée, ainsi que le rhumatisme, dans la nouvelle doctrine, comme une forme particulière de l'*arthritis* liée à une phlegmasie des organes digestifs, c'est-à-dire comme une *gastro-arthrite*.

Voici quelles sont les lois des rapports qui existent entre les irritations cérébrales et celles des voies digestives ; nous avons annoncé déjà qu'il en existait de très-grands. 1° Le plus souvent, et dans le cas où l'irritation cérébrale n'est pas traumatique, elle est consécutive à une gastro-entérite. 2° Les céphalalgies, le délire, les convulsions provoquées par la stimulation de la muqueuse gastro-intestinale sont l'effet immédiat d'une irritation sympathique du cerveau, qui peut être regardée comme le premier degré de l'inflammation de ce viscère ; 3° bien souvent, dans le cours de la gastro-entérite, le premier degré de l'irritation s'élève jusqu'à l'inflammation, dans l'encéphale lui-même ou dans les méninges. 4° Chez les sujets dont le cerveau est prédisposé, l'influence sympathique de la membrane muqueuse enflammée produit aisément ce résultat. Alors il y a prédominance des symptômes cérébraux sur ceux de la gastro-entérite, et à l'autopsie le cerveau ou ses enveloppes présentent les traces d'une phlegmasie aiguë. 5° Dans le cas où l'irritation cérébrale est primitive, elle détermine bientôt l'irritation gastrique, même un certain degré de gastrite, et souvent des hépatites. 6° La manie est toujours le résultat d'une irritation cérébrale primitive ou consécutive à une gastrite, qui elle-même pourrait avoir été le résultat d'une autre phlegmasie.

§ VIII. *De l'asthénie.* — On sait que l'action vitale est susceptible d'éprouver deux modifications opposées dans leur essence, mais qui reconnaissent quelquefois les mêmes causes et se confondent assez souvent dans leurs effets. Ces deux états sont la sur-excitation ou irritation, et la sous-excitation, la faiblesse ou l'asthénie.

L'asthénie est cet état d'un organe dans lequel l'énergie de l'action vitale est au-dessous du degré nécessaire à l'entretien normal de sa fonction et de sa nutrition.

Pour étudier l'asthénie, il faut la considérer, comme l'irritation, dans chaque organe en particulier et dans chaque système organique, examiner le mode d'action des causes qui la produisent, et l'influence qu'exercent les parties affaiblies sur toutes les autres.

L'asthénie ne reconnaît que deux causes : 1° la soustraction partielle ou totale des stimulans qui mettent en jeu l'excitabilité des tissus; 2° l'irritation d'une autre partie. Dans le premier cas, elle peut être primitive ou sympathique; dans le dernier, elle est secondaire. La faiblesse de l'estomac est la plus redoutable de toutes, à cause des rapports nombreux qu'entretient cet organe avec tous les autres, et de l'asthénie qu'il peut ainsi produire sympathiquement dans le cerveau, le cœur, etc., comme, dans le cas contraire, il y transmet l'irritation. L'estomac sera frappé d'asthénie, si, dans l'état de santé, il ne reçoit qu'une petite quantité d'alimens insipides, ou s'il est continuellement en rapport avec des mucilagineux.

L'asthénie déterminée par la soustraction des stimulans ne persiste pas toujours pendant long temps; la partie débilitée peut réagir, et cette réaction être suivie d'irritation. Ce phénomène a lieu après l'application du froid.

Mais la faiblesse dépend plus souvent de la concentration de la vitalité dans une autre partie; c'est pourquoi le premier sentiment que les malades éprouvent au début des maladies, est celui de la faiblesse; c'est pour cela encore que la gastro-entérite grave est accompagnée de la prostration des forces, et que l'exagération des forces musculaires est suivie de la débilité de la muqueuse de l'estomac. De la connaissance approfondie de ces phénomènes résulte le corollaire important que nous avons déjà proclamé; savoir que la débilité n'est jamais générale, et que l'irritation et l'asthénie se rencontrent presque toujours ensemble chez le même individu. Ainsi la diminution de l'action de la peau entraîne l'irritation de la muqueuse pulmonaire. Cette action réciproque de deux états morbides opposés par leur nature, alternativement cause et effet l'un de l'autre, explique une multitude de phénomènes. Mais il faut observer à cet égard que l'asthénie ne peut pas se transmettre à la manière de l'irritation, par irradiations nerveuses : elle ne s'étend au contraire d'un organe à un autre que par la cessation de l'influence sympathique qu'exerçait le premier sur le second.

Pour bien comprendre tous les phénomènes de l'asthénie, il faut se rappeler que chaque organe présente deux ordres de mouvemens, les uns relatifs à sa nutrition, les autres à sa fonction. L'asthénie peut se manifester par la diminution de l'activité de la nutrition ou par celle de la fonction. La première est *l'asthénie de nutrition*, la deuxième *l'asthénie de fonction*. L'une peut être liée à l'autre, mais le plus souvent la diminution ou l'abolition de la fonction dépend de l'exagération des phénomènes organiques. Ainsi l'estomac enflammé n'est plus apte à opérer la digestion.

L'asthénie de nutrition peut déterminer l'asthénie de fonction, mais jamais elle ne peut produire son exaltation. L'abolition de la fonction d'un organe peut entraîner aussi la diminution de ses phénomènes organiques; c'est ainsi que la perte du mouvement d'un muscle est suivie de son atrophie.

En général les causes qui déterminent l'exagération des phénomènes organiques produisent l'asthénie de fonction, et celles qui sont propres à donner plus d'acticité à cette dernière agissent en sens inverse.

Le traitement de l'asthénie est fort simple; il s'agit de remonter à sa cause, et alors il ne présente que ces deux indications.

1° Quand la débilité est le résultat de la soustraction des excitans, rendre à l'organe qui en a été privé ses stimulans naturels, quelquefois recourir à des agens plus énergiques; on stimule l'organe dont la débilité primitive a entraîné l'asthénie secondaire d'un autre organe.

2° Quand la débilité est la conséquence d'une irritation, faire cesser celle-ci, et stimuler l'organe débilité, si on peut le faire sans ajouter à l'intensité de la première irritation.

En général il faut beaucoup de sagacité et de prudence dans l'administration des stimulans de toute espèce employés pour combattre la débilité.

La doctrine de l'irritation dont nous venons de donner un aperçu rapide aurait sans doute mérité, par son importance et par la juste célébrité de son auteur, de plus grands développemens et un examen approfondi des principes sur lesquels elle repose. Mais toute discussion d'une certaine étendue nous étant interdite par la nature de l'ouvrage dont cet article fait partie, le rôle de critique devenait impossible, et nous avons dû nous borner à celui d'historien. Ce dernier nous a paru même assez difficile; car M. Broussais n'ayant pas encore satisfait à l'empressement du public qui attend de lui, de lui seul, une exposition complète et méthodique de son système, dans laquelle on soit assuré de trouver sur tous les points controversés sa véritable pensée, nous avons été contraint de la chercher, au risque de l'obtenir moins pure, dans les écrits de ses élèves. Nous avons eu principalement recours à l'un de ses plus fidèles interprètes, M. Goupil, qui naguère a exposé la doctrine du maître avec une application et une clarté dignes d'éloges.

Quant à l'appréciation raisonnée des méthodes thérapeutiques, qui sont autant de conséquences de la doctrine générale de l'irritation, ce sujet seul ferait la matière d'un livre, et aura un jour sa place marquée dans l'histoire de l'art; mais ce n'est pas ici le lieu de l'approfondir. Il suffit de faire observer en ce moment qu'il n'est pas de médecin, ni même d'élève un peu instruit qui ignore les heureuses modifications introduites par M. Broussais dans l'exercice de la médecine, et qui ne soit témoin chaque jour de la puissante influence qu'il exerce non-seulement sur le vulgaire des médecins, non-seulement sur ceux dont l'esprit est plus élevé et les connaissances plus étendues, mais aussi, ce qui est plus remarquable, sur les idées et la pratique de ses adversaires les plus déclarés. (COUTANCEAU.)

ISCHIATIQUE, adj., *ischiadicus*; qui appartient à l'os ischium, ou qui avoisine cet os : *échancrurès ischiatiques*, *épine ischiatique*, *nerf ischiatique*, *tubérosité ischiatique*. Cette expression est souvent remplacée par le mot SCIATIQUE.

ISCHIATIQUES (vaisseaux). L'artère ischiatique est une des branches qui terminent le tronc ILIAQUE INTERNE. Née de celui-ci à la partie inférieure du bassin, elle sort de cette cavité par la partie inférieure du grand trou sacro-sciatique, au-dessous du muscle pyramidal, et descend ensuite à la partie postérieure de la cuisse, à côté du grand nerf sciatique, jusque vers le milieu de ce membre. Elle donne, dans le bassin, de petits rameaux au rectum, à la vessie et au muscle releveur de l'anus; elle fournit assez souvent quelque autre branche de l'iliaque interne, comme la honteuse interne, l'obturatrice, l'hémorrhoïdale moyenne. Hors du bassin, ses rameaux se portent aux attaches du muscle grand fessier du côté du sacrum et du coccyx, à la partie inférieure du même muscle, ainsi qu'au grand ligament sacro-sciatique, au grand nerf sciatique, et aux muscles postérieurs de la cuisse, comme le carré, les jumeaux, le biceps, le demi-tendineux, le demi-membraneux. Ils s'anastomosent avec la fessière, la honteuse interne, autre branche de l'hypogastrique, et avec la circonflexe interne et les rameaux perforans provenant de la fémorale.

La veine ischiatique ne diffère point, dans son trajet, de l'artère que nous venons de décrire, et se jette dans la veine iliaque interne. (A. BÉCLARD.)

ISCHIO-CAVERNEUX, adj., *ischio-cavernosus;* nom d'un muscle du périnée placé, de chaque côté, le long de la branche de l'ischium et de la racine du corps caverneux du pénis, dans l'homme, et du clitoris, dans la femme. Ce muscle, fixé par de courtes aponévroses à la partie interne de la branche et de la tubérosité de l'ischium, monte de là en avant et en dedans, en se contournant autour de la racine du corps caverneux, et s'attache à son côté externe par une aponévrose qui se confond avec la membrane fibreuse de ce corps.

Les anatomistes ne sont pas d'accord sur les usages de l'ischio-caverneux : les uns ont pensé qu'il relevait le corps caverneux et le soutenait dans l'érection; les autres lui attribuent une action contraire et le croient propre à tirer le pénis en arrière et en bas. Il est bien certain que pendant la vie la contraction simultanée des muscles du périnée soulève la verge, loin de l'abaisser, et les ischio-caverneux peuvent contribuer à cet effet par la courbure de leurs fibres, qui, en se redressant pendant leur contraction, doivent comprimer et attirer de bas en haut les parties sur lesquelles elles sont appliquées. Ces muscles ont été appelés érecteurs par ceux qui admettaient le premier usage, et qui supposaient en outre qu'ils produisaient l'érection, en comprimant la veine honteuse, et en déterminant par-là l'accumulation du sang dans le corps caverneux. Même en admettant que cette compression ait lieu, on voit manifestement qu'elle ne peut être la cause principale de l'érection. (A. BÉCLARD,)

ISCHIOCÈLE, s. f., *ischiocele*, de ἰσχίον, ischion, et de κήλη, tumeur. On désigne ainsi la hernie ischiatique, ou dans laquelle les viscères sortent par la grande ouverture ischiatique. *Voyez* HERNIE.

ISCHIO-COCCYGIEN, adj., *ischio-coccygeus*. On donne ce nom à un muscle pair situé dans le fond de l'excavation du bassin, vers la partie postérieure de cette cavité, et attaché, d'une part, à la partie interne de l'épine de l'ischium, et de l'autre, à la partie antérieure et latérale du coccyx et au bas du sacrum. Ses fibres, en grande partie aponévrotiques, sont écartées en dedans, et forment un plan triangulaire qui recouvre le petit ligament sacro-sciatique, et dont le bord antérieur est contigu au muscle releveur de l'anus. Ce muscle sert à soutenir les viscères abdominaux, particulièrement l'intestin rectum, et à retenir le coccyx dans sa situation naturelle. (A. B.)

ISCHIUM et ISCHION, s. m., *ischium*; de ἰσχίον, qui désignait chez les Grecs, tantôt la hanche, tantôt son articulation ou la cavité qui reçoit le fémur; partie inférieure de l'os de la hanche, formant un os distinct dans le fœtus et l'enfant très-jeune. Considéré ainsi isolément, l'os ischium a la forme d'une lame osseuse recourbée de bas en haut, épaisse et comme triangulaire dans la portion externe, mince et aplatie dans l'interne. La première est appelée le corps de cet os, la seconde sa branche; l'une et l'autre forment, en se réunissant au pubis, le trou obturateur ou sous-pubien. Le corps offre à son extrémité deux facettes garnies d'aspérités, qui se joignent au pubis et à l'ilium; il présente une partie de la cavité cotyloïde, l'épine et la tubérosité sciatiques, la petite échancrure du même nom, et une partie de la grande. La branche concourt à la formation de l'arcade pubienne. *Voyez*, pour la structure et le développement de cet os, HANCHE (os de la). (A. BÉCLARD.)

ISCHURIE, s. f., *ischuria*, de ἴσχω, j'arrête, et de οὖρον, urine. C'est le dernier degré de la *rétention* d'urine, la rétention complète. *Voyez* ce mot.

ISOCHRONE, adj., de ἴσος, égal, et de χρόνος, temps. On caractérise ainsi les mouvemens qui se font dans le même temps et en temps égaux. Les battemens des artères et du cœur sont isochrones; une tumeur peut faire sentir des mouvemens isochrones à ceux du cœur ou de la respiration.

ISTHME du GOSIER; terme impropre par lequel on désigne l'ouverture gutturale de la bouche, plus resserrée que cette cavité et le pharynx, entre lesquels elle établit une communication. (A. B.)

IVETTE, s f., *teucrium chamæpitis*, L. Cette plante indigène et annuelle appartient au genre germandrée. Elle croît communément dans les terrains sablonneux, et fleurit dans le mois de juin. Sa tige est rameuse, longue de trois à cinq pouces. Les feuilles sont très-allongées, comme pétiolées, presque entières ou laciniées ; les supérieures sont très-rapprochées, un peu poilues, à trois lobes étroits et linéaires. Les fleurs sont jaunes, verticillées aux aisselles des feuilles supérieures. L'ivette a une odeur résineuse, une saveur à la fois amère et aromatique. Elle a été préconisée, à cause de ses propriétés légèrement toniques et stimulantes, dans le traitement de beaucoup d'affections, et particulièrement de la goutte, contre lesquelles elle n'a pas plus d'efficacité que les autres Labiées aromatiques. Cette plante est aujourd'hui peu employée. On la donnait à la dose d'un gros en poudre, ou d'une demi-once à une once en infusion dans une à deux livres d'eau.

Il est une autre espèce d'ivette, c'est l'ivette musquée (*teucrium iva*), qui se distingue de la précédente par ses feuilles ovales, dentées, plus velues, et ses fleurs roses. Elle croît naturellement dans les provinces du midi de la France. Son odeur est plus forte que celle de l'ivette ordinaire, et se rapproche quelquefois de l'odeur du musc. Elle a les mêmes propriétés que cette dernière.

IVOIRE, s. m., *ebur*. Substance qui entre dans la composition des défenses de l'éléphant, et qui est en grande partie formée de phosphate de chaux et de gélatine. L'ivoire, calciné à blanc, et désigné quelquefois alors par le nom de *spode*, était regardé comme astringent et anthelmintique. Il entrait dans plusieurs préparations pharmaceutiques qui sont tombées en désuétude.

IVRAIE, s. f., *lolium* ; genre de plantes de la famille naturelle des Graminées, J. et de la triandrie monogynie, L., qui diffère du froment par la position de ses épillets, qui regardent l'axe par une de leurs faces, et non par un de leurs côtés, et par sa lépicène, qui est quelquefois à une seule valve. Des espèces de ce genre, la seule qui intéresse le médecin, est l'ivraie enivrante (*lolium temulentum*). Cette plante annuelle est commune dans les champs cultivés et sur les bords des chemins, et ne doit pas être confondue avec l'ivraie vivace ou *rai grass* (*lolium perenne*), qui n'a pas les propriétés délétères de la première espèce, et qui fournit un fourrage agréable aux bestiaux. Les graines de l'ivraie proprement dite ont une saveur âcre qui communique au pain et à la bierre dans lesquels elles sont mêlées en plus ou moins grande proportion des propriétés qui lui ont fait donner le nom par lequel on la désigne. Elles déterminent en effet des vertiges, des tremblemens et une sorte d'ivresse chez les personnes qui en font usage. Un chien auquel on fit avaler trois onces de bouillie faite avec la farine d'ivraie et de l'eau éprouva au bout de cinq heures un tremblement général; il cessa de marcher, la respiration devint difficile; au bout de neuf heures, il tomba dans l'assoupissement, et devint insensible. Il fut rétabli le lendemain. Chez d'autres animaux soumis à la même expérience, il y eut des vomissemens, des convulsions et une abondante excrétion d'urine et de sueur. (Seeger.) Le même auteur rapporte que cinq personnes, ayant mangé ensemble cinq livres de pain d'avoine mêlé d'ivraie, furent toutes atteintes, au bout de deux heures, d'une céphalalgie frontale, de vertiges, de tintement dans les oreilles. L'estomac était douloureux, la langue tremblante, la déglutition et la prononciation singulièrement difficiles. Il y eut quelques vomissemens aqueux avec beaucoup d'efforts, de fréquentes envies d'uriner, une grande lassitude, des sueurs froides, et surtout un violent tremblement de tout le corps. Tous ces symptômes, qui se rapprochent de ceux produits par le seigle ergoté, doivent faire ranger l'ivraie parmi les poisons narcotico-âcres. (*Voy.* POISONS.) Toutefois on a nié, dans ces derniers temps, les effets délétères de l'ivraie. Mais les expériences rapportées ci-dessus paraissent assez concluantes. Si d'autres observations semblent les infirmer, on en peut tout au plus déduire que l'on a souvent exagéré les propriétés nuisibles de l'ivraie, et qu'elles ne sont pas constantes. Parmentier a donné le moyen de faire perdre aux graines d'ivraie leur âcreté. Il suffit de les sécher au four avant de les réduire en farine. Le pain que l'on prépare alors avec elles n'est plus malsain, surtout quand on le mange lorsqu'il est bien refroidi. Ce procédé explique peut-être l'innocuité de l'ivraie dans quelques cas. Du reste cette plante mérite d'être examinée avec plus de soin, tant sous le rapport de l'analyse chimique que sous celui de ses effets nuisibles dans l'économie animale.

IVRESSE, s. f. *ebrietas*, dérivée, dit-on, du mot grec ὕϐρις, injure, insolence. Dans le sens le plus étendu, le mot *ivresse* exprime toute espèce d'exaltation passagère des facultés intellectuelles, dans laquelle la volonté a perdu plus ou moins complétement ses droits. Réduit à la signification beaucoup plus restreinte que l'usage lui donne ordinairement, il s'applique aux phénomènes variés et nombreux que détermine l'ingestion des boissons fermentées, des narcotiques et de quelques poisons, à partir du moment où leur action commence à ébranler la volonté, jusqu'à celui où elle amène le délire le plus prononcé, un sommeil involontaire, le coma le plus profond, et même la mort.

La description de l'ivresse produite par les poisons et les narcotiques ne saurait être séparée de l'histoire de ces substances. Elle appartient aux mots *empoisonnement* et *narcotisme ;* par conséquent, il ne sera traité ici que de l'ivresse déterminée par les boissons spiritueuses fermentées, et principalement par le vin.

Prise en quantité modérée, cette boisson a pour effet habituel d'activer la circulation, et de produire une exaltation générale, ordinairement signalée par une facilité plus grande dans l'exercice des facultés intellectuelles, et une sorte de satisfaction intérieure accompagnée de dispositions bienveillantes pour les autres. Bue avec moins de réserve et jusqu'à l'excès, elle amène la loquacité, arrache des aveux intempestifs, fait naître une agitation physique et morale très-grande, qui éclate par des cris, des chants, une joie extravagante et des dispositions tout aussi déraisonnables à se quereller. Déjà l'homme n'est presque plus guidé par sa raison. Plus tard, un véritable délire l'entraîne et le maîtrise ; enfin l'accablement, un sommeil irrésistible s'emparent de lui, et quelquefois même il tombe dans un coma profond qui peut conduire à la mort, si le vin a été pris en quantité véritablement excessive. Cependant il faut avouer que cette liqueur n'est guère susceptible d'amener seule un aussi déplorable résultat. Quand on l'observe, il est presque toujours dû à l'ingestion de boissons alcoholiques ; ainsi on a plus d'un exemple de personnes qui, après avoir bu d'un trait, par défi ou par bravade, une ou plusieurs bouteilles d'eau-de-vie, de rum ou d'arack, ont succombé presque immédiatement à ces condamnables épreuves.

Il nous semblerait superflu de donner dans cet article un tableau complet de tous les accidens de l'ivresse, si amplement décrits par Trotter. Nous dirons seulement que, bien qu'en général ils aient une physionomie analogue, on les voit pourtant quelquefois différer entre eux d'une façon très-remarquable. Par exemple, certains hommes, devenant tristes et soucieux à mesure qu'ils s'enivrent, finissent par éprouver un véritable accès de mélancolie qui se termine au milieu des larmes, des plaintes et des gémissemens. D'autres sont pris d'une fureur en quelque sorte maniaque, souvent accompagnée de mouvemens convulsifs des plus violens, ce qui a porté plusieurs écrivains, notamment M. Percy, à admettre une espèce d'ivresse qu'il appelle *convulsive*. Il en est qu'une très-petite quantité de vin met promptement hors d'eux-mêmes, tandis que d'autres peuvent en boire presque impunément des quantités énormes. On en voit qui pâlissent et éprouvent en même temps un froid plus ou moins marqué : chez un bien plus grand nombre, au contraire, la figure s'anime, et il se développe une chaleur générale assez prononcée. Toutes ces circonstances, abstraction faite de ce qui a trait à l'habitude, tiennent d'une part à des différences individuelles, qui font que chaque sujet est affecté différemment par le même agent; ainsi l'ivresse, gaie chez les Français, sombre et méditative chez les Anglais, brutale chez les Allemands, provoque chez les sauvages d'Amérique, comme chez les Thraces dont parle Horace, des accès de fureur à peine croyables : d'une autre part, elles sont dues aux propriétés assez notablement différentes, quoique analogues au fond, que possèdent les liquides enivrans. En effet, s'ils ont tous pour principe commun l'alcohol, ils contiennent aussi, dans des proportions très-variables, des substances capables de modifier son action d'une manière plus ou moins marquée. Telle est assurément la cause de la longue durée de l'ivresse produite par la bière, qu'Aristote avait déjà signalée, et celle de l'action plus prompte, plus durable, et généralement plus fâcheuse, que détermine le mélange de plusieurs vins différens bus dans un même repas. Au reste, quelles que soient les qualités distinctives de la substance enivrante ingérée, elle a toujours pour résultat l'entraînement de la volonté, qui forme le caractère essentiel de l'ivresse.

On a cru pendant long-temps, et même de nos jours beaucoup de médecins croient encore que ce phénomène remarquable doit être attribué à l'impression que transmettent au cerveau les extrémités des nerfs en contact avec le principe enivrant. C'est ainsi, prétend-on, qu'il suffit à certaines personnes, pour s'enivrer, de garder pendant quelques instans de l'alcohol dans la bouche. Mais les observations les plus concluantes démontrent qu'au lieu de se borner à faire l'office de simple conducteur, l'appareil nerveux est réellement affecté d'une manière directe dans tout son ensemble. Effectivement les expériences de M. Magendie, en nous donnant la preuve de la grande facilité avec laquelle le sang des animaux s'imprègne de l'alcohol qu'on leur fait boire, nous obligent à reconnaître que le principe enivrant, se trouvant déposé par la circulation sur chaque molécule du système nerveux, l'imbibe, le pénètre, agit sur sa totalité, et porte de cette manière le trouble dans ses fonctions. Quant à la portion de ce système dont l'action dérangée pourrait être considérée comme contribuant spécialement à la production de l'ivresse, elle reste encore à trouver; car les expériences de MM. Magendie et Fodéra ne permettent pas de croire que ce soit le cervelet, ainsi que M. Flourens a cru l'avoir démontré.

Un très-grand nombre d'autres faits confirment, chacun à sa manière, la vérité de notre opinion sur le mode d'action des boissons fermentées. Par exemple, rien n'est plus fréquent que de voir l'ivresse occasionnée par la respiration de la vapeur du vin, et surtout de l'alcohol qu'on soutire, lorsque, l'opération ayant lieu dans des emplacemens peu aérés, les personnes qui la font se trouvent plongées dans une atmosphère surchargée d'émanations enivrantes que leurs poumons ne peuvent manquer d'absorber. En injectant de l'alcohol dans les veines d'un chien, on produit très-promptement une ivresse qui cesse aussitôt que la transpiration insensible a laissé échapper les particules les plus volatiles de la liqueur; et cette dernière circonstance nous explique très-bien pourquoi des personnes qui, après avoir beaucoup bu, n'étaient pas notablement ivres, le deviennent presque subitement lorsqu'elles sortent de table et s'exposent au grand air. C'est que l'arrêt brusque de la transpiration, devenu inévitable dans cette occasion, retient dans le sang les particules enivrantes qui jusque-là s'en échappaient d'une manière continue. Les hommes ivres exhalent par tous les pores l'odeur des boissons dont ils sont gorgés, et leur ivresse dure jusqu'à ce que les liquides ingérés aient été digérés, absorbés, puis rejetés de l'économie par ses divers émonctoires. Or, suivant leur nature, les boissons doivent être plus ou moins promptement digérées et absorbées, et leurs principes actifs portés hors du corps. Dès lors on conçoit sans peine la longue durée de l'ivresse produite par la bière ou le poiré, la brièveté de celle déterminée par le vin de Champagne, la cessation ordinairement très-prompte des accidens lorsque l'estomac et les intestins se débarrassent presque sur-le-champ des matières qui les surchargent, leur prolongation, au contraire, toujours assez grande quand rien de semblable n'a lieu, et qu'il faut, comme on dit, cuver son vin. Enfin il nous suffit de rappeler que l'homme ivre a les veines distendues par des substances douées d'une action plus ou moins énergique, pour rendre raison de la facilité avec laquelle il résiste à l'absorption des miasmes infectans, même à celle des principes contagieux, et expliquer une foule de faits analogues qu'il serait inutile d'énumérer.

En général, l'ivresse est facile à reconnaître pour tout le monde. Cependant, quand elle est portée à un très-haut degré, et qu'on manque des détails commémoratifs, on peut croire atteint d'une affection comateuse grave le sujet que quelques heures de repos vont rendre à la santé. Peut-être ne se passe-t-il pas une seule grande épidémie durant laquelle on ne porte dans les hôpitaux des hommes pris de vin, sur l'état desquels les médecins eux-mêmes se méprennent quelquefois. Dans ce cas, il ne manquent guère de leur administrer des remèdes actifs, presque toujours plus ou moins susceptibles de nuire. C'est ce qu'il faut éviter constamment de faire avec les individus plongés dans l'ivresse, qui ordinairement n'ont besoin que d'être laissés tranquilles, convenablement couchés, et tout au plus de prendre en abondance des boissons aqueuses, afin d'obtenir des vomissemens toujours utiles, si l'estomac contient encore une certaine quantité de matières enivrantes dont il puisse être débarrassé avant que leur digestion ait lieu. Presque jamais il n'est nécessaire de recourir à des secours, à proprement parler, médicinaux, comme la saignée, les sangsues, les ventouses, etc. Néanmoins ils sont impérieusement indiqués toutes les fois que l'on a à craindre une congestion sanguine vers un organe important. La même indication se présente encore dans ces cas d'ivresse convulsive si souvent accompagnés d'une fureur comme maniaque. On peut alors parvenir à dissiper les accidens, non pas, à la vérité, par l'administration de l'opium, qui, suivant la remarque d'Alexandre de Tralles, manque rarement de produire un narcotisme plus redoutable que le mal auquel on veut remédier, mais en donnant l'ammoniaque liquide, à l'exemple de M. Girard de Lyon. Ce médecin nous annonce en effet avoir toujours réussi à calmer l'ivresse, en faisant prendre six ou huit gouttes d'alcali volatil en une seule fois, dans un verre d'eau sucrée. Ce remède, il faut bien le dire, n'a pas été aussi efficace entre les mains de MM. Plet et Chevalier, puisque l'un et l'autre de ces expérimentateurs l'ont employé à peu près aussi souvent sans succès qu'avec réussite. Pourtant ils le donnaient à la dose de seize gouttes à la fois, et quand ils n'obtenaient pas de résultat avantageux d'un premier essai, ils en tentaient un second, qui ordinairement n'était pas plus heureux. Au surplus, il n'est pas de médicament dont l'action ne soit quelquefois en défaut, et l'on ne doit pas rejeter l'ammoniaque parce que son usage n'est pas toujours couronné de succès. Quant à l'éther, son effet paraît à peu près nul, et l'on doit accorder encore moins de confiance à certains procédés ou secrets particuliers au moyen desquels on a prétendu pouvoir dissiper instantanément l'ivresse : il faut les laisser à ceux qui, jusque dans les choses où l'expérience parle avec le plus d'évidence, seraient bien fâchés de se dessaisir d'une erreur. Quoi qu'ils en puissent dire, il est bien avéré que l'usage de l'ammoniaque, les vomissemens obtenus à temps, ou des commotions morales extrêmement vives sont les seules choses capables d'exercer une influence remarquable sur la durée de l'ivresse, qui du reste se passe presque toujours très-bien d'elle-même au bout de huit, douze ou quinze heures tout au plus. Bien rarement la voit-on se prolonger vingt-quatre heures, et jamais elle ne dure deux ou trois jours, à moins qu'on ne l'entretienne en se remettant à boire avant sa cessation. Cependant Aristote assure que Denis est resté vingt-quatre jours ivre. S'il n'a pas renouvelé son ivresse, il était bien assurément atteint du *delirium tremens*, maladie rarement déterminée par un seul excès, mais assez fréquente chez ceux qui, comme le tyran de Syracuse, s'abandonnent sans réserve à l'ivrognerie.

Il est bien rare qu'après la disparition d'un accès d'ivresse il survienne des accidens graves. Tout ce qui en résulte ordinairement est une douleur de tête plus ou moins vive, avec dégoût, amertume de la bouche, sentiment de poids quelquefois douloureux à l'épigastre, rapports d'œufs pouris, et une sorte de tremblement musculaire que dissipent facilement un ou deux jours de diète jointe à l'usage abondant de boissons délayantes. Une fois ces accidens disparus, la santé semble avoir quelque chose de plus complet qu'avant, soit parce qu'il en est réellement ainsi, ou bien seulement que cela tienne à l'exagération du sentiment de bien-être qui succède presque immédiatement à un état assez pénible. De là sans doute le précepte de s'enivrer une fois par mois, que l'on a regardé pendant long-temps comme une des règles les mieux fondées de l'hygiène. Mais deux thèses très-bien faites soutenues à Paris, l'une par Hammet, l'autre par Langlois, en 1665, doivent faire rejeter à jamais une opinion que la barbarie du siècle où elle a été admise a seule pu rendre soutenable. Ainsi, loin d'attribuer des effets avantageux à l'ivresse répétée mensuellement, faut-il convenir avec Langlois que, si ordinairement elle n'entraîne aucun inconvénient, elle ne procure jamais non plus de résultats favorables. Il n'en est pas de même de l'habitude de l'ivresse ou de l'ivrognerie. Ce défaut dégoûtant amène presque infailliblement à sa suite des accidens plus ou moins graves, et d'autant plus promptement funestes que les boissons usitées sont d'une nature plus âcre. C'est ainsi qu'on voit au bout de quelque temps les ivrognes d'alcohol, de rum, de schnap, etc., maigrir, pâlir, perdre peu à peu l'appétit et les forces, et éprouver, par l'effet de l'altération des principaux organes de l'abdomen, d'abord un œdème des jambes, puis une anasarque générale que la mort ne tarde pas à suivre. L'ivrogne de bière se borne à engraisser immodérément, et à tomber dans un état habituel de stupeur et d'engourdissement en rapport avec son ignoble obésité. L'ivrogne de vin acquiert ordinairement aussi de l'embonpoint, quoiqu'à un degré moindre, et cependant éprouve un affaiblissement notable des facultés intellectuelles qui bientôt le rend incapable de toute occupation tant soit peu élevée. Toutefois il y a des personnes qui, en rendant l'ivresse en quelque sorte méthodique, réussissent, pendant le cours d'une longue carrière, non-seulement à se mettre à l'abri de ses plus graves inconvéniens, mais parviennent encore à diriger avec une grande habileté des affaires du plus haut intérêt. On a vu et on voit encore des négocians, des hommes d'état du premier mérite s'abreuver de thé dès le matin, pour dissiper l'ivresse de la veille, et la renouveler constamment chaque soir, après s'être occupés tout le jour des soins les plus importans. A la vérité ces étonnantes exceptions ne se remarquent guère chez les Français, dont le caractère ardent n'admet pas de modération dans les excès ; mais les Anglais en fournissent de fréquens exemples. Je ne prétends pas, en les citant, faire l'éloge d'une habitude toujours dégradante, alors même qu'elle n'entraîne pas tous les accidens auxquels elle semble destinée à donner naissance ; je veux seulement rappeler un fait qui n'est pas indigne de fixer l'attention du médecin observateur. J'y trouve aussi l'occasion de faire remarquer que c'est plus à l'état moral des peuples qu'à la nature du climat, dont je suis néanmoins bien éloigné de contester l'influence, qu'il faut attribuer le penchant à l'ivrognerie. En voici la preuve incontestable. Ce défaut, que les sauvages d'Amérique qui habitent des lieux forts différens sous le rapport climatérique, poussent jusqu'à la phrénésie, tenait, il y a quelques centaines d'années, l'Europe entière dans le plus déplorable abrutissement. A peu près entièrement inconnu de nos jours, en Espagne et en Italie, il devient de plus en plus rare en France, et même en Suisse et en Allemagne. Le peuple anglais y semble aussi lui, moins adonné qu'autrefois, et tout porte à croire que les progrès de la civilisation en délivreront les classes inférieures de la Russie, comme ils en préservent déjà les grands. C'est ainsi qu'une amélioration dans l'état moral des nations amènera tout naturellement et sans contrainte des résultats que les lois répressives portées à diverses époques contre l'ivrognerie ont toujours vainement tenté d'obtenir, tant qu'elles n'ont pas eu l'appui d'habitudes sociales déjà portées à un certain point de perfectionnement. Malgré cela, il faut bien dire que ce n'est pas là l'unique raison susceptible de prémunir contre les excès de boissons enivrantes. En effet, plus d'un méchant, dans la crainte des épanchemens que provoque souvent l'ivresse, n'a évité un défaut qu'afin de mieux voiler des vices. Mais heureusement il suffit à la plupart des hommes, pour se garantir d'une passion qui détruit les plus nobles facultés, de penser à ce qu'elle porte de dégradant en elle-même. (ROCHOUX.)

J.

JACTATION, s. f., *jactatio;* agitation. État d'un malade qui change continuellement d'attitude dans son lit. Peu usité. *Voyez* ANXIÉTÉ, INQUIÉTUDE.

JALAP, s. m., *jalapæ radix;* racine d'une espèce de liseron (*convolvulus jalapa*) qui croît principalement au Mexique et dans d'autres parties de l'Amérique méridionale, et même dans l'Amérique septentrionale; car cette plante paraît être la même que celle qui est mentionnée sous le nom d'*ipomæa macrorhiza* par Michaux. Son nom provient de Xalappa, petite ville du Mexique, d'où on l'apporta pour la première fois, vers l'année 1610. Les vrais caractères botaniques de la plante qui fournit la racine de jalap sont long-temps restés inconnus. L'analogie l'a fait rapporter à divers genres autres que celui auquel elle appartient. Les caractères de ce genre seront donnés au mot *liseron.*

Le jalap est une plante vivace dont la racine fusiforme, arrondie, blanche, charnue, lactescente, donne naissance à plusieurs tiges herbacées, sarmenteuses, qui s'élèvent à une hauteur de quinze à vingt pieds, et qui sont garnies de feuilles alternes, pétiolées, subcordiformes, aiguës, entières, quelquefois divisées en deux, trois ou cinq lobes, glabres en dessus, velues inférieurement. Les fleurs sont pédonculées, solitaires et axillaires, violacées.

La racine de jalap peut acquérir un volume et un poids considérables; mais le plus souvent son poids est au-dessous de celui d'une livre, ou le dépasse rarement. On la trouve dans le commerce en morceaux hémisphériques ou en rouelles d'environ deux ou trois pouces de diamètre. Sa pesanteur est très-grande. Elle est brune et rugueuse à l'extérieur; son intérieur est moins foncé, marqué de zones ou lignes concentriques. Sa cassure ondulée, lisse, présente quelques points brillans. Son odeur est un peu nauséabonde; sa saveur, faible d'abord, devient, par une application prolongée, âcre et très-irritante. M. Félix Cadet-de-Gassicourt, qui a fait sur le jalap de nouvelles recherches, publiées dans sa *Dissertation inaugurale*, a obtenu de 500 grammes de racine : résine, 50 grammes; eau, 24; extrait gommeux, 220; fécule amylacée, 12,5; albumine végétale, 12,5; principe ligneux, 145; phosphate de chaux, 4; muriate de potasse, 8,118; muriate de chaux, 0,2; sous-carbonate de potasse, 1,882; carbonate de chaux, 2; carbonate de fer, 0,105; silice, 2,7; traces de divers sels, etc.; perte attribuée surtout au principe ligneux, 16,995. Mais d'autres analyses ont démontré que la proportion de résine, qui est la partie active du jalap, était loin d'être constamment la même; ce qui explique les variations d'énergie dont les praticiens accusent les propriétés de la racine de jalap, outre les falsifications et les altérations que le médicament peut avoir encore éprouvées.

Le jalap est quelquefois falsifié avec les racines de bryone et et de belle-de-nuit. Celle-ci est moins ridée et moins résineuse. La première est plus blanche, plus légère et d'une saveur très-amère. La racine de jalap est très-sujette à être altérée par les piqûres des vers. Comme la partie amylacée est la seule qui soit attaquée, la résine se trouve alors en plus grande proportion. Il y aurait de l'inconvénient à employer le jalap ainsi altéré pour l'administrer en poudre; mais il peut servir à l'extraction de la résine : d'autres fois au contraire ce dernier principe est en plus petite proportion, parce qu'on a traité préliminairement la racine au moyen de l'alcohol qui s'est emparé de la résine. La racine est alors légère et presque sans odeur.

La résine de jalap, dont il ne nous appartient pas de donner ici le mode d'extraction, est d'une couleur brun-verdâtre, fragile. Sa cassure est brillante. Pulvérisée, elle a une teinte jaunâtre. Elle a une odeur vireuse, une saveur d'abord faible, puis âcre et désagréable. On la trouve rarement pure dans le commerce, parce qu'on y mêle souvent de la poudre de charbon ou des résines d'un prix inférieur, surtout de la résine de gaïac.

La poudre de jalap, répandue dans l'atmosphère, quoique affectant peu l'odorat, irrite la membrane muqueuse du nez et de la gorge, et provoque l'éternuement et la toux. Introduite dans le conduit digestif, elle développe à un haut degré le phénomène de la purgation. Rarement, à moins de dispositions individuelles ou d'une dose très-élevée, elle excite le vomissement. Son action irritante se porte spécialement sur l'intestin grêle, dont la chaleur, le mouvement péristaltique et la sécrétion perspiratoire sont fortement et assez promptement augmentés. L'action sécrétoire se communique souvent à l'appareil biliaire, comme il arrive à la suite de purgatifs intenses ; et une quantité plus ou moins considérable de bile est versée dans l'intestin et rejetée au dehors avec les mucosités intestinales. L'irritation déterminée sur l'intestin par le jalap administré à une dose modérée n'est pas ordinairement accompagnée de coliques ni de phénomènes généraux notables. Mais quelquefois la même dose produit ces effets; ce qui dépend, comme nous l'avons déjà dit, de la proportion différente dans laquelle se trouve la résine ; c'est ce qui a fait accuser la poudre de jalap d'être un purgatif inégal et infidèle. Administré à une dose trop forte ou dans des circonstances contraires, le jalap peut déterminer des coliques violentes, des déjections alvines prolongées, l'inflammation de la membrane muqueuse intestinale et toutes ses suites.

La poudre de jalap, que l'absence d'odeur et de saveur et le prix modique font souvent employer, se prescrit à des doses variées, suivant l'âge et les conditions particulières des individus : on la donne à la dose de cinq à dix grains chez les enfans, à celle d'un demi-gros chez les adultes; cette dose peut être portée jusqu'à quarante-huit grains pour les personnes chez lesquelles on détermine difficilement la purgation, ou chez lesquelles on veut produire une purgation intense ; pour les hydropiques, par exemple. La poudre est suspendue dans trois à quatre onces d'un liquide quelconque, d'eau sucrée, de bouillon, de tisane, de lait, d'émulsion. Ce mode d'administration est le plus facile et nullement désagréable. On peut aussi en faire des pilules ou un électuaire.

La résine du jalap, à laquelle est attachée la propriété purgative de cette substance, produit les mêmes effets, mais à une dose nécessairement beaucoup moindre. La facilité de l'administrer sous un petit volume et de masquer sa saveur, et surtout la précision qu'on peut mettre dans l'appréciation des doses du principe actif, devraient la faire préférer pour l'usage ordinaire à la racine entière. Néanmoins l'action de la résine n'est pas aussi constante et aussi facile à graduer que le prétend Schwilgué. Elle détermine quelquefois, à des doses très-légères, des coliques et une superpurgation dangereuse. On l'administre, à la dose d'un à deux grains chez les enfans, et de six à dix grains chez les adultes, unie à une poudre adoucissante, telle que celle de gomme, de racine de guimauve, dont on fait des pilules, ou un électuaire, ou mieux encore suspendue dans un liquide mucilagineux et agréable qui modère son activité. On unit quelquefois la résine de jalap à trois ou six grains de calomélas. On fait un mélange exact. Cette addition passe pour diminuer beaucoup l'action irritante de la résine.

La teinture de jalap est peu employée maintenant; et cependant peut-être est-elle préférable à la résine administrée en substance. Il semble que, par la dissolution dans l'alcohol, son action purgative soit plus uniforme, moins irritante en s'étendant également aussitôt après son introduction sur une plus grande surface. La teinture du jalap, qui porte le nom d'*eau-de-vie allemande*, lorsqu'à cette substance, qui est en plus grande proportion, on ajoute de la résine de scammonée et de la racine de turbith, s'administre à la dose de vingt-quatre grains à un gros, suivant les cas, dans deux onces d'un véhicule émollient, ou unie à une once de sirop de guimauve, de gomme, etc.

On n'emploie aucune autre préparation de jalap, l'eau qui ne dissout pas la résine, ne fournissant que des produits peu actifs.

Le jalap a été préconisé dans le traitement d'un grand nombre de maladies. Mais les effets qui ont suivi l'administration de ce médicament dépendent entièrement de la médication purgative. Les cas où le jalap doit être employé ou proscrit seront donc indiqués en parlant de cette médication. *Voyez* PURGATIF.

JAMBE, s. f. *crus*; partie du membre inférieur comprise entre le genou et le pied; elle répond à l'avant-bras du membre supérieur, quoiqu'elle en diffère par des caractères qui sont une conséquence des usages différens de chaque membre. Sa forme est irrégulièrement arrondie. Elle présente, en avant, la saillie anguleuse de la crête du tibia, la face interne de cet os, et du côté externe, un plan répondant aux muscles antérieurs, qui s'y dessinent dans leur contraction; en arrière, elle offre la saillie du mollet et celle du tendon d'Achille, en dehors et inférieurement, une dépression qui sépare ce tendon du péroné et des muscles péroniers latéraux, saillans sous la peau dans cet endroit; en dedans, un léger enfoncement existe entre le tibia et les muscles du mollet, et une dépression plus marquée sépare cet os du tendon d'Achille : l'artère tibiale postérieure est située au fond de cette dépression. Les veines saphènes externe et interne, ainsi que leurs rameaux, se dessinent dans divers points à travers les tégumens, principalement sur les côtés et en arrière. La peau de la jambe est assez épaisse en avant, plus ferme et plus blanche en arrière, couverte, dans l'homme adulte, de poils plus ou moins nombreux.

La jambe est composée d'os, de ligamens, de muscles, d'aponévroses, de vaisseaux sanguins et lymphatiques, de nerfs, de tissus cellulaire et adipeux.

Les os de la jambe sont le tibia, le péroné et la rotule; celle-ci n'est qu'un appendice du tibia, et appartient plutôt au genou qu'à la jambe proprement dite. Le tibia et le péroné, solidement unis à leurs extrémités, sont séparés, dans leur corps, par un intervalle plus large supérieurement qu'inférieurement, que remplit un ligament interosseux. (*Voyez* PÉRONÉO-TIBIALE (articulation.) La jambe, réduite à ces parties solides, est plus volumineuse en haut qu'en bas, plus épaisse en dedans qu'en dehors. Sa face antérieure est inclinée dans ce dernier sens, par la saillie plus grande du tibia en avant; sa face postérieure regarde presque directement en arrière; l'une et l'autre sont déprimées dans leur milieu, au niveau du ligament interosseux.

Les muscles de la jambe occupent ses parties antérieure, externe et postérieure. Ceux de la région antérieure sont, de dedans en dehors, le jambier antérieur, l'extenseur du gros orteil, l'extenseur commun des orteils et le péronier antérieur: ce dernier n'a pas une existence constante. Ces muscles sont couchés, de dehors en dedans, les uns sur les autres, et sur la face externe du tibia; ils sont appliqués, en arrière, sur le ligament interosseux et la partie antérieure de la face interne du péroné. On n'en rencontre que deux à la partie supérieure de la jambe: ce sont les muscles jambier antérieur et extenseur commun des orteils; l'extenseur du gros orteil ne commence qu'au-dessous du tiers supérieur de ce membre, et le péronier antérieur n'en occupe que le tiers inférieur. Les muscles de la région externe sont les deux péroniers latéraux; ils sont couchés l'un sur l'autre, et sur la face externe du péroné, de telle manière que le plus long et le plus superficiel existe seul dans le tiers supérieur de la jambe. Les muscles de la région postérieure forment deux plans superposés: le plan superficiel comprend les muscles du mollet, qui sont les jumeaux, le soléaire et le jambier ou le plantaire grêle; le plan profond est constitué par le muscle poplité, qui en occupe le quart supérieur, et par les muscles fléchisseur propre du gros orteil, jambier postérieur, fléchisseur commun des orteils, situés plus bas et de dehors en dedans, dans l'ordre suivant lequel nous venons de les énumérer. Les muscles de ce plan profond reposent sur les faces postérieures du péroné et du tibia, sur la partie postérieure de la face interne du premier, et sur le ligament interosseux.

Une aponévrose d'enveloppe est commune à tous ces muscles. Plus forte en avant qu'en arrière, elle s'attache le long des bords antérieur et interne du tibia, et est interrompue au niveau de la face interne de cet os ; ainsi qu'au bas du péroné, entre deux crêtes continues au bord antérieur de cet os, et auxquelles elle se fixe. Cette aponévrose se continue avec celle de la cuisse, avec des expansions des muscles couturier, droit interne, demi-tendineux, triceps crural et biceps, et s'attache en outre, dans ce sens, à l'extrémité supérieure du péroné et à la tubérosité externe du tibia. Elle se confond inférieurement avec les ligamens annulaires antérieur et interne, et avec la gaîne des péroniers latéraux; du côté du talon, elle se perd dans le tissu cellulaire. Dans la région antérieure de la jambe, elle forme des gaînes partielles aux muscles jambier antérieur et extenseur des orteils, en envoyant une cloison entre ces muscles, et une autre entre le dernier, le péronier antérieur et les péroniers latéraux, et en se fixant par celles-ci à tout le bord antérieur du péroné. En dehors, elle achève d'embrasser les péroniers latéraux par une cloison aponévrotique qui les sépare du soléaire et du fléchisseur du gros orteil, et qui se fixe au bord externe du péroné. En arrière, elle offre deux lames qui comprennent dans leur intervalle les muscles du mollet. La lame superficielle est très-mince et presque celluleuse; la lame profonde, assez forte en bas, où elle est tendue entre le bord interne du tibia et le bord externe du péroné, contient les muscles profonds, et se perd en haut dans le tissu cellulaire qui est entre eux et le soléaire.

L'aponévrose de la jambe donne attache supérieurement à beaucoup de fibres des muscles antérieurs et externes; elle recouvre simplement les muscles postérieurs. Ses fibres inférieures sont, pour la plupart, transversales ; les autres sont entrecroisées en différens sens.

Outre cette aponévrose d'enveloppe générale, le muscle poplité est recouvert par une aponévrose qui lui est propre, et il existe entre le muscle jambier postérieur et les deux fléchisseurs des orteils une lame aponévrotique qui enveloppe le premier de ces muscles et le sépare des deux autres en donnant attache à tous trois, et en se fixant au bord interne du péroné et au bord externe du tibia.

Les vaisseaux et les nerfs de la jambe sont superficiels ou profonds. Les premiers, placés entre la peau et l'aponévrose jambière, sont les veines saphènes externe et interne et leurs branches, les vaisseaux lymphatiques qui les accompagnent, et les nerfs du même nom : celles de ces parties qui sont situées en dehors appartiennent aux troncs vasculaires et nerveux du jarret, tandis que celles qui sont en dedans se prolongent jusque dans la région de l'aine. Les vaisseaux profonds sont les vaisseaux poplités, tibiaux antérieurs, tibiaux postérieurs et péroniers. Les divisions du grand nerf sciatique donnant naissance au nerf tibial postérieur, au musculo-cutané et au tibial antérieur, constituent les nerfs profonds; le musculo-cutané doit être rangé parmi les nerfs superficiels, à la partie inférieure de la jambe, où il est sous-cutané. Les vaisseaux poplités, à leur terminaison, les vaisseaux et le nerf tibiaux postérieurs, les vaisseaux péroniers, sont placés entre les deux couches musculaires de la région postérieure; les vaisseaux péroniers sont seuls situés inférieurement sur les muscles profonds. Les vaisseaux et le nerf tibiaux antérieurs sont assez profondément situés entre le jambier antérieur et les autres muscles antérieurs de la jambe. Le nerf musculo-cutané, dans sa partie profonde, marche le long de la cloison aponévrotique qui sépare les muscles de la région antérieure de ceux de la région externe. On rencontre le tronc commun de ce nerf et du tibial antérieur, ou le sciatique poplité externe, au-dessous de l'extrémité supérieure du péroné, entre cet os et le muscle long péronier latéral, dont il croise obliquement la direction. Une glande lymphatique est ordinairement placée à la partie supérieure de la jambe, sur le trajet des vaisseaux tibiaux antérieurs.

Le tissu cellulaire de la jambe est abondant autour des muscles, partout où leurs fibres ne prennent point d'insertion; il est plus lâche en arrière, autour des muscles du mollet. Le tissu adipeux remplit les intervalles qu'ils laissent entre eux; il est particulièrement répandu autour des vaisseaux, et devant le tendon d'Achille. Ces tissus forment, en outre, sous la peau, une couche en général peu épaisse, mais variable suivant les individus.

Les maladies les plus fréquentes de la jambe sont des plaies, des abcès, des fractures des deux os qui la composent, des varices, la rupture de quelques parties musculaires ou tendineuses du mollet. (A. BÉCLARD.)

JAMBIER, IÈRE, adj., *tibialis;* qui appartient à la jambe. Trois muscles et l'aponévrose d'enveloppe de ce membre sont désignés par cette épithète.

JAMBIER ANTÉRIEUR (muscle), *musculus tibialis anticus;* muscle long, situé à la partie antérieure et interne de la jambe et sur le dos du pied. Il s'attache, en haut, à la tubérosité externe et à la moitié supérieure de la face externe du tibia, à l'aponévrose de la jambe, à une cloison qui le sépare de l'extenseur commun des orteils, et au ligament interosseux. En bas, il se termine par un tendon à la base du premier os cunéiforme et à l'extrémité postérieure du premier os du métatarse : ce tendon est retenu au-devant du coude-pied par le ligament annulaire antérieur du tarse, qui lui forme une sorte de gaîne fibreuse, tapissée par une membrane synoviale. Une autre synoviale sépare ce tendon du premier cunéiforme, près de son attache à cet os. Le jambier antérieur est oblique de haut en bas et de dehors en dedans. Ses fibres supérieures sont longitudinales, et s'implantent au devant du tendon; les autres sont obliquement insérées le long de celui-ci sur sa partie postérieure.

Ce muscle est fléchisseur et adducteur du pied, et peut mouvoir en sens inverse la jambe sur le pied quand celui-ci est fixé, comme lorsqu'il repose sur le sol, et qu'il y est retenu par le poids du corps ou par l'action de ses extenseurs.

JAMBIER GRÊLE (muscle), *musculus plantaris ;* petit muscle long et grêle, tendineux dans ses quatre cinquièmes inférieurs, situé à la partie postérieure de la jambe, entre les jumeaux et le soléaire. Son extrémité supérieure est attachée au-dessus du condyle externe du fémur, ainsi qu'au ligament postérieur du genou, et au tendon du jumeau externe. Son tendon s'attache inférieurement à la partie supérieure du calcanéum, au côté interne du tendon d'Achille, auquel il est intimement uni. Sa direction est oblique de haut en bas, et de dehors en dedans.

Il peut concourir à l'extension du pied et à la flexion de la jambe.

JAMBIER POSTÉRIEUR (muscle), *musculus tibialis posticus*; muscle long, situé profondément à la partie postérieure et moyenne de la jambe, et sous le bord interne du pied. Il s'attache supérieurement à la partie postérieure de la face interne du péroné, à une petite partie de la face postérieure du tibia, au ligament interosseux, et à une aponévrose qui le sépare des muscles long fléchisseur des orteils, et long fléchisseur du gros orteil. En bas, il est fixé à la tubérosité du scaphoïde par un tendon qui envoie un prolongement au premier os cunéiforme, et dont quelques fibres s'étendent même jusqu'au premier os du métatarse. Ce tendon se réfléchit derrière la malléole interne dans une coulisse du tibia, où il est retenu par une gaîne fibreuse, tapissée par une membrane synoviale, et située sous le ligament annulaire interne du tarse, en dedans de celle du long fléchisseur des orteils, logé dans la même coulisse. Il répond plus bas au côté interne de l'astragale et de son articulation avec le calcanéum; où la même gaîne le renferme, et enfin près de son attache, il est situé sous la tête de l'astragale, et contient souvent dans cet endroit un os sésamoïde. La direction du corps charnu de ce muscle est verticale supérieurement, et oblique de haut en bas et de dehors en dedans, dans sa partie inférieure, de sorte qu'il croise le long fléchisseur des orteils, en passant au devant de lui. Son extrémité supérieure est bifurquée pour le passage des vaisseaux tibiaux antérieurs. Les fibres supérieures entourent l'extrémité supérieure du tendon; les autres s'implantent un peu obliquement sur sa partie postérieure et externe.

Le jambier postérieur est extenseur et adducteur du pied; il meut la jambe en sens contraire, lorsque le pied est fixé.

JAMBIÈRE (aponévrose). *Voyez* JAMBE.

JARRET, s. m., *poples*. On désigne sous ce nom la partie postérieure du genou, située dans le sens de la flexion de la jambe, et formant un creux, quand cette flexion s'opère. *Voyez* GENOU.

JASMINÉES, *jasmineæ*. Cette famille, qui tire son nom du jasmin, qui en fait partie, offre des caractères assez faciles à saisir. Les végétaux qui la composent sont tantôt des arbres, tantôt et plus souvent des arbrisseaux et des arbustes, à feuilles opposées simples, ou pennées, à fleurs hermaphrodites ou polygames; leur corolle est généralement monopétale, quelquefois cependant formée de plusieurs pièces distinctes; les étamines sont toujours au nombre de deux; l'ovaire est libre, à deux loges, contenant chacune deux ovules; le style est surmonté d'un stigmate bifide. Le fruit est tantôt une capsule à deux loges; tantôt une baie ou fruit charnu, à deux ou à une seule loge. Les fleurs des jasminées, généralement disposées en grappes, répandent presque toutes une odeur très-agréable. . . . . . .

Quant aux propriétés médicales de cette famille, elles n'offrent d'uniformité que dans quelques organes; dans d'autres elles présentent des dissemblances très-marquées. Ainsi d'un côté le genre FRÊNE se distingue par la sève douce et sucrée qu'il renferme, et qui, extraite par la simple incision des tiges et concretée à l'air, forme la *manne*. Cette matière sucrée existe non-seulement dans le frêne à fleurs (*fraxinus ornus* L.), mais dans diverses autres espèces, telles que le *fraxinus rotundifolia* Lamk., et même le frêne commun, qui croît dans nos forêts. Mais il est à remarquer que dans nos climats, et à plus forte raison dans les contrées septentrionales de l'Europe, cet arbre ne produit pas de manne, tandis qu'en Italie, et particulièrement dans le midi de la Toscane, c'est la seule espèce que l'on y cultive pour cet usage. Le genre OLIVIER (*olea*) offre une particularité non moins remarquable. La partie charnue de son fruit contient une huile grasse et douce, extrêmement employée dans les arts, l'économie domestique et la thérapeutique. L'existence d'une huile grasse dans le péricarpe de l'olivier est un fait unique dans le règne végétal; ce principe en effet ne se rencontre jamais que dans les semences. Nous observerons plus d'uniformité dans les propriétés des feuilles des jasminées, qui ont en général une saveur amère, et quelquefois astringente. Ainsi celles du frêne et de l'olivier contiennent assez de tannin pour que dans quelques pays on les emploie à la préparation des cuirs. Il en est de même de leur écorce. Dans le lilas, les feuilles et les fruits ont une telle amertume, que M. le docteur Cruvelhier les a employées avec succès comme fébrifuges dans six cas de fièvres intermittentes assez graves. La même analogie se remarquera aussi dans les fleurs des plantes qui composent cette famille; elles ont presque toutes une odeur forte et agréable, et leur eau distillée est quelquefois employée comme excitante et antispasmodique. Il paraît certain que c'est avec les fleurs d'une espèce d'olivier (*olea fragrans*, L.) que l'on aromatise le thé à la Chine et au Japon. (A. RICHARD.)

JAUNE, adj., *luteus*. Cette épithète, indicative d'une couleur spéciale, est employée en médecine pour désigner plusieurs objets et une affection particulière. Ainsi l'on a donné le nom de *ligamens jaunes* à des fibres jaunâtres, élastiques et très-résistantes, qui sont placées entre les lames des vertèbres (*voy.* VERTÈBRES, VERTÉBRAL); le nom de *tache jaune de Sœmmering*, à une petite étendue de la rétine qui présente une couleur jaune assez foncée et qui est percée d'un trou central (*voyez* OEIL); le nom de *corps jaune* à un petit corps jaunâtre qui existe dans l'ovaire de la femme après la rupture d'une des vésicules par suite d'un coït fécondant (*voy.* GÉNÉRATION, OEUF HUMAIN); enfin on a appelé *fièvre jaune* une affection fébrile dans laquelle la peau présente une teinte jaune prononcée. *Voyez* TYPHUS ICTÉRODE.

JÉJUNUM, s. m., *jejunum*; portion de l'intestin grêle qui vient après le duodénum, et se continue en bas avec l'iléon. *Voyez* INTESTIN.

JEUNESSE, s. f., *juventus*, *juventa*; période de la vie peu rigoureusement déterminée, que l'on entend quelquefois même de l'enfance, mais qui comprend dans le sens le plus communément admis l'intervalle qui sépare le dernier progrès de l'adolescence du terme de la virilité croissante. Ainsi la jeunesse, qui chez l'homme commence vers dix-huit ans, ne se prolonge que rarement au-delà de trente ans. *Voyez* AGE. (RULLIER.)

JOINTURE; *voyez* ARTICULATION.

JOUBARBE, s. f., *sempervivum*; genre de plantes de la décandrie polygynie, L., et de la famille naturelle des Crassulées, J. La joubarbe des toits ou grande joubarbe (*sempervivum tectorum*) plante très-commune dans nos climats, et qui croît sur les toits, les vieux murs et sur les collines pierreuses, a été souvent employée en médecine. On lui attribuait des propriétés spéciales dans un grand nombre de maladies. Elle contient en abondance un suc qui est astringent, styptique; et à ce titre on en a fait usage en application extérieure dans les cas d'hémorrhoïde, de coupure, de gerçure, d'érysipèle, etc.; elle entre dans la composition de l'onguent populéum. Les habitans de la campagne seuls s'en servent encore quelquefois à cause des propriétés qui lui sont attribuées par tradition.

JOUBARBE ÂCRE OU PETITE JOUBARBE, *sedum acre;* plante de la même famille que la grande joubarbe, mais qui se rapporte à un genre différent, le genre *sedum*. Elle appartient à la décandrie pentagynie, L. Le suc âcre qu'elle contient la fait ranger parmi les poisons irritans. (*Voyez* POISONS.) Elle a été jadis employée en médecine dans le traitement de plusieurs maladies et surtout en application extérieure sur les chancres, les ulcères, les cancers, les cors et les durillons. Elle est entièrement abandonnée aujourd'hui. Elle entre, comme la grande joubarbe, dans la composition de l'onguent populéum.

JOUE, s. f. *gena*. On nomme ainsi les parois latérales de la bouche. Entièrement formées de parties molles attachées aux deux mâchoires, et continues avec celles qui les couvrent extérieurement, elles n'ont pas de limites bien précises en dehors, et paraissent comprendre toute la partie latérale de la face, bornée en haut par l'orbite et l'arcade zygomatique, en bas par la base de la mâchoire, en arrière par l'angle de cet os et par l'oreille, en avant par le nez, les lèvres et le menton. Mais leur étendue véritable est moindre, et doit être établie dans l'intérieur de la bouche, où leurs bornes sont plus précises. On les voit dans ce sens : 1° en haut, se fixer au delà des gencives et du bord alvéolaire, au-dessous de la pommette et de la fosse canine; 2° en bas, s'arrêter au-dessus de la ligne oblique externe de la mâchoire; 3° on les voit, en avant, se continuer avec les lèvres, et, 4° se terminer en arrière au pilier antérieur du voile du palais, lequel répond à la partie antérieure de la face interne de la branche de la mâchoire. La face externe des joues forme une convexité plus ou moins marquée, suivant la quantité de graisse qu'elles renferment, et présente des rides produites par la contraction des muscles ou amenées par les progrès de l'âge; elle offre aussi une partie des poils de la barbe. Leur face interne est percée vers son milieu, mais plus près du bord supérieur que de l'inférieur, par l'orifice du conduit excréteur de la glande parotide : on remarque, en arrière, sur cette face, la saillie du bord antérieur de la branche de la mâchoire, et au devant de celle-ci, celle que forme le muscle masséter, lorsqu'il entre en contraction.

Le muscle buccinateur, une partie du masseter, du peaucier, du grand zygomatique, du triangulaire des lèvres, l'artère et la veine faciale et les vaisseaux lymphatiques qui les accompagnent, des filets des nerfs facial, sous-orbitaire, mentonnier, massétérin, les vaisseaux et les nerfs buccaux, le conduit parotidien, du tissu cellulaire et graisseux, la peau, et la membrane muqueuse buccale : telles sont les principales parties qui entrent dans la composition des joues.

La peau de cette partie est fine et pourvue de vaisseaux capillaires nombreux, qui lui donnent une couleur rouge plus ou moins marquée, principalement vers son milieu, où les poils de la barbe se prolongent rarement. La membrane muqueuse qui revêt les joues en dedans présente des caractères qui ont été exposés à l'article BOUCHE ; elle se replie de haut en bas pour se continuer sur les os maxillaires. Le muscle buccinateur touche immédiatement la membrane muqueuse : ce sont ses attaches qui établissent les limites des joues, dont ce muscle forme la partie essentielle. L'union qui existe, en arrière, entre le buccinateur et le constricteur supérieur du pharynx, établit une connexion intime entre la paroi latérale de la bouche et le pharynx. Une membrane fibreuse qui se détache en partie du conduit parotidien, et qui se continue avec l'aponévrose commune au buccinateur et au constricteur supérieur du pharynx, revêt le premier de ces muscles, et fortifie en dehors la paroi latérale de la bouche. Les autres parties que contiennent les joues sont situées entre la peau et cette aponévrose, au milieu d'un tissu graisseux abondant. La joue est en effet une des parties du corps où la graisse existe le plus constamment : ce fluide est particulièrement accumulé dans l'espace qui sépare, en arrière, le muscle buccinateur de la branche de la mâchoire et du masséter.

Les joues peuvent être le siége de cancers, de charbons, de fistules du conduit parotidien. On en pratique la résection dans le premier cas, et quelquefois la perforation dans le dernier. La texture molle et celluleuse de cette partie la dispose particulièrement à une sorte de gonflement inflammatoire que l'on connaît sous le nom de fluxion. (BÉCLARD).

JUGAL. *Voyez* ZYGOMATIQUE.

JUGEMENT, s. m., *judicium;* c'est, suivant un grand nombre de philosophes, une des facultés primitives de l'entendement au moyen de laquelle on établit les rapports qui existent entre deux ou plusieurs idées. Cette dénomination s'applique encore au résultat de cette faculté en exercice, de l'opération intellectuelle à laquelle elle préside. *Voyez* FACULTÉS INTELLECTUELLES.

En pathologie, on a désigné par le nom de *jugement* tout changement brusque d'une maladie qui indique qu'elle doit se terminer favorablement ou d'une manière funeste. Ce nom est à peu près synonyme de crise. *Voyez* ce dernier mot.

JUGLANDÉES, *juglandeæ*. Le seul genre noyer (*juglans*, L.) que quelques auteurs ont divisé en deux genres, forme cette nouvelle famille de plantes, qui a beaucoup de rapport d'une part avec les cupulifères, et d'une autre part avec les térébenthacées. Elle se distingue surtout par ses fleurs monoïques, dont les mâles sont disposées en chatons, et dont les femelles offrent un ovaire infère, à une seule loge et à un seul ovule. Le fruit, qu'on désigne sous le nom de *noix*, est une drupe peu charnue, dont le noyau s'ouvre en général en deux valves. Les juglandées sont des arbres très-grands, ayant des feuilles alternes et pinnées. Cette famille offre beaucoup d'uniformité dans ses propriétés. L'amande renfermée dans l'intérieur du noyau a une saveur douce et agréable, et on la mange quand elle est fraîche. Elle contient une grande quantité d'huile grasse, que l'on en extrait pour le service de la table et pour brûler. La partie charnue du fruit est connue sous le nom de *brou de noix*. L'écorce et les feuilles contiennent en abondance du tannin et de l'acide gallique, et servent au tannage des cuirs. Dans les feuilles il existe de plus un principe aromatique très-prononcé; et l'on a prétendu que leur émanation était fort dangereuse pour les individus qui restaient long-temps exposés à leur influence, mais ces assertions sont exagérées. L'odeur forte qu'elles répandent, surtout pendant les ardeurs du soleil, peut donner quelque douleur de tête aux personnes qui la respirent pendant long-temps; mais elle n'a point l'action délétère que plusieurs auteurs lui ont attribuée. *Voyez* NOYER. (A. RICHARD.)

JUGULAIRE, adj., *jugularis*; de *jugulum*, gorge. On donne quelquefois ce nom à la région antérieure du cou, et surtout à plusieurs organes qui y sont situés, particulièrement à des veines.

Les veines jugulaires, au nombre de deux de chaque côté, rapportent le sang de la tête et du cou. Leurs racines répondent assez exactement aux branches de l'artère carotide ou céphalique, dont elles sont la continuation; d'un autre côté, elles occupent, comme les veines des membres, deux plans différens, l'un superficiel et l'autre profond.

La veine jugulaire interne ou profonde, *vena jugularis interna, s. profunda*, que l'on ferait bien d'appeler avec M. Chaussier veine céphalique, *vena cephalica*, puisqu'elle représente presque exactement l'artère du même nom, est formée par la réunion d'une veine céphalique antérieure ou externe, et d'une veine postérieure ou encéphalique.

La veine céphalique antérieure, ou externe, *vena cephalica anterior, s. externa*, est elle-même formée par la rencontre des veines faciale et temporale.

La veine faciale, *vena facialis*, est formée par la réunion des veines de la face et du front; elle suit à peu près le trajet de l'artère faciale et de la frontale. Elle commence par les veines sus-orbitaire et frontale, et reçoit successivement les suivantes : les veines nasales antérieures, les palpébrales, les labiales supérieures, la veine maxillaire interne antérieure, ou supérieure, les buccales, les labiales moyenne et inférieure, les massétérines, la submentale et la sous-maxillaire.

La veine temporale, *vena temporalis*, est formée par la réunion de veines superficielles du crâne et des veines profondes de la face. Elle commence par une branche temporale superficielle et une profonde. La veine temporale superficielle est formée elle-même par un rameau antérieur qui commence au sinciput, et par un rameau postérieur qui naît de la région mastoïdienne. La veine temporale profonde commence par la réunion de trois veines sous-cutanées, la frontale, la susorbitaire, et la palpébrale supérieure externe; elle s'engage ensuite sous l'aponévrosé temporale, y décrit plusieurs flexuosités, y reçoit quelques rameaux de l'os et du muscle de la tempe, et communique là avec des branches de la veine faciale. Le tronc de la veine temporale, formé par la réunion de la superficielle et de la profonde, descend en dehors de l'os de la pommette, derrière la branche de la mâchoire, dans l'épaisseur de la parotide; dans ce trajet, il reçoit les veines articulaires de la mâchoire, la transversale de la face, les veines parotidiennes, les auriculaires antérieures et la veine maxillaire interne postérieure, ou inférieure, qui par une branche volumineuse s'anastomose avec la veine occipitale et la jugulaire externe.

Les veines faciale et temporale se réunissent, au-dessous de l'angle de la mâchoire, en un tronc commun de peu d'étendue; c'est la veine céphalique antérieure ou externe qui représente, à beaucoup d'égards, l'artère carotide ou céphalique externe. Ce tronc veineux reçoit ordinairement, en devant, la veine laryngée.

La veine céphalique postérieure ou interne, ou la veine encéphalique, *vena cephalica posterior, s. interna, s. encephalica*, est principalement formée par la réunion des veines de l'encéphale, des méninges, des os du crâne, des yeux, de la langue et du pharynx. Les veines de l'extérieur et de l'intérieur de l'encéphale, les veines méningiennes, les veines diploïques du crâne, les veines ophthalmiques, aboutissent dans des troncs appelés *sinus* formés par la dure-mère et par la membrane interne des veines; tous les sinus aboutissent au sinus transverse, et celui-ci, de chaque côté, se continue, à travers le trou déchiré postérieur, avec un tronc commun, court, situé profondément entre la carotide interne et le ventre postérieur du muscle digastrique, et qui reçoit par sa partie antérieure les veines linguale et pharyngienne séparément ou ensemble : c'est la veine encéphalique.

La veine encéphalique et la veine céphalique externe se réunissent à la hauteur de l'hyoïde, ou de l'extrémité supérieure du larynx, en un tronc commun: c'est la veine jugulaire interne ou céphalique. Ce vaisseau très-volumineux descend presque verticalement sur la partie antérieure et latérale du cou, en dehors de l'artère carotide et du nerf pneumogastrique, en dedans des muscles sterno-mastoïdien et omoplat-hyoïdien. Tout-à-fait en bas du cou, la veine jugulaire interne passe derrière l'extrémité interne de la clavicule. Elle reçoit près de son commencement la veine thyroïdienne supérieure, et dans son trajet la thyroïdienne inférieure ou plutôt moyenne.

Arrivée en arrière et au-dessous de l'extrémité interne de la clavicule, la veine jugulaire interne ou céphalique s'unit à la portion sous-clavière de la brachiale pour former de chaque côté la veine brachio-céphalique, ou innominée, ou jugulaire thoracique de quelques auteurs.

La veine jugulaire externe, ou la veine superficielle du cou, *vena jugularis externa, s. superficialis*, commence ordinairement derrière l'angle de la mâchoire, par la réunion des veines occipitale supérieure et auriculaire postérieure, avec une partie plus ou moins considérable de la veine temporale, avec laquelle elle communique toujours, et qu'elle reçoit quelquefois en totalité. Elle constitue alors un tronc beaucoup moins volumineux que la jugulaire interne, qui descend verticalement entre les muscles peaucier et sterno-mastoïdien, et au côté interne de l'omoplat-hyoïdien. Elle est croisée vers sa partie moyenne par un filet nerveux du plexus cervical. Sa moitié inférieure est bien plus profonde que la supérieure; elle passe ordinairement derrière la clavicule, et se termine dans la sous-clavière en dehors de la réunion de celle-ci avec la jugulaire interne. Elle reçoit au bas du cou, en arrière, les veines occipitale inférieure, cervico-scapulaire, et scapulaire supérieure, en devant les veines sous-cutanées antérieures du cou. Quelquefois la veine jugulaire externe passe devant la clavicule et se contourne au-dessous d'elle pour gagner la sous-clavière; elle reçoit alors la veine céphalique du bras, avec laquelle elle communique ordinairement par l'intermède des veines scapulaires. Quelquefois aussi, il y a deux veines jugulaires externes, une antérieure et une postérieure, qui se réunissent en bas en un tronc commun, pour s'ouvrir dans la sous-clavière. (A. BÉCLARD.)

JUJUBE, *jujubæ*; fruit du jujubier. *Voyez* ce mot.

JUJUBIER, s. m., *ziziphus*; genre de plantes de la pentandrie digynie, L., et de la famille des Rhamnées, J., qui a pour caractères un calice étalé à cinq divisions; cinq étamines insérées, ainsi que les pétales, autour d'un disque périgyne qui environne l'ovaire; deux stigmates et un fruit qui renferme un noyau biloculaire.

Le jujubier officinal, *ziziphus vulgaris*, est un arbrisseau de quinze à vingt pieds d'élévation, originaire d'Orient et particulièrement de la Syrie, qui est aujourd'hui cultivé et naturalisé dans les contrées méridionales de l'Europe. Il est rameux dès sa base, et offre, sur ses branches, de petits rameaux filiformes verts qu'il renouvelle tous les ans, et sur lesquels poussent les feuilles et les fleurs. Le fruit, qui est la partie importante à considérer pour le médecin et qu'on nomme *jujube* dans les pharmacies, est une drupe ovoïde, rougeâtre, lisse, de la grosseur d'une olive, contenant un noyau osseux à deux loges monospermes.

Les jujubes, à l'état frais, sont formées d'un parenchyme blanchâtre, un peu spongieux, d'une saveur douce et légèrement acide. On les mange en cet état dans les contrées où elles croissent. Par la dessication, ce parenchyme acquiert une saveur vineuse et sucrée. Les jujubes sont, ainsi que les dattes, les figues et les raisins secs, rangées parmi les fruits pectoraux ou béchiques, c'est-à-dire qu'ils fournissent à l'eau par la décoction un principe mucilagineux et sucré qui en fait recommander l'usage particulièrement dans les inflammations des bronches. Elles pourraient être employées dans tous les autres cas d'irritation en raison de leurs propriétés émollientes. La décoction se fait avec une vingtaine de fruits pour deux livres d'eau. On prépare encore avec les jujubes un sirop et une pâte très-usitée et assez agréable, dont la gomme forme la partie la plus efficace.

Il est une autre espèce de jujubier, *ziziphus lotus*, qui croît sus les côtes septentrionales de l'Afrique, et qui fournit un fruit d'une saveur agréable, mais qui ne répond pas aux idées que les anciens nous ont transmises sur le goût délicieux du lotos qui faisait oublier leur patrie à ceux qui en avaient mangé.

JULEP, s. m., *julepus*, *julapium*; on désigne ainsi un médicament liquide magistral, du poids de quatre à cinq onces, destiné à être pris le soir avant l'heure du sommeil en une ou deux doses et doué de propriétés tempérantes, pectorales et hypnotiques. Les juleps, dont la composition est très-simple, sont presque toujours formés d'un sirop acide, mucilagineux ou narcotique, et d'une infusion de plantes emmollientes ou d'une émulsion. Le julep n'est qu'un genre particulier de potion dont il ne diffère que par la manière dont il est administré. *Voyez* POTION.

JUMEAU, s. m. et adj., *gemellus*; on désigne ainsi les enfans nés d'un seul accouchement. *Voyez* ACCOUCHEMENT, GROSSESSE et OEUF HUMAIN.

JUMEAUX (muscles), *musculi gemini*. On donne ce nom à deux paires de muscles situés, de chaque côté, à la partie supérieure de la cuisse et à la jambe.

JUMEAUX DE LA CUISSE. — Ils sont situés transversalement derrière l'articulation de la hanche et au bas de la fesse, et distingués en supérieur et en inférieur. Le premier est au-dessus, le second au-dessous du tendon du muscle obturateur interne, avec lequel ils se confondent. Leur volume est à peu près égal; souvent l'inférieur est plus gros que le supérieur. Celui-ci s'attache, en dedans, à la lèvre externe de l'ischium; l'inférieur est fixé dans le même sens à la partie postérieure et interne de la tubérosité du même os. L'un et l'autre s'implantent, en dehors, dans la cavité digitale du grand trochanter, par un tendon intimement uni aux bords supérieur et inférieur de celui de l'obturateur interne, qui est souvent même en partie recouvert par leurs fibres charnues. Ces muscles sont auxiliaires de l'obturateur interne pour la rotation de la cuisse en dehors; ils peuvent concourir à l'abduction de ce membre, lorsqu'il est fléchi.

JUMEAUX DE LA JAMBE.—Muscles longs, épais, de forme ovalaire, situés l'un à côté de l'autre à la partie postérieure de la jambe et dans le jarret. Le jumeau interne est plus fort et un peu plus long que l'externe, dans sa partie tendineuse comme dans sa partie charnue; ce qui s'accorde avec le plus grand volume du côté interne de la jambe et du pied. Ecartés en haut, ces muscles sont implantés dans ce sens à des empreintes qui surmontent les condyles du fémur, par des tendons qui s'étendent sous forme d'aponévroses sur leur partie postérieure et latérale. En bas, ils se fixent au calcaneum par des aponévroses qui proviennent de leur face antérieure, et qui, en s'unissant entre elles, et à celle du muscle soléaire, contribuent à la formation du tendon improprement nommé *tendon d'Achille*. Les fibres des deux muscles vont obliquement de haut en bas, et d'arrière en avant à la rencontre les unes des autres, et sont séparées inférieurement par une sorte de raphé.

Ces muscles ont des connexions étroites avec l'articulation du genou; leurs tendons sont tapissés antérieurement par la membrane synoviale de cette articulation. Le jumeau interne est séparé du tendon du muscle demi-aponévrotique par une bourse synoviale.

Les jumeaux de la jambe servent à l'extension de l'articulation du pied, et à la flexion du genou.

JUMELLES (artères et veines). On donne ce nom aux branches de l'artère et de la veine poplitées qui se distribuent dans les muscles jumeaux de la jambe. On appelle aussi branches jumelles les rameaux du nerf sciatique poplité interne destinés aux mêmes muscles. (A. B.)

JUS, s. m., *succus*; nom donné au suc des végétaux ou des animaux extrait par la pression et concentré ou non par l'évaporation. C'est ainsi qu'on appelle quelquefois *jus de réglisse* l'extrait sec de cette plante ; *jus d'herbes*, le suc extrait de certains végétaux. *Voyez* SUC.

JUSQUIAME, s. f., *hyosciamus;* genre de plantes de la pentandrie monogynie, L., et de la famille naturelle des Solanées, J., qui a pour caractères : calice tubuleux, subcampaniforme, quinquéfide ; corole infundibuliforme ; limbe oblique à cinq lobes obtus et inégaux ; cinq étamines déclinées ; stigmate capitulé simple ; le fruit est une capsule allongée, un peu ventrue à sa base, biloculaire, s'ouvrant horizontalement en deux valves superposées, enveloppée par le calice dont les dents la dépassent. Les graines sont subréniformes, tuberculeuses. Les fleurs sont disposées en une sorte d'épi unilatéral.

La jusquiame noire (*hyosciamus niger*, L., Rich., *Bot. méd.*, tome I, page 296), croît dans toutes les parties de l'Europe ; elle est très-commune sur le bord des chemins et dans les lieux incultes. Sa racine est fibreuse, épaisse, napiforme, brune en dehors et blanche en dedans, et a été quelquefois confondue avec la racine de la chicorée sauvage et celle du panais. Sa tige, haute de dix-huit pouces à deux pieds, est cylindrique, rameuse à sa partie supérieure, couverte de poils longs et visqueux. Les feuilles, alternes, éparses et quelquefois opposées sur le même pied, grandes, ovales, aiguës, sessiles, profondément sinueuses sur les bords, sont molles, d'un vert terne et hérissées de poils visqueux comme la tige. Les fleurs, presque sessiles, sont d'un jaune sale et veinées de lignes pourpres. Toute la plante exhale une odeur vireuse, forte et désagréable. Elle a une saveur forte et nauséeuse. Elle fleurit en été.

L'aspect et l'odeur de la jusquiame noire décèlent les propriétés délétères dont elle est douée. Elle est, en effet, rangée parmi les poisons narcotiques. (*Voyez* POISON.) Mais diverses préparations de cette plante, administrées à des doses modérées, ont été employées dans un but thérapeutique ; et c'est sous ce dernier rapport que nous devons considérer la jusquiame noire.

Les feuilles de la jusquiame sont les parties de la plante dont on fait le plus d'usage. La racine et les semences, qui étaient autrefois employées en médecine et qui participent aux propriétés des autres parties, sont aujourd'hui presque abandonnées. Il faut recueillir la plante lorsqu'elle a acquis toute sa maturité : autrement elle contient des principes beaucoup moins actifs. C'est probablement en partie à cette condition variable de maturité qu'on doit rapporter l'énergie plus ou moins marquée de la jusquiame. De même, la racine, qui est annuelle ou bisannuelle, présente, disent quelques observateurs, des différences dans la force de ses propriétés narcotiques et âcres, suivant l'époque où elle a été récoltée. La chaleur ou la température froide et humide des contrées où croît la jusquiame peut également influer sur l'intensité de son action. Nous ne possédons pas d'analyse chimique exacte de cette plante. M. Brande, qui s'est occupé récemment de ce sujet, a retiré des graines une substance alcaline qui ne s'altère pas à une haute température, qui cristallise en longs prismes et qui forme des sels très-caractéristiques avec les acides sulfurique et nitrique. Cet alcali végétal, nommé *hyoscyamin* par M. Brande, n'a pas été examiné sous les rapports médicaux. On ignore par conséquent s'il est le principe des effets de la jusquiame. Outre cet alcali, d'autres chimistes ont encore trouvé un acide particulier cristallisable, une matière oléo-cireuse, du phosphate et du carbonate de chaux, du phosphate de magnésie.

Les effets physiologiques de la jusquiame sont les suivans : quelque temps après l'ingestion, céphalalgie légère d'abord, qui augmente par degrés ; goût pâteux avec blancheur de la langue, secheresse et chaleur à la gorge, soif ; nausées légères ; peau chaude et halitueuse ; pouls accéléré ; tendance au sommeil, vertiges ; dilatation extrême des pupilles, et affaiblissement notable de la vue ; engourdissement des extrémités inférieures. Portée à une dose plus considérable, elle détermine des douleurs épigastriques, des coliques, de la diarrhée ; enfin chez ceux qui en ont pris une forte dose, du délire, des convulsions, un assoupissement profond et la mort même. On voit d'après ces phénomènes que la jusquiame agit en irritant la membrane gastro-intestinale, et que son action, probablement encore irritante, porte surtout sur certaines parties de l'encéphale. Son mode d'action sera mieux apprécié lorsqu'on exposera ses effets vénéneux.

Ces symptômes peuvent être produits par les diverses préparations de la jusquiame, mais à une intensité variable et à des doses différentes. Ainsi, d'après MM. Fouquier et Ratier, dont les recherches récentes sur les propriétés de la jusquiame, insérées dans le premier volume des Archives, nous ont particulièrement servi pour rédiger cet article, la poudre de jusquiame noire, et les extraits faits avec le suc exprimé de la plante récente et la fécule verte, comme l'indique le nouveau *Codex*, ou avec une infusion de la plante sèche dans l'eau échauffée à 30° R., et évaporée au bain-marie, toutes ces préparations ont pu être données à des doses considérables (jusqu'à deux cent soixante grains), sans occasioner de phénomènes alarmans. Il n'en a pas été de même d'un extrait alcoholique fourni par M. Planche et dont nous donnerons plus bas la préparation. Cet extrait a déterminé des symptômes semblables à ceux qui ont été produits par les autres préparations, mais à un degré plus intense et à des doses infiniment inférieures. Il n'a pu être administré au delà de la dose de vingt à trente grains sans donner lieu à des incommodités telles, que la prudence ne permît pas de la dépasser de beaucoup.

La jusquiame a été prescrite dans le traitement d'une foule de maladie, mais surtout des affections nerveuses. Les auteurs anciens lui ont attribué des effets merveilleux. Mais d'après le travail de MM. Fouquier et Ratier, n'est-on pas en droit de révoquer en doute ces heureux résultats, si, comparant l'inertie des préparations et la faiblesse des doses conseillées par les praticiens antérieurs, avec les doses considérables et les préparations énergiques mises en usage récemment, on met aussi en parallèle les résultats obtenus dans l'un et l'autre cas. M. Fouquier, qui a administré l'extrait de jusquiame dans un très-grand nombre de cas, n'en a retiré aucun avantage chez des épileptiques, des hystériques, des hypochondriaques, chez des individus atteints de névralgies de diverses parties, de coliques saturnines, de rhumatisme articulaire aigu, de carcinome utérin et de squirrhe de l'intestin. Dans les affections spasmodiques, dans lesquelles on pourrait supposer à la jusquiame une influence plus favorable que dans tout autre maladie, le même professeur n'a jamais observé d'amendement assez positif et assez constant pour oser en rien conclure.

On avait considéré la jusquiame comme un succédané de l'opium, auquel elle devait même être préférée dans quelques cas, parce qu'elle ne produisait pas de constipation. Mais l'action de ces deux substances est assez différente. La jusquiame est un médicament d'une application difficile : ses effets n'ont rien de positif; et des doses qui ont paru peu efficaces dans certains cas sont suivies d'accidens dans d'autres. Du reste, cette plante a encore besoin d'être examinée sous le rapport de l'analyse chimique et de ses effets thérapeutiques.

La jusquiame s'emploie à l'extérieur et à l'intérieur. On doit renoncer à l'administratian de la poudre de la plante sèche, et aux composés avec le suc exprimé et l'infusion, dont on peut prendre des doses très-fortes sans aucun effet. Ce n'est que de ces sortes d'extraits qu'on trouve communément dans les pharmacies. L'extrait alcoholique est celui qu'on doit employer de préférence. On le prépare de la manière suivante : on prend une partie de feuilles sèches de jusquiame qu'on fait macérer pendant quatre jours à une température de 20° R., dans quatre parties d'alcohol à 22° Baumé. On filtre la liqueur et l'on distille jusqu'à réduction des trois quarts. On évapore le résidu à la même température. Le produit de cette opération est un extrait d'une belle couleur verte, conservant tout-à-fait l'odeur propre à la plante. On le prescrit sous forme de pilules pesant un ou deux grains, qu'on fait prendre graduellement en nombre plus ou moins considérable suivant les effets qu'on obtient. On doit commencer par une dose très-faible et ne pas dépasser la dose de vingt à trente grains.

La macération des feuilles de jusquiame dans l'huile d'olives donne l'huile de jusquiame qui a peu de vertus et qu'on emploie à l'extérieur en onction sur les parties affectées de rhumatisme ou de douleurs nerveuses. On fait aussi avec la plante, le plus souvent unie à la morelle, à la douce-amère et aux têtes de pavot, une décoction destinée à faire des fomentations prétendues calmantes. Les feuilles elles-mêmes, bouillies, peuvent former la matière de cataplasmes.

La jusquiame entre dans la composition du baume tranquille et de l'onguent populéum, et surtout dans les pilules dites de Méglin, où l'extrait est combiné à parties égales avec l'oxyde blanc de zinc et l'extrait de valériane. *Voyez* ZINC et VALÉRIANE.

La jusquiame blanche (*hyosciamus albus*, L.), et la jusquiame jaune (*hyosciamus aureus*), qui croissent dans le midi de la France, jouissent des mêmes propriétés que la jusquiame noire. La première surtout est substituée dans plusieurs préparations à la jusquiame noire.

K.

KARABÉ, s. m. Mot tiré de la langue persane, et qu'on emploie quelquefois en pharmacologie pour désigner l'ambre jaune ou succin. *Voyez* SUCCIN.

KÉRATITE, s. f., de κέρας, corne. Mot que l'on a introduit récemment dans le langage médical pour désigner l'inflammation de la cornée. *Voyez* OPHTHALMIE.

KÉRATOME, s. m. Nom donné à plusieurs couteaux inventés pour opérer la section de la cornée dans l'opération de la cataracte. *Voyez* CATARACTE, COUTEAU et CYCLOTOME.

KÉRATONYXIS, s. f., de κέρας, corne et de νύσσω, percer; ponction de la cornée, opération par laquelle on abaisse ou on broie le cristallin au moyen d'une aiguille introduite dans l'œil par un point déterminé de la cornée. *Voyez* CATARACTE.

KELLOÏDE, ou CHÉLOÏDE, s. f., du grec χέλυς, tortue, ou de χηλη, pince d'écrevisse, signe du cancer; maladie des tégumens à laquelle M. Alibert avait d'abord imposé le nom de *cancroïde*. Ce médecin considère cette affection comme participant des caractères du cancer et de la dartre furfuracée arrondie.

Cette altération organique de la peau et du tissu cellulaire sous-cutané paraît sous la forme d'une excroissance dont le relief est peu considérable. Sa forme est ronde, ovalaire, oblongue ou cylindracée; sa coloration est d'un rose pâle, avec des linéamens blanchâtres; son aspect est lisse, luisant, et l'on peut assez bien le comparer à la cicatrice peu ancienne d'une brûlure, dans laquelle la peau aurait été profondément intéressée; résistante sous le doigt, la pression dissipe la teinte rosée, sans développer de douleur remarquable. Les bords de cette tumeur aplatie sont arrondis et donnent naissance à des prolongemens dont le nombre, l'étendue et la direction varient. C'est à ces pédicules que cette production morbide doit sa dénomination. Le siége de la kelloïde est le plus ordinairement la partie antérieure de la poitrine, entre les seins, sur les épaules, à la partie inférieure de la région cervicale, à la face postérieure des avant-bras, à la partie externe des cuisses. Une augmentation sensible de chaleur dans la partie affectée, des démangeaisons et des picotemens insupportables; parfois des douleurs vives et pongitives, se propageant dans les parties voisines, sont les principaux symptômes de cette maladie. Ces aberrations de la sensibilité et de la caloricité se manifestent surtout pendant la nuit et dans les temps orageux et humides. Ces phénomènes prennent aussi plus d'intensité lors de l'apparition des règles.

Il est rare d'observer plusieurs kelloïdes sur le même individu, et les femmes en présentent plus souvent que les hommes. La marche de cette affection est très-lente, et elle ne dégénère en véritable cancer que par l'usage des topiques irritans. Presque jamais l'affection ne disparaît d'elle-même. Lorsqu'on extirpe ces tumeurs avec l'instrument tranchant, on reconnaît ensuite par la dissection, qu'elles sont formées par un tissu serré, blanchâtre, fibreux et résistant.

Quelle est la nature de cette affection? M. Alibert, auquel nous devons tout ce que nous savons touchant ce genre de maladie, ne s'explique pas sur sa nature. Quelques personnes croient pouvoir la comparer aux tumeurs fibreuses, au squirrhe de la peau et du tissu cellulaire sous-cutané; d'autres croient qu'elle appartient aux scrofules; et enfin il est des praticiens qui semblent vouloir rapprocher la kelloïde de la syphilis dégénérée et transmise par hérédité. Je n'ai vu qu'un seul exemple de kelloïde, et, comme je n'ai pu ni en suivre la marche, ni en examiner anatomiquement le tissu, je n'ai pas d'opinion arrêtée sur ce genre de maladie.

Il paraîtrait que l'extirpation n'est pas un moyen sûr d'en délivrer les malades; et cette affection, répullulant dans les parties voisines de celles qui en étaient le siége, offre en cela une ressemblance avec les maladies cancéreuses. L'usage des narcotiques sous la forme d'emplâtre, de cataplasme ou d'épithème, semble avoir été le moyen le plus convenable pour combattre les symptômes de cette maladie. Les lotions froides, les applications de compresses pénétrées d'eau de Goulard ou de liqueurs chargées de tannin, paraissent aussi avoir produit du soulagement; tandis que les caustiques, tels que la pâte arsénicale, le nitrate d'argent fondu, la pierre à cautère, les acides concentrés, etc., n'ont le plus souvent fait que donner plus de développement à la maladie ou qu'étendre ses ravages. (BRESCHET.)

KERMÈS ANIMAL, nom donné à un insecte hémiptère (*coccus ilicis*), qui croît sur une espèce de chêne (*quercus coccifera*) dans la France méridionale, en Espagne et dans les îles de l'Archipel de la Grèce. On récolte les femelles quelque temps avant la ponte, lorsque leur corps rempli d'œufs ressemble à une petite coque sphérique. Ces œufs, qui sont la seule partie usitée à cause de leur belle couleur rouge, sont employés dans l'art de la teinture. Autrefois ils étaient rangés parmi les médicamens, et étaient regardés comme excitans, aphrodisiaques, et comme prévenant l'avortement. Ils sont maintenant entièrement et avec juste raison oubliés.

KERMÈS MINÉRAL, s. m. Nom donné par les anciens chimistes à une préparation antimoniale, sur la nature de laquelle ils ne sont pas tous d'accord : assez généralement on la croit formée d'acide hydrosulfurique et d'une quantité d'oxyde d'antimoine contenant plus d'oxygène qu'il n'en faut pour transformer en eau l'hydrogène de l'acide ; suivant M. Berzélius, elle serait composée de soufre et d'antimoine; il en est enfin qui la regardent comme du sulfure d'antimoine, de l'eau et un oxyde plus oxydé que celui qui fait la base de la poudre d'algaroth. Quoi qu'il en soit, le kermès minéral, préparé par les procédés ordinaires, renferme une petite quantité d'arsenic, comme l'a démontré récemment M. Serullas. Les expériences faites par ce chimiste n'ayant pas été citées au mot *antimoine*, il importe d'en consigner ici les principaux résultats. 1° L'antimoine, lors même qu'il a été fondu plusieurs fois, le sulfure, les oxydes et le verre de ce métal, le *crocus metallorum*, etc., contiennent de l'arsenic : l'émétique et le beurre d'antimoine sont les seules préparations antimoniales où l'arsenic n'existe pas. 2° On peut démontrer ce fait en traitant l'une ou l'autre de ces substances par le tartrate acidule de potasse, à une température élevée ; on obtiendra un alliage de potassium et d'antimoine, qui contiendra de l'arsenic, si la préparation antimoniale en renfermait, et il suffira de mettre cet alliage en contact avec l'eau pour donner naissance à du gaz hydrogène arsenié facile à reconnaître.

Le kermès minéral est sous forme d'une poudre inodore, d'un rouge brun d'autant plus foncé qu'elle a été mieux préservée du contact de la lumière et de l'air ; il est léger, velouté, et semble formé de très-petits cristaux ; il offre une saveur métallique lorsqu'on le laisse long-temps dans la bouche.

Chauffé dans des vaisseaux clos, l'hydrogène et une partie du soufre de l'acide hydrosulfurique se combinent avec une portion d'oxygène de l'oxyde d'antimoine, et donnent naissance à de l'eau et à du gaz acide sulfureux volatils; il reste dans la cornue de l'oxyde d'antimoine sulfuré. Le *charbon*, à une température élevée, s'empare d'une portion de l'oxygène de l'oxyde qui fait partie du kermès, et il en résulte de l'eau, du gaz acide carbonique, du gaz acide sulfureux et de l'antimoine métallique. L'*air* décompose le kermès en cédant son oxygène à l'hydrogène de l'acide hydrosulfurique avec lequel il forme de l'eau; d'où il suit que le soufre se trouve prédominant; aussi la couleur du kermès devient de moins en moins foncée, et finit par blanchir. L'*eau* n'exerce aucune action sur lui. Les *hydrosulfates sulfurés* de potasse, de soude, de baryte, de strontiane et de chaux peuvent le dissoudre, les trois derniers à toutes les températures, les deux autres en dissolvent beaucoup moins à froid qu'à chaud. Il suffit de le faire bouillir pendant quelques minutes avec une dissolution de *potasse* ou de *soude* pour le décomposer et le décolorer; en effet, l'alcali s'empare de l'acide hydrosulfurique, avec lequel il forme un hydrosulfate soluble; quant à l'oxyde d'antimoine, une partie se sépare sous forme de poudre d'un blanc jaunâtre, l'autre partie est tenue en dissolution par l'hydrosulfate; aussi obtient-on un précipité orangé rougeâtre en versant dans la liqueur filtrée quelques gouttes d'acide nitrique pour saturer la potasse : ce précipité est composé d'acide hydrosulfurique, d'oxyde d'antimoine et de soufre. L'acide *hydrochlorique* étendu du tiers de son volume d'eau décompose le kermès, s'empare de l'oxyde d'antimoine, avec lequel il forme un hydrochlorate, et met à nu le gaz acide hydrosulfurique : on peut empêcher celui-ci de se dégager, du moins en grande partie, en agissant dans un flacon bouché et en comprimant le bouchon; dans ce cas, l'hydrochlorate d'antimoine est mêlé d'acide hydrosulfurique, et jouit de la propriété de précipiter en *jaune orangé* par l'eau, tandis qu'il précipiterait en blanc s'il ne renfermait point d'acide hydrosulfurique.

Préparation du kermès minéral. — On verse une partie de sulfure d'antimoine pulvérisé et vingt-deux parties et demie de sous-carbonate de soude cristallisé, dans une chaudière de fer contenant deux cent cinquante parties d'eau bouillante, et par conséquent privée d'air; on continue l'ébullition pendant une demi-heure ou trois quarts d'heure; on filtre la liqueur encore bouillante à l'aide d'un entonnoir préalablement échauffé, et on la reçoit dans des terrines également chaudes : on couvre celles-ci, et on abandonne le produit de l'opération à lui-même pendant vingt-quatre heures : à cette époque le kermès est entièrement déposé ; on filtre de nouveau ; le kermès reste sur le filtre, on le lave avec de l'eau bouillie et refroidie sans le contact de l'air, puis on le fait sécher dans une étuve à 25° th. c., et on le conserve dans des vases clos. Ce procédé, dont nous devons la découverte à Cluzel, fournit de très-beau kermès, mais il est plus dispendieux que le suivant, que l'on pratique assez généralement encore. On agit comme nous venons de le dire, sur deux parties de sulfure d'antimoine pulvérisé, une partie de potasse caustique ou quatre de sous-carbonate de potasse et vingt à vingt-quatre parties d'eau. On peut encore obtenir du kermès en faisant fondre dans un creuset deux parties de sulfure d'antimoine et une partie de sous-carbonate de potasse ou de soude : il suffit de faire bouillir le produit de la fusion avec dix à douze fois son poids d'eau, pour voir le kermès se déposer. *Théorie.* L'eau et le sulfure d'antimoine sont décomposés ; l'oxygène de l'eau transforme le métal en oxyde, tandis que son hydrogène s'unit au soufre et donne naissance à de l'acide hydrosulfurique : cet acide s'unit en partie à l'oxyde d'antimoine pour former le kermès, en partie à la potasse ou à la soude, avec lesquelles il produit un hydrosulfate sulfuré de potasse et de soude ; comme le kermès est soluble dans ces hydrosulfates bouillans et qu'il ne l'est que très-peu à froid, nécessairement il doit se déposer à mesure que la dissolution se refroidit. La liqueur qui surnage le kermès (hydrosulfate sulfuré alcalin) retient cependant en dissolution une certaine quantité d'oxyde d'antimoine : c'est elle que l'on emploie pour préparer le soufre doré. *Voyez* ANTIMOINE (sous-hydrosulfate sulfuré d').

Propriétés médicales et usages du kermès minéral. — Administré à la dose d'un à deux grains, le kermès augmente souvent un peu les excrétions alvines et agit comme stimulant du tissu pulmonaire ; aussi facilite-t-il l'expectoration : quelquefois il détermine des nausées légères, des vomissemens, et quelques autres accidens dont il sera fait mention au mot *poison* ; cependant ce n'est guère qu'à plus forte dose qu'il agit comme émétique. L'action qu'il exerce sur les poumons le fait rechercher dans plusieurs périodes des inflammations aiguës de ce viscère et dans les catarrhes chroniques ; on l'a employé aussi dans les toux humides, dans les asthmes avec une excrétion abondante de mucosités, dans la dernière période de la coqueluche, dans l'engorgement des glandes du poumon. Pour l'administrer on en suspend un à six grains dans quatre onces de looch pectoral ou d'une potion huileuse que l'on fait prendre par cuillerées d'heure en heure; on donne aussi la même dose sous forme de bols ou de pastilles préparés avec le beurre de cacao, le blanc de baleine, la gomme arabique, la poudre de guimauve, etc.

Il a été souvent employé par quelques praticiens comme émétique : alors on en mêlait six à dix grains avec trois ou quatre onces d'ipécacuanha, dont on faisait prendre une cuillerée à bouche tous les quarts d'heure jusqu'à ce que le vomissement eût lieu. Il n'est guère usité de nos jours pour remplir cette indication, parce que son action est moins constante que celle du tartrate de potasse antimonié.

Associé à la dose d'un à deux grains à des substances toniques ou stimulantes, telles que les extraits de genièvre, de gentiane, d'aulnée, le camphre, etc., le kermès minéral a été prôné comme sudorifique et stimulant de la peau; aussi l'a-t-on employé dans les affections cutanées chroniques, dans la goutte, les rhumatismes chroniques, les douleurs ischiatiques, etc. L'expérience ne justifie pas toujours les éloges que l'on a faits de ce médicament dans les cas dont il s'agit.

Il existe une autre préparation antimoniale ayant beaucoup d'analogie avec la précédente, que l'on connaît sous le nom de soufre doré d'antimoine (*sous-hydrosulfate sulfuré d'antimoine*). Suivant M. Thénard, le soufre doré est un sel formé de 17,87 parties d'acide hydrosulfurique, de 68,30 d'oxyde d'antimoine, et de 12 de soufre. Il est solide, jaune orangé, inodore, et sans action sur l'eau; le charbon et la potasse agissent sur lui comme sur le kermès. (*Voyez* page 520.) On l'obtient en versant quelques gouttes d'acide nitrique ou acétique dans la liqueur d'où le kermès a été précipité, et qui est composée d'hydrosulfate sulfuré de potasse ou de soude tenant de l'oxyde d'antimoine en dissolution (*voyez* page 521); dans ce cas, l'acide s'empare de l'alcali, tandis que l'oxyde d'antimoine se précipite avec l'acide hydrosulfurique et l'excès de soufre : il s'agit simplement de laver et de dessécher ce précipité pour avoir le *soufre doré pur*.

Le soufre doré agit sur l'économie animale comme le kermès

minéral; aussi a-t-il été souvent employé aux mêmes doses et sous la même forme pour remplir les mêmes indications : néanmoins on s'en sert rarement aujourd'hui, quoiqu'il ait été particulièrement préconisé contre la goutte. *V.* POISON. (ORFILA.)

KIASTRE, s. m., *kiaster*, de χιάζειν, croiser; sorte de bandage qui tire son nom de la ressemblance qu'on a cru lui trouver avec la lettre X, ou ce qu'on appelle en français *croix de Saint-André*. Les anciens se servaient de ce bandage dans les fractures transversales de la rotule. Le kiastre se fait avec : 1° une bande de dix aunes de long sur trois travers de doigt de large, roulée à deux globes; 2° une pièce de linge d'un quart et demi de long sur six travers de doigt de large, taillée en fronde à quatre chefs et percée d'un trou rond dans le milieu; 3° deux compresses graduées taillées en croissant; 4° une serviette roulée comme les faux fanons. La jambe étendue sur la cuisse, les fragmens de la rotule rapprochés, on place la pièce de linge sur la partie antérieure du genou; les compresses graduées au-dessus et au-dessous de la rotule; le plein de la serviette sous le jarret, et les rouleaux sur les parties latérales du genou. On prend ensuite la bande, dont on applique le plein sur la compresse supérieure; les globes sont conduits de l'un et l'autre côté sous le jarret, où on les change de main en les croisant pour venir sur la compresse inférieure; on entre-croise les bandes en les changeant de main, on revient sous le jarret, on remonte au-dessus du genou. Après avoir fait deux ou trois tours de la même manière, on place une petite compresse sur le genou, et on tire les quatre chefs de la fronde en sens opposé pour rapprocher les compresses vers les parties fracturées : on les dispose en forme d'x sur la rotule, où on les maintient par deux tours semblables aux premiers. On fait ensuite des doloires sur la cuisse et la jambe.

Ce bandage, ne comprimant pas toute la surface du membre, détermine l'engorgement du pied et de la jambe en s'opposant au retour de la lymphe et du sang veineux. En outre, une partie de l'action du kiastre, oblique par rapport aux fragmens osseux, complétement perdue par conséquent pour le but qu'on se propose, ne fait qu'exciter une impression douloureuse sur les chairs qu'elle comprime, et produit l'excoriation de la peau qui recouvre les tendons du jarret, imparfaitement garantis par les rouleaux et la serviette. La partie de son action véritablement employée à retenir les fragmens est toujours insuffisante, à moins que l'on n'exerce une constriction excessive que les malades ne peuvent supporter.

Tous ces inconvéniens ont déterminé les praticiens à substituer au kiastre le bandage unissant des plaies en travers, qu'on a le soin de modifier suivant la disposition des parties. *Voy.* FRACTURE DE LA ROTULE. (MURAT.)

KINA, KINAKINA. *Voyez* QUINQUINA.

KINO, s. m., *gummi-kino.* Cette substance, qu'on a aussi nommée *gomme* de Gambie, *gomme et résine kino*, quoiqu'elle ne soit ni une gomme ni une résine, est un suc desséché analogue à l'opium, à l'aloès, dont l'origine est encore assez obscure. On l'attribue, en effet, à divers végétaux des bords du fleuve Gambie en Afrique, de la nouvelle Hollande, des îles de la Sonde, sans que ce point d'histoire naturelle soit encore éclairci.

Le kino nous est apporté en masses dures et très-fragiles, d'un brun foncé, opaques, d'une cassure brillante. Sa poudre a une couleur rouge sale. Il a une saveur très-astringente, un peu amère, qui laisse un arrière-goût douceâtre. M. Vauquelin, qui a fait des expériences chimiques sur le kino, le considère comme formé en grande partie d'une espèce de tannin, unie à un peu d'extractif. Le kino ne se fond qu'à une chaleur susceptible de le décomposer, il est très-peu soluble dans l'eau froide, presque entièrement soluble dans l'eau bouillante, et aux trois quarts soluble dans l'alcohol, auquel il communique une couleur de sang extrêmement foncée. Toutes ces dissolutions précipitent le sulfate de fer, l'émétique et la gélatine. Ce qui reste après qu'on a traité par l'alcohol n'est ni amer, ni astringent, et se dissout dans l'eau chaude, qui devient d'un rouge foncé. Enfin, il reste encore une petite quantité de matière insoluble. (Vauquelin.) Le kino a beaucoup de ressemblance avec l'extrait de ratanhia du commerce.

L'astriction très-marquée du kino l'a fait recommander dans les divers flux, et surtout dans la diarrhée et la leucorrhée. Il est d'ailleurs employé dans les mêmes cas que le cachou, dont l'usage est plus commun, parce que ce dernier est moins cher. Le kino s'administre à la dose de six à huit grains et davantage si la membrane muqueuse digestive n'est point malade, dose que l'on répète deux ou trois fois le jour. La décoction se prépare avec un à deux gros dans deux livres d'eau. Cette décoction peut servir à faire des injections toniques et astringentes. La teinture de kino se prescrit à la dose d'un demi-gros à un gros dans une potion. *Voyez*, du reste, pour l'emploi médical, l'art. CACHOU.

KIOTOME, s. m., *kiotomus*, de κίον, soutien, et de Τέμνειν, couper. Instrument imaginé par Desault pour couper les brides accidentelles du rectum, de la vessie, du vagin, et qu'il appliqua ensuite à la rescision des amygdales, de la luette, etc., etc. Cet instrument, dont la longueur totale est de neuf pouces, consiste dans une lame tranchante renfermée dans une gaîne d'argent. Cette gaîne est munie de deux anneaux qui sont soudés près de son extrémité supérieure. On remarque à son extrémité inférieure une échancrure demi-circulaire qui a neuf lignes de diamètre. Une lame d'acier tranchante seulement à son extrémité s'engage dans cette gaîne. Une tige également d'acier également terminée par un anneau sert de manche à la lame, qui a six pouces quatre lignes de longueur. Le tranchant de la lame dirigé obliquement a dix lignes de long. La lame se place dans la gaîne, de manière que le tranchant, étant dirigé contre le bord interne de l'échancrure, puisse couper ce qui se trouve compris entre lui et celle-ci quand on pousse la tige jusqu'au fond de la gaîne au moyen de l'anneau qui la surmonte et qui la fait mouvoir à volonté. La lame du kiotome est disposée de telle sorte que lorsqu'elle traverse l'échancrure, elle pousse et fixe solidement les parties qu'on veut diviser; avantage que l'on ne trouve ni dans les ciseaux ni dans le bistouri. Cependant on se sert peu de cet instrument, qui semble ne pas avoir survécu à son auteur. (MURAT.)

KYSTE, s. m., *kystus*, de κύστις, *poche*, *vessie*. On désigne par ce nom des sacs ou cavités membraneuses, sans ouvertures, qui se développent accidentellement dans l'épaisseur de nos tissus et dans nos cavités, dont le volume et la forme varient; cependant cette dernière est le plus ordinairement globuleuse; leur surface externe, inégale et floconneuse, se continue avec le tissu cellulaire, l'interne est en contact avec la matière qu'elle sécrète. Les kystes sont tantôt simples, et tantôt multiloculaires.

L'organisation des kystes présente beaucoup de variétés. Bichat pensait qu'il y avait analogie de conformation, de structure, de propriétés vitales et de fonctions entre les kystes et les membranes séreuses. L'épaisseur de leurs parois, en général moins grande dans les kystes qui se développent dans l'intérieur des organes que dans ceux du tissu cellulaire libre, varie depuis la ténuité de l'arachnoïde jusqu'à la consistance fibreuse, et même osseuse. La même variété a lieu dans la couleur des matières contenues, depuis la limpidité de l'eau jusqu'aux teintes les plus foncées, et dans la consistance de ces mêmes matières; car depuis la sérosité limpide, ou épaisse comme l'albumine, on y trouve des matières huileuses, gélatiniformes, graisseuses, lardacées, des substances salines cristallisées, des corps étrangers, des vers hydatiques, etc., etc.

Plusieurs auteurs ont classé les kystes d'après la nature des matières qu'ils contiennent; nous n'adopterons pas cette division, parce que des kystes présentant des parois en apparence de même nature, renferment souvent des produits différens. D'autres ont divisé les kystes d'après la structure intime de leurs parois; et, comme on y rencontre la plupart des tissus organiques, tantôt seuls, tantôt réunis, ils ont admis des kystes séreux, muqueux, dermoïdes, fibreux, cartilagineux, osseux. Cette division est beaucoup plus rationnelle que la première, et cependant elle ne peut embrasser la généralité des kystes, parce que ceux-ci sont susceptibles d'offrir toutes les altérations de tissus observées dans les organes malades (Bichat), les parois des tumeurs enkystées offrant souvent des dégénérations fongueuses, cancéreuses, des inflammations, des ulcérations, etc.

Beaucoup d'anciens auteurs ont écrit sur la formation des kystes. De ce nombre sont Ambroise Paré, Ingrassias, Marc-Aurèle Severin, etc.: entièrement humorales, leurs théories ont mérité l'oubli dans lequel elles sont tombées. Louis (*Encyclopédie méthodique*, au mot *enkysté*) explique la formation de la membrane des kystes par l'amas d'une certaine quantité de fluide dans une cellule; ce fluide augmentant dilate en tous sens les parois de cette cellule, qui se collent aux parois des cellules voisines, et augmentent ainsi d'épaisseur. Plus la tumeur prend d'accroissement, et plus la poche membraneuse s'épaissit par la réunion d'un plus grand nombre de feuillets. Le kyste est ainsi formé de la substance préexistante de la partie. Avant Louis, Haller, Morgagni, expliquaient de la même manière la formation du kyste. Bichat (*Anatomie générale*) réfuta cette opinion en disant: « 1° que les kystes, ayant la plus grande analogie avec les membranes séreuses, doivent avoir la même origine que ces membranes, lesquelles ne se forment jamais par la compression du tissu cellulaire; 2° qu'on ne peut accorder les fonctions exhalantes et absorbantes des kystes avec l'oblitération des vaisseaux qui doit être le résultat de leur pression dans l'origine mécanique qu'on donne de la formation du sac; 3° qu'on ne voit ni diminuer ni disparaître le tissu cellulaire voisin, quand ces sacs sans ouvertures, formés de cellules collées et appliquées les unes contre les autres, acquièrent beaucoup de volume; 4° qu'en établissant que les kystes se forment par la compression du tissu cellulaire, leurs fonctions sécrétoires ne pouvant être douteuses, il faut donc dire que le fluide préexiste à l'organe qui le sépare du sang, ce qui serait aussi difficile à penser que la préexistence de la salive à la parotide. » Ce célèbre physiologiste donne l'explication de la formation des kystes, en disant qu'ils naissent et croissent comme toutes les tumeurs qu'on voit végéter au dehors ou se manifester au dedans; qu'il n'y a pour ainsi dire de différence entre ces deux sortes de productions contre nature, que dans la forme qu'elles affectent, la plupart des tumeurs rejetant par leur surface extérieure le fluide qui s'y sépare. Le kyste au contraire exhalant ce fluide par sa surface interne, et le conservant dans sa cavité. « Supposez, dit-il, une tumeur fongueuse en suppuration se transformant tout à coup en cavité, et la suppuration se transportant de la surface externe sur les parois de cette cavité; ce sera un kyste. Réciproquement, supposez un kyste superficiel dont la cavité s'oblitère et dont le fluide s'exhale à la face externe, vous aurez une tumeur en suppuration. » Quant à leur origine primitive, il pense « qu'ils commencent à se développer et à croître, au milieu de l'organe cellulaire, par des lois très-analogues à celles de l'accroissement général de nos parties, et qui semblent être des aberrations, des applications non naturelles de ces lois fondamentales que nous ne connaissons point. Le kyste une fois caractérisé, l'exhalation commence à s'y opérer, et, peu abondante d'abord, elle augmente à mesure qu'il fait plus de progrès. »

Nous devons citer ici M. le docteur Cruveilhier, qui a traité des productions enkystées dans son *Essai sur l'anatomie pathologique*, et réuni dans l'ordre deuxième des transformations et productions organiques beaucoup d'observations puisées dans des auteurs, aux faits observés par lui-même. Il partage l'opinion de Bichat sur la préexistence de la plupart des kystes à la matière qu'ils renferment. De ce nombre sont ceux qui contiennent des produits séreux, synoviaux, méliceriques. Il pense cependant que dans quelques cas la formation de la poche a lieu par le développement des follicules cutanés, etc. Il a vu des kystes mélicériques à la tête et aux mamelles, qui s'étaient développés de cette manière; d'autres kystes lui ont paru tenir à l'accroissement de petites vésicules déjà existantes; tels sont un grand nombre de kystes des ovaires. Il admet aussi qu'un corps étranger étant introduit dans nos parties, lorsqu'il n'est pas assez irritant pour produire une inflammation, détermine, par sa présence, une irritation d'où résulte la production d'une poche séreuse : c'est l'irritation de transformation. »

Il n'est pas éloigné de croire que les vésicules adipeuses ne puissent se transformer en kystes séreux ou autres, lorsque la sensibilité des poches sans ouvertures qui les constituent n'est plus en rapport avec la graisse, mais bien avec la sérosité, la matière mélicérique. Cette idée, qu'il partage avec M. Récamier, lui a été suggérée par l'ouverture du corps d'un homme mort avec une ascite idiopathique et une infiltration du tissu cellulaire sous-cutané des parois abdominales et des membres inférieurs, chez lequel chaque vésicule adipeuse était transformée en un petit kyste séreux dont on évacuait la sérosité par une piqûre; tandis que dans les infiltrations ordinaires les vésicules adipeuses nagent au milieu du tissu lamineux infiltré.

M. Béclard (*Anatomie générale*) croit difficile de décider positivement entre ceux qui regardent les kystes comme des membranes de nouvelle formation développées autour d'une substance primitivement existante, et ceux qui pensent au contraire qu'ils préexistent aux matières qu'ils renferment. « Certains tissus, dit-il, que l'on range parmi les kystes sont évidemment préexistans; on peut ranger dans cette classe les loupes sous-cutanées, qui ne sont autre chose que des follicules sébacés considérablement accrus, et non des poches accidentelles; les kystes de l'ovaire, qui paraissent dépendre du développement extraordinaire des vésicules de cet organe; les kystes du cordon testiculaire de l'homme et de la lèvre de la vulve dans la femme, qui sont des détritus de la tunique vaginale, etc. Un autre genre de kystes se forment consécutivement; tels sont ceux qui succèdent aux épanchemens de sang qui se forment dans le cerveau, ceux qui se développent autour d'un corps étranger, etc. Dans d'autres circonstances, il est très-difficile de déterminer le mode et l'époque d'origine des kystes; il est très-vraisemblable pourtant que tous les vrais kystes sont des membranes de nouvelle formation déterminée ou non par une inflammation évidente.

Il croit, ainsi que Bichat, les kystes susceptibles de toutes les affections des membranes séreuses, et sujets à toutes les variétés de l'inflammation, aux productions accidentelles, soit analogues, soit morbides, etc.; il distingue des kystes les membranes cellulaires nouvelles qui servent d'enveloppe aux productions accidentelles et aux corps étrangers. Ces enveloppes, qui sont aussi des parties de formation nouvelle, doublent souvent les kystes. Leur consistance varie, mais elles ne sont point, comme les kystes et les membranes séreuses, des surfaces inhalantes et exhalantes.

Il existe, continue-t-il, entre les kystes ou vésicules séreuses qui tiennent au tissu cellulaire par leur surface externe, et les vers hydatiques, des transitions insensibles entre lesquelles il est très-difficile d'établir une démarcation tranchée. Ainsi les petites vésicules séreuses que l'on rencontre souvent dans les plexus choroïdes, celles de l'extrémité frangée de la trompe utérine, etc., lui semblent évidemment appartenir aux kystes; la môle hydatique ou en grappes lui paraît appartenir au même genre, et il croit pouvoir en rapprocher les trois espèces d'acéphalocystes simples dont l'animalité, dit-il, est encore douteuse.

On trouve des kystes dans toutes les parties du corps, les os et les cartilages exceptés. Ceux qui se développent sur le cuir chevelu, le front, contiennent ordinairement des produits mélicériques, stéatomateux, quelquefois des poils qui naissent de leur surface interne. Des kystes séreux, muqueux, se développent dans le cerveau : de ce nombre sont ceux qui succèdent aux épanchemens apoplectiques. M. Cruveilhier donne une observation de kyste mélicérique développé dans l'épaisseur du lobe postérieur gauche du cerveau; cette tumeur pesait onze décagrammes. Bonnet (*Sepulchretum*) cite une observation de Drelincourt, d'un kyste stéatomateux, de la grosseur du poing, formé entre le cerveau et le cervelet, qui produisit d'abord la cécité, puis l'abolition des sens, et enfin la mort. Portal (*Anat. méd.*, tome 4, p. 72) cite des kystes trouvés par lui dans le cerveau, le cervelet, la moelle épinière, contenant les uns des liquides séreux transparens, les autres des liquides visqueux de couleur foncée. Les parois de ces kystes avaient, dit-il, plusieurs lignes d'épaisseur, et parfois la dureté de la corne. Des kystes ont été observés dans la pie-mère, l'arachnoïde, les plexus choroïdes, etc. Les paupières sont fréquemment le siége de kystes séreux, stéatomateux. De semblables poches se sont développées au fond de l'orbite, et l'on a trouvé des kystes séreux entre les lames de la cornée transparente. M. Cruveilhier rapporte l'observation d'un kyste mélicérique de la voûte palatine. J. L. Petit, Morgagni, citent plusieurs faits de kystes séreux, osseux, mélicériques de la thyroïde.

Des kystes dont les parois offrent plus ou moins d'épaisseur se développent fréquemment dans les mamelles, et ont été quelquefois pris pour des glandes squirrheuses, ou pour des cancers mous. On trouve dans les *Essais et observations de médecine de la société d'Édimbourg*, vol. 3, page 453, une observation d'un énorme kyste à parois fibreuses occupant une grande partie de la cavité de la poitrine, passant avec l'œsophage au travers du diaphragme, et se prolongeant le long de la petite courbure de l'estomac jusqu'à son orifice inférieur : il renfermait dans des loges séparées des matières mélicériques, stéatomateuses, athéromateuses et purulentes. Les plèvres, le poumon, sont quelquefois le siége de kystes séreux et hydatiques. On en trouve souvent d'osseux chez les phthisiques.

Morgagni, *Epist.* 21, n° 4, décrit un kyste trouvé par lui à la surface postérieure du ventricule gauche du cœur; il était de la grosseur d'une cerise, dont une moitié formait saillie à sa surface et l'autre s'enfonçait dans sa substance : il trouva encore une hydatide suspendue à la pointe de ce viscère chez un autre sujet. (*Epist.* 25, n° 15.)

M. Cruveilhier cite une observation très-curieuse de M. Dupuytren, insérée dans le Journal de médecine de MM. Corvisart, Leroux et Boyer, sur des kystes qui s'élevaient de la face interne de l'oreillette droite du cœur; ils flottaient dans la cavité de cette oreillette, qu'ils remplissaient presque entièrement; le plus petit avait un pouce de diamètre, et le plus grand, engagé dans l'orifice ventriculaire, en avait deux dans sa plus grande étendue, et un et demi seulement dans le sens opposé : chacun d'eux avait des parois épaisses d'un millimètre, une cavité remplie d'un liquide brunâtre, opaque et inodore, qui laissait précipiter par le repos une matière brunâtre sous forme de flocons albumineux. Tous étaient recouverts par la membrane interne de l'oreillette, et s'étaient développés dans le tissu cellulaire. La poitrine est encore souvent le siége de kystes qui s'y forment à la suite d'épanchemens sanguins ou purulens.

Tous les ouvrages de médecine contiennent beaucoup d'observations sur les kystes trouvés dans l'abdomen; il s'en développe dans tous les viscères de cette cavité. Ceux qui se forment entre les muscles abdominaux et le péritoine parviennent souvent à des grosseurs considérables : on les désigne sous le nom d'hydropisies enkystées du péritoine. (Morgagni, *Epist.* 38.) On connaît divers exemples qui prouvent que l'épiploon, le mésentère, la rate, etc., deviennent fréquemment le siége d'hydropisies enkystées séreuses, et hydatiques. Dehaën cite une observation d'hydropisie enkystée de l'épiploon, dans laquelle cette partie avait acquis une telle extension, qu'elle contenait cinquante pintes de sérosité. La malade mourut à la huitième ponction, et toutes avaient donné cette même quantité.

Des hydropisies enkystées se développent très-souvent dans le foie. Les parois de ces kystes, fibreuses, séreuses ou cartilagineuses, contiennent presque toujours des produits séreux ou hydatiques, seuls ou réunis. Morgagni, Lassus, etc., citent beaucoup d'observations de ce genre; M. Bricheteau trouva dans le grand lobe du foie un kyste énorme à parois fibro-cartilagineuses contenant une prodigieuse quantité de poches sphériques à parois transparentes, dont les plus volumineuses égalaient un œuf de poule, nageant au milieu d'une grande quantité de sérosité; le lobe gauche présenta un autre kyste à parois fibreuses, rempli de sérosité et de matière gélatineuse disposée en membranes qui étaient peut-être l'élément des poches arrondies de l'autre kyste: cette affection fut méconnue pendant la vie.

Bonet (*Sepulchret*, lib. 2, s. 1, obs. 17) rapporte qu'il trouva dans les reins d'un vieillard un grand abcès aqueux qui était gros comme un œuf de poule et rempli d'une eau jaunâtre; plusieurs autres plus petits se trouvaient sur la face antérieure de l'un et de l'autre de ces viscères. Morgagni (*Epist.* 38, n° 40) cite un cas analogue. On trouve de ces kystes rénaux qui contiennent plus d'une pinte de liquide.

La vessie renferme quelquefois des pierres enkystées. Littre trouva au voisinage de l'insertion de l'uretère gauche un kyste qui renfermait deux petites pierres. (*Acad. roy des Sciences*, Paris, 1702.)

Un kyste osseux, de la grosseur d'une châtaigne, renfermant une substance pierreuse, se développa dans la membrane interne de la vessie d'un nègre, et y causa les accidens dont on avait accusé une pierre dans la vessie. (*Mém. de l'Acad.*, t. 2, page 275.)

Les fœtus extra-utérins que des femmes ont conservés pendant très-long-temps dans l'abdomen ont été presque toujours trouvés enveloppés d'un kyste dont les parois étaient plus ou moins dures. Ces kystes, et la plupart de ceux qui se forment dans les membranes séreuses à la suite des épanchemens sanguins ou purulens circonscrits, ne sont probablement dans leur origine que des fausses membranes qui s'organisent peu à peu.

On lit dans Morgagni qu'on trouva sur une femme les reins, l'utérus, le cœur, les intestins couverts et surchargés de kystes suspendus; ils étaient de forme et de grosseur différentes, remplis d'eau citrine; leur nombre excédait huit cents. Coïter vit une hydatide développée au côté droit du col de l'utérus; elle était deux fois plus grosse qu'une vessie naturelle, et remplie d'une eau claire et limpide. Duverney le jeune rapporte l'observation de deux grands kystes séreux nés du côté gauche de ce viscère, et embrassant l'ovaire. La cavité de ce même organe peut devenir le siége d'hydropisies enkystées séreuses ou hydatiques. Il en est de même de la cavité des trompes utérines; ces hydropisies sont susceptibles d'acquérir un volume énorme; on les confond presque toujours avec celles de l'ovaire, et il arrive quelquefois que le liquide qu'elle contiennent rompt le kyste, s'écoule par l'utérus et le vagin, entraînant avec lui des lambeaux de fausses membranes. J'ai observé un cas de ce genre; la malade a guéri. *Voyez* HYDROMÈTRE.

De toutes les hydropisies enkystées abdominales, la plus fréquente est celle de l'ovaire. Elle commence tantôt dans l'une ou plusieurs des petites vésicules contenues dans ces organes, et d'autres fois dans leur parénchyme granuleux. Chez le plus grand nombre des malades cette hydropisie n'existe que d'un côté, chez d'autres elle affecte les deux ovaires en même temps. On trouve très-souvent dans les amphithéâtres de dissection des kystes sur les ovaires d'ailleurs parfaitement sains. Ces kystes, qui se seraient accrus avec le temps, sont recouverts par le péritoine, au-dessous duquel on peut reconnaître une couche très-mince celluleuse ou fibreuse, et enfin une troisième membrane; celle-ci est séreuse et très-ténue. Parmi ces kystes les uns sont arrondis et à base large, d'autres sont pédiculés et de la forme d'une poire allongée. Chez d'autres sujets la formation des kystes dans les ovaires est précédée du développement dans leur tissu d'une ou de plusieurs tumeurs squirrheuses ou fibreuses, ou d'autres espèces d'engorgemens.

On rencontre des hydropisies enkystées de l'ovaire chez des jeunes filles avant l'âge de la puberté; ces hydropisies sont plus communes chez les femmes de trente à cinquante ans; mais elles ne surviennent, chez quelques-unes, qu'après la cessation du flux menstruel. Parmi ces hydropisies, il en est qui acquièrent un grand accroissement dans l'espace de quelques mois; mais il arrive plus souvent qu'elles mettent plusieurs années à se développer. Quelques-unes après avoir acquis un volume déterminé restent long-temps stationnaires; d'autres continuent à s'accroître, et on a trouvé de ces kystes contenant jusqu'à cent vingt livres de sérosité. (Wepfer, Haller, Monro.) Ces kystes ordinairement uniloculaires contiennent, chez la plupart des malades, de la sérosité limpide citrine. Chez d'autres malades, ils sont partagés en plusieurs cavités par des cloisons complètes; et, quand on y pratique la ponction, on est obligé de percer successivement avec le trois-quarts ces cloisons pour donner issue à tout le liquide. Des liquides différens ont été trouvés dans les diverses cavités d'un même kyste : de l'eau limpide, une liqueur gélatiniforme, une matière semblable à de la crème, une substance de la nature du suif. (Ridley.) Quelquefois la masse de la tumeur est formée par un grand nombre de kystes adossés et adhérens les uns aux autres. (*Trans. philos.*, n° 140.) Lorsque la matière contenue dans les kystes de l'ovaire est analogue par sa consistance à de la gelée plus ou moins visqueuse ou à du miel épaissi, on ne peut lui donner issue même avec un trois-quarts très-volumineux. On est alors forcé de faire une incision de plusieurs pouces de longueur. (*Trans. philos.*, n° 381, sect. 3.)

Chez quelques femmes le développement de ces tumeurs a lieu à la suite de fausses couches, ou bien après des dérangemens du flux menstruel; chez d'autres il est précédé d'une fluxion inflammatoire plus ou moins caractérisée dans les ovaires et les parties environnantes; dans le plus grand nombre des cas, la véritable époque de l'origine de la maladie, ainsi que ses causes, restent ignorées.

Cette affection ne peut être soupçonnée ou reconnue que quand le kyste a acquis assez de volume et de pesanteur pour que les malades éprouvent des sensations résultant des mouvemens communiqués à la tumeur, et des différens rapports qu'elle prend dans les diverses attitudes du corps. Tant que le kyste n'est pas très-gros, il jouit d'une certaine mobilité dans l'abdomen; il se porte vers le côté sur lequel la femme se couche; on le sent à travers les parois de cette cavité, et on rencontre une tumeur arrondie ou ovoïde à surface lisse ou bosselée, circonscrite, mobile, indolente dans le plus grand nombre des cas, quelquefois douloureuse. Dans cette période de la maladie il est ordinairement difficile, et même impossible, quand les parois abdominales ont de l'épaisseur, de reconnaître de la fluctuation dans la tumeur; on ne peut donc alors la distinguer avec certitude d'un squirrhe. A mesure que le kyste s'accroît, il déplace les intestins qu'il repousse en haut et en arrière vers le diaphragme, il s'étend vers le flanc occupé par l'ovaire sain, il distend en avant et vers les flancs les muscles abdominaux; les muscles droits laissent entre eux un intervalle plus large, mais l'ombilic ne devient pas saillant comme dans l'ascite. La vessie, la matrice, conservent leur situation naturelle ou bien sont refoulées dans le petit bassin. Pendant l'accroissement de cette maladie, la fluctuation devient de plus en plus distincte, excepté cependant dans quelques cas où le kyste a une très-grande épaisseur, ou quand la matière qu'il contient a beaucoup de consistance. Malgré le volume du ventre, les membres inférieurs ni les parties génitales ne s'infiltrent, ou bien l'infiltration n'a lieu que dans les derniers temps de la maladie. Lorsque les progrès de cette affection sont rapides, l'urine est peu abondante et rouge, la peau sèche, et l'amaigrissement rapide. Lorsqu'au contraire sa marche est très-lente, les sécrétions, les exhalations, la nutrition, n'éprouvent pendant long-temps aucune altération importante. Quand le kyste est devenu très-vaste, les malades éprouvent des tiraillemens dans les aînes, des élancemens douloureux dans divers points de l'abdomen; les intestins et l'estomac comprimés ne peuvent plus remplir leurs fonctions; le diaphragme est refoulé fortement de bas en haut, et la respiration devient extrêmement difficile, surtout chez les femmes âgées dont les côtes ont perdu leur mobilité.

L'hydropisie enkystée de l'ovaire peut être confondue avec l'hydropisie ascite, l'hydropisie de la trompe, l'hydropisie de matrice, la grossesse. La durée de cette maladie peut être très-longue; quelques femmes en sont restées affectées pendant trente, quarante, et même cinquante ans. (Morgagni.) Elle est d'autant moins fâcheuse qu'elle est plus simple, que ses progrès sont plus lents, qu'elle apporte moins de trouble dans l'exercice des fonctions nutritives. La coexistence de tumeurs squirrheuses douloureuses dans l'ovaire ou dans ses parties voisines, la répétition fréquente de fluxions inflammatoires dans la tumeur, l'épaississement considérable ou la suppuration de ses parois, le dérangement rapide des fonctions de la vie organique, sont des circonstances défavorables qui doivent faire craindre que la maladie n'ait une terminaison fâcheuse peu éloignée.

L'hydropisie enkystée de l'ovaire cède rarement à l'emploi des médicamens internes; elle a quelquefois guéri spontanément par la rupture du kyste, et l'épanchement dans le péritoine du fluide qu'il contenait, ou par l'établissement d'une communication accidentelle entre le kyste et la vessie urinaire. (Monro.) On a vu aussi la malade guérir à la suite de la ponction; mais il peut arriver que cette opération, si simple en elle-même, donne lieu à une inflammation mortelle, surtout quand elle a été pratiquée trop tardivement. Cependant il est de précepte de n'y recourir que quand la tumeur fatigue beaucoup par son poids, par son volume, et qu'elle rend la respiration très-difficile; et ce précepte est fondé sur l'observation qui a appris qu'au bout d'un temps assez court le kyste se trouve de nouveau rempli, et qu'il faut successivement faire les ponctions à des intervalles plus rapprochés.

Nous indiquerons, en parlant du traitement des kystes, les moyens thérapeutiques médicaux et chirurgicaux qui ont été spécialement recommandés contre cette espèce d'hydropisie.

Les grandes lèvres de la vulve contiennent assez souvent des kystes séreux. Lorsqu'ils viennent à s'ouvrir spontanément, il reste presque toujours une fistule qui fournit un suintement continuel. On procure l'oblitération de ces kystes en les incisant, ou en les excisant partiellement, et en remplissant ensuite leur cavité avec de la charpie pour procurer le développement de bourgeons charnus. Cette opération a quelquefois donné lieu à une hémorrhagie consécutive; et, lorsqu'on n'a pu l'arrêter par la compression ni faire la ligature, on s'en est rendu maître par l'application d'un bouton de feu. De semblables poches se développent dans le tissu cellulaire du scrotum et dans l'épaisseur du cordon et y deviennent très-grosses. On trouve des kystes séreux dans la substance du testicule; on peut les confondre avec l'hydrocèle et le sarcocèle, et ils existent quelquefois en même temps que cette dernière maladie.

On observe assez fréquemment sur le dos de la main, sur la surface dorsale du pied, près des tendons, des kystes à parois séreuses ou séro-fibreuses, contenant un liquide assez semblable à la synovie. Ces kystes, que l'on désigne communément sous le nom de *ganglions*, deviennent rarement volumineux. On en rencontre d'autres, souvent beaucoup plus gros et plus résistans, au devant de la rotule et derrière l'olécrâne.

Une autre espèce de kyste, beaucoup plus fâcheuse, renfermant un grand nombre de petits corps blancs conoïdes, lenticulaires, a été rencontrée plusieurs fois dans le voisinage de l'articulation du poignet du côté de la surface palmaire, et plus rarement près de l'articulation du pied. M. Cruveilhier en a rapporté plusieurs observations empruntées à M. Dupuytren. Ces tumeurs peuvent être bornées par le ligament annulaire du poignet, ou bien elles pénètrent sous ce ligament en se prolongeant dans la main derrière l'aponévrose palmaire. Elles sont arrondies, élastiques; on y sent une fluctuation obscure; elles peuvent être indolentes ou douloureuses; mais elles gênent toujours les mouvemens de l'articulation et même quelquefois ceux des doigts. La compression, les douches, les topiques astringens, les frictions mercurielles, les emplâtres réputés fondans, les applications réitérées de sangsues ne sont d'aucune utilité contre elles. On est forcé de fendre ces tumeurs au-dessus et au-dessous du ligament annulaire, en ménageant autant que possible les tendons; il convient ensuite d'entretenir les ouvertures au moyen d'une mèche passée de l'une à l'autre. Cette opération, difficile et douloureuse, a, chez quelques sujets, des suites assez simples. Chez d'autres, elle donne lieu à une violente inflammation de la main, de l'avant-bras, du bras, à une suppuration abondante et de mauvaise nature. M. Cruveilhier a vu un malade succomber à ces accidens le quinzième jour après l'opération. Dans les cas où elle réussit le mieux, il reste pour long-temps de la gêne dans les mouvemens.

Le diagnostic des kystes placés superficiellement est en général facile; mais quand ils sont situés profondément, il peut arriver qu'on ne soupçonne pas leur existence ou qu'on les confonde avec d'autres maladies. Les erreurs de diagnostic pouvant avoir des conséquences pour les malades, il importe beaucoup d'apporter la plus grande attention pour éviter les méprises analogues à celles dont les auteurs ont rapporté des exemples, et nous devons rappeler celles qui entraîneraient des suites plus graves. Des fungus de la dure-mère, l'encéphalocèle, la hernie du cervelet, ont été pris pour des kystes méliceriques. Des anévrysmes du cou ou d'autres régions n'offrant que des battemens obscurs ont été confondus avec des abcès enkystés, ou avec d'autres kystes. Des kystes situés derrière la glande mammaire ou dans son épaisseur ont fait croire à l'existence d'un cancer mou, fongueux. Des tumeurs opaques ou demi-transparentes, circonscrites, situées sur la face dorsale du rachis et occasionées par l'hydropisie des membranes de la moelle épinière ont également induit en erreur. J'ai vu prendre pour un kyste sous-musculaire une tumeur fongueuse située dans l'épaisseur des muscles de la jambe et dans le tissu cellulaire sous-cutané. J'ai vu une autre méprise de diagnostic aussi fâcheuse à l'occasion d'une tumeur de l'avant-bras; cette tumeur, considérée comme un cancer du périoste, n'était qu'un kyste épais développé entre la couche superficielle et la couche profonde des muscles fléchisseurs; enfin j'ai vu une hydrocèle de la tunique vaginale (maladie qui a la plus grande analogie avec les kystes séreux), prise pour un sarcocèle par des chirurgiens très-habiles; et le malade, par suite de cette erreur, perdit un organe important et parfaitement sain.

Les effets que produisent les kystes sont différens suivant leur situation, leurs connexions, leur volume, la rapidité de leur accroissement, leur organisation. Les uns, absolument indolens, placés sous la peau, stationnaires, ne gênent aucune fonction; d'autres, situés dans les cavités splanchniques ou dans l'épaisseur d'organes importans, produisent les symptômes les plus graves, occasionent quelquefois la mort; d'autres enfin, accessibles aux opérations chirurgicales, devenant fongueux, cancéreux, ne seraient pas moins funestes s'ils n'étaient pas extirpés à temps.

On a employé un assez grand nombre de moyens curatifs dans le traitement des kystes, soit pour procurer l'absorption du fluide accumulé dans ces tumeurs, soit pour donner lieu à l'inflammation adhésive ou à la suppuration de leurs parois, soit enfin pour les enlever, ou les détruire partiellement ou en totalité.

Tous les kystes ne sont pas susceptibles de guérir par résolution, c'est-à-dire par l'absorption du fluide qu'ils contiennent; il faut pour cela que leurs parois soient minces, et que le fluide qu'ils contiennent soit presque séreux. On obtient la résolution de quelques kystes des paupières, tantôt en appliquant sur le bord libre de ces parties une pommade stimulante, tantôt en recouvrant la tumeur avec des substances emplastiques, quelquefois en faisant sur elle des frictions mercurielles. Dans le plus grand nombre des cas, ces moyens échouent. On réussit bien plus souvent à faire disparaître les kystes séreux formés au-devant de la rotule ou derrière l'olécrane, lors même qu'ils contiennent plusieurs onces de fluide, et le topique le plus efficace est la solution aqueuse plus ou moins concentrée de sel ammoniac.

La compression long-temps continuée des kystes superficiels et appuyés sur des os est indiquée comme moyen de résolution par la plupart des auteurs. On doit peu compter sur ce moyen employé isolément, mais on peut y avoir recours pour seconder l'action des topiques, et particulièrement dans le dernier cas que nous venons d'indiquer.

On peut essayer l'emploi des douches stimulantes sur les tumeurs enkystées séreuses placées sous la peau, et même pour les tumeurs enkystées situées dans l'abdomen; nous ferons observer que ces douches pourraient faire quelquefois développer dans ces dernières tumeurs une inflammation plus ou moins intense, et qu'elles ne doivent être employées qu'avec prudence.

Les douches de vapeur, les bains de vapeur, les bains dans le sable chaud et particulièrement dans le sable de mer ont encore été conseillés pour procurer l'absorption du fluide contenu dans ces kystes. Ces moyens, quoique très-énergiques, ne réussissent que rarement. On peut en dire autant des médicamens propres à provoquer des exhalations ou des sécrétions abondantes, tels que les sudorifiques, les diurétiques, les purgatifs, les frictions mercurielles, les préparations d'iode, employés à l'extérieur et à l'intérieur.

Pour donner lieu à l'inflammation adhésive ou à la suppuration des parois des kystes, on a recours à différentes méthodes opératoires. Lorsque les kystes sont minces et appuyés sur des os, comme ceux que l'on nomme *ganglions*, on exerce sur eux une compression forte avec les pouces ou avec un cachet garni soit avec du linge, soit avec de la peau, pour en opérer la rupture ; et lorsqu'ils sont rompus, on maintient leurs parois rapprochées en exerçant sur elles une compression modérée avec des compresses épaisses imbibées d'une liqueur stimulante.

On rencontre des ganglions à parois tellement épaisses que l'on ne peut parvenir à les rompre ; on est alors obligé de les ouvrir et de les extirper en partie ou en totalité.

Lorsque les kystes sont volumineux, qu'ils reposent sur des gros troncs vasculaires, ou qu'ils sont très-intimement adhérens aux parties sous-jacentes (dispositions qui rendraient leur extirpation complète difficile, dangereuse, ou impraticable), on peut en entreprendre la cure, 1° par la ponction et des injections irritantes, 2° par le séton, 3° par l'incision, 4° par la cautérisation.

La ponction suivie d'une injection irritante, opération qui, comme on le sait, réussit presque constamment dans le cas d'hydrocèle de la tunique vaginale, n'a pas le même succès, employée contre les kystes ; leur disposition anatomique l'empêche de réussir : dès qu'ils sont vidés, ils s'affaissent irrégulièrement sur eux-mêmes, le contact de leurs parois n'est pas exact ; l'inflammation qui survient ne peut le rendre parfait, la tumeur ne tarde pas à se remplir soit d'un liquide analogue à celui auquel on a donné issue, soit d'un fluide purulent. Cette opération, pratiquée pour l'hydropisie enkystée de l'ovaire, peut même donner lieu à des accidens mortels ; le fait suivant en est la preuve : Une dame, âgée de cinquante ans et d'une bonne constitution, portoit depuis plusieurs années une hydropisie de l'ovaire. La tumeur ayant acquis un assez grand volume, on jugea convenable d'y pratiquer une ponction par laquelle on tira quinze pintes de sérosité citrine, transparente. Aucun accident ne suivit cette opération. Trois mois après, la tumeur avoit repris autant de volume ; la malade, désirant vivement qu'on lui procurât une guérison radicale, réunit plusieurs médecins en consultation, et on décida qu'après avoir fait une nouvelle ponction, on injecterait dans le kyste de l'eau d'orge miellée. On auroit craint d'employer un liquide plus irritant. La ponction fut faite avec un trois-quarts d'une ligne seulement de diamètre; la sérosité évacuée était transparente; une pinte et demie d'eau d'orge miellée tiède fut injectée lentement, et évacuée après qu'elle eut séjourné dans le kyste pendant cinq minutes. Sa présence dans la tumeur donna lieu à une sensation douloureuse assez forte. Cette douleur devint beaucoup plus vive cinq ou six heures après l'opération; une fièvre violente se déclara, le ventre devint tendu, très-sensible au toucher; des nausées, des vomissemens survinrent, et malgré l'emploi des saignées générales et locales, et des autres moyens antiphlogistiques, la malade succomba trois jours après l'opération. A l'ouverture du cadavre, on trouva le péritoine enflammé; le kyste était extérieurement recouvert de fausses membranes; son volume égalait celui de la tête d'un adulte; il contenait environ une pinte de pus floconneux et de fausses membranes; sa paroi postérieure étoit beaucoup plus épaisse que l'antérieure, mais il n'existait pas de squirrhe proprement dit dans aucune partie de la tumeur. J'ai encore, dans une autre circonstance, essayé de procurer la guérison radicale d'une hydropisie enkystée de l'ovaire, en laissant dans le kyste une canule en gomme élastique que j'avais introduite par celle du trois-quarts. Pendant quatre jours, il ne sortit par cette canule, que je faisois ouvrir de temps en temps, que de la sérosité transparente; elle devint ensuite trouble et floconneuse; la fièvre survint avec de la douleurdans la région occupée parle kyste. Je retirai la canule pour combattre l'inflammation : je parvins à la calmer, mais l'hydropisie a récidivé.

L'introduction d'un séton dans un kyste produit dans sa cavité une irritation prolongée; elle ménage une issue aux fluides qui continuent à y être exhalés tant que l'adhésion intime des parois n'a pas lieu; il ne résulte de cette opération que peu de difformité, lors même que l'on a jugé convenable de faire à la peau deux petites incisions pour introduire le séton avec plus de facilité; pendant la durée du traitement, on a la possibilité de faire dans la tumeur des injections irritantes, si elles paraissent nécessaires, et d'employer en même temps la compression. Ces avantages incontestables doivent faire conserver ce moyen dont l'emploi méthodique peut être particulièrement adopté pour des kystes volumineux et allongés situés sur la partie antérieure et latérale du cou; pour des kystes du corps thyroïde, (J. L. Petit); pour certaines tumeurs enkystées considérables voisines des articulations. Pourrait-on, avec quelque espoir de succès, passer un séton dans les grands kystes de l'ovaire, comme on l'a conseillé ? L'observation n'a pas encore donné la solution de cette question; nous sommes cependant disposés à penser que l'emploi de ce moyen serait plus avantageux que les injections irritantes, ou que le séjour prolongé d'une canule de gomme élastique dans ces kystes.

L'incision des kystes n'en procurerait pas ordinairement l'oblitération, si après l'évacuation des matières fluides, gélatiniformes ou pultacées qu'ils contiennent, on ne provoquait la suppuration ou l'exfoliation de la poche en la remplissant avec de la charpie, ou en touchant sa surface interne avec des cathérétiques. Cette opération laisse autant de difformité que l'extirpation; le traitement consécutif est plus long; on est moins certain d'obtenir une guérison radicale. Aussi n'y a-t-on recours que quand l'extirpation des kystes doit être dangereuse ou trop difficile. On traite par cette méthode les loupes enkystées du crâne, adhérentes au péricrâne; quelques kystes situés au col sur le trajet des gros vaisseaux; les tumeurs enkystées des grandes lèvres de la vulve, du cordon testiculaire; notons ici que, quand la paroi antérieure du kyste est facile à isoler des parties voisines, on doit en pratiquer l'excision. Cette excision partielle abrége de beaucoup la durée du traitement, et assure davantage son succès.

Ledran a conseillé et pratiqué l'incision dans le cas d'hydropisie enkystée de l'ovaire, et il recommande de laisser une canule large et aplatie dans le kyste pour empêcher l'ouverture faite à la tumeur de se fermer avant qu'on n'ait obtenu soit l'oblitération de la tumeur, soit la suppuration de ses parois, soit l'établissement d'une ouverture fistuleuse. Je rapporte deux observations à l'appui de l'opération qu'il recommande : Une des deux malades opérées conserva une fistule pendant quatre ans, au bout desquels elle mourut, et il faut noter que, trois mois après avoir été opérée, elle fut attaquée d'une violente inflammation qui se termina par un vaste abcès derrière les muscles droits. La seconde malade guérit radicalement, mais elle éprouva pendant trois semaines, après l'opération, une fièvre violente, une espèce de délire, un dégoût affreux, des nausées presque continuelles. Le vin d'Espagne était la seule chose qu'elle ne vomît pas; on la soutint avec cette liqueur seule dont elle prit six à sept onces par jour tant que les accidens subsistèrent.

Ledran termine son mémoire sur les hydroposies enkystées de l'ovaire par cette annotation remarquable : « De toutes les hydropisies enkystées que j'ai traitées, en ouvrant ainsi le kyste par une incision, celle-ci est la seule où j'ai vu le kyste se fermer entièrement. »

De La Porte, ayant eu recours à cette méthode dans un cas où le kyste contenait une matière épaisse, gélatiniforme, vit la malade mourir de faiblesse et d'épuisement le treizième jour après l'opération. Morand pense avec raison que l'incision doit être réservée pour les cas où la matière est trop épaisse pour sortir par la canule d'un trois-quarts, et surtout pour ceux où le liquide que fournit la tumeur présente les caractères du pus.

La cautérisation des tumeurs enkystées *extérieures* a été recommandée et pratiquée avec succès par beaucoup de praticiens, et notamment par Heister. Quand les tégumens de la tumeur paraissent avoir trop d'ampleur pour revenir favorablement sur eux-mêmes après l'évacuation du fluide, on applique sur eux une traînée de pierre à cautère disposée de manière à former une escarre ovale, allongée. Si la peau paraît susceptible de reprendre son état naturel, il est préférable de l'inciser ainsi que le kyste, et de se borner à toucher la surface interne de sa cavité avec des caustiques liquides plus ou moins actifs. Cette méthode est applicable aux loupes enkystées du crâne; à certaines tumeurs enkystées qui se forment profondément au devant de l'épiglotte, et viennent faire saillie extérieurement entre l'os hyoïde et le cartilage thyroïde. On emploie aussi cette méthode pour quelques tumeurs enkystées des paupières dont on procure l'exfoliation en les cautérisant du côté de la conjonctive qu'elles soulèvent, avec une pierre infernale taillée en pointe aiguë.

De toutes les méthodes opératoires proposées pour procurer la guérison des tumeurs enkystées, occupant les membres ou les parois des cavités splanchniques, la plus avantageuse est l'extirpation complète de ces tumeurs en conservant les tégumens qui les recouvrent. Cependant quand la peau est très-amincie, qu'elle est ulcérée, qu'elle a pris une trop grande extension, il faut enlever en même temps que le kyste la portion de tégumens dont la texture est altérée, ou même une portion de la peau restée saine pour qu'elle ne forme pas une espèce de sac irrégulier après l'ablation de la tumeur.

Cette opération a été conseillée par Delaporte et par Morand dans le cas d'hydropisie enkystée de l'ovaire peu volumineuse, et compliquée de squirrhe de cet organe. Elle a été tentée par plusieurs praticiens. Morgagni (*Epist.* 38) rapporte un exemple, d'après Abraham Cyprianus; la guérison eut lieu. Les *Archives générales de Médecine*, janvier 1823, contiennent une observation de M. Nathan Smith, qui tenta cette opération sur une femme de trente-trois ans. La tumeur, qui contenait huit livres de liquide brunâtre et filant, fut vidée par une ponction faite avec le trois-quarts, après avoir préalablement été mise à découvert par une incision de trois pouces faite au-dessous de l'ombilic et au milieu de la ligne blanche. Le sac entièrement extrait pesait de deux à quatre onces. La malade, guérie au bout de trois semaines, s'est très-bien portée depuis.

Cette opération a été pratiquée à Paris il y a environ douze ans par M. La****, la malade mourut au bout de quelques minutes d'une hémorrhagie fournie par un grand nombre de vaisseaux qui pénétraient dans le tissu de la tumeur.

Tous les praticiens sages s'accordent à penser que, l'extirpation des kystes simples de l'ovaire, ou des kystes compliqués de squirrhe de cet organe, devant presque constamment occasioner des accidens mortels, primitifs ou consécutifs, il n'est pas convenable de tenter cette opération, et qu'il est bien préférable d'abandonner la maladie à elle-même, lorsqu'on a perdu l'espoir de la guérir par les secours du régime et des médicamens. (MARJOLIN.)

L.

LABDANUM ou LADANUM, s. m., *labdanum*; résine qui découle sous la forme de gouttes des feuilles et des rameaux d'un arbrisseau de l'île de Candie, nommé *Cistus creticus*, de la polyandrie monogynie L. et de la famille des cistinées. Le labdanum, à l'état sec, est poreux, assez léger, d'une cassure grisâtre permanente; il se ramollit et adhère un peu sous les doigts. Son odeur est forte et présente une analogie assez grande avec celle de l'ambre gris. Il se fond très-facilement et entièrement par l'action de la chaleur. Le labdanum du commerce est très-différent de celui qui vient d'être indiqué. Il est très-impur; quelquefois même, il ne contient pas un atome de véritable labdanum. Du reste cette substance est maintenant inusitée en médecine. Elle passait pour tonique, excitante, et résolutive à l'extérieur. La variation de sa composition empêche d'ajouter foi aux propriétés qu'on lui a attribuées, et même de l'employer en thérapeutique. Le labdanum entre dans plusieurs préparations officinales.

LABIAL, adj., *labialis*; qui appartient aux lèvres.

LABIAL (muscle). *Voyez* ORBICULAIRE DES LÈVRES.

LABIALES (artères et veines). On nomme ainsi, soit l'artère et la veine faciales ou maxillaires externes, soit les rameaux qu'elles envoient aux lèvres ou les coronaires des lèvres. *Voyez* CAROTIDE, JUGULAIRE.

LABIALES (glandes); follicules muqueux appartenant à la membrane muqueuse des LÈVRES.

LABIÉES, *labiatæ*. La famille des labiées est, à juste titre, considérée comme l'une des plus naturelles du règne végétal. Il en est peu, en effet, dont le port et les caractères extérieurs soient aussi bien d'accord avec les caractères offerts par la structure interne des parties de la fructification. Une tige ordinairement herbacée, toujours prismatique et triangulaires; des feuilles simples et opposées; des fleurs groupées à l'aisselle de ces feuilles et semblant verticillées; une corolle monopétale irrégulière à deux lèvres; quatre étamines didynames, c'est-à-dire deux plus grandes et deux plus petites; un fruit qui se sépare en quatre coques monospermes, forment autant de caractères qui existent dans toutes les Labiées, et en font un groupe essentiellement naturel. Cette ressemblance frappante dans les caractères botaniques des Labiées se retrouve également dans leur composition chimique et leurs propriétés médicales. Toutes en effet contiennent une huile volatile qui leur donne une odeur forte, une saveur âcre et chaude, et qui les fait désigner généralement sous le nom de plantes *aromatiques* par excellence. Cette huile essentielle, dont la quantité varie suivant les diverses espèces, a dans quelques-unes beaucoup d'analogie avec le camphre, en ce qu'elle est susceptible de se concréter; telle est celle du thym, de la lavande, du romarin, de la marjolaine, etc. Mais cependant elle nous paraît en différer, parce qu'elle ne peut donner lieu à la formation de l'acide camphorique, qui nous paraît être un des caractères distinctifs du camphre.

Outre ce principe aromatique, il en existe encore un autre d'une saveur amère et qui, dans un certain nombre de Labiées, leur donne une action tonique et fébrifuge. Suivant que l'un de ces deux principes existe seul ou prédomine dans les espèces de cette famille, elles sont alors ou aromatiques et excitantes, si c'est l'huile volatile, ou amères et toniques, si c'est le principe amer. Ainsi les diverses espèces de sauge, de thym, de mélisse, de romarin, de menthe, d'hysope, sont plus particulièrement odorantes et aromatiques; tandis que le petit chêne, l'ivette et plusieurs autres sont plus spécialement amers. Mais en général ces deux principes se trouvent unis dans la même espèce. On voit par ce court exposé que les labiées doivent être comptées parmi les familles où les propriétés médicales offrent autant d'analogie et d'uniformité que les caractères botaniques. (A. RICHARD.)

LABORIEUX, adj. On désigne ainsi en chirurgie les opérations qui présentent beaucoup de difficultés dans l'exécution. Les accouchemens qui ne se terminent que par le secours de l'art sont aussi appelés laborieux. *Voyez* DYSTOCIE.

LABYRINTHE, s. m., *labyrinthus*; partie interne de l'oreille, située dans l'épaisseur du rocher, entre la caisse du tympan et le conduit auditif interne, ainsi nommé à cause des contours nombreux que présentent ses diverses parties. *Voyez* OREILLE.

LACÉRATION, s. f., *laceratio*; arrachement, déchirement. *Voyez* ces mots.

LACQ ou LACS, s. m., *fascia, laqueus*; tissu de forme allongée que l'on attache à une partie du corps, soit pour la fixer solidement, soit pour exercer sur elle plus facilement une forte extension. Dans la réduction des fractures et des luxations, on se sert souvent de *lacs* pour faire l'extension et la contre-extension. *Voyez* FRACTURE, LUXATION.

Dans l'art des accouchemens, on applique des lacs sur diverses parties du corps du fœtus pour en faciliter l'extraction. Le lacs dont on se sert ordinairement est un ruban de fil, de coton, de soie ou de laine, de la largeur de neuf à douze lignes, d'une fermeté assez grande pour ne pas se rouler en corde ou se plisser facilement, et assez solide pour soutenir une certaine traction. L'usage des lacs est fort ancien. Avicenne voulait que la sage-femme passât un lacs autour du corps du fœtus pour l'extraire peu à peu, quand elle n'a pas pu l'extraire avec les mains. Il est inutile de remarquer que ce procédé informe à été abandonné dès qu'on a su amener l'enfant par les pieds.

Mauriceau, et depuis lui plusieurs accoucheurs français et étrangers ont proposé des lacs simples ou composés, destinés à être appliqués sur la tête du fœtus pour en faciliter l'extraction. Ces lacs sont de véritables tire-têtes; et, quoiqu'ils soient promptement tombés en désuétude, il sera cependant convenable d'en dire quelques mots en parlant des autres *tire-têtes*. *Voyez* ce mot.

Les accoucheurs n'appliquent plus de lacs que sur les membres. Quelques-uns ont recommandé de passer un lacs dans le pli de l'aine ou dans celui du genou, pour faire des tractions sur celle de ces parties qui se présente à l'orifice de l'utérus, et amener ainsi le fœtus; mais il est préférable de dégager et de saisir les pieds, et, quand on ne le peut pas, on se sert d'un crochet mousse qui est d'une application bien plus facile. *Voyez* CROCHET.

L'usage du lacs est donc actuellement très-restreint. On ne le place que sur le poignet ou sur l'extrémité inférieure de la jambe, dans certains cas de version du fœtus. Si ces parties sont hors de la vulve, il est très-facile de passer autour d'elles un nœud coulant formé par le lacs, que l'on serre suffisamment pour qu'il n'échappe pas. Si ces parties sont encore contenues dans le vagin ou le col de l'utérus, l'application du lacs présente plus de difficultés. L'accoucheur, tenant avec l'extrémité des doigts d'une main la partie sur laquelle il veut appliquer le lacs, fait former par une aide avec le lacs un nœud coulant autour de cette main;

puis avec les doigts de l'autre main, il pousse ce nœud coulant le long de la main qui tient le membre du fœtus, jusqu'à ce qu'il embrasse ce membre, et il le maintient en place pendant que l'aide, tirant les chefs du lacs, serre le nœud coulant et le fixe. Justina Sigmundina, Pugh, Walbaum et d'autres ont inventé des instrumens pour porter le lacs sur les membres du fœtus jusque dans l'intérieur de l'utérus. Ces *porte-lacs* n'ont point été adoptés, et avec raison; en effet, s'ils doivent être guidés par la main de l'accoucheur, dès que cette main est arrivée sur le pied du fœtus, il est bien plus simple de s'en servir pour saisir et amener le pied que pour diriger un instrument destiné à atteindre le même but. Si on veut qu'ils pénètrent seuls dans l'utérus, leur usage offre des résultats trop peu certains, et est trop dangereux par l'action que ces tiges peuvent porter sur les parois utérines, pour qu'on doive l'adopter. *Voyez* VERSION DU FOETUS.

(DESORMEAUX.)

LACRYMAL, adj., *lacrymalis;* qui a rapport aux larmes. Les organes lacrymaux, ou voies lacrymales, *organa lacrymalia*, *sive viæ lacrymales*, constituent un petit appareil de sécrétion qui a pour fonction de former les larmes, *lacrymæ*. Cet appareil comprend : 1° la glande lacrymale et ses canaux excréteurs; 2° les points, les conduits, le sac et le canal lacrymaux; 3° la conjonctive, qui réunit ces deux séries d'organes, et qui n'est en effet qu'une partie dilatée et ouverte des voies excrétoires des larmes.

La glande lacrymale est située au-dessous de la voûte orbitaire, derrière la partie externe de la paupière supérieure; elle s'étend depuis la fosse lacrymale de l'os frontal jusqu'à la partie supérieure et externe du pli circulaire que la conjonctive forme en passant des paupières sur le globe de l'œil. Elle a la forme et le volume d'une petite amande; elle est formée de deux lobes principaux, un postérieur et supérieur, *glandula innominata Galeni*, qui occupe l'enfoncement de l'os frontal, et un inférieur et antérieur, *glandulæ conjugatæ Monroi*, qui tient à la conjonctive. Ces deux lobes sont divisés en lobules et en grains glanduleux, réunis entre eux par du tissu cellulaire dense. Les vaisseaux et les nerfs lacrymaux pénètrent dans la glande par sa partie postérieure; de sa partie antérieure sortent de cinq à huit conduits excréteurs extrêmement courts et déliés qui s'ouvrent à côté les uns des autres, au fond du pli de la conjonctive, en dehors et en haut du globe de l'œil, entre lui et la partie externe de la paupière supérieure.

Les points lacrymaux, *puncta lacrymalia*, sont deux petits orifices, l'un supérieur, l'autre inférieur, situés au bord libre des deux paupières, près de l'angle interne de leur réunion, au sommet d'une petite saillie ou papille conique et blanche. Ces orifices admettent facilement un stylet d'un sixième de ligne de diamètre; l'inférieur est un peu plus large que le supérieur. Le point lacrymal supérieur regarde en bas et l'inférieur en haut, lorsque les paupières sont écartées; quand elles sont closes, au contraire, les points lacrymaux se dirigent en arrière vers un petit espace appelé *sac lacrymal*. Les points lacrymaux sont garnis d'un anneau de tissu cellulaire fibreux, blanc et dense qui les maintient béants; ils sont les orifices des conduits lacrymaux, qui s'étendent jusqu'au sac lacrymal.

Les conduits, *canaliculi lacrymales*, *sive cornua limacum*, d'abord très-étroits, s'enfoncent à angle droit dans l'épaisseur des paupières dans l'étendue d'environ une ligne. Là ils forment un petit renflement, puis changeant de direction, ils se portent en convergeant dans le bord des paupières vers leur angle interne, couverts en devant par le muscle orbiculaire, et en arrière par la conjonctive palpébrale. Au delà de l'angle interne de l'œil ils sont couverts par le tendon ou ligament palpébral, et s'ouvrent dans la partie antérieure et externe du sac lacrymal par deux orifices ordinairement distincts, mais toujours très-rapprochés. Leurs parois sont formées d'une membrane muqueuse blanchâtre.

Le sac lacrymal, *saccus lacrymalis*, qui n'est autre chose que le commencement du canal lacrymal, est logé dans la gouttière lacrymale, qui couvre seulement son côté interne, tandis que la partie externe, saillante hors de la gouttière, est embrassée en avant et en arrière par les attaches nasale et orbitaire du muscle orbiculaire palpébral. L'extrémité supérieure de ce sac, mousse et arrondie, finit où commence la gouttière, c'est-à-dire au milieu de la hauteur de la paroi interne de l'orbite, dépassant souvent un peu l'embouchure des conduits lacrymaux. Sa partie inférieure se continue sans aucun changement avec le canal lacrymal nasal.

Le canal lacrymal, qui fait suite au sac, et qui est contenu dans le canal nasal, va en se rétrécissant de haut en bas, et finit, en général, en se prolongeant plus ou moins au delà du canal osseux, par un orifice inférieur tourné obliquement en dedans et souvent garni d'un repli valvulaire. Cet orifice, qui a ordinairement la forme d'un bec de plume, varie très-souvent : tantôt il a la forme d'une fente très-allongée de haut en bas ; tantôt, dépassant de plusieurs lignes le canal osseux, la paroi interne du canal en cache l'ouverture ; en général, toutes les fois que le canal membraneux s'étend au delà du canal osseux, ce qui arrive fréquemment, il est difficile de le rencontrer avec la sonde.

Le canal lacrymal et le sac qui en est le commencement, sont formés d'une membrane muqueuse rougeâtre garnie de rides et d'un grand nombre de follicules ; elle ressemble beaucoup à la membrane pituitaire, dont elle est la continuation, tandis que celle qui revêt les conduits lacrymaux est blanche, mince et lisse, comme la conjonctive, dont elle établit la communication avec la pituitaire. Cette membrane muqueuse est doublée, comme toutes les autres, de tissu cellulaire filamenteux : enfin le canal et le sac sont formés à l'extérieur par une membrane fibreuse qui remplit en même temps l'office de périoste du canal nasal et de la gouttière lacrymale.

Les voies lacrymales, interrompues au devant de l'œil par la conjonctive, qui forme un sac ouvert quand les paupières sont écartées, et clos quand elles sont rapprochées, se continuent par son intermède depuis la glande lacrymale et ses conduits jusque dans les fosses nasales, où aboutit le canal lacrymal.

Le bord libre des paupières, formé par le bord libre des cartilages tarses, est plus mince du côté de la tempe, et plus épais du côté du nez. La plupart des anatomistes, depuis Ferrein, admettent que ces bords arrondis forment, par leur rapprochement devant l'œil, un petit canal pyramidal dont le diamètre irait de l'angle externe des paupières vers l'interne. Rosenmuller et M. Magendie affirment cependant que les bords libres des paupières coupés carrément se répondent exactement par toute leur épaisseur et sans laisser d'intervalle. (A. BÉCLARD.)

LACRYMAL ; *appareil lacrymal, voies lacrymales*. (Physiologie.) — Les voies lacrymales ont la double fonction, d'un côté de sécréter les larmes et de verser ce fluide, destiné à absterger l'œil, à la surface de cet organe ; et d'un autre côté de reprendre dans l'œil le surplus de ces larmes, et d'en débarrasser cet organe en les conduisant dans le nez.

1° *Sécrétion des larmes.*— C'est la glande lacrymale qui effectue cette sécrétion, et elle accomplit cet office par le mécanisme commun à toutes les sécrétions. Le sang artériel est l'aliment de son travail; et ce sang, lorsqu'il est parvenu dans le parenchyme de la glande aux dernières ramifications des artères, jusqu'aux points où ces ramifications s'abouchent avec les origines capillaires des vaisseaux sécréteurs, est changé tout à coup dans la liqueur limpide et transparente des larmes. L'action qui produit cette transformation, d'un côté, échappe à nos sens, et ne nous est connue que par son résultat, la formation de l'humeur nouvelle; de l'autre, nous est inconnue dans sa nature. Est-elle, comme l'indique le mot sécrétion, une simple filtration, et par conséquent une action purement mécanique ou physique? ou bien, au contraire, y a-t-il formation de toutes pièces de l'humeur nouvelle, des larmes, et par conséquent cette sécrétion est-elle une action chimique? La réponse à cette question nous conduirait à la théorie générale des sécrétions, dont nous n'avons pas à nous occuper ici, et que nous renvoyons à ce mot. Nous nous bornerons à dire que nous penchons pour la théorie qui fait des sécrétions des actions de formation, en ajoutant que ce ne sont pas les affinités chimiques générales qui y président, d'où il résulte que le mécanisme de ces actions est encore inconnu. S'il est probable, en effet, que tous les phénomènes de vie, et particulièrement ceux qui, comme les sécrétions, consistent en des transformations de matière, dérivent des mêmes lois universelles qui président à tous les phénomènes de la nature, il est certain aussi que ces lois générales ont, pour produire les phénomènes vitaux, subi quelques modifications; que, pour la production de ces phénomènes, il y a quelques données ou quelques élémens de plus qui sont encore à découvrir. Or il résulte de là que tout phénomène de vie, en premier lieu, n'est pas un phénomène physique ou chimique simple, et en second lieu est encore ignoré. C'est ce qui est en particulier des sécrétions. En vain MM. Berzélius, Dumas, Prevost, ont encore récemment cherché à les rattacher aux phénomènes de l'électricité et du galvanisme; leurs efforts ont été infructueux, et ont laissé la vie aussi inconnue sous ce rapport que dans tous ses autres phénomènes. Tout se réduit donc ici à l'expression du fait: la glande lacrymale change le sang artériel qu'elle reçoit en larmes, et c'est dans son parenchyme, dans son système capillaire, que se fait cette transformation.

Cette action de sécrétion, trop moléculaire pour tomber sous les sens et pour pouvoir être décrite, comme toute autre sécrétion, s'effectue sourdement et sans qu'on en ait conscience; elle n'est aucunement dépendante de la volonté, et cependant il est probable qu'une influence nerveuse y préside. Au mot *innervation*, en effet, nous avons professé la nécessité d'une influence nerveuse pour toutes les fonctions, dans les animaux supérieurs chez lesquels le système nerveux est très-développé, et au moins pour celles des fonctions qui sont déjà un peu élevées en animalité. Or, d'un côté, dans l'homme le système nerveux est développé au point d'être devenu le premier moteur de tous les organes, et de l'autre la sécrétion lacrymale, en sa qualité de sécrétion glandulaire, est déjà une fonction supérieure. D'ailleurs, la glande lacrymale ne reçoit-elle pas des nerfs assez gros et assez nombreux? la facilité avec laquelle retentissent en elle les affections morales, ne prouve-t-elle pas la quantité des expansions nerveuses qui la pénètrent? Or pourquoi ces nerfs si nombreux et si développés dans un organe dont les fonctions ne sont ni senties ni volontaires, si ce n'est pour en régir le travail? A la vérité, on n'a pas dans des expériences directes paralysé la glande lacrymale et suspendu son action de sécrétion, en liant ou coupant les nerfs qui lui parviennent; mais on peut invoquer l'analogie des autres glandes sur lesquelles on a fait ces expériences. Du reste, c'est une question qui rentre encore dans la théorie générale des sécrétions.

La sécrétion des larmes probablement se fait sans interruption, d'un côté parce que l'œil a sans cesse besoin du fluide qui en est le produit, d'un autre parce que le sang arrive sans cesse à la glande qui en est l'agent. Mais cette sécrétion est susceptible d'augmenter beaucoup par intervalles. Les causes de cette augmentation, sont: 1° tantôt un trouble dans la circulation générale, tel que le sang stagne dans la moitié supérieure du corps: c'est ainsi qu'on pleure dans les efforts, les cris, dans les convulsions du rire; 2° tantôt une irritation locale de l'œil par l'application de topiques ou de gaz irritans, comme fumée de tabac, vapeur d'ammoniaque, etc.; 3° enfin, le plus souvent des affections morales. De tous les organes sécréteurs, la glande lacrymale est celui qui a les expansions nerveuses les plus nombreuses et qui communiquent le plus librement avec le cerveau;

et aussi est-elle un de ceux dans lesquels retentissent le plus aisément les excitations que portent dans toute l'économie les passions; au moindre orage de l'âme, la sécrétion des larmes redouble; et les larmes n'étant pas excrétées aussi rapidement qu'elles sont produites, bientôt elles inondent l'œil, et enfin coulent sur le visage, ce qui constitue un de nos moyens d'expression les plus fréquens, les *pleurs*.

Quant au versement des larmes à la surface de l'œil, il résulte de la disposition seule des parties. On a vu que de la glande lacrymale naissaient six à huit vaisseaux sécréteurs qui s'ouvraient le long du bord de la paupière supérieure. Or ces vaisseaux distillent goutte à goutte, si l'on peut parler ainsi, les larmes à la surface de l'œil, et les clignemens continuels des paupières achèvent ensuite de les y répandre. Ainsi l'œil est maintenu humide; sa dessiccation par l'air qui le touche sans cesse est prévenue; le jeu des paupières sur lui est rendu facile et non douloureux; enfin l'adhésion à la surface de la cornée des atomes étrangers qui flottent dans l'air est empêchée, et la transparence de l'organe conservée.

2° *Excrétion des larmes.*— Comme la glande lacrymale fournit sans interruption de nouvelles larmes, il y a nécessité que sans interruption aussi les premières soient enlevées à l'œil; et c'est ce que fait l'appareil d'excrétion assez compliqué qui a été décrit, et qu'on a vu être composé des points et conduits lacrymaux, du sac lacrymal et du canal nasal. A la vérité, il est certain que l'air qui est en contact avec l'œil dissout une partie des larmes qui sont versées à la surface de cet organe. Mais, outre que cet air ne pourrait agir dans le sommeil, quand les paupières rapprochées dérobent l'œil à son contact, il est sûr que dans la veille son action dissolvante ne suffit pas, et que l'appareil d'excrétion dont nous venons d'examiner les parties composantes agit, puisque, s'il est oblitéré dans ses parties inférieures, ses parties supérieures se dilatent et même finissent par se crever. La seule existence et disposition de cet appareil ne suffit-elle pas d'ailleurs pour en garantir l'office? La seule difficulté est de savoir comment les larmes sont rassemblées et conduites aux points lacrymaux qui en sont les origines. La plupart des physiologistes disent que les paupières constituent à leur bord, quand elles sont rapprochées, un canal triangulaire dans lequel les clignemens de ces paupières ramassent les larmes, et qu'ensuite ce canal, parce qu'il est de plus en plus large à mesure qu'il approche de l'angle interne, conduit ce fluide vers cet angle, où sont les points lacrymaux : ils ajoutent que c'est en ce sens que tend à les diriger la contraction du muscle orbiculaire des paupières, et que l'humeur des follicules de Meibonius empêche les larmes de couler hors du canal qui doit les guider. Mais, dès 1797, Rosenmuller avait nié l'existence du canal triangulaire résultant du rapprochement des paupières, et récemment M. Magendie en a encore contesté l'existence. Il y a sur le mécanisme par lequel les larmes se rassemblent à l'angle interne de l'œil quelques recherches à faire. Une fois parvenues à ce lieu, les points lacrymaux les saisissent par une action d'absorption; ils les poussent d'une manière continue dans les conduits lacrymaux; et la disposition des parties suffit pour les faire passer de là dans le sac lacrymal et le canal nasal. Ajoutez d'ailleurs l'influence de la gravitation et la continuité de l'absorption à l'origine de l'appareil, d'où il résulte qu'un nouveau fluide arrivant sans cesse doit obliger celui qui remplit déjà les voies à s'écouler dans le nez. On a voulu concevoir physiquement cette action d'absorption, soit en l'assimilant au phénomène des tubes capillaires, soit en comparant ce petit appareil d'excrétion à un siphon; mais nous croyons que l'action d'absorption est, dans l'état actuel de la science, aussi différente des actes physiques et chimiques connus que tout autre phénomène de vie, et est aussi inconnue en son essence. Parvenues dans le nez, les larmes suivent le sort du mucus nasal, et sont ou excrétées par l'action du moucher, ou avalées et crachées, ou avalées et digérées. (ADELON.)

LACTATE, s. m. Genre de sels formés d'une base et d'acide lactique. Aucun lactate n'est employé en médecine. *Voyez* LACTIQUE. (ORFILA.)

LACTATION, s. f., *lactatio*; fonction qui consiste dans la sécrétion et l'excrétion du lait. Comme le lait est l'aliment que la nature a destiné à l'enfant nouveau-né, quelques personnes entendent aussi par *lactation* la nourriture de l'enfant au moyen du lait qu'il extrait de la mamelle; mais j'ai préféré conserver à ce mode d'alimentation le nom d'*allaitement*, qui lui est communément donné. La théorie de la sécrétion et de l'excrétion du lait devrait naturellement être exposée à la suite de la description des organes qui exécutent cette fonction; mais, comme il s'y rattache une foule de considérations hygiéniques et pathologiques fort importantes, j'ai cru convenable d'en faire un article spécial.

La lactation, ainsi que les autres fonctions qui se rapportent à la génération, n'a lieu qu'à une certaine époque de la vie, et ne dure que pendant une certaine période de temps. C'est après l'accouchement qu'elle s'établit; mais la glande mammaire, organe de la sécrétion du lait, commence à entrer en action, à se préparer, pour ainsi dire, dès le commencement de la grossesse. En parlant de cet état, j'ai décrit les phénomènes qui caractérisent le travail dont la mamelle est alors le siége. (*Voyez* GROSSESSE.) Après l'accouchement, les conduits lactifères laissent écouler par l'effet de la succion un liquide de couleur jaunâtre, de saveur sucrée, que l'on nomme *colostrum*. Le produit de la sécrétion mammaire conserve cette apparence pendant environ vingt-quatre heures; mais ensuite il commence à devenir blanc, et prend peu à peu toutes les qualités qui caractérisent le lait. Quarante-huit heures après l'accouchement, les mamelles commencent à se gonfler, à se durcir d'une manière plus manifeste; la femme éprouve de légers frissons auxquels succède bientôt une chaleur vive de la peau, qui, après quelques heures de durée, est suivie d'une diaphorèse abondante. La face devient rouge, animée; il y a de la céphalalgie, ordinairement modérée; l'appétit se perd; la langue se couvre d'un enduit blanchâtre; l'écoulement des lochies est suspendu ou considérablement diminué; le pouls s'accélère; il offre d'abord un certain degré de concentration, devient ensuite plein et fort, puis large et souple. Cet appareil fébrile dure environ vingt-quatre heures. La tuméfaction des mamelles est alors arrivée au plus haut point; le tissu cellulaire environnant y participe, et le gonflement s'étend jusqu'au creux de l'aisselle, de sorte que la femme ne peut rapprocher les bras du thorax. La tension de la peau est souvent douloureuse, gêne les mouvemens du thorax, et produit une dyspnée remarquable, ce à quoi contribue aussi le poids augmenté des mamelles. Ces symptômes n'ont pas toujours le même degré d'intensité. Souvent, au lieu du frisson, il y a à peine un léger sentiment de froid, et la chaleur est modérée. La sueur est le seul symptôme qui soit constant. La durée de ce mouvement fébrile, que l'on désigne sous le nom de *fièvre de lait*, varie, ainsi que l'époque où il commence. Quelquefois il se déclare au bout de vingt-quatre ou trente-six heures; d'autres fois seulement trois, quatre, et même cinq jours après l'accouchement. J'ai vu quelquefois la fièvre de lait se manifester à l'époque ordinaire, être modérée, se calmer, puis se réveiller, pour ainsi dire, avec plus d'intensité, après un intervalle d'un ou deux jours, sans que dans ce mouvement fébrile on pût reconnaître un état morbide différent et dû à quelque cause étrangère à l'état physiologique de la femme. Souvent les symptômes de la fièvre de lait sont à peine sensibles, et se terminent dans l'espace de douze heures au plus; quelquefois, au contraire, cette fièvre dure trois et même quatre jours. Astruc remarque avec raison que, quand cette fièvre dure plus de vingt-quatre heures, elle présente un redoublement chaque jour. Il est impossible d'assigner toutes les causes de ces variations; cependant il est quelques circonstances qu'il convient de noter. Ainsi on remarque qu'en général les femmes qui sont en couches pour la première fois ont moins de fièvre de lait que les autres: il en est de même des femmes qui ont commencé d'allaiter peu après leur accouchement. Chez celles-ci il n'est pas rare de voir la fièvre de lait manquer totalement, surtout quand l'enfant est fort et consomme une grande quantité de lait. L'époque où la fièvre de lait se déclare a paru à quelques observateurs être en rapport avec la longueur du travail de l'accouchement, de telle sorte que, lorsque celui-ci s'est fort prolongé, la fièvre survient plus tôt, comme si l'accouchement eût été terminé pour la nature dès que la tête du fœtus a eu franchi l'orifice de l'utérus, et que le temps qui s'est écoulé jusqu'à l'expulsion complète du fœtus ne dût pas compter pour la succession des phénomènes de la couche. Quoique j'aie porté mon attention sur ce point, je n'ai pas trouvé que cette remarque s'appliquât à la plus grande partie des cas. L'intensité et la durée de la fièvre de lait paraissent dépendre souvent de l'idiosyncrasie du sujet, quelquefois aussi de l'influence de la constitution épidémique. On remarque avec raison que, quand la fièvre de lait dure quelques jours, il est à craindre que les phénomènes fébriles ne soient produits par une inflammation ou une autre cause étrangère à l'état physiologique. Cela est surtout vrai quand cette fièvre se prolonge au delà des limites qui viennent de lui être assignées. Levret, considérant que ce que l'on nomme *fièvre de lait* est un état naturel aux *suites de couche*, et que, quand la femme se porte bien d'ailleurs, elle n'a ni mal de tête ni altération, qu'il regarde comme deux symptômes inséparables de tout accès de fièvre, rejette la dénomination de *fièvre de lait.* D'autres, lui conservant le nom de *fièvre*, voudraient qu'on l'appelât *fièvre puerpérale*, parce qu'elle est une suite naturelle de l'accouchement. La cause de cet ensemble de phénomènes a aussi exercé la sagacité des médecins. Les uns supposent que le lait se porte à l'utérus pendant la grossesse pour fournir à l'alimentation du fœtus, et qu'après l'accouchement il reflue dans le sang et se porte aux mamelles. La fièvre de lait, suivant eux, est le produit de ce mouvement. Selon Astruc, c'est la présence du lait, qu'il croit plus ou moins acide, dans le sang, qui est la cause de la fièvre. D'autres la regardent comme une crise suscitée par la nature, soit pour éliminer le lait en le portant aux mamelles, soit pour faire cesser la pléthore qui résulte de la cessation de la grossesse. Van Swieten, qui assimile la surface interne de l'utérus, après la délivrance, à celle d'une vaste plaie, pense que la fièvre qui survient deux jours après l'accouchement n'est pas liée au phénomène de la sécrétion du lait, mais est une fièvre de suppuration. Je trouve cette idée reproduite dans une thèse qui vient d'être soutenue à la Faculté de médecine de Paris par M. West. D'après Monteggia, dont l'opinion a été adoptée par quelques pathologistes, la fièvre de lait est une fièvre inflammatoire produite par la distension excessive des mamelles. Enfin quelques personnes, se rapprochant de la manière de voir de Levret, considèrent la fièvre de lait comme un état physiologique, comme l'effet de l'excitation produite dans l'économie par le travail de la sécrétion du lait, qui commence alors à se faire d'une manière plus active. La discussion de ces diverses théories m'entraînerait trop loin. D'ailleurs, la seule manière de les apprécier avec justesse est de les comparer avec la série des phénomènes dont elles sont l'explication; c'est un travail que le lecteur peut facilement faire, et il restera, je pense, convaincu qu'aucune d'elles n'est pleinement satisfaisante.

Lorsque la fièvre de lait est terminée, les mamelles ont acquis le plus haut degré de distension, la sécrétion du lait est très-abondante. Si l'enfant tète, les mamelles se trouvent désemplies; elles se ramollissent; puis, la sécrétion continuant, elles se remplissent de nouveau, mais à un moindre degré, et la lactation se régularise bientôt. Une fois que la sécrétion du lait est établie, elle se fait ensuite d'une manière continue, comme le prouve le gonflement lent et graduel des mamelles dans les intervalles que laisse l'allaitement; mais diverses circonstances lui impriment une plus grande activité, et alors elle s'accompagne de phénomènes particuliers. Les femmes éprouvent une certaine tension des mamelles, un sentiment de fourmillement, de picotement, d'élancement dans ces organes, celui d'un mouvement d'ascension qui s'étend progressivement de la région hypogastrique aux mamelles. Elles disent alors que *le lait monte*, et cette *montée du lait*, pour me servir de leurs expressions, est quelquefois si abondante, que ce fluide se fait jour à travers les conduits lactifères, et est dardé avec force à une distance assez considérable. Cette montée du lait a lieu ordinairement quand l'enfant commence à téter; quelquefois il suffit, pour la déterminer, que la bouche de l'enfant s'approche du mamelon et lui fasse sentir sa douce chaleur. L'imagination a aussi de l'influence sur la production de ce phénomène. Ainsi il suffit quelquefois que la femme voie un enfant, ou même qu'elle pense à son nourrisson, pour qu'immédiatement elle sente le lait monter. Souvent aussi cela a lieu sans qu'on puisse reconnaître aucune cause appréciable. L'activité plus grande imprimée à la sécrétion du lait influe d'une manière marquée sur les qualités de ce fluide, qui devient alors plus consistant et plus crémeux; et cela se remarque indépendamment des changemens qu'il manifeste aux diverses époques d'une même traite. (*Voyez* LAIT.)

La durée de la lactation varie beaucoup. Il est des femmes chez qui elle paraît pouvoir se prolonger presque indéfiniment, tant qu'elles présentent le sein à un enfant. Il est assez fréquent de voir des nourrices qui allaitent trois enfans successivement du même lait, ce qui suppose que la lactation a duré trente à trente-six mois. Les exemples de femmes qui ont allaité leurs enfans pendant quatre ans et quatre ans et demi, ne sont pas rares. J'ai même vu une nourrice de Normandie qui avait allaité plusieurs enfans successivement du même lait pendant plus de cinq ans. Une dame fort digne de foi, qui a eu occasion d'observer beaucoup de nourrices, m'a assuré en avoir connu une qui nourrit cinq enfans consécutivement, ce qui entraîna une lactation d'au moins sept ans. D'un autre côté, j'ai vu un assez grand nombre de dames chez qui la sécrétion du lait s'établissait régulièrement, et souvent avec grande abondance, après l'accouchement, puis allait bientôt en diminuant progressivement, quelque chose que l'on fît pour s'opposer à cette diminution, et se tarissait enfin complétement après six semaines, deux ou trois mois. Entre les deux points extrêmes que je viens de citer, on observe tous les degrés intermédiaires; mais on manque de données suffisantes pour établir un terme moyen de durée.

La quantité de lait sécrété présente également beaucoup de variations. Quelques femmes ne peuvent fournir la quantité de lait nécessaire à la nourriture d'un seul enfant; d'autres, au contraire, peuvent en allaiter plusieurs à la fois. Dans quelques cas même il y a exubérance de la sécrétion, ce qui constitue un état morbide désigné sous le nom de *galactirrhée*, dont je traiterai plus loin, ainsi que de *l'agalaxie*, qui est l'état opposé. On a vu, suivant Haller, des nourrices fournir dans un jour une livre, une livre et demie, même deux, trois, et jusqu'à quatre pintes de lait; on en a vu une en donner trois livres de plus qu'il n'en fallait à son enfant. On observe aussi chez la même femme beaucoup de variations dans la quantité, les qualités physiques, la composition chimique, et les propriétés du lait, suivant diverses circonstances. On remarque qu'en général lorsqu'une femme est très-jeune, au-dessous de dix-huit à vingt ans, par exemple, ou trop âgée, comme après quarante ans, elle donne du lait en moindre quantité et de moindre qualité. Après le premier accouchement, la sécrétion du lait est moins abondante qu'après les suivans. Cependant on voit quelquefois des femmes qui ont une quantité de lait moindre à chaque accouchement, et finissent par ne plus pouvoir allaiter leur second ou troisième enfant, comme si la glande mammaire, qui ordinairement se fortifie et se développe par la répétition de son action, s'épuisait au contraire et s'atrophiait par l'effet de la même cause. Cela s'observe surtout chez les femmes qui ont naturellement cette glande peu développée. On croit généralement que les femmes d'un tempérament lymphatique ont un lait abondant, mais plus séreux et moins nourrissant. Boyssou (*Mémoires de la Soc. Roy. de Medecine*) a observé que les enfans nourris par des femmes dont le lait a fourni un gros, deux ou trois grains de résidu sec, par once, jouissaient tous d'une bonne santé; tandis qu'au contraire celui dont le lait de la nourrice a fourni un résidu au-dessous d'un gros par once, avait une très-mauvaise santé, et que ce même enfant changé de nourrice s'est parfaitement rétabli. Ces résultats chimiques ne peuvent pas seuls nous éclairer sur les qualités du lait. J'ai souvent trouvé des laits de femme et de chèvre dont la saveur était évidemment salée, au lieu d'être douce et sucrée. Des tableaux faits par le même Boyssou montrent que le lait augmente de qualité jusque vers le douzième mois de l'accouchement, et devient ensuite plus séreux. La nature et la quantité des alimens dont la femme fait usage influent beaucoup sur la quantité et la nature du lait. Une foule d'observations journalières montrent que l'odeur, la saveur, et même la couleur de certaines substances, se communiquent au lait, et que certains médicamens lui donnent leurs propriétés. La thérapeutique a profité de cette remarque pour le traitement de quelques maladies. On pense que les alimens tirés du règne végétal fournissent plus de lait; mais je crois que l'habitude doit singulièrement modifier cette influence. Il n'est pas de praticien qui n'ait vu la sécrétion du lait diminuée, suspendue, tarie même complétement à la suite d'un violent chagrin, d'une frayeur, d'un accès de colère. Les propriétés du lait sont souvent aussi fortement altérées dans ces cas. L'enfant, quand il tète le lait sécrété sous l'influence de ces circonstances, est agité, privé de sommeil, affecté de coliques, de diarrhée; on cite même des exemples d'enfans qui ont aussitôt été pris de convulsions mortelles. Les maladies n'ont pas une action moins vive et moins bien constatée sur la sécrétion du lait. Elle est, comme toutes les autres, suspendue pendant le frisson et la chaleur fébrile; une inflammation, une irritation vive dans un organe, un flux considérable, la diminuent ou la font cesser. Une observation rapportée par MM. Deyeux et Parmentier est bien propre à donner une idée des altérations que le lait peut subir. « Nous fûmes surpris un jour, disent-ils, de ce que le lait du matin était sans couleur, et presque transparent, et de ce qu'il était devenu, en moins de deux heures, visqueux à peu près comme du blanc d'œuf. Ce lait avait été tiré à huit heures du matin; celui de onze heures était un peu plus blanc; mais celui du soir avait la couleur naturelle, et ne contractait plus de viscosité. Le cinquième jour, les mêmes changemens parurent de nouveau, et nous apprîmes en même temps que la nourrice avait eu la veille, et pendant la nuit, une attaque de nerfs assez considérable; enfin, dans l'espace de deux mois, nous avons eu l'occasion d'observer plusieurs fois les mêmes phénomènes, et la preuve en même temps qu'ils n'avaient lieu que quand la nourrice éprouvait de l'altération dans sa santé.» Ils ajoutent que le lait de femme leur a paru susceptible de changemens presquels continuels, et qu'ils sont persuadés que ce fluide ne pourra jamais donner, à ceux qui l'examineront séparément, des produits parfaitement semblables. La menstruation qui survient chez les femmes pendant la lactation diminue ordinairement la quantité du lait, qui en même temps devient plus séreux. La grossesse fait souvent cesser la sécrétion du lait; souvent aussi elle en diminue seulement et en altère le produit, de sorte que l'enfant refuse de téter, ou éprouve de mauvais effets du lait qu'il prend. Il n'est cependant pas très-rare que le lait soit aussi abondant et conserve ses bonnes qualités pendant les premiers mois de la grossesse. Van Swiéten dit avoir vu une femme qui, pendant les premières douleurs de l'enfantement, présentait le sein à un enfant d'un an, et l'avertissait en souriant de renoncer au téton, qui allait bientôt servir au nouveau-né. Elle racontait avoir déjà fait six fois la même chose. En peu d'heures elle mit au monde un enfant fort et bien portant. Camérarius, dans une thèse soutenue à Tubingen, cite une femme de cette ville, qui allaitait son enfant et était réglée, quoiqu'elle fût enceinte. A l'époque où les mouvemens du fœtus se firent sentir, l'enfant qu'elle allaitoit se dégoûta du lait; vingt semaines après elle accoucha de deux jumeaux.

La glande mammaire est l'organe sécréteur du lait, et le produit de la sécrétion est en rapport avec le développement de cette glande; mais le mécanisme de cette sécrétion nous est encore absolument inconnu, de même que celui de toutes les autres. Les physiologistes n'ont pas même toujours été d'accord sur la nature des vaisseaux qui apportent à la glande mammaire les matériaux de cette sécrétion, et de ces matériaux eux-mêmes. La première idée qui a dû se présenter, et qui s'est en effet présentée, a été que le sang, apporté par les artères à la glande, était la source de cette sécrétion comme des autres. Cette idée a été remplacée par une autre. « Jusqu'à présent, dit Mauriceau, on a toujours cru que le sang était la matière dont le lait est fait aux mamelles; mais il y a grande apparence que le chyle seul, et non le sang, est destiné à sa génération, aussi bien qu'il est la véritable matière dont tout le sang du corps est fait. Ce qui nous peut facilement le faire préjuger, est la nouvelle découverte du canal thoracique, trouvé heureusement par M. Pecquet. Néanmoins, comme les vaisseaux qui peuvent porter pour ce sujet une partie du chyle aux mamelles ne sont pas encore manifestement connus, nous, etc. » Depuis, les vaisseaux lymphatiques des mamelles ont été bien connus et décrits, et on a cru que ces vaisseaux étaient les voies par lesquelles le chyle était porté du canal thoracique aux glandes mammaires. Cette opinion a eu dernièrement encore pour sectateurs des physiologistes distingués qui l'ont appuyée sur des raisons assez spécieuses. De Haller regardait aussi le chyle comme la matière dont le lait se forme; mais il pensait qu'il était apporté aux glandes mammaires par les artères avec le sang. Je croirais superflu de discuter ces trois théories; il me suffit de dire que les physiologistes sont actuellement d'accord que l'analogie qu'on dit exister entre le chyle et le lait est seulement apparente, et que les matériaux de la sécrétion de ce liquide sont fournis par le sang comme ceux des autres sécrétions.

J'ai dit plus bas que la mamelle commence à entrer en action, à préluder à la sécrétion du lait, dès les premiers temps de la grossesse; mais ce n'est qu'après l'accouchement que la sécrétion du lait s'établit complétement et d'une manière régulière. On pense que le stimulus propagé sympathiquement de l'utérus aux mamelles est la cause qui réveille l'action de ces organes, et qu'après l'accouchement le sang, qui pendant la gestation s'était porté à l'utérus pour servir à la nutrition du fœtus, devenu alors inutile, et repoussé par l'état de contraction de cet organe, reflue vers la glande mammaire et devient la source du lait. On a même cru trouver la route qu'il suit, en observant l'anastomose de l'artère épigastrique avec la mammaire interne; et le sentiment d'ascension que les femmes éprouvent lors de la *montée du lait* a paru l'indication de ce mouvement du sang. D'autres ont imaginé que le lait sécrété dans l'utérus pendant la grossesse était ensuite transporté aux mamelles par les vaisseaux lymphatiques dont les anastomoses si fréquentes expliquent cette communication; quelques-uns ont même cru voir des vaisseaux particuliers, et apercevoir le lait dont ils seraient remplis. Quoi qu'il en soit de ces opinions, on est d'accord que le consensus sympathique qui lie étroitement l'utérus et les mamelles est la cause excitante naturelle de la sécrétion du lait. Cette sécrétion établie cesserait bientôt, comme on le voit chez les femmes qui n'allaitent pas leurs enfans, ou qui sont par une cause quelconque forcées de suspendre l'allaitement, si l'excitation déterminée par la succion exercée par l'enfant ne se renouvelait pas incessamment et n'agissait continuellement sur la mamelle. Cet excitant est tellement nécessaire, que la succion exercée par la bouche inhabile d'un adulte ou par un moyen mécanique ne peut y suppléer. On parvient bien par ces moyens à vider la mamelle distendue par le lait, mais ils n'empêchent pas la sécrétion de se tarir bientôt. La médecine pratique profite souvent de cette observation : dans les cas, par exemple, où la mamelle est le siége d'une inflammation qui force à cesser l'allaitement, ou quand elle est fortement distendue après le sevrage. La succion exercée par l'enfant a une telle action pour stimuler la glande mammaire, qu'on l'a vue souvent déterminer la sécrétion du lait chez des femmes bien éloignées de l'époque de l'accouchement, même chez des femmes plus que sexagénaires, chez lesquelles la menstruation avait cessé depuis long-temps. On a même vu cette succion, prolongée pendant un certain temps, produire le même effet sur des jeunes filles impubères et chez des hommes; et les personnes chez lesquelles la sécrétion du lait s'était ainsi établie extraordinairement, ont pu allaiter des enfans pendant plusieurs mois. L'action sympathique de l'utérus se manifeste aussi dans d'autres cas; un commencement de sécrétion laiteuse a souvent lieu chez les femmes à la suite d'un dérangement de la menstruation.

A mesure que le lait est sécrété, il s'amasse dans les conduits lactifères dont il distend bientôt toutes les divisions : la mamelle est alors gonflée et tendue; les différens lobes de la glande mammaire se durcissent et deviennent sensibles au tact. La bouche de l'enfant appliquée au mamelon en détermine l'érection; les conduits lactifères qui le traversent se redressent, deviennent plus facilement perméables, et versent le lait dans la bouche de l'enfant par l'effet d'une légère succion; mais le vide opéré dans la bouche de l'enfant, quoique souvent capable d'exercer une attraction très-forte, n'est pas la seule cause de l'excrétion du lait, il n'en est même peut-être pas la principale. On ne peut se refuser d'admettre que les conduits lactifères ont une action propre, une contractilité par laquelle ils expulsent le liquide qu'ils contiennent. En effet, quand l'enfant quitte le sein, souvent même quand il ne fait qu'en approcher, on voit le lait *rayer* et être lancé à une distance assez considérable : la chaleur agréable d'un feu clair, auquel la femme expose la mamelle, produit le même effet ; l'influence de l'imagination le produit également. D'un autre côté, la crainte de la douleur ou une affection triste rendent l'excrétion plus difficile, soit que ces affections empêchent l'érection du mamelon, soit qu'elles déterminent un état de spasme dans l'extrémité des conduits lactifères. Qui ne sait que les femelles des animaux domestiques ne se laissent pas traire indifféremment par toutes sortes de personnes ; qu'elles peuvent fort bien retenir leur lait, quand elles sont traites par une main inhabile ou inaccoutumée ? Les physiologistes rapportent les artifices mis en usage dans quelques pays pour exciter sympathiquement l'action de la mamelle et l'érection du mamelon ; mais il faut remarquer aussi que ce défaut d'excrétion du lait dépend quelquefois évidemment de la volonté de l'animal. J'ai vu souvent des menaces et des coups vaincre la répugnance de l'animal et le déterminer à *lâcher* son lait, comme disent les femmes de la campagne. L'excrétion du lait se fait aussi quelquefois d'une manière passive. Ce liquide s'écoule sans efforts et continuellement des orifices des conduits lactifères, quand ceux-ci sont trop distendus par son accumulation ; mais il faut aussi que les conduits eux-mêmes y soient disposés, car cela n'a pas lieu chez toutes les femmes. Le peu de consistance du lait paraît être, dans quelques cas, la cause qui lui permet de s'échapper. Dans tous les cas, le lait qui s'écoule ainsi est peu consistant.

Lésions de la lactation. — J'ai indiqué plus haut les variations notables que présente la sécrétion du lait, variations qui, portées au plus haut degré, constituent un véritable état morbide. C'est de ces affections seules que je dois m'occuper ici. Les maladies de la mamelle et du mamelon exercent bien une influence souvent très-grande sur la sécrétion et l'excrétion du lait, mais il en sera traité ailleurs. *Voy.* MAMELLE, MASTITE.

1°. *Agalaxie.* — Elle est *totale* ou *partielle* : totale quand la sécrétion laiteuse manque absolument ; partielle, quand cette sécrétion est trop peu abondante pour fournir à la nourriture de l'enfant. Elle est dite *primitive* ou *accidentelle*, selon que la sécrétion du lait ne s'établit pas après l'accouchement, ou qu'elle se supprime ou diminue par l'effet d'une cause accidentelle. Les causes de l'agalaxie sont l'atrophie de la glande mammaire, les maladies organiques de cette glande, son peu de développement. Quelques faits semblent établir que le défaut d'énergie vitale de la mamelle peut produire le même effet. On a aussi admis comme causes d'agalaxie le tempérament nerveux, la pléthore, la maigreur extrême, la faiblesse innée ou produite par le manque de nourriture, les mauvaises digestions, des hémorrhagies, des évacuations excessives, la leucorrhée, l'abus des plaisirs de l'amour, les passions tristes, la phthisie ou d'autres maladies, l'application répétée des astringens et de narcotiques sur les mamelles. Les maladies aiguës, la grossesse, la menstruation, qui surviennent pendant le cours de la lactation sont encore des causes qui suppriment ou diminuent la sécrétion du lait. Il s'en faut de beaucoup que l'action de toutes ces causes ait été constatée par l'observation. Il serait intéressant de les examiner isolément sous ce point de vue, et sous celui de l'influence que chacune d'elles peut exercer sur la lactation suivant diverses conditions; mais cet examen dépasserait de beaucoup les bornes que j'ai dû mettre à un article peut-être déjà trop long. Le diagnostic de l'agalaxie est facile à établir, quand la femme n'a pas intérêt à dissimuler: c'est elle-même qui en indique les phénomènes. Il n'en est pas de même, quand il s'agit d'une nourrice mercenaire qui craint de perdre le nourrisson qui lui est confié. On reconnaîtra pourtant le défaut de lait aux signes suivans; les mamelles ne se gonflent pas, ne se durcissent pas dans l'intervalle pendant lequel l'enfant ne tète pas. Celui-ci est continuellement affamé, même en quittant le sein; il le demande souvent, et bientôt, après l'avoir pris, il le quitte avec impatience et souvent en criant; il urine peu, son sommeil est court; il maigrit, et dépérit promptement. L'agalaxie, si funeste pour l'enfant lorsqu'on n'a pas le soin de lui procurer promptement une nourriture plus abondante, est ordinairement sans inconvéniens pour la mère. Cependant, chez quelques femmes d'une constitution nerveuse, l'agacement produit par la succion répétée que l'enfant exerce sur le mamelon développe une sorte de fièvre hectique souvent très-vive, et qui amène un prompt dépérissement, si on ne réussit pas à guérir l'agalaxie, ou si on ne fait pas cesser l'allaitement. En considérant les causes de l'agalaxie, on voit que le plus souvent cette affection est au-dessus des ressources de la médecine. Dans quelques cas cependant on parvient à ranimer, à augmenter et à entretenir la sécrétion laiteuse: c'est lorsque sa suppression ou sa diminution dépendent de causes accidentelles. Il suffit souvent alors d'éloigner la cause, si elle existe encore, et d'exciter l'action de la glande mammaire en faisant téter souvent l'enfant. Lieutaud dit que des frictions faites sur la mamelle avec une étoffe rude sont quelquefois utiles. Une nourriture saine et abondante est souvent le meilleur remède. Ce qui vient d'être dit montre ce que l'on peut espérer des médicamens galactopoïétiques, tous actuellement tombés en désuétude, à l'exception de l'anis, du fenouil et des lentilles, que j'ai vu chez quelques femmes augmenter réellement la quantité de lait sécrété, mais chez la plupart être absolument inefficaces.

2° *Galactirrhée.* — La sécrétion trop abondante du lait ne mérite le nom de *galactirrhée* que lorsque le lait trouve un écoulement facile au dehors, et que l'abondance de ce flux nuit à la santé de la femme. Lorsque cette affection est portée au point de causer un amaigrissement considérable et un prompt dépérissement, on l'a appelée *phthisie laiteuse*, *phthisie des nourrices* (*tabes nutricum*, Morton). La sécrétion du lait est quelquefois exubérante sans que l'excrétion soit trop facile ou augmentée: c'est ce que Galien, et quelques médecins après lui, ont nommé *sparganose*, mot qu'il conviendrait peut-être de rétablir dans le langage médical. Lorsque le lait est sécrété en trop grande quantité, et qu'il ne s'écoule pas au dehors, les mamelles sont distendues, douloureuses, et parsemées de nodosités, souvent disposées en forme de cordons, qui s'étendent jusque sous les aisselles; elles sont alors fort disposées à s'enflammer. Le meilleur remède à opposer à cet état est la succion opérée par un enfant vigoureux; et si la sécrétion laiteuse continue d'être trop abondante, il conviendra d'employer les moyens que j'indiquerai plus loin. Ces moyens seraient les seuls qu'on pût mettre en usage si le mamelon était imperforé. L'état que je viens de décrire est fréquent chez les femmes qui n'allaitent pas leurs enfans. Il succède à la fièvre de lait, et se prolonge quelquefois pendant des mois entiers. Il faut alors faire désemplir la mamelle par la succion exercée par de très-jeunes chiens d'une espèce de taille moyenne, ou mieux encore par des personnes adultes, ou au moyen de pompes à sein. Il est très-essentiel aussi d'abriter avec beaucoup de soin, la mamelle du contact de l'air froid. En même temps on tâche de diminuer la sécrétion du lait, en tenant la malade à une diète sévère et composée de substances peu nourrissantes, en lui imposant un repos presque absolu, surtout l'inaction des membres supérieurs. On cherche à exciter la transpiration par des boissons légèrement diaphorétiques et la douce chaleur du lit, la sécrétion des urines par des diurétiques; ou à produire une dérivation sur le canal intestinal par l'usage des purgatifs administrés par la bouche ou en lavemens. Parmi les médicamens qui ont été vantés comme *lactifuges*, le petit-lait de Weiss est le seul qui soit encore en usage; et en effet il remplit très-bien quelques-unes des indications que je viens d'établir. On a encore proposé la saignée du pied, les ventouses aux cuisses, les bains de pieds, des applications astringentes et répercussives sur les mamelles. On regarde comme efficace l'usage d'un liniment camphré. J'ai vu une dame employer avec une apparence de succès un liniment avec l'ammoniaque. Le persil à l'intérieur et en cataplasmes est très-préconisé par les bonnes-femmes. Enfin, selon Nenter, l'expérience prouve que les ventouses appliquées au dos diminuent l'abondance du lait.

La galactirrhée offre les mêmes symptômes; mais de plus le lait coule avec une abondance fort incommode pour la femme. J'ai été consulté pour une jeune dame juive dont la mamelle gauche présentait un volume supérieur à celui d'une tête d'adulte, et laissait échapper une telle quantité de lait que la malade en était pour ainsi dire inondée, les serviettes que l'on renouvelait incessamment ne suffisant pas à l'absorber. Cette affection paraît n'être pas particulière aux nouvelles accouchées, car Sauvages dit qu'on a vu des femmes qui, au cinquième mois de leur grossesse, perdaient chaque jour une livre et demie de lait. Quand la femme n'allaite pas, il faut tâcher de tarir la sécrétion laiteuse par tous les moyens indiqués plus haut; mais ces moyens ne répondent pas toujours aux vœux des médecins, et il arrive quelquefois que le temps seul fait cesser totalement cette sécrétion exorbitante. Lorsque la femme allaite son enfant, la galactirrhée le plus ordinairement est seulement incommode pour elle et pour son enfant que l'abondance et la rapidité du jet du lait menacent instantanément de suffocation. Mais quelquefois aussi elle produit un véritable état de consomption qui peut devenir funeste. Cette sorte de phthisie, que Morton a si bien décrite, s'annonce par la perte d'appétit, quelquefois par le sentiment presque continuel du besoin de prendre de la nourriture, par un sentiment d'ardeur à l'estomac, à l'arrière-bouche, dans la poitrine, par des douleurs, des tiraillemens dans cette partie; il survient bientôt une fièvre hectique, à laquelle se joignent souvent des accès d'hypochondrie ou d'hystérie. L'amaigrissement et la chute des forces conduisent plus ou moins rapidement à la mort, si on ne parvient à arrêter le cours de la maladie. Cette phthisie n'est pas toujours la suite de la galactirrhée; elle menace aussi souvent les femmes qui prolongent l'allaitement au delà des limites que la nature semble avoir fixées pour elles, et ces limites quelquefois ne s'étendent pas à plus de quelques semaines après l'accouchement. Dans ces derniers cas tous les auteurs sont d'accord que la femme doit sevrer dès que l'on voit paraître les premiers symptômes de la consomption. Je pense qu'il doit en être de même quand cette maladie succède à la galactirrhée. Le plus souvent, après le sevrage, la sécrétion laiteuse se tarit insensiblement, et la santé se rétablit par le seul emploi d'alimens de facile digestion et proportionnés aux forces de l'estomac, et d'un exercice modéré accompagné d'une agréable distraction. La diète lactée convient souvent. On a aussi recommandé les eaux minérales gazeuses, ferrugineuses, même les amers, les aromatiques; mais je crois que dans la plupart des cas il faut être très-réservé sur l'emploi de ces derniers moyens. Si la sécrétion du lait se continue avec abondance, on devra avoir recours aux remèdes propres à la diminuer, mais avec les ménagemens qu'exige l'état fébrile. Van Swieten dit qu'après avoir en vain tenté divers remèdes, il a vu le mal céder enfin à l'usage d'une forte infusion de sauge donnée à la dose d'une à deux onces toutes les trois heures.

Sauvages admet une *galactirrhée erronée* qui consiste dans la déviation du lait et son écoulement par diverses voies. J.-P. Frank remarque avec raison qu'une similitude de couleur ou quelque autre trait de ressemblance ne suffisent pas pour établir avec certitude qu'il y ait eu réellement métastase laiteuse et écoulement de lait. *Voyez* MÉTASTASE. (DESORMEAUX.)

LACTIFÈRE, adj., *lactifer*; nom des conduits excréteurs de la glande mammaire. *Voyez* MAMELLE.

LACTIQUE (acide); *acidum lacticum*. Nom donné à un acide composé d'oxygène, d'hydrogène et de carbone, qui a été découvert par Scheele dans le petit lait aigri, et que l'on trouve libre ou combiné, suivant M. Berzélius, dans tous les fluides animaux et dans la chair musculaire. Il est incristallisable, d'une consistance sirupeuse, peu sapide, soluble dans l'eau et dans l'alcohol; il forme des sels déliquescens avec la potasse, la soude, l'ammoniaque, la baryte, la chaux, la magnésie, l'alumine et le protoxyde de plomb. On l'obtient en traitant par l'alcohol concentré le petit lait réduit au huitième de son volume par l'évaporation, et préalablement séparé de la matière caséeuse et du phosphate de chaux au moyen de la filtration et de l'eau de chaux. Il n'a point d'usages. Il joue un rôle important dans l'économie animale, si l'on admet avec M. Berzélius qu'il fait partie de tous les fluides animaux. Plusieurs chimistes le regardent comme de l'acide acétique uni à une matière organique. (ORFILA.)

LACTUCARIUM, s. m.; suc épaissi de la laitue cultivée. *Voyez* LAITUE.

LACUNE, s. f., *lacuna*. On donne ce nom à des petits enfoncemens des membranes muqueuses, dans lesquels s'ouvrent plusieurs follicules mucipares. *Voyez* MUQUEUSES (membranes).

LADRERIE, s. f. Nom vulgaire de l'éléphantiasis des Arabes ou de la lèpre. On donnait aussi ce nom aux hôpitaux destinés au traitement ou à la séquestration des lépreux. En vétérinaire, le mot *ladrerie* désigne une espèce de scrofules à laquelle le porc est sujet.

LAGOPHTHALMIE, s. f., *lagophthalmia*, de λαγώς, lièvre, et de ὀφθαλμός, œil; œil de lièvre. On donne ce nom à une disposition vicieuse de la paupière supérieure, qui l'empêche de recouvrir le globe de l'œil. Cette disposition peut être le résultat du raccourcissement ou du renversement en dehors de la paupière supérieure, et provenir primitivement d'une plaie, d'une brûlure, d'une tumeur, d'un gonflement de la conjonctive. *Voyez* ECTROPION. On croyait que cette disposition était naturelle chez ce lièvre.

LAICHE, s. f., *carex*. Genre de plantes de la monœcie triandrie, L., et de la famille des Cypéracées, dans lequel se trouve le laiche des sables (*carex arenaria*), connue sous le nom de *salsepareille d'Allemagne*, et qui a été employée en médecine comme sudorifique et diurétique, et succédanée de la salsepareille. Les racines, longues, noueuses, rampantes sous la terre, de la grosseur d'un chalumeau de paille, et même d'une plume à écrire, sont blanches en dedans, brunes en dehors. Leur odeur est légèrement aromatique. Elles ont une saveur douceâtre et un peu amère. Elles ont été préconisées dans le traitement de la syphilis, de même que la salsepareille. On s'en sert peu en France. En Allemagne, on prescrit la racine de carex en décoction à la dose d'une demi-once ou d'une once pour deux livres d'eau. Plusieurs autres espèces de *carex* à racines longues et rampantes jouissent des mêmes propriétés, et se trouvent mêlées avec le *carex arenaria.*

LAIT, s. m., *lac;* liquide sécrété par les glandes mammaires des femelles des mammifères; il est opaque, blanc, légèrement visqueux, plus dense que l'eau, d'une saveur douce, sucrée et d'une odeur agréable. La composition et les propriétés du lait n'étant pas absolument les mêmes dans les diverses espèces d'animaux, il importe d'en faire un examen spécial.

LAIT DE VACHE. Il est formé de beurre, de caséum, de sucre de lait, d'eau, d'un acide libre, et de plusieurs sels. Voici les résultats de l'analyse qui en a été faite par M. Berzélius : le *lait écrémé*, d'une pesanteur spécifique de 1,033, contient 928,75 d'eau; 28 de caséum avec quelques traces de beurre; 35 de sucre de lait; 1,70 d'hydrochlorate de potasse, 0,25, de phosphate de potasse; 6,0, d'acide lactique, d'acétate de potasse et d'un atome de lactate de fer (Fourcroy, Vauquelin et Thénard regardent l'acide lactique comme de l'acide acétique); 0,5 de phosphates terreux. Cent parties de *crème* d'une densité de 1,0244, renferment 92 de serum dans lequel il entre 4,4, de sucre de lait et de sels; 4,5 de beurre, et 3,5 de caséum.

Propriétés du lait de vache. — Il est blanc-bleuâtre, opaque, d'une saveur douce, moins sucrée que celle du lait de femme; sa densité est, suivant Brisson, de 1,0324, mais elle est susceptible de varier suivant plusieurs circonstances. Ainsi, d'après les observations de MM. Déyeux et Parmentier, le lait fourni par une vache à différentes époques dans un espace de vingt-quatre heures, offre de grandes différences, spécialement si l'on multiplie les traites à des distances de temps irrégulières. Les changemens de l'atmosphère pour les animaux nourris à la prairie sont les principales causes de ces différences. La remarque la plus singulière qu'ils aient faite est relative à la diversité du lait d'une même traite, suivant qu'on coupe diversement cette traite, et qu'on vide les mamelles en différentes fois. Le produit d'une traite faite avec soin et reçu successivement dans quatre vases donne véritablement quatre espèces de lait : le premier produit est le plus séreux ; le second l'est moins ; le troisième encore moins, et le quatrième contient une très-grande quantité de crème.

Lorsqu'on fait évaporer le lait, il se forme une pellicule qui ne tarde pas à être remplacée par une autre si on l'enlève, et qui est presque entièrement formée de matière caséeuse et de crème. Abandonné à lui-même, à la température de 10 à 12°, le lait se sépare d'abord en deux parties, la *crème*, qui vient à la surface, et une portion *aqueuse*. La *crème*, dont nous venons de faire connaître la composition, est incolore, ou d'un blanc jaunâtre, opaque, molle, onctueuse, et d'une saveur agréable; il suffit de l'agiter pour la transformer en *beurre frais*, et en *babeurre*, ou lait de beurre, sorte de liquide ayant beaucoup d'analogie avec le lait écrémé, et qui renferme une petite quantité de beurre, et la majeure partie du caséum qui faisait partie de la crème. Le *beurre frais* produit par l'agitation de la crème est toujours mêlé de *babeurre*, comme on peut s'en convaincre en le tenant fondu pendant quelque temps; en effet, au bout de quelques instans, le babeurre se dépose au fond des vases. La portion *aqueuse* provenant de la séparation du lait en deux parties ne tarde pas à s'aigrir, surtout si la température s'élève à 25°; on voit alors qu'il se forme un coagulum qui est du caséum retenant un peu de beurre, et un liquide d'un jaune verdâtre connu sous le nom de *sérum du lait* ou de *petit-lait*. Ce liquide contient, outre l'acide libre et la plupart des sels du lait, du caséum, et surtout du sucre de lait. Quant au *coagulum*, il sert à la préparation du *fromage;* en effet celui-ci n'est autre chose que du caséum bien égoutté, salé, et auquel on a fait subir une décomposition spontanée, en le laissant dans une cave, sur un lit de foin, et en le retournant de temps en temps; il est fait lorsqu'il est devenu gras : on voit alors qu'il contient du caséate d'ammoniaque, de l'oxyde caséeux et un peu de gomme. *Voyez* CASÉIQUE, CASÉEUX, ALIMENT.

Le lait est coagulé par tous les acides qui se combinent avec le caséum et le précipitent; la préparation du petit-lait dans les pharmacies est fondée sur cette propriété ; en effet, on l'obtient en versant dans un litre de lait écrémé à 98° th. centigr. quelques grammes de vinaigre ou de crème de tartre ; il se produit sur-le-champ un coagulum ; on passe à travers un tamis de crin assez serré, on fait bouillir ce liquide avec un blanc d'œuf délayé dans trois ou quatre fois son poids d'eau, et on filtre.

La potasse, la soude et l'ammoniaque, loin de coaguler le lait, dissolvent le précipité produit par les acides. La plupart des sulfates et l'hydrochlorate d'ammoniaque précipitent le lait, tandis que les phosphates de potasse, de soude et de chaux, les nitrates de potasse, de soude, de chaux et de magnésie, les hydrochlorates de potasse et de soude, et les acétates de potasse et de soude ne le troublent point, d'après MM. Déyeux et Parmentier. Le sublimé corrosif le précipite, et se trouve transformé en protochlorure de mercure. Les sels d'étain sont immédiatement décomposés par ce liquide, et il se forme un précipité caillebotté dans lequel on trouve tout l'oxyde d'étain combiné avec la matière caséeuse. L'alcohol le coagule ; il en est de même des substances astringentes. Le sucre et la gomme exercent une action analogue lorsqu'on élève la température.

Le lait de vache est employé pour faire la crème, le beurre, le fromage, le petit-lait, le sucre de lait et la frangipane ; il peut également servir pour clarifier le sirop de betterave, dans la peinture en détrempe, etc.

LAIT DE BREBIS. — Sa densité est de 1,0409 suivant Brisson ; il fournit plus de crème et de beurre que le précédent. Ce dernier produit est plus mou et plus fusible. Le caséum est plus gras et plus visqueux ; d'où il suit que le sérum y est moins abondant que dans le lait de vache, dont il diffère encore par l'odeur. Il contient des hydrochlorates de chaux et d'ammoniaque (Déyeux et Parmentier). Il est employé à la confection des fromages de Roquefort.

LAIT DE CHÈVRE. — Sa densité est de 1,0340, d'après Brisson. Il a une odeur de chèvre. La crème qu'il fournit est épaisse et le beurre ferme, blanc, et moins abondant que dans les espèces précédentes ; il offre au contraire plus de sérum.

LAIT DE FEMME. — Sa densité est de 1,023 (Brisson). Examiné quatre mois après l'accouchement, on a vu qu'il contenait beaucoup de sucre de lait, fort peu de caséum très-mou, visqueux et tremblant ; beaucoup de crème ; des hydrochlorates de soude, de chaux; une partie volatile odorante à peine sensible, et peut-être du soufre. Sa saveur est douce; il ne peut pas être coagulé, il a peu de consistance. Toutefois la composition et la nature du lait varient suivant l'époque plus ou moins éloignée de l'accouchement. Lorsque les mamelles sont devenues douloureuses, qu'elles se sont distendues, le lait peut en sortir spontanément, et sa nature à cette époque est tellement différente qu'on lui a donné le nom particulier de *colostrum*, fluide d'un jaune foncé, épais, visqueux et filant, d'une saveur fade, qui, exposé à l'air, donne beaucoup de crème jaune, susceptible d'être transformée par la percussion en un beurre très-ferme et très-coloré; il peut fournir à diverses reprises une certaine quantité de crème dans les vingt-quatre heures. Le calorique, les acides et l'alcohol le coagulent à la manière de l'albumine. Dès le second jour de la sécrétion, le colostrum présente des caractères qui le rapprochent du lait : ainsi sa saveur est analogue à celle du lait exposé à l'air; il fournit une grande quantité de crème; il se coagule dans les vingt-quatre heures à la température de 18° + o centigr.; le caséum qui en résulte, comprimé et desséché, devient dur, transparent comme de la corne; le sérum donne par l'évaporation du sucre de lait et des cristaux d'hydrochlorate de soude. Le colostrum du quatrième jour ne se coagule plus par l'ébullition, et diffère seulement du lait par la grande quantité de sérum et le peu de beurre que l'on y retrouve. On voit que ce liquide, qui précède la sécrétion du lait en diffère, surtout par la quantité d'albumine et de beurre qu'il contient. Nous devons ces notions importantes à MM. Déyeux et Parmentier, qui ont fait leurs observations sur le colostrum de vache. Toutefois ce n'est guère que vers le troisième mois que le lait a acquis toute la perfection dont il est susceptible, et à dater de ce moment jusqu'à la fin de sa sécrétion il ne fait qu'acquérir des propriétés nutritives.

LAIT D'ANESSE. — Sa densité est de 1,0355 (Brisson); il offre la consistance, l'odeur et la saveur du lait de femme; il contient moins de crème; celle-ci est peu épaisse, et fournit, lorsqu'on l'agite pendant long-temps, du beurre blanc, fade, et peu consistant. Le caséum du lait d'ânesse est mou, peu abondant, et se sépare facilement du sérum.

LAIT DE JUMENT. — Sa densité est de 1,0346; il contient très-peu d'une matière butyreuse fluide dans laquelle il y a à peine du beurre, que l'on n'en sépare qu'avec beaucoup de difficulté; il renferme peu de caséum mou, plus de sérum que le lait de vache, de l'hydrochlorate d'ammoniaque et du sulfate de chaux (Déyeux et Parmentier). Il est employé par les Tartares à la préparation d'une liqueur vineuse à laquelle ils donnent le nom de *koumiss*. A cet effet, ils abandonnent le lait à lui-même dans de grandes outres; ils le mêlent même avec du sang, et obtiennent de ce mélange une liqueur enivrante dont ils usent à défaut d'autre vin.

Haller a rapporté avec assez de détails, d'après Young, Gouraigne et Spielmann, les proportions relatives entre les différens principes des six espèces de lait dont nous venons de faire mention : il ne sera pas inutile de les faire connaître. Sur deux livres de lait de femme, on trouve une once et demie de crème; un gros de beurre peu consistant, une demi-once de caséum, dix gros de sérum, et le reste est de l'eau. La même quantité de lait d'ânesse fournit trois gros environ de crème, pas de beurre, et trois gros seulement de caséum. Le lait de jument donne trois gros de crème, pas de beurre, dix-sept fois plus de caséum que celui d'ânesse, et quatre fois plus que le lait de femme. Celui de chèvre contient une once de crème, trois gros de beurre et quinze gros de caséum. Le lait de brebis renferme deux onces de crème, quatorze gros de beurre très-mou, et quatre onces de caséum. Enfin celui de vache donne vingt gros de crème, six gros de beurre plus solide, et trois onces de caséum épais. Ces diverses espèces de lait sont trop susceptibles de variations dans la proportion relative de leurs principes constituans pour qu'il soit possible de regarder ces données comme rigoureuses.

LAIT *considéré comme aliment.*—Le lait, étant parmi les substances animales l'une de celles que l'on digère avec le plus de facilité, devient un aliment très-précieux. C'est la nourriture habituelle de l'enfance; mais comme il varie par rapport à l'animal qui le produit, et au temps qui s'est écoulé depuis l'accouchement, il n'est pas indifférent de donner à l'enfant qui vient de naître un lait de telle ou telle date; en effet, l'évacuation du méconium est la première fonction du canal digestif et celle que l'on doit chercher à produire; plus le lait renferme de sérum, plus il la facilite. Il était donc important que ce liquide contînt moins de principes nutritifs au moment de sa formation, et en fût de plus en plus chargé à mesure que l'enfant avancerait en âge. Le lieu plus ou moins sain qu'habite l'enfant, le climat sous lequel il vit, sa constitution, son développement plus ou moins avancé sont autant de causes qui apportent des modifications à l'emploi du lait; ainsi, dans les grandes villes, où il existe une foule de causes débilitantes et pour la mère et pour l'enfant, il convient en général de cesser de bonne heure l'usage du lait : le contraire existe pour les climats tempérés et la campagne. La constitution de la femme, son âge, son tempérament, son état de santé ou de maladie, la nature de sa maladie, modifient singulièrement la composition et les qualités du lait. Les femmes d'une constitution lymphatique fournissent un lait qui contient peu de principes nutritifs; une personne phthisique ne sécrète toujours qu'un lait de mauvaise nature; et si l'on réfléchit à l'influence qu'exerce le lait de la mère sur la santé et la constitution de l'enfant, on verra combien il est important d'apprécier toutes ces circonstances lorsqu'il s'agit du choix du lait qui doit lui servir d'aliment. On remplace ordinairement le lait de femme par celui de vache, et quelquefois par celui de chèvre et de brebis; le lait d'ânesse est aussi souvent employé, mais il est d'un plus fréquent usage en thérapeutique. Le lait peut être pris comme aliment à toutes les époques de la vie, mais il est certaines constitutions auxquelles il convient peu; les sujets éminemment lymphatiques sont dans ce cas. L'idiosyncrasie a surtout une influence très-marquée sur les effets qu'il produit : certaines personnes, par exemple, ne peuvent pas le supporter; chez d'autres il donne lieu à des coliques et à une diarrhée assez considérable; il en est au contraire auxquelles il est tellement utile qu'elles en font presque leur unique nourriture. La vieillesse qui, sous bien d'autres rapports, offre des analogies avec l'enfance, en présente encore une à l'égard du lait.

Le beurre, les fromages, les crèmes, la pâtisserie et une foule de mets qui contiennent certaines parties du lait ou une plus ou moins grande quantité de ce liquide, sont d'une digestion plus ou moins facile, suivant qu'ils sont frais ou récemment préparés, ou bien qu'ils sont anciens et fermentés, ou mêlés à des assaisonnemens. Ainsi tous les fromages sont formés avec les mêmes principes du lait, et cependant les fromages blancs ou à la pie, pour peu qu'ils aient perdu le sérum qu'ils contiennent, deviennent d'une digestion très-difficile; tandis que ceux de Brie, de Livarol, de Marolles, auxquels on a ajouté du sel et que l'on a fait fermenter pendant un certain temps, se digèrent avec la plus grande facilité. Le beurre, les cremes, sont dans un cas contraire.

LAIT *considéré sous le rapport de la thérapeutique.* — Le lait et les principes qui le constituent sont très-fréquemment employés en médecine; non pas que les propriétés qu'il possède puissent le faire considérer comme un médicament très-puissant, mais parce qu'il est d'un très-grand secours dans les convalescences et surtout dans les maladies chroniques. En effet il est éminemment adoucissant et légèrement relâchant, en sorte qu'appliqué extérieurement et pris intérieurement, il relâche, détend les parties irritées, calme et affaiblit la douleur. Comme topique il agit à la manière des émolliens; aussi s'en sert-on avec avantage uni à la mie de pain pour faire des cataplasmes; mais il est important de les renouveler très-souvent; car le lait étant susceptible de fermenter avec la plus grande facilité, il donnerait au topique des propriétés irritantes. On peut l'employer dans toute espèce de phlegmasies sous la forme de lotions, de fomentations, de bains, de lavemens, d'injections, etc., etc. On peut l'associer à des décoctions émollientes, des fécules, ou à des préparations opiacées. Donné intérieurement on en retire de très-grands avantages dans les phlegmasies chroniques du canal digestif et dans celles de la poitrine. Il n'est pas rare de voir des personnes affectées de gastro-entérite chronique éprouver la sensation d'un poids dans la région de l'estomac après l'ingestion de ce liquide dans cet organe, et bientôt prendre pour le lait un tel dégoût, qu'elles ne peuvent le supporter: c'est qu'alors il ne doit pas être administré pur de prime abord; il faut le couper avec de l'eau de gomme, et souvent alors ces mêmes personnes prennent un tel goût pour le lait, qu'elles en font leur nourriture pendant des mois entiers et même des années: sous son influence, l'affection gastrique disparaît, la santé se rétablit, et l'embonpoint succède à la maigreur extrême. Il est vrai de dire que l'idiosyncrasie est quelquefois un obstacle à l'emploi de ce moyen. Dans certains cas d'empoisonnement par les substances irritantes, le lait est d'un grand secours; pendant la convalescence, les individus qui ont été sous l'influence d'un acide concentré ne parviennent jamais à se rétablir qu'à l'aide de ce médicament. Il est en outre l'antidote de certains poisons métalliques, et principalement des sels d'étain et de mercure, en sorte que dans ces cas d'empoisonnement il peut être administré de prime abord. Tel est l'usage général du lait en médecine; mais comme le lait de tel ou tel animal varie par rapport à la quantité relative des principes qui le constituent, il est essentiel d'établir un choix lorsqu'on veut le mettre en usage, et ce choix doit être fondé sur la proportion connue de ces divers principes dans les espèces de lait, comparée à la nature de l'affection contre laquelle on veut l'employer, à l'âge du sujet, et surtout à sa constitution. Le lait de femme est, sans contredit, de toutes les espèces, le plus avantageux; mais il varie très-souvent dans ses propriétés. Le lait d'ânesse est au moins aussi léger que celui de femme; il varie moins souvent dans sa composition. Celui de jument offre beaucoup d'analogie avec les deux précédens. Le lait de vache est en général d'une digestion assez difficile. Ceux de chèvre et de brebis sont beaucoup plus nourrissans, car ils contiennent une grande quantité de caséum et de beurre.

Parmi les principes constituans du lait, le petit-lait est un de ceux qui soient le plus employés. (*Voyez* PETIT-LAIT.) Le caséum est rarement employé en médecine, si ce n'est comme topique émollient; il en est de même de la crème et du beurre. *Voyez* ALIMENT et ALIMENTATION, pour les altérations du lait.

Précautions à prendre dans l'administration du lait. — Un grand nombre de médecins conseillent de débarrasser le canal intestinal par un vomitif ou un purgatif avant de mettre le malade à l'usage du lait; cette précaution est souvent indispensable : c'est le cas où il existe un embarras gastrique; mais souvent aussi ce moyen pourrait devenir nuisible au malade en réveillant l'irritation des organes que l'administration du lait tend à faire disparaître; d'où il suit que l'état de vacuité ou de plénitude du canal alimentaire est une des circonstances auxquelles le médecin doit avoir égard. Ce n'est jamais par de grandes quantités de lait qu'il faut commencer son usage, mais bien par de petites doses, afin d'essayer jusqu'à quel point il peut convenir au malade; et nous avons déjà fait entrevoir combien l'idiosyncrasie du sujet peut faire varier son mode d'administration. Souvent, dans les premiers jours de son emploi, le malade éprouve du dégoût, des malaises, un gonflement du ventre, une tension des hypocondres, de la diarrhée; mais peu à peu ces symptômes disparaissent pour faire place à un état de bien-être très-prononcé. Dans d'autres cas ces mêmes accidens ne se développent qu'après un mois ou six semaines de l'usage du lait; ils cèdent alors très-fréquemment à un vomitif ou à un purgatif : aussi doit-on ne pas abandonner ce moyen, mais y revenir plusieurs jours après la disparition des accidens. Quelquefois on est obligé d'associer au lait l'eau de gomme, les acides, l'alcohol ou le quinquina pour en faciliter la digestion; on se rendra aisément compte de l'emploi de substances d'une nature en apparence si opposée, en se rappelant que le lait est toujours coagulé dans l'estomac, et que chez certains individus il n'est pas digéré par cela même que sa coagulation n'a pas lieu; tandis que d'autres personnes ne peuvent le supporter parce qu'il est coagulé trop fortement et avec trop de rapidité : aussi a-t-on conseillé dans ces sortes de cas de mêler avec le lait un peu d'eau de chaux, ou bien de faire prendre au malade une petite dose de magnésie avant l'ingestion du lait dans l'estomac. (ORFILA.)

Il est plusieurs liquides employés en médecine qui, à cause de leur couleur, ont reçu la dénomination de *lait*, unie à quelque autre désignation; tels sont les suivans :

LAIT D'AMANDES; synonyme d'émulsion d'amandes. *Voyez* ÉMULSION.

LAIT DE CHAUX; liquide blanchâtre préparé en délayant de la chaux dans suffisante quantité d'eau. *Voyez* CHAUX.

LAIT VIRGINAL; liqueur d'un aspect laiteux, préparée par le mélange d'une teinture de benjoin ou de quelque autre baume avec une certaine quantité d'eau qui précipite la résine et l'acide benzoïque. Le même nom a été donné à l'eau blanche ou acétate de plomb précipité par l'addition de l'eau. Ces préparations ont été désignées sous le nom de *virginal* parce qu'on les employait soit pour donner du ton, de la fraîcheur à la peau, soit pour faire disparaître les taches qui altèrent la couleur naturelle de cette membrane. *Voy.* COSMÉTIQUE, ÉPHÉLIDE, etc.

LAIT RÉPANDU; nom que le vulgaire donne à diverses maladies qui se manifestent chez les femmes pendant les couches ou plus ou moins de temps après qu'elles ont accouché. Cette dénomination prend sa source dans les idées absurdes qu'il s'est formé de l'effusion du lait hors de ses réservoirs naturels pendant l'époque affectée à l'allaitement. *Voy.* LAITEUSES (maladies).

LAITERON, s. m. *sonchus;* genre de plantes lactescentes qui se rapproche extrêmement du genre laitue, dont il partage en grande partie les propriétés. Le laiteron commun (*sonchus oleraceus*) était autrefois employé en médecine. Le suc laiteux qu'on en extrait était regardé comme apéritif. On ne s'en sert plus guère aujourd'hui. On le fait cependant quelquefois entrer dans le suc composé nommé *jus d'herbes*. Dans beaucoup de provinces les jeunes feuilles et les racines de laiteron sont mangées comme les feuilles de laitue et de romaine.

LAITEUSES (maladies). On a donné ce nom à des maladies que l'on a supposé produites par la déviation et la métastase du lait. Quelques médecins ont étendu cette dénomination aux lésions de la sécrétion et de l'excrétion du lait, et aux altérations dont ce liquide est susceptible tant qu'il est encore contenu dans ses réservoirs naturels. On sait peu de chose de positif sur ces altérations, et ce peu a été exposé aux articles *lactation* et *lait*. Il a été parlé des lésions de la lactation en traitant de cette fonction (*voyez* ce mot). Je ramène la signification de l'expression *maladies laiteuses* au sens que lui donnoient les médecins, qui, avant ces derniers temps, se sont occupés de ces maladies. Je laisse de côté les idées du vulgaire, qui attribue au lait presque toutes les maladies dont les femmes sont affectées, dès qu'elles ont eu des enfans, quelque reculée que soit l'époque où elles les ont eus : ce préjugé ne mérite pas d'examen. L'opinion des médecins qui ont admis l'existence de ces maladies est plus restreinte; mais cependant ils ont regardé comme telles toutes celles qui se déclarent pendant le temps des couches, pendant le cours de la lactation, ou peu après que cette fonction a cessé. Ces maladies sont fort nombreuses : ce sont des inflammations qui ont leur siége dans les divers systèmes d'organes; des exanthèmes soit aigus, soit chroniques; des douleurs fixes ou vagues; des congestions, des épanchemens; des aliénations mentales ou autres affections du système nerveux. On est, dès le premier aperçu, porté à penser que des affections si dissemblables ne peuvent pas reconnaître une seule et même cause, quelque puissante et quelque susceptible de modifications qu'on la suppose. Il a déjà été remarqué, à l'article *couches*, que ces maladies ne sont pas particulières aux femmes en couche. En admettant, ce qui paraît incontestable, que certaines maladies sont plus fréquentes pendant le temps des couches et de la lactation, et que ces maladies présentent quelques différences par rapport surtout à leur marche et à leur terminaison, au lieu d'attribuer ces circonstances à la déviation et à la métastase du lait, ou à la rétention des matériaux de la sécrétion laiteuse, il paraît plus raisonnable de les attribuer à la condition spéciale dans laquelle se trouve l'organisme de la femme par l'effet des modifications causées par la grossesse, modifications qui ne cessent pas immédiatement après l'accouchement, et par l'effet des phénomènes de l'accouchement et des évacuations qui s'établissent ensuite. Je ne nie pourtant pas l'action des premières causes dans la production des maladies, ni leur influence sur leur marche et leur terminaison. Je dis seulement que c'est à tort que l'on a attribué à une seule des causes spéciales qui agissent sur les femmes à cette époque de la vie toutes les maladies qui les attaquent; et, si je rejette la manière de voir de ceux qui voient du lait dans toutes les maladies des femmes en couche et de celles qui sont nourrices, je n'admets pas non plus celle des médecins qui regardent la suppression de la sécrétion laiteuse comme étant toujours un symptôme, et jamais une cause, de maladies. L'opinion mixte que j'adopte est celle de beaucoup de médecins dont le nom est certainement imposant; mais elle est repoussée par beaucoup d'autres. Pour décider la question, ce ne sont pas des autorités qu'il faut, ce sont des faits bien observés; et encore pourra-t-on différer sur l'interprétation des faits. Il y a bien certainement des cas, rares à la vérité, dans lesquels, à la suite d'une impression morale, de l'action du froid, ou d'une autre cause appréciable, avant le développement d'aucun symptôme morbide, les mamelles s'affaissent, et la sécrétion du lait est interrompue, quelquefois même supprimée, et l'on voit ensuite se manifester une inflammation ou une autre maladie. On ne peut guères se refuser à reconnaître là une succession de phénomènes liés entre eux par un rapport intime; mais ce rapport est-il celui d'une cause avec un effet produit par elle? C'est une première question à résoudre. Une autre qui se présente est celle-ci : Une sécrétion abondante cesse tout-à-coup, les matériaux qui lui étaient destinés restent dans la masse du sang; de plus, le liquide déjà sécrété est résorbé et l'est promptement, il rentre dans la masse du sang; mais y rentre-t-il en conservant ses qualités physiques et chimiques, et peut-il nuire par son hétérogénéité? ou bien est-il élaboré, assimilé, et ne nuit-il que par sa masse et en produisant une véritable pléthore sanguine? enfin, ce lait résorbé peut-il être transporté au loin et déposé dans quelque cavité ou dans le tissu cellulaire? et, en admettant cette supposition, quelle est la voie de ce transport?

Telles sont les questions qui naissent de la considération des maladies que l'on a appelées *laiteuses*, et qu'il faut décider avant de prononcer sur l'existence ou la non existence de ces maladies. Il suffit qu'elles soient posées pour qu'on voie qu'elles rentrent dans les questions générales sur le rôle que les humeurs du corps jouent dans la production des maladies; car, ce qu'on admettra pour une humeur, on ne peut pas ne pas l'admettre pour une autre. Traiter à part la théorie des maladies dites laiteuses, ce serait répéter ce qui sera nécessairement mieux dit ailleurs, et je crois devoir renvoyer aux articles MÉTASTASE, PATHOGÉNIE. (DESORMEAUX.)

LAITUE, s. f., *lactuca;* genre de plantes de la syngénésie polygamie égale, L., et de la famille naturelle de Synanthérées, appartenant au groupe des chicoracées qui forme l'une des trois tribus de cette grande famille. Il a pour caractères: involucre imbriqué, cylindrique et un peu renflé à sa partie inférieure; réceptacle plane; aigrette stipitée.

La LAITUE VIREUSE (*lactuca virosa*), que l'on rencontre communément dans les haies, sur les bords des chemins et sur les murailles, présente une racine bisannuelle d'où s'élève une tige dressée, rameuse dans sa partie supérieure, cylindrique, glabre, haute de trois à quatre pieds, et glauque. Cette tige donne attache à des feuilles semi-amplexicaules, les inférieures très-grandes, presque entières, sagittées, obtuses, denticulées, ayant les nervures de la face inférieure épineuses; les supérieures plus petites, aiguës et pinnatifides. Les fleurs sont jaunes, petites, formant une panicule alongée et peu garnie. L'odeur de la plante, très-prononcée, est désagréable et vireuse. Sa saveur est amère et nauséabonde. Elle contient un suc lactescent, très-âcre, qui lui donne les propriétés délétères qui l'ont fait ranger parmi les poisons. *Voyez* POISONS.

La laitue vireuse a été introduite dans la thérapeutique. Les effets physiologiques qu'elle détermine sont en partie ceux qu'on observe après l'administration de quelques substances narcotico-âcres. Elle produit à une dose un peu forte des nausées, des vomissemens et des évacuations alvines; de plus des vertiges et de l'ivresse; enfin quelquefois une diaphorèse assez prononcée, mais plus constamment, dit-on, une augmentation notable de la sécrétion urinaire. Ces diverses propriétés de la laitue vireuse l'ont fait jadis employer dans un grand nombre de maladies, sans spécifier bien exactement dans tous les cas les indications qu'on voulait remplir. C'est ainsi qu'elle a été recommandée dans l'asthme, la jaunisse, les engorgemens des viscères abdominaux, les hydropisies, et surtout dans l'ascite, etc. On ne l'emploie plus guère aujourd'hui. Et pour que son usage pût être rationnel, il faudrait préciser, mieux qu'on ne l'a fait encore, les préparations dont il faudrait se servir et les effets physiologiques auxquels elles donnent lieu. M. Fouquier a administré jusqu'à deux cents grains chaque jour de l'extrait que l'on recommande, sans observer d'autre résultat qu'une augmentation considérable de la sécrétion urinaire.

La LAITUE CULTIVÉE (*lactuca sativa*), dont on ignore la patrie originaire, est une plante annuelle, cultivée depuis un temps immémorial dans tous les jardins potagers. Elle se distingue par une tige dressée, simple inférieurement, rameuse à son sommet, haute d'un à deux pieds, glabre, cylindrique, à rameaux paniculés. Les feuilles inférieures sont ovales, arrondies, ondulées, presque entières, atténuées à la base, semi-amplexicaules; les supérieures sont sessiles, cordiformes, presque auriculées, denticulées sur les bords. Les fleurs sont petites, jaunes, disposées en pannicule à l'extrémité des rameaux.

La laitue cultivée présente un grand nombre de variétés, qui toutes fournissent un aliment peu substantiel, soit qu'on les mange crues, soit après les avoir soumises à la cuisson, et les avoir diversement assaisonnées. Les principales variétés sont celles que l'on connaît sous les noms de *romaine* (*lactuca romana*) dont les feuilles sont beaucoup plus alongées, et de *laitue pommée* (*lactuca capitata*).

On a attribué à la laitue une propriété tempérante qu'elle ne doit qu'à la grande quantité d'eau et de mucilage qu'elle contient. L'eau distillée de laitue qui forme souvent le véhicule de potions calmantes n'a pas d'autre vertu que celle de l'eau distillée pure. Mais si l'on ne recueille la laitue qu'à une époque avancée, elle contient un suc lactescent dont les propriétés narcotiques paraissent assez prononcées. Duncan est le premier qui ait tenté de retirer par incision de la laitue cultivée un suc analogue à l'opium. Il recueillait la liqueur qui découlait des incisions des feuilles et des tiges, la faisait dessécher à l'air libre; le résidu était réduit en poudre, et, après l'avoir dissous dans l'esprit de vin, on le convertissait en extrait par l'évaporation. D'autres depuis se sont contentés de faire épaissir le suc laiteux, qui acquiert une odeur vireuse, une couleur brune foncée, semblable à celle de l'opium. On a prétendu que ce médicament calmait la douleur et procurait du sommeil dans les cas mêmes où l'opium avait échoué et ne pouvait être supporté; qu'il ne produisait ni malaise, ni agitation, ni nausées, ni constipation, ni irritation cutanée; inconvéniens qui sont souvent, comme on le sait, un résultat de l'administration de l'opium.

M. le docteur François, qui s'est de nouveau occupé dans ces derniers temps du suc épaissi de laitue, lui a reconnu des propriétés analogues à celles que nous venons de signaler. Nous regrettons que ce médecin n'ait pas encore rendu publiques les recherches qu'il a faites à ce sujet. Nous prendrons les documens peu étendus qu'il a fait connaître par la voix de M. Meyraux. On doit choisir la plante près de sa floraison et par un beau soleil, vers le milieu du jour. On fait des incisions à la tige dépouillée de ses feuilles, et avec une lame d'argent, on recueille le suc laiteux qui en découle. Ce suc se concrètre très-rapidement, brunit, devient sec et cassant. Mais si on le laisse exposé au contact de l'air, il s'empare de l'humidité et revient à la consistance d'extrait. Comme il n'est pas toujours possible d'en obtenir une quantité suffisante par incision, on y parvient en dépouillant la tige de la laitue de ses feuilles. Cette tige, coupée par tronçons, est pilée dans un mortier de marbre; le liquide qui en est le résultat doit être réduit à la consistance d'extrait gommeux, par l'évaporation, dans une étuve au-dessous de 40°. Cet extrait est plus avide d'humidité que le suc laiteux obtenu par incision; mais il a les mêmes propriétés. On doit rejeter l'extrait de laitue des pharmacies et le suc tiré de cette plante qui a poussé dans les serres. Le premier est très-infidèle, et le second est inerte. C'est même pour distinguer le *suc épuré* de laitue de ces deux produits que M. François lui a donné le nom de *thridace* (de θρίδαξ, laitue).

Suivant M. François, la thridace détermine le sommeil chez les personnes qui éprouvent une insomnie fatigante; elle calme les divers états qui supposent une exaltation d'action du système nerveux, comme les douleurs, la toux nerveuse, etc.; elle ralentit et régularise les battemens du cœur; elle diminue la chaleur animale. Cette dernière influence a été constatée avec un thermomètre sur plusieurs individus qui se trouvaient dans des circonstances différentes. La thridace, dont l'action sur l'économie animale paraît être à peu près la même que celle de l'opium à petite dose, ne donne pas lieu aux phénomènes d'irritation qu'occasione cette dernière substance. L'effet qu'elle produit est toujours sédatif. En provoquant le sommeil elle ne détermine pas le narcotisme. Les malades qui en ont fait usage n'ont éprouvé ni engourdissement, ni vertige, ni pesanteur de tête, ni coloration de la face, ni démangeaison à la peau, ni irritation des organes digestifs, comme il arrive quelquefois après l'usage de l'opium, qui donne lieu à des dégoûts, à de la pesanteur, de la sensibilité à l'épigastre, à des nausées. D'après cela, il est facile de prévoir les cas où la thridace pourrait être employée. Mais nous avons encore besoin d'expériences positives et nombreuses sur ce nouveau médicament. Il est également utile que l'analyse chimique nous révèle la nature du principe dans lequel réside la propriété sédative de la thridace, et nous fasse connaître s'il a de l'analogie avec les principes qui se trouvent dans l'opium. Le suc épuré de laitue s'administre à la dose d'un à quatre grains. On en a donné cinq et six grains à la fois sans donner lieu aux phénomènes du narcotisme, tels que l'engourdissement général, la pesanteur de tête, les vertiges, l'assoupissement, etc. Les faits nouveaux qui seraient découverts et publiés plus tard sur cette substance seront indiqués au mot THRIDACE.

LALLATION, s. f., *lallatio;* vice de prononciation dans lequel la lettre *l* est doublée ou mouillée mal à propos, ou substituée à la lettre *r*.

LAMBDACISME, s. m., *lambdacismus,* de *lambda*, nom de la lettre *l* chez les Grecs. Ce nom a la même signification que *lallation*, et est plus usité.

LAMBDOÏDE, adj., *lambdoïdes;* qui ressemble à un lambda. La suture qui unit l'occipital aux pariétaux a reçu ce nom à cause de sa forme.

LAMBEAU, s. m. On désigne ainsi les parties molles détachées du corps dans une étendue plus ou moins grande, et communiquant avec lui par une base de largeur variable. Cette lésion des parties molles peut être produite par l'art ou être le résultat d'un accident. C'est ainsi que certaines opérations nécessitent la formation de lambeaux pour recouvrir les surfaces dénudées. *Voyez* AMPUTATION, OPÉRATION, PLAIE.

LAME, s. f., *lamina*. Les anatomistes désignent ainsi la partie mince et aplatie d'un os. La même partie reçoit également le nom de *table : lame verticale, lame criblée de l'ethmoïde*.

LAMELLEUX, LAMINEUX, adj., *lamellosus ;* qui est formé de lames. Le tissu cellulaire a été nommé *lamineux*.

LAMPSANE, s. f., *lampsana communis ;* plante de la syngénésie polygamie égale, L., et de la famille des Chicoracées. On lui attribuait gratuitement la propriété de guérir les ulcérations qui surviennent aux mamelles des femmes qui allaitent ; d'où lui vient le nom vulgaire d'*herbe aux mamelles*. Elle est inusitée maintenant.

FIN DU DOUZIÈME VOLUME.

TABLE

DES PRINCIPAUX ARTICLES

CONTENUS DANS LE DOUZIÈME VOLUME.

DISTRIBUTION DES MATIÈRES.

	MM.
Anatomie.	MARJOLIN, professeur de la faculté de médecine.
Physiologie	ADELON, COUTANCEAU, RULLIER, docteurs en méd.
Anatomie pathologique	BRESCHET, chef des travaux anatomiques de la fac. de méd.
Pathologies générale et interne. . .	CHOMEL, COUTANCEAU, LANDRÉ-BEAUVAIS, RAYER, ROCHOUX, docteurs en méd.
Pathologie externe et opérations chirurgicales	J. CLOQUET, chir. de l'hôpital Saint-Louis; MARJOLIN, ROUX, prof. de la fac. de méd., et MURAT, chirurgien en chef de la maison royale de Bicêtre,
Accouchemens, Maladies des femmes et des nouveau-nés	DESORMEAUX, professeur de la fac. de méd.
Maladies des enfans.	GUERSENT, médecin de l'hôpital des Enfans.
Maladies des vieillards	FERRUS et ROSTAN, méd. de l'hospice de la Salpêtrière.
Maladies mentales.	GEORGET, docteur en méd.
Maladies cutanées.	BIETT, méd. de l'hôpital Saint-Louis, et RAYER, doct. en méd.
Maladies syphilitiques.	LAGNEAU, docteur en médecine
Maladies des pays chauds.	ROCHOUX, doct. en méd.
Thérapeutique générale	GUERSENT, médecin de l'hôpital des Enfans.
Histoire naturelle médicale.	H. CLOQUET, docteur en méd., ORFILA, prof. de la fac. de méd., et A. RICHARD, démonstrateur de botan. de la faculté de méd.
Chimie médicale et pharmacie. . . .	ORFILA, et PELLETIER, professeur de l'École de pharmacie.
Physique médicale et hygiène.	ROSTAN.
Médecine légale et police médicale. .	MARC, doct. méd., ORFILA, et RAIGE-DELORME, docteur en médecine, qui sera aussi chargé des articles de vocabulaire.

www.ingramcontent.com/pod-product-compliance
Ingram Content Group UK Ltd.
Pitfield, Milton Keynes, MK11 3LW, UK
UKHW022319190726
13856UKWH00001B/95

9 782013 538244